2024

합격 선배들의 맥 one pick!

퍼시픽 작업치료사 국시대비 문제집

OCCUPATIONAL THERAPY

사례형 문제

10

V·O·L·U·M·E

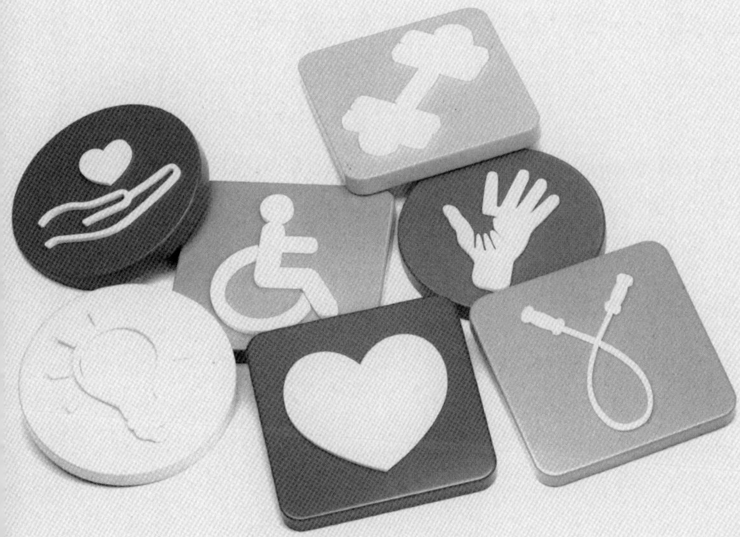

Pacific Books

작업치료사 국가시험

시험시간표 및 합격기준

시험과목

시험종별	시험 과목 수	문제수	배점	총점	문제형식
필기	3	190	1점/1문제	190점	객관식 5지선다형
실기	1	50	1점/1문제	50점	객관식 5지선다형

시험시간표

구분	시험과목(문제수)	교시별 문제수	시험형식	입장시간	시험시간
1교시	1. 작업치료학 기초 (70) 2. 의료관계법규 (20)	90	객관식	~08:30	09:00~10:10 (70분)
2교시	1. 작업치료학 (100)	100	객관식	~10:30	10:40~12:20 (100분)
3교시	1. 실기시험 (50)	50	객관식	~12:40	12:50~13:55 (65분)

* 의료관계법규 : 「의료법」, 「의료기사 등에 관한 법률」, 「장애인복지법」, 「정신건강증진 및 정신질환자 복지서비스 지원에 관한 법률」, 「노인복지법」과 그 시행령 및 시행규칙

합격기준

- 필기시험에 있어서는 매 과목 만점의 40퍼센트 이상, 전과목 총점의 60퍼센트 이상 득점한 자를 합격자로 하고, 실기 시험에 있어서는 만점의 60퍼센트 이상 득점한자를 합격자로 합니다.
- 응시자격이 없는 것으로 확인된 경우에는 합격자 발표 이후에도 합격을 취소 합니다.

머·리·말

작업치료 분야는 그 어떤 영역보다 광범위하고 다차원적인 분야이다. 의학, 심리학, 사회학 등 인간 관련 다영역적 학문으로 매우 다양하고 복합적 성격을 지닌 학문이다. 국내 작업치료 역사는 한국전쟁을 시작으로 이미 반세기가 지났으며, 매우 다양한 분야로 진출하고 있다. 반면, 국내 작업치료의 교육 현실은 예전보다 많이 발전하였으나 전공 교육과정에 필요한 교재는 여전히 부족한 상태이며, 이로 인해 국가시험을 준비해야 하는 재학생들에게 큰 부담이 되고 있다. 이에 본 교재는 부족한 교육과정을 보충하고 중요한 내용들을 요약정리하므로 보다 쉽게 작업치료사 국가고시를 준비할 수 있도록 구성하였다.

최근 국가시험은 보다 전문적이고, 과학적이며, 다양한 문제들이 출제되는 경향을 보이고 있다. 과거 출간된 서적들 대부분이 암기형 문제 풀이식으로 구성되어 있어 국가시험을 준비하는 학생들에게 큰 도움을 주지 못했던 반면, 본 서적은 다양한 분야의 실기형·사례형 문제들을 탑재하는 동시에 풍부한 해설을 통해 체계적이고, 논리적 학습이 가능하도록 편집하였다.

본 교재는 학생들의 이해도를 높이기 위해 구체적이고, 보다 체계적인 해설과 매뉴얼을 제공하고 있으며, 실전 문제와 같은 문제들을 통해 국시 및 임상대비 능력을 극대화하고자 하였다. 국시에 필요한 전공과목의 체계적인 정리는 학생들 스스로 학습이 가능하도록 하였으며, 출제 비중이 높은 이론과 실기, 그에 따른 해설을 통해 학생들의 학습효과를 극대화하여 국가시험에 대한 자신감을 높여주고자 한다.

작업치료사 국가시험을 준비하는 모든 학생들에게 등대와 같은 교재가 되기를 희망하며…

2024년 4월

작업치료 국시연구회

CONTENTS

2024 OCCUPATIONAL THERAPY

사례형 문제

01～02. 다음의 사례를 읽고 아래 각 문항에 대해서 가장 가능성이 있는 정답을 하나씩 고르시오.

▸ 성별 / 나이 : 남 / 48세
▸ 진단 : 뇌졸중으로 인한 우측 편마비
▸ 평가
1) MMSE-K : 28점
2) 상지 평가
- 짧은 문장 따라 쓰기는 가능하지만 시간 지연이 있음
- 작은 물건(동전, 병뚜껑, 클립)집기를 2회 시도하여 집음
- 숟가락 사용 능력은 둔함
- 전체적인 수행 시간에 지연이 있음
3) 감각평가(오른손)
- 가벼운 촉각 : 정상
- 압각 : 정상
- 입체감각 : 손상

01

위의 사례에 해당하는 상지기능 평가는?

1) MFT
2) Purdue pegboard
3) Grooved pegboard
4) Minnesota Manual Dexterity test
5) Jebsen-Taylor Hand Function test

02

위 감각평가 결과를 토대로 할 때 적절한 중재는?

1) 진동 자극 제공
2) 촉각 위치 구분
3) 동전, 단추 구분
4) 무거운 물건 집기
5) 부드러운 천 자극 제공

03~05. 다음의 사례를 읽고 아래 각 문항에 대해서 가장 가능성이 있는 정답을 하나씩 고르시오.

▸ 나이 : 32세
▸ 진단 : TBI로 인한 사지마비
▸ 주요 증상
  • 상지 굽힘근 공동사지패턴
  • 하지 폄근 공동사지패턴
▸ 기타
  • 전반적인 ROM 정상
  • NG튜브 착용 중
▸ 평가
  1) GCS 평가 결과
    – 운동 : 통증에 폄 반응을 보임
    – 언어 : 이해할 수 없는 소리를 냄
    – 눈 뜨기 : 통증에 눈을 뜸
  2) MBI : 0점
  3) MAS
    – 상지 : G2
    – 하지 : G2

03

위 환자의 상지 구축을 막아주는 자세는?

1) 팔꿉 굽힘
2) 어깨 모음
3) 엄지 벌림
4) 손목 굽힘
5) 어깨뼈 내림

04

위 환자의 GCS 총점은?

1) 5
2) 6
3) 7
4) 8
5) 9

05

위 환자의 이동 방식은?

1) 축 이동
2) 1명의 보조 이동
3) 후방지지대를 이용한 이동
4) 기계 이용 또는 2명의 완전 도움
5) 슬라이딩 매트를 활용한 독립적 이동

06~07. 다음의 사례를 읽고 아래 각 문항에 대해서 가장 가능성이 있는 정답을 하나씩 고르시오.

65세 뇌졸중 환자는 식이조절을 위해 작은 덩어리가 들어간 쇠고기 죽, 다진 김치 등을 섭취하고 있다. 음식물 흘림은 거의 없으며, 입 안에서 음식덩이 형성도 가능하고, 씹기 또한 정상이다. 하지만 삼킴 후 목 막힘이 있고, 삼킴 후 목소리의 변화가 있다.

06

위 사례에서 예상되는 문제는?

1) 턱 조절 기능
2) 후두 폐쇄 기능
3) 냄새 식별 기능
4) 구강 감각 기능
5) 입술 다물기 기능

07

위 사례에 적용해야할 중재법은?

1) 칫솔로 혀 자극하기
2) 입술로 설압자 물기
3) 바로 누워서 머리들기
4) 혀로 입천장 앞 뒤로 긁기
5) 막대사탕 입 안에서 좌, 우로 굴리기

08～10. 다음의 사례를 읽고 아래 각 문항에 대해서 가장 가능성이 있는 정답을 하나씩 고르시오.

▸ 성별 / 나이 : 여 / 58세
▸ 진단 : CVA. Rt hemiplegia
1) 임상관찰 내용
- 혼자 숟가락에 음식을 담아 입으로 가져가 먹을 수 있음
- 반찬 뚜껑 열어줘야 하며, 고기는 잘라줘야 함
- 음식을 다 먹을 때 까지 보호자의 도움과 격려가 필요함
2) 감각평가
- 고유감각 : Intact(+)
- 촉각 : Intact(+)
- 보호감각 : Absent(−)
- 입체감각 : Intact(+)
3) 과제 수행
- 클라이언트는 옷 입기, 샌드위치 만들기 과제를 수행함
- 수행 모습을 관찰하여 지역사회 자립도를 평가함

08 위 환자의 보호감각을 평가하기 적절한 도구는?

1) aesthesiometer
2) stereognosis kit
3) moberg pick up test
4) minnesota spatial relation test
5) Semmes Weinstein Monofilament

09 임상관찰 내용의 MBI 먹기(Feeding) 점수는?

1) 2
2) 3
3) 5
4) 8
5) 10

10 과제수행에 사용된 평가도구는?

1) MBI
2) FIM
3) AMPS
4) COPM
5) A-ONE

11~13. 다음의 사례를 읽고 아래 각 문항에 대해서 가장 가능성이 있는 정답을 하나씩 고르시오.

▸ 진단 : SCI

▸ 평가

운동			감각			
Rt	Lt		Light Touch		Pin-Prick	
			Rt	Lt	Rt	Lt
5	5	C5	2	2	2	2
5	4	C6	2	2	2	2
1	1	C7	0	0	0	0
0	0	C8	0	0	0	0
0	0	T1	0	0	0	0

▸ 기타

- 상지와 하지 PROM에 문제는 없음
- 이동판을 준비해주면 스스로 차량에 탑승이 가능함
- 스스로 운전이 가능하나 핸들에 필요한 보조도구가 필요함

11

신경학적 수준은?

1) C4/C4
2) C5/C5
3) C6/C6
4) C7/C7
5) C8/C8

12

위 사례의 운전 보조도구에 해당하는 것은?

1) 3-pin
2) 마우스스틱
3) 원형 손잡이
4) 확장형 손잡이
5) 의수용 방향조정장치

13

해당 환자의 FIM 이동(transfer) 점수는?

1) 3점
2) 4점
3) 5점
4) 6점
5) 7점

14～15. 다음의 사례를 읽고 아래 각 문항에 대해서 가장 가능성이 있는 정답을 하나씩 고르시오.

척수손상 환자인 김씨는 운동수준(Rt/Lt)이 T5/T5이고, 감각수준 T1/T1이다. 교통사고 후 척주고정술을 실시하였으며, 삽입형 도뇨관을 착용 중이다. 상하지의 PROM은 정상이며, 3개월 동안 척추보조기 착용해야한다. 현재 재활치료 중인 김씨는 휠체어를 탄 상태에서 갑자기 안면홍조와 두통이 나타나는 동시에 돌발 고혈압이 나타나고 있다.

14

위 사례의 올바른 중재는?

1) 재빨리 눕힌 후 다리 들어올리기
2) 소변 배출을 확인하고 도뇨관 열기
3) 호흡의 보조를 위해 복부 압박하기
4) 발목과 무릎에 수동적 관절운동하기
5) 발과 다리에 압박스타킹 착용시키기

15

위 사례에 해당하는 보조기는?

1) KAFO
2) TKAFO
3) halo vast
4) body jacket
5) double metal AFO

16~17. 다음의 사례를 읽고 아래 각 문항에 대해서 가장 가능성이 있는 정답을 하나씩 고르시오.

▶ 진단 : 류마티스 관절염
▶ 주호소 : 통증, 부종
▶ 증상
- 스스로 움직여 보라고 했을 때 뻣뻣하고 아프다고 함
- 손가락 뼈 사이에 부종 발생
- 촉지시 열감이 느껴짐

▶ 중재
- 스프린트 제작 의뢰

▶ 중재목표
- 통증 완화와 기능적 자세유지

16

위 사례의 중재로 적합한 것은?

1) 관절 스트레칭
2) 관절보호 운동
3) 손끝의 기민성 증진
4) 찰흙을 사용한 장악력 강화
5) 탄력밴드를 사용한 저항운동

17

중재에 필요한 스플린트는?

1) cock-up splint
2) ulnar gutter splint
3) resting hand splint
4) thumb spica splint
5) dorsal blocking splint

18~19. 다음의 사례를 읽고 아래 각 문항에 대해서 가장 가능성이 있는 정답을 하나씩 고르시오.

- ▸ 성별 / 나이 : 남 / 51세
- ▸ 직업 : 자동차 정비사
- ▸ 우세손 : 오른손
- ▸ 주요 증상
  - 오른손 손목과 엄지, 검지 손가락 부위 통증
  - 바닥에 떨어진 볼트를 줍기 어렵고, 볼트와 너트를 조이기 어려움
  - 엄지, 검지, 중지 손바닥쪽 감각이 둔함
  - 오른쪽 맞섬과 벌림이 왼손에 비해 힘듦

18

예상되는 신경손상은?

1) 노신경
2) 자신경
3) 정중신경
4) 겨드랑신경
5) 근육 피부신경

19

손상된 신경 손상과 관련된 검사는?

1) 머피 징후
2) 핀켈스테인
3) 프로망 징후
4) 바르텐베르그
5) 손목굴 증후군

20~21. 다음의 사례를 읽고 아래 각 문항에 대해서 가장 가능성이 있는 정답을 하나씩 고르시오.

▸ 성별 / 나이 : 여 / 41세
▸ 증상
- 증상 초기에 감각 이상과 복시 나타남
- 열과 피로 호소
- 연하곤란
- 15분 이상 활동 시 전신에 피로 호소로 휴식 필요

▸ 평가
- 상하지 AROM에 제한이 없음
- MMT : 상지 - F/F 하지 - G/G
- MMSE-K : 30/30

▸ 클라이언트의 목표
- 가족들에게 식사를 차려주기 원함

20

위 사례의 질환은?

1) 헌팅톤
2) 파킨슨
3) 알츠하이머
4) 다발성경화증
5) 길랑바레 증후군

21

위 사례에 따른 적합한 일상생활 중재는?

1) 옷 여러겹 겹쳐입기
2) 여러 활동을 한꺼번에 하기
3) 과도한 활동은 오후에 하기
4) 뜨거운 물로 샤워 후 활동하기
5) 활동시 냉조끼를 착용 후 활동하기

22~23. 다음의 사례를 읽고 아래 각 문항에 대해서 가장 가능성이 있는 정답을 하나씩 고르시오.

▸ 이름 : 홍○○
▸ 성별 / 나이 : 여 / 27세
▸ 과거력
- 고2 시기에 친한 친구가 전학을 간 후 망상 등과 같은 정신병적 증상들이 나타남
- 한 친구가 자신을 싫어한다고 생각하여 다른 친구에게 화를 내고 욕을 함

▸ 주호소
- 정신과 약을 먹고 있음에도 집에서 나가기 싫어함
- 가족 외의 사람을 만나기 싫어함

▸ 클라이언트 정보
- 최근 아르바이트를 했으나 일을 못한다고 호소해 그만 둠
- 자신이 쓸모없는 사람이라고 지속적으로 생각함

▸ 중재 계획
- 목표 : 활동을 통해 부적응적인 사고 인식 및 개선
- 활동 : 일기쓰기
  - 기록된 것을 보고 자신의 사고를 인지하게 함
  - 다르게 생각하는 법을 배울 수 있게 함

22

위 사례의 과거력에 볼 수 있는 방어기제는?

1) 전치
2) 부정
3) 대치
4) 억압
5) 합리화

23

위 환자에게 적용한 중재는?

1) 물리치료
2) 인지행동치료
3) 정신분석치료
4) 감각통합치료
5) 다감각운동치료

24~25. 다음의 사례를 읽고 아래 각 문항에 대해서 가장 가능성이 있는 정답을 하나씩 고르시오.

- ▸ 성별 / 나이 : 남 / 75세
- ▸ 진단명 : 알츠하이머 치매
- ▸ 의뢰사유
  - • 보호자가 잠시라도 주의를 기울이지 않으면 집을 나감
  - • 밖에 나가면 집을 찾지 못해 경찰의 도움을 받아 귀가하는 경우가 많음
- ▸ 보호자 면담
  - • 집에서 화장실 찾는데 어려움이 있음
  - • 낮과 밤을 혼동하여 아무 때나 집을 나가려고 함
  - • 보호자가 항상 환자랑 같이 집에 있어야 함
- ▸ 작업치료 평가
  - • MMSE-K : 18점
  - • ADL : 모든 활동에서 약간의 도움이 필요함
  - • CDR : 1단계

24

이 환자의 증상은?

1) 망상
2) 배회
3) 수면장애
4) 폭력 행동
5) 일출증후군

25

환자의 문제행동을 관리하기 위한 적절한 환경개선은?

1) 현관에 경사로 설치
2) 소음 방지 카펫 설치
3) 모든 방문에 문턱 설치
4) 화장실에 안전손잡이 설치
5) 현관에 동작감지 알람 설치

26~27. 다음의 사례를 읽고 아래 각 문항에 대해서 가장 가능성이 있는 정답을 하나씩 고르시오.

▸ 성별 / 나이 : 여 / 70세
▸ 거주형태 : 독거
▸ 의뢰사유 : 보건소 활동 프로그램에 참여하기 위해 의뢰됨
▸ 주 호소 : 가스레인지 켜놓은 것을 잊어버려서 냄비를 여러 번 태움
▸ 임상 평가
- MMSE-K : 20점
- COPM

활동	중요도	수행도	만족도
음식 데워먹기	9	6	6
넘어지지 않고 보건소 가기	5	7	4
친구 사귀기	4	2	2

26

COPM 수행도 점수는?

1) 3.0
2) 4.0
3) 5.0
4) 9.0
5) 15.0

27

가장 먼저 적용해야할 중재는?

1) 알람시계 설치
2) 계단 손잡이 설치
3) 가스 자동차단기 설치
4) 바닥에 미끄럼 방지 카펫 설치
5) 현관문에 동작 감지센서 설치

28~29. 다음의 사례를 읽고 아래 각 문항에 대해서 가장 가능성이 있는 정답을 하나씩 고르시오.

- ▸ 성별 / 나이 : 여 / 5세
- ▸ 진단 : 왼쪽 편마비형 뇌성마비
- ▸ 보호자 주호소
  - 아동이 왼손을 거의 사용하지 않음
- ▸ DDST
  - 미세운동에서 지연 항목 3개
  - 운동 / 언어 / 사회 영역은 모두 정상
- ▸ 왼손 기능 관찰 내용
  - 테니스공을 들어 바구니에 넣을 수 있음
  - 장난감 열쇠로 보물상자를 열 수 있음
  - 손잡이 없는 컵으로 물 마실 수 있음
  - 건포도 집기는 안 됨

28

추가적 평가로 적절한 것은?

1) SFA
2) SPM
3) TSI
4) QUEST
5) COMPS

29

위 아동의 왼손 기능 증진을 위한 활동으로 적절한 것은?

1) 캐치볼 놀이
2) 병마개 돌려서 열기
3) 장난감 망치로 두드리기
4) 손안에서 구슬 2개 돌리기
5) 1cm 나무토막 집어서 옮기기

30~32. 다음의 사례를 읽고 아래 각 문항에 대해서 가장 가능성이 있는 정답을 하나씩 고르시오.

- 성별 / 나이 : 남아 / 11세
- 병명 : 뇌성마비
- 작업치료 평가
  - 근긴장
    - 저긴장에서 고긴장 사이에서 요동이 나타남
  - 원시반사
    - 얼굴 쪽(머리를 돌린 쪽)의 팔과 다리 폄 또는 폄근의 긴장 증가
    - 머리뒤쪽(반대쪽)의 팔과 다리 굽힘 또는 굽힘근의 긴장 증가
- 구강기능
  - 평가 : 앉은 자세에서 갈아 만든 음식을 숟가락으로 제공함
  - 반응 : 혀가 과도하게 앞으로 나와 음식 섭취가 어려움

30

위 아동에게 적용해야 할 중재법은?

1) 볼 안쪽 긁기
2) 고개 뒤로 젖히기
3) 입 주변 가볍게 두드리기
4) 앞입천장할 온도-촉각 자극
5) 혀 정중앙을 아래쪽으로 누르기

31

위 아동에게 나타나는 반사 유형은?

1) ATNR
2) STNR
3) Moro reflex
4) Landau reflex
5) Flexor withdrawal

32

위 아동의 뇌성마비 유형은?

1) 실조형
2) 이완형
3) 무정위형
4) 경직형 편마비
5) 경직형 양하지마비

33~34. 다음의 사례를 읽고 아래 각 문항에 대해서 가장 가능성이 있는 정답을 하나씩 고르시오.

▸ 성별 / 나이 : 여 / 5세
▸ 진단명 : 자폐스펙트럼장애
▸ 문제 상황
• 유치원에서 상황에 맞지 않게 소리를 지름
▸ 목표
• 유치원 율동 시간에 참여하기
▸ 관찰 내용
• 유치원 율동노래가 들리면 귀를 막고 소리를 지름
• 집에서 10분 이상 동영상 시청은 가능하나 유치원에서는 큰소리를 지름
• 길을 지나다 자동차 경적소리나 사이렌 소리에 소리를 지름

33

위 아동에게 적용해야하는 평가는?

1) SP
2) SFA
3) COPM
4) DTVP-3
5) BOT-2

34

위 아동을 위한 중재법은?

1) 귀마개
2) 화려한 조명
3) 전정 감각 자극
4) 경쟁되는 소리자극
5) 고유수용성 감각 자극

35~37. 다음의 사례를 읽고 아래 각 문항에 대해서 가장 가능성이 있는 정답을 하나씩 고르시오.

▸ 성별 / 나이 : 남아 / 9세
▸ 주요 증상
- 책을 읽을 때 어느 줄을 읽었는지 기억하지 못함
- 과제 수행 시 고개를 자주 두리번거림
- 느리게 또는 부정확하게 읽음
- 'ㅏ', 'ㅑ', 'ㅓ', 'ㅕ'를 분별하기 어려움

▸ 지능검사
- 웩슬러 : 98

▸ 목표
- 책 읽기 능력의 향상

35

예상되는 질환은?

1) 뇌성마비
2) 지적장애
3) 다운증후군
4) 특정학습장애
5) 발달성협응장애

36

위 아동에게 적절한 평가도구는?

1) FIM
2) MBI
3) SFA
4) MVPT
5) K-ABC

37

위 아동의 중재법은?

1) 글자 세로로 읽기
2) 한 번에 많은 양 읽기
3) 한쪽 눈을 가리고 보기
4) 불필요한 부분 가리고 읽기
5) 틀렸을 때 바로 피드백 제공하기

38~40. 다음의 사례를 읽고 아래 각 문항에 대해서 가장 가능성이 있는 정답을 하나씩 고르시오.

▸ 교정 연령 : 1개월
▸ Hx
- NICU 3개월 입원 후 퇴원 계획 중
- 현재 조산으로 인해 인큐베이터에서 중재 중
- 식사를 위해 NG tube를 사용 중

▸ 임상관찰 내용
- 입에 젖병 닿기 싫어함
- 주변의 작은 소리에도 놀람
- 목욕하기나 로션 바르기를 싫어함

38

위 아동의 연령에 나타나는 반사는?

1) 란다우 반사
2) 낙하산 반사
3) 양서류 반응
4) 움켜잡기 반사
5) 보호 폄 밀기반사

39

위 아동의 목욕 시에 가장 적합한 중재는?

1) 샤워기의 강한 물살로 샤워
2) 체온보다 낮은 온도로 씻기기
3) 수건으로 감싼 후 욕조에 넣기
4) 표면이 거친 수건으로 얼굴 닦기
5) 빠른 움직임을 다양한 방향으로 제공

40

위 아동에게 발생 가능성이 가장 높은 문제는?

1) 중력불안
2) 시각손상
3) 촉각방어
4) 감각입력 저하
5) 시공간지각 손상

41～42. 다음의 사례를 읽고 아래 각 문항에 대해서 가장 가능성이 있는 정답을 하나씩 고르시오.

▸ 성별 / 나이 : 여 / 50세
▸ 진단명 : Rt. Hemi d/t CVA
▸ 클라이언트 정보
 • 청각적 이해 능력은 좋으나 말이 유창하지 못함
▸ 작업치료 평가
 • 치료사 : 손바닥을 등에 완전히 닿게 해볼까요?
 • 환자 : (동측 둔부에 닿음)
 • 치료사 : 바늘을 한 번 집어볼까요?
 • 환자 : (바늘을 실패하였고 동전을 집음)
 • 치료사 : 주의사항은 설명하였고 제한시간 내에 입방체 운반을 시작하겠습니다.
 • 환자 : (3개 옮김)
 • 치료사 : 주의사항은 설명하였고 Peg를 꽂아주세요.
 • 환자 : (3개 옮김)

41

위 환자에게 시행한 상지평가 도구는?

1) Jebsen-Tatlor Hand Function Test
2) The Minnesota Manual Dexterity
3) Manual Function Test
4) Purdue Pegboard Test
5) Fugl Meyer Assessment of Motor Funtion

42

환자의 증상은?

1) 운동성 실어증
2) 수용성 실어증
3) 전도성 실어증
4) 명칭 실어증
5) 전반 실어증

43~44. 다음의 사례를 읽고 아래 각 문항에 대해서 가장 가능성이 있는 정답을 하나씩 고르시오.

- 성별 / 나이 : 남 / 34세
- 진단명 : ASI A L3
- 작업치료 의뢰사유 : 출퇴근을 위한 운전재활
- 휠체어 사용용도 : 실내/실외 이동 겸용, 자차 운전
- 작업치료 평가

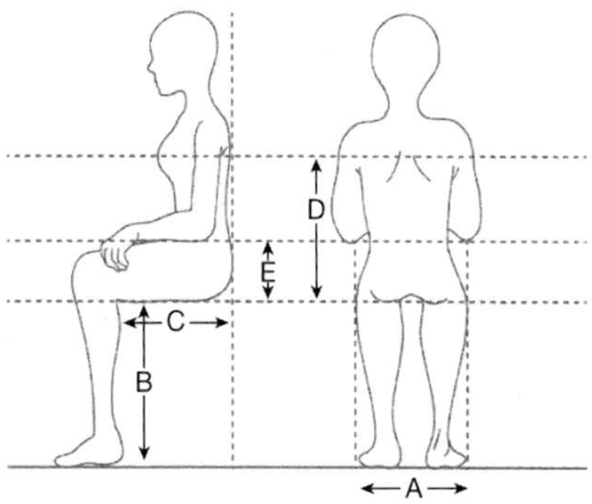

휠체어 측정치	
A	50cm
B	55cm
C	45cm
D	60cm
E	25cm

43

휠체어 A범위를 측정하는 방법은?

1) 엉덩관절이나 넙다리의 넓은 부위
2) 오금에서 발뒤축 바닥면까지의 측정치
3) 엉덩이 후면부터 구부린 무릎의 뒷면
4) 좌석면에서 어깨뼈 밑각
5) 좌석부터 팔꿈치

44

위 사례에서 필요한 운전보조장치는?

1) 왼쪽 가속페달
2) 자동차 핸드 컨트롤러
3) 볼록거울 추가 설치
4) 의수용 핸들 조정장치
5) 가속 페달 길이 연장

45～47. 다음의 사례를 읽고 아래 각 문항에 대해서 가장 가능성이 있는 정답을 하나씩 고르시오.

▸ 성별 / 나이 : 남 / 8세
▸ 보호자 주호소 : 줄넘기 수행평가를 위해 연습
▸ 작업치료 평가
• 보호자 면담
– 친구들이 가까이 있으면 자리를 피하거나 밀침
– 줄서기를 싫어함
– 체육수업 참여를 거부하고 친구들처럼 놀이터에서 노는 것을 즐거워하지 않음
– 줄넘기를 수차례 시도하였으나 하나를 수행하지 못하고 여전히 가위질이 서툴고 힘들어함

45

위 아동의 감각통합 문제는?

1) 감각추구
2) 실행장애
3) 감각저반응
4) 감각과반응
5) 감각구별장애

46

증상에서 의심되는 장애는?

1) 발달성 협응장애
2) 중력불안
3) 주의력결핍 과잉행동장애
4) 자폐 스펙트럼 장애
5) 지적장애

47

위 아동에게 추가적으로 실시해야 하는 평가는?

1) Motor free Visual Perception Test-4
2) DeGangi-Berk test of sensory integration
3) Touch inventory for elementary school aged
4) Bruninks-Oseretsky test of motor proficiency
5) Clinical observatins of motor & postural skills-2

48~49. 다음의 사례를 읽고 아래 각 문항에 대해서 가장 가능성이 있는 정답을 하나씩 고르시오.

- ▸ 성별 / 나이 : 남 / 23세
- ▸ 진단명 : Burn
- ▸ 의무기록
  - • 화상 부위 : 약지와 새끼손가락 손등
  - • 화상 깊이 : 표피와 진피
  - • 증상 : 홍반, 물집, 가벼운 촉각에도 심한 통증호소
  - * Antideformity splint 착용

48 깊이에 따른 화상 분류는?

1) 표면화상(superficial burn)
2) 표면일부화상(superficial partial-thickness burn)
3) 깊은일부화상(deep partial-thickness burn)
4) 전층화상(full-thickness burn)
5) 피부밑화상(suvcutaneous)

49 다음 사례에서 나타날 수 있는 합병증은?

1) 환상통
2) 갈퀴손
3) 골다공증
4) 자율신경계반사부전
5) 복합부위통증증후군

50~51. 다음의 사례를 읽고 아래 각 문항에 대해서 가장 가능성이 있는 정답을 하나씩 고르시오.

▶ 성별 / 나이 : 여 / 82세
▶ 진단명 : 치매
▶ 클라이언트 정보
- 기억력 : 지속적인 건망증
- 지남력
  - 시간 : 시간에 대한 경미한 장애
  - 장소 : 정상
  - 사람 : 정상
- 판단력과 문제해결능력
  - 문제해결능력, 유사성, 상이성 해석에 대한 경미한 장애

▶ 작업치료 중재
- 기능적 인지 역량 수준을 단계화하고 각 단계를 기능적 제한의 정도와 필요한 도움의 정도로 평가함
- 중재는 제한점에 중점을 두어 환경적 보상을 강조함
- 국소적 뇌 기능이나 지능이 아닌 수행패턴의 문맥 속에서 관찰되는 정보처리 과정인 기능적 인지에 대한 평가와 중재를 실시함

50

사례의 정보를 통해 확인할 수 있는 CDR 등급은?

1) 0.5
2) 1
3) 2
4) 3
5) 4

51

치료사가 중재의 기초를 둔 이론은?

1) 감각운동접근
2) 인지 장애 이론의 틀
3) 운동학습 이론의 틀
4) 작업과학 모델
5) 시각정보분석 이론의 틀

52~53. 다음의 사례를 읽고 아래 각 문항에 대해서 가장 가능성이 있는 정답을 하나씩 고르시오.

▸ 성별 / 나이 : 남 / 65세

▸ 진단명 : Rt. hemiplegia d/t Lt. MCA Infraction

▸ 작업치료평가

• FIM

항목	점수	Comments
Self care	22/42	• 옷의 앞뒤를 구분하지 못하고 침대 위의 옷을 찾지 못함 • 흰색 식판의 쌀밥을 보고도 밥이 없다고 함
Sphincter control	10/14	소변 주 1회 실수, 관장약 사용
Transfers	15/21	감독 필요
Loconmotion	5/14	W/C
Communication	8/14	Auditory, verbal/nonverbal
Social cognition	12/21	우울증으로 약물복용, 1회/일 이상행동 → 정신과 치료 중 기억을 위한 단서 필요
총점	72/126	

• Brunnstrom stage : shoulder 4, hand 4

• MMSE 16/30

52

FIM을 통해 검사한 환자의 사회적 상호작용 점수는?

1) 2점
2) 3점
3) 4점
4) 5점
5) 6점

53

환자의 자기관리 영역에서 보고된 내용을 확인하기 위해 추가적으로 필요한 평가는?

1) Functional Independence Measure for Children
2) Modified Ashworth Scale
3) Motor free Visual Perception Test
4) Line bisection test
5) Moberg pick up test

54~56. 다음의 사례를 읽고 아래 각 문항에 대해서 가장 가능성이 있는 정답을 하나씩 고르시오.

▸ 성별 / 나이 : 여 / 88세
▸ 클라이언트 정보
- 의뢰 사유 : 보호자의 부양 부담 경감, 치매환자의 활동성 증진

▸ 작업치료
- 보호자 면담 내용 : 3년 전 치매진단을 받은 이후 시골에서 혼자 사시던 어머니를 모셔와 함께 살고 있음. 최근들어 '아이들이 돌아다닌다', '개가 계속 짖어댄다'는 등의 환시, 환각 증상을 보이시며 집안에서 화장실을 찾지 못해 실수하는 일이 잦아지심. 자다가도 헛소리를 자주하시고 옆 사람을 손을 때려 상해를 입기도 함. 오랜 농사일로 20년 전부터 허리가 30도 가량 구부러진 상태셨지만 최근 들어 그 정도가 더 심해지고 자주 넘어지시며 손에 떨림도 심해짐. 어머니께서 센터를 다니는 것을 꺼려하셨으나 부양부담이 크고 집에만 계시면 더 안 좋아지실 것 같아 억지로 모셔왔다고 함. 센터에서 신체활동도 하셔서 혼자 위험하지 않을 정도로 다닐 수 있었으면 하는 것이 보호자 요구임
- 행동 관찰 내용 : 센터에 들어오는 것을 주저하셨으며 긴장된 모습을 보이심. 치료사의 질문에 입을 다물고 계심

▸ 작업치료 목표
- 사회적 역할, 관계 회복을 위한 점진적 집단 상호작용 증진
- 집안 환경개선과 일상생활 보조에 대한 보호자 교육

54

예측되는 치매 유형은?

1) 루이체치매
2) 혈관성치매
3) 알츠하이머병
4) 전측두엽치매
5) 헌팅톤병치매

55

환자의 작업치료 첫 회기 참여 시 시도해야 할 집단형태는?

1) 평행집단
2) 프로젝트집단
3) 자기중심적 협동집단
4) 협력집단
5) 성숙집단

56

보호자가 호소하는 환자의 신체기능을 평가하기에 적합한 도구는?

1) Romberg test
2) Timed up & go test
3) Functional reach test
4) Routune Task Inventory
5) Action research arm test

57~59. 다음의 사례를 읽고 아래 각 문항에 대해서 가장 가능성이 있는 정답을 하나씩 고르시오.

▸ 성별 / 나이 : 여 / 40세
▸ 진단명 : 산업재해로 인한 상지손상
▸ 주호소 : 오른손의 저림과 통증
▸ 작업치료 평가
• 특수검사
– Phalen's test, Carpal compression test : 양성 반응
– Semmes-weinstein monofilaments
– 자극 : 1.65~2.83 (인식하지 못함)   3.22~3.61 (인식함)

57

위 환자의 검사 결과로 의심되는 말초신경 손상은?

1) 자신경
2) 노신경
3) 정중신경
4) 겨드랑신경
5) 근육피부신경

58

위 환자에게 가장 필요한 보조기는?

1) Buddy splint
2) Cock-up splint
3) Short opponence splint
4) wrist-driven orthosis
5) Arm Sling

59

작업치료평가의 해석으로 옳은 것은?

1) 정상
2) 감소된 가벼운촉각
3) 감소된 보호감각
4) 상실된 보호감각
5) 측정불가

60~62. 다음의 사례를 읽고 아래 각 문항에 대해서 가장 가능성이 있는 정답을 하나씩 고르시오.

▸ 성별 / 나이 : 남 / 32세
▸ 진단명 : Tetraplegia d/t SCI
▸ 작업치료 의뢰사유 : 일상생활훈련
▸ 작업치료 평가

Motor		Sensory				
			Light touch		Pin prick	
R	L	key points	R	L	R	L
5	5	C5	2	2	2	2
5	5	C6	2	2	2	2
5	5	C7	2	2	2	2
5	4	C8	2	2	2	2
2	1	T1	2	1	1	2

• 수의적 항문 수축 (voluntary and contraction) : No
• 항문 감각(any anal sensation) : No

▸ ADL 평가
• 일상생활 : 상지 입기 독립적으로 가능하지만 하지 입기는 부분 도움 필요
• 휠체어-변기 이동 시 부분 도움 필요
• 자가호흡은 가능하나 기침으로 가래 배출 시 도움 필요

▸ 작업치료 중재 : 감독하에 휠체어-변기 이동 가능

60

평가에서 일상생활 부분을 보기 위해 사용할 수 있는 평가도구는?

1) Spinal Cord Independence Measure
2) Functional Independence Measure
3) Canadian Occupational Performance Measure
4) Assessment of Motor and Process Skills
5) Independent Living Scales

61

환자의 신경학적 수준(Rt/Lt)은?

1) C7/C7
2) C8/C7
3) C8/C8
4) T1/C8
5) T1/T1

62

휠체어－변기 이동시 중재활동은?

1) 손감각 재교육
2) 미세운동 교육
3) 테노데시스 교육
4) 에너지보존 교육
5) 상지근육 및 관절가동범위 운동

63～64. 다음의 사례를 읽고 아래 각 문항에 대해서 가장 가능성이 있는 정답을 하나씩 고르시오.

> 5세 뇌성마비 남자 아이가 작업치료실에 내원하였다. 아이는 치료시간 내내 근긴장도의 변화가 심하였고, 말을 할 때에도 폭발적인 발성을 하였다. 움직임은 느리면서 얼굴과 팔다리, 몸통이 비틀어지는 양상을 보였고 침을 흘리고 혀가 밖으로 나와 있었다. 구축은 거의 없는 편이었다.

63

이 아동의 뇌성마비 유형은?

1) 경직형
2) 무정위형
3) 무도성 무정위형
4) 실조형
5) 이완형

64

아동의 증상을 완화시키기 위한 적절한 식사방법은?

1) 혀 끝에 음식물을 넣어준다
2) 빨대로 액체를 마시게 한다
3) 전동칫솔로 입술에 자극을 준다
4) 밥을 먹을 때마다 입과 턱을 가볍게 두드려준다
5) 숟가락으로 혓바닥의 아래쪽을 눌러주면서 넣는다

65~66. 다음의 사례를 읽고 아래 각 문항에 대해서 가장 가능성이 있는 정답을 하나씩 고르시오.

▶ 성별 / 나이 : 남 / 44세
▶ 진단명 : Lt. hemiplegia d/t Pontine infarction
▶ 주호소 : 왼손에 쥔 물건이 무엇인지 보지 않으면 모르고, 작은 물건 집기가 어려워요
▶ 작업치료 평가

- Dominant hand : Rt. Hand
- Range of motion : Full ROM
- Manual Muscle Test : Grossly G / F+
- Modified Ashworth scale : G0 / G0
- Hand function(Intact : +, Impaired : ± Absent : −)

subtest	item	Rt.	Lt.
Grasp	Cylindrical grasp	+	+
	Power grasp	+	+
	Hook grasp	+	±
Pinch	Three jaw chuck	+	+
	Lateral pinch	+	+
	Tip pinch	+	±
Manipulation	In−hand manipulation	+	±

- MVPT

	Rt(15)	Lt(21)
Response behavior	24	12
Performance behavior	13	3

- FIM : 76/126점

▶ 작업치료 중재

- 2주간, 하루 6시간 이상 보조기로 오른손의 사용을 제한하고 집중적인 왼손 활동을 실시한 후 재평가

65

평가결과에 따른 주된 문제를 해결하기 위한 활동은?

1) 스펀지 물 짜기
2) 비누로 거품 내기
3) 책장 빠르게 넘기기
4) 종이의 모서리 부분 찢기
5) 동전 집어 저금통에 넣기

66

환자에게 적용된 치료기법은?

1) 감각통합치료
2) 생체역학적치료
3) 신경발달치료
4) 인지기반작업치료
5) 강제유도운동치료

67～68. 다음의 사례를 읽고 아래 각 문항에 대해서 가장 가능성이 있는 정답을 하나씩 고르시오.

- ▸ 성별 / 나이 : 남 / 18세
- ▸ 진단명 : TBI
- ▸ 클라이언트 정보
  - 불안할 때 마다 손을 꽉 짐
- ▸ 작업치료 평가
  - Rancho Los Amigo Scale
    - 간단한 지시를 따르지만 복잡한 지시는 어려워하고 산만함
    - 환경이 바뀌면 익숙한 활동 어려움

67

다음 사례의 환자와 가장 관계 깊은 감각은?

1) 촉각
2) 안뜰감각
3) 고유수용성감각
4) 시각
5) 입체지각

68

환자의 Rancho Los Amigo Scale 단계를 고려한 작업치료 중재는?

1) 마트에서 장보기
2) 버스타고 이동하기
3) 다양한 냄새를 맡게하기
4) 다양한 소리를 들려주기
5) 잼샌드위치 만들기

69~70. 다음의 사례를 읽고 아래 각 문항에 대해서 가장 가능성이 있는 정답을 하나씩 고르시오.

> ▸ 성별 / 나이 : 남 / 38세
> ▸ 진단명 : 요통
> ▸ 클라이언트 정보
> • 보호자 면담 : 칫솔을 빗으로 사용함

69

환자의 행동과 관련된 문제는?

1) 언어실행증
2) 구성실행증
3) 옷입기실행증
4) 관념운동실행증
5) 관념실행증

70

다음 환자의 ADL 방법으로 옳은 것은?

1) 빨래 뭉치는 나누지 않고 한번에 이동한다
2) 허리를 곧게 펴고 쭈그려 앉는다
3) 전명으로 빨래를 넣을 수 있는 세탁기는 피한다
4) 가능한 허리를 완전 핀 상태로 회전 운동을 자주 발생시킨다
5) 자주 사용하는 물건들은 허리와 무릎사이 높이에 둔다

71～72. 다음의 사례를 읽고 아래 각 문항에 대해서 가장 가능성이 있는 정답을 하나씩 고르시오.

▸ 성별 / 나이 : 남 / 7세
▸ 클라이언트 정보
- 음식을 먹기 전 냄새를 맡는 모습이 관찰됨
- 단맛 또는 탄산에 매우 집착하고 구멍이나 흔들리는 사물을 지속적으로 쳐다보는 경향이 있음
- 손을 반복적으로 스쿠터보드에 올려 놓으며 책을 세워 길을 만들어 혼자 노는 것을 좋아함
- 치료 중 치료사와 눈 마주침을 심하게 회피함

▸ 작업치료 평가
- 얼굴과 혀의 감각 정상
- 후두덮개와 인두, 후두의 감각저하
- 음식물을 삼킨 후 말을 하면 탁한 목소리

▸ 작업치료 중재
- 치료사 : "자, 그럼 저를 따라해 보세요. 몸을 곧게 펴시고 손바닥을 서로 밀면서 아! 아! 아! 이렇게 가능한 크고 또렷하게, 일정하게 10번 반복하시는 겁니다."
- 환자 : "아, 아, 아, 아, 아..."

71

작업치료 중재에서 사용한 방법은?

1) 성대내전모음운동
2) 노력삼킴
3) 샤케어운동
4) 가성대강화운동
5) 멘델슨기법

72

아동의 질환을 진단하기 위해 추가적으로 실시해야하는 평가는?

1) Denver Developmental Screening Test Ⅱ
2) Miller Assessment for Preschoolers
3) Childhood Autistic Rating Scale
4) Interest Checklist
5) Bayley Scale of Infant Development-Ⅱ

73~74. 다음의 사례를 읽고 아래 각 문항에 대해서 가장 가능성이 있는 정답을 하나씩 고르시오.

▸ 성별 / 나이 : 남 / 4세
▸ 진단명 : 근육병
▸ 클라이언트 정보
- 다른 아이보다 목 가누기, 앉기, 서기가 모두 느렸음
- 만 2세가 되어도 걷지 못해 병원을 찾게 되었고 근육병 진단을 받음

▸ 작업치료 관찰사항
- 척추 앞굽음증
- 종아리 부위 가성비대, 넙다리근막긴장근과 아킬레스힘줄의 단축
- Gower's sign이 나타남
- 현재 2~3m 정도 독립보행이 가능하지만 쉽게 피로해짐

73

위 사례의 근육병 유형은?

1) 듀센(Duchenne)
2) 베커(Becker)
3) 사지연결(limd girdle)
4) 얼굴어깨위팔(fascioscapulaohumral)
5) 근육긴장퇴행위축(myotnoic dystrophy)

74

위 환자에게 우선적으로 교육해야할 것은?

1) 근력 및 지구력 유지 활동
2) 에너지 보존에 대한 교육
3) 직업 및 레저 활동에 대한 교육
4) 피부 내구성 증진
5) 부종 관리

75~76. 다음 사례를 읽고 각 문항에 대해 가장 적절한 것을 고르시오.

<치료계획>

▶ ADL수행을 항상시키기
- Button hook의 사용에 대한 교육
- 클립으로 된 타이와 슬립온 신발 사용과 같은 옷입기 동작 변경제한
- 의자로부터 일어날 때 앉은 자세에서 잠깐 앞과 뒤의 방향으로 탄력을 주면서 초기의 움직임에 힘을 주는 방법을 교육하기

▶ 집안환경 구조 변경
- 매트와 장애물 제거
- 긴 샤워 호스와 욕실의자 제공
- 거실 의자에 쿠션 제공

▶ 변경을 통한 접근 용이한 업무환경 설계
- 컴퓨터를 사용하기 편리하게 하기
- 자주 휴식을 취하게 하여 에너지 보존법을 교육, 약물의 효과가 있는 시간에 활동할 수 있는 스케줄 관리

▶ 여가활동을 할 수 있도록 관찰하기
- 그림을 지속적으로 그릴 수 있도록 도움을 주기 위하여 의지에 팔 지지대를 사용
- 지지 그룹에 대한 정보제공

▶ 매일의 AROM 운동 프로그램 지시
- 몸통 펴기와 허리 돌리기 프로그램
- 양쪽 상지 운동
- 운동 프로그램 시 음악사용

75

예상되는 질환은?

1) LBP
2) SCI
3) CVA
4) 파킨슨병
5) 알츠하이머

76

위 환자가 약간의 자세 굽힘과 양측 운동장애가 나타나기 시작하지만 ADL이 독립적이고, 보행이 독립적이라면 몇 단계(Hoehn and Yahr)에 해당하는가?

1) 1단계
2) 2단계
3) 3단계
4) 4단계
5) 5단계

77～79. 다음 사례를 읽고 각 문항에 대해 가장 적절한 것을 고르시오.

▸ 이름 : 김○○
▸ 나이 / 성 : 27 / M
▸ 진단 : 화상
▸ Hx
- 칼국수집에서 일하는 김 씨는 칼국수를 옮기던 중 그릇을 떨어뜨리며 오른쪽 하지의 뒷면과 왼쪽 하지의 앞뒷면 전체에 화상을 입었음
- 현재 홍반, 물집, 진물, 심한통증이 동반되고 있음
- 표피와 진피 상층의 손상이 특징임

77

위 환자의 화상 깊이는?

1) 1도
2) 2도 표면
3) 2도 심부
4) 3도
5) 4도

78

위 환자의 화상 너비는?

1) 18%
2) 27%
3) 36%
4) 42%
5) 45%

79

위 환자의 급성기 하지 자세의 조합으로 옳은 것은?

1) 엉덩관절 벌림, 무릎 폄, 발등 굽힘
2) 엉덩관절 모음, 무릎 굽힘, 발등 굽힘
3) 엉덩관절 모음, 무릎 폄, 발바닥 굽힘
4) 엉덩관절 벌림, 무릎 굽힘, 발등 굽힘
5) 엉덩관절 벌림, 무릎 폄, 발바닥 굽힘

80~81. 다음의 사례를 읽고 아래 각 문항에 대해서 가장 가능성이 있는 정답을 하나씩 고르시오.

- ▸ 이름 / 성별 / 나이 : 유○○ / M / 5세
- ▸ 진단명 : Muscular dystrophy
- ▸ 의뢰사유 : ADL Training
- ▸ 클라이언트 정보
  - X-Linked 열성 유전질환(성염색체질환)임
  - 몇 달 전까지 걸어 다녔지만 현재는 근력저하로 보행이 어려움
  - 종아리근육의 과비대가 관찰됨
  - 목에서 가장 먼저 증상이 시작됨
- ▸ 특이사항
  - 환자에게 '일어나보세요'라는 지시를 하면 환자는 허벅지를 짚으면서 일어나며, 일어나서는 배를 앞으로 내밀고 서 있는 모습을 취함

80

위 사례는 어떤 유형인가?

1) Becker type
2) Myotonic type
3) limb-girdle type
4) Duchenne's type
5) Facioscapulo-humeral type

81

특이사항에 나타난 증상은?

1) 기욘관 징후
2) 가우어 징후
3) 메이온스 징후
4) 갈레아찌 사인
5) 바르덴베르그 징후

82~84. 다음의 사례를 읽고 아래 각 문항에 대해서 가장 가능성이 있는 정답을 하나씩 고르시오.

▸ 이름 / 성별 / 나이 : 홍○○ / 여 / 63세
▸ 진단명 : Tetraplegia d/t SCI
▸ ASIA scale
• S4~S5 : intact

Level	MMT		Light Touch		Pin-Prick	
	Rt.	Lt.	Rt.	Lt.	Rt.	Lt.
C4	5	5	2	2	2	2
C5	5	5	2	2	2	2
C6	5	4	2	2	2	2
C7	5	5	2	2	2	2
C8	5	5	2	2	2	2
T1	5	5	2	2	2	2
T2			2	2	2	2
T3			1	2	2	1
T4			2	1	2	1
T5			1	2	1	2
T6			1	1	1	1
T7			1	1	1	1

▸ 인터뷰

(중략)

• 치료사 : 이전 병원에서 기립훈련 시 특별한 문제는 없으셨나요? 있으신가요?
• 환 자 : 전에 있던 병원에서 기립훈련 시 어지럽고 의식을 잃은 적이 있습니다.
그래서 급하게 치료사 선생들이 와서 누운 자세를 만들고 다리 들어올리고, 붕대로 감아주셨습니다. 추가로 복대와 스타킹도 착용시켜주었습니다

▸ SCIM-3 평가 중 대화

(중략)

• 치료사 : 계단은 어떤 방법으로 오르고 있나요?
• 환 자 : 보호자의 완전 도움으로 휠체어를 탄 상태로 수행하고 있습니다
• 치료사 : 휠체어에서 바닥으로 이동시 어떻게 이동하나요?
• 환 자 : 보조도구를 이용해서 휠체어에서 바닥으로 이동합니다

82

위 결과로 알 수 있는 NLI(Neurological level of injury)과 손상 수준은?

1) T2 / T2 / incomplet
2) T2 / T2 / complet
3) T2 / T5 / complet
4) T5 / T5 / incomplet
5) T7 / T7 / incomplet

83

위 인터뷰 내용에 해당하는 합병증은?

1) Spasticity
2) Autonomic Dysreflexia
3) Osteoporosis of disuse
4) Heterotopic Ossification
5) Orthostatic Hypotension

84

위 SCIM-3의 두 항목 점수의 합은?

1) 0
2) 1
3) 2
4) 3
5) 4

85~86. 다음의 사례를 읽고 아래 각 문항에 대해서 가장 가능성이 있는 정답을 하나씩 고르시오.

▸ 성별 / 나이 : 남 / 29세
▸ 작업치료 의뢰 사유 : 다른 사람들과의 관계형성 및 일상생활에 대한 동기가 부족하다고 호소
▸ 평가내용
• 말을 통해 드러나는 사고가 매우 무질서함
• 환각이 있으며, 감정이나 느낌을 표현하는 능력이 저하되어 있음

85

위 환자에게 예상되는 진단은?

1) 성격장애
2) 불안장애
3) 정신분열증
4) 혈관성 치매
5) 주의력 결핍 과잉행동 장애

86

위 질환의 음성증상에 해당하는 것은?

1) 환각
2) 망상
3) 우울증
4) 연상이완
5) 무질서한 말과 행동

87~89. 다음의 사례를 읽고 아래 각 문항에 대해서 가장 가능성이 있는 정답을 하나씩 고르시오.

▶ 클라이언트 정보
- 성별 / 나이 : 여 / 50세
- 진단명 : Rt. Hemi d/t CVA
- 의뢰사유 : ADL Training

▶ 관찰내용
- 팔보다는 다리 쪽에 마비증상이 심하며 감각 저하가 관찰됨
- 약간의 인지저하와 말의 어눌함과 상지 운동장애가 관찰됨

▶ 기타
- 환자는 오른손으로 오른쪽 머리를 빗기를 희망함

▶ MFT 평가 : Rt. U/E

<중략>

- 치료사 : 손바닥을 등에 완전히 닿게 해볼까요?
- 환　자 : (동측 둔부에 닿음)

<중략>

- 치료사 : 바늘을 한 번 집어볼까요?
- 환　자 : (바늘은 실패하였고 동전을 집음)

<중략>

- 치료사 : 주의사항은 설명하였고 제한시간 내에 입방체 운반을 시작하겠습니다
- 환　자 : (3개 옮김)

<중략>

- 치료사 : 주의사항은 설명하였고 Peg를 꽂아주세요
- 환　자 : (3개 옮김)

87

위 환자에게 예상되는 뇌손상 부위는?

1) 속목동맥
2) 앞대뇌동맥
3) 뒤대뇌동맥
4) 중간대뇌동맥
5) 척추바닥동맥

88

환자가 희망하는 머리 빗기 활동의 PNF 패턴은?

1) U/E D1 Flexion
2) U/E D2 Flexion
3) 양측성 비대칭 패턴
4) U/E D1 Extension
5) U/E D2 Extension

89 MFT 항목의 점수는?

1) 손을 등에 : 1점 / Pinch grasp : 1점 / 입방체 운반 : 1점 / Pegboard : 1점
2) 손을 등에 : 2점 / Pinch grasp : 2점 / 입방체 운반 : 2점 / Pegboard : 1점
3) 손을 등에 : 2점 / Pinch grasp : 2점 / 입방체 운반 : 1점 / Pegboard : 1점
4) 손을 등에 : 3점 / Pinch grasp : 3점 / 입방체 운반 : 2점 / Pegboard : 2점
5) 손을 등에 : 3점 / Pinch grasp : 1점 / 입방체 운반 : 1점 / Pegboard : 2점

90~91. 다음의 사례를 읽고 아래 각 문항에 대해서 가장 가능성이 있는 정답을 하나씩 고르시오.

> 38세 남성인 이○○ 씨는 쓰러지기 며칠 전부터 어지럼증과 좌측 다리 저림 증상이 있었으며, 쓰러진 당일에는 갑작스런 좌안 시력 저하가 나타났다. 이 남성은 Lt. hemiplegia 진단을 받았고, 현재는 팔 쪽에 경직이 나타나면서 공동운동과 약간의 수의적 운동이 시작되었고, 왼쪽을 무시하는 경향을 보이고 있다. 우세손이 왼손인 이 남성은 자신의 왼손으로 다시 식사를 할 수 있기를 희망한다

90 위 남성의 브룬스트롬 팔 회복 단계는?

1) 브룬스트롬 1단계
2) 브룬스트롬 2단계
3) 브룬스트롬 3단계
4) 브룬스트롬 4단계
5) 브룬스트롬 5단계

91 위 남성의 시지각 문제에 적합한 평가도구는?

1) LOTCA
2) Fugl-Meyer
3) 알렌인지평가
4) 선 지우기 검사
5) Box & Block test

92~94. 다음의 사례를 읽고 아래 각 문항에 대해서 가장 가능성이 있는 정답을 하나씩 고르시오.

▸ 성별 / 나이 : 남 / 36세
▸ 의뢰 사유
• 직원들의 업무를 위한 (A)을/를 위해
▸ 평가 내용
가. 적절한 신발이 있습니까?
나. 작업이 반복적이거나 단순합니까?
다. 손으로 하는 작업이 자주 반복적으로 있습니까?
라. 물건을 당기거나 미는 것이 주요 활동입니까?
마. 작업대의 높이와 작업자의 위치가 적절합니까?

92

(A)에 들어갈 용어는?

1) 작업평가
2) 고용 전 평가
3) 직무요구분석
4) 인간공학적 접근
5) 장애예방 프로그램 개발

93

평가내용 '나'의 문제를 해결할 수 있는 방법은?

1) 30분에 1분씩 휴식 갖기
2) 자동 스테이플러 사용하기
3) 손잡이를 적절한 재질로 감싸거나 장갑을 착용하기
4) 모니터를 자주 옮겨서 고개를 돌려 볼 수 있게 하기
5) 전화를 걸거나 파일 정리 등 30분마다 직무 변경하기

94

평가내용 '라'는 어떤 영역에 대한 체크리스트인가?

1) 환경
2) 일반적 작업환경
3) 신체적 에너지 요구
4) 컴퓨터 워크스테이션
5) 손가락으로 물체 다루기

95~98. 다음의 사례를 읽고 아래 각 문항에 대해서 가장 가능성이 있는 정답을 하나씩 고르시오.

- ▶ 성별 / 나이 : 남 / 6세
- ▶ 진단명 : 뇌성마비
- ▶ 의뢰 사유
  - 정상적인 발달 유무를 확인하기 위해
- ▶ 평가 내용 및 결과
  - 원을 그릴 수 있다 : 통과
  - 수직선을 그릴 수 있다 : 통과
  - 종이에 낙서가 가능하다 : 통과
  - 원 모양으로 종이를 자를 수 있다 : 실패
  - 삼 점 쥐기(three-jaw chuck)를 할 수 있다 : 통과

95

아동의 글쓰기 연령은?

1) 1세
2) 3세
3) 5세
4) 6세
5) 7세

96

정상발달 아동의 종이에 낙서하기가 나타나는 시기는?

1) 1세
2) 2세
3) 3세
4) 4세
5) 5세

97

정상발달 아동의 원 모양으로 종이자르기가 나타나는 시기는?

1) 1~2세
2) 2~3세
3) 3~4세
4) 5~6세
5) 6~7세

98

정상발달 아동의 삼 점 쥐기가 시작되는 연령은?

1) 4~5개월
2) 5~6개월
3) 6~7개월
4) 7~8개월
5) 9~10개월

99～102. 다음의 사례를 읽고 아래 각 문항에 대해서 가장 가능성이 있는 정답을 하나씩 고르시오.

▸ 성별 / 나이 : 남 / 47세

▸ 의뢰 사유

- 오토바이 사고로 척수손상을 입었으며, 일상생활훈련과 기능적 상지 사용훈련을 위해 작업치료에 의뢰됨

Motor			Level	Sensory			
				Light touch		Pin prick	
key muscle	R	L		R	L	R	L
팔꿉 굽힘근	5	5	가	2	2	2	2
손목폄근	5	5	나	2	2	2	2
팔꿉폄근	3	4	다	2	2	2	2
손가락굽힘근	2	2	라	1	2	2	1
손가락폄근	1	1	마	0	0	0	0

- 수의적 항문 수축 : No
- 항문 감각 : No

▸ 주의사항

- 기립성저혈압으로 인해 어지럼증

99 위 환자의 신경학적 수준은?

1) C6 / C6
2) C7 / C6
3) C7 / C7
4) T1 / C7
5) T1 / C8

100 신경학적 수준 C5를 의미하는 근육은?

1) 가
2) 나
3) 다
4) 라
5) 마

101 위 환자의 주의사항에 부합하는 중재는?

1) 날숨 길게 쉬기
2) 탄력스타킹 착용하기
3) 몸을 앞쪽으로 숙이기
4) 소변줄 상태 자주 체크하기
5) 휠체어에서 기립상태 유지하기

102 위 환자에게 적합한 이동 방법은?

1) 완전 의존적인 이동
2) 선 자세에서 축 이동
3) 이동판을 이용한 독립적인 이동
4) 약간의 보조를 받으며 이동판을 이용한 이동
5) 약간 보조를 받으며 몸을 숙인 자세에서 축 이동

103～105. 다음의 사례를 읽고 아래 각 문항에 대해서 가장 가능성이 있는 정답을 하나씩 고르시오.

▸ 성별 / 나이 : 남 / 5세
▸ 진단명 : 뇌성마비
▸ 임상관찰
- 낮은 근긴장에서 정상 근긴장으로 변화되는 것이 관찰된다
- 무릎에 외반이 나타난다
- 원시반사가 나타난다
- 목욕 시 가슴부분만 혼자 씻을 수 있고, 옷 입기는 보호자가 옷을 챙겨줘야 하며 많은 보조가 필요하다

103 아동의 뇌성마비 유형은?

1) 이완형
2) 가벼운 경직형
3) 조화 운동 불능
4) 무도 무정위 운동
5) 순수 무정위 운동

104 위 아동에게 예상되는 문제는?

1) 경직이 증가된 모습을 보인다
2) 비자발적인 꿈틀거림이 나타난다
3) 청각에 대한 문제는 보이지 않는다
4) 연하에는 큰 문제는 보이지 않는다
5) 원위보다 근위부위에 불수의적인 움직임이 많이 나타난다

105 임상관찰에서 알 수 있는 MBI점수는?

1) 목욕하기 1점, 옷 입고 벗기 1점
2) 목욕하기 1점, 옷 입고 벗기 2점
3) 목욕하기 2점, 옷 입고 벗기 2점
4) 목욕하기 2점, 옷 입고 벗기 3점
5) 목욕하기 3점, 옷 입고 벗기 3점

106~108. 다음의 사례를 읽고 아래 각 문항에 대해서 가장 가능성이 있는 정답을 하나씩 고르시오.

▸ 성별 / 나이 : 여 / 64세
▸ 평가
- 상지 Bruunstrom stage : 5단계
- 손 Bruunstrom stage : 5단계
- 하지 Bruunstrom stage : 2단계
- MMSE-K : 13점

▸ 보호자 보고 내용
- 빗으로 머리를 빗으라고 하면 못하시지만 화장실에서 혼자 빗질을 하는 것을 관찰함
  → 빗을 어색하게 잡고 반대로 빗질을 함
- 칫솔질을 할 때도 이를 닦지 않고 잇몸만을 문지름
- 다른 환자들과 잦은 다툼으로 병실 생활 적응이 어려움
- 평상 시 감정조절의 어려움이 자주 나타남

106 위 환자에게 가장 필요한 평가는?

1) BBT
2) MVPT
3) LOTCA
4) Behavioral inattention test
5) Allen cognitive level test

107 증상을 통해 예측할 수 있는 환자의 손상부위는?

1) 앞대뇌동맥
2) 뒤대뇌동맥
3) 척추바닥동맥
4) 왼쪽 중간대뇌동맥
5) 오른쪽 중간대뇌동맥

108 보호자의 보고 내용이 들어가는 SOAP 양식은?

1) Plan
2) Objective
3) Subjective
4) Assessment
5) Performance

109~111. 다음의 사례를 읽고 아래 각 문항에 대해서 가장 가능성이 있는 정답을 하나씩 고르시오.

▸ 성별 / 나이 : 남 / 66세
▸ 작업치료 의뢰 내용
• 오른쪽 엉덩관절의 뒤가쪽 절개 전치환술로 인해 일상생활 복귀 훈련
▸ 주의사항
• 1주일간 PWB

109 환자의 보행 및 이동 훈련 시 유의해야하는 오른쪽 다리의 체중 부하 정도는?

1) 10%
2) 25%
3) 50%
4) 100%
5) 견딜 수 있을 만큼

110 위 환자에게 추천되는 도구 및 중재로 옳은 것은?

1) 푹신한 소파
2) 높이가 낮은 침대
3) 긴 손잡이 신발주걱
4) 침상자세로 옆으로 돌아눕는 방법
5) 다리가 벌어지지 않도록 하는 측면쿠션

111 위 환자의 일상생활 교육 내용으로 옳은 것은?

1) 지팡이는 왼손으로 잡고 사용한다
2) 계단을 내려갈 때 왼쪽 다리부터 내려간다
3) 계단을 올라갈 때 오른쪽 다리부터 올라간다
4) 샤워를 하러 들어갈 때 왼쪽다리부터 들어간다
5) 침대에서 일어날 때 오른쪽 다리가 먼저 바닥에 닿도록 한다

112~114. 다음의 사례를 읽고 아래 각 문항에 대해서 가장 가능성이 있는 정답을 하나씩 고르시오.

▸ 치료사 : 편한 자세로 누워서 시작하겠습니다
고개를 드시고 (A)초 동안 (B)를 보셔야 합니다
머리를 들 때 어깨는 들지 마시고 숨은 편안하게 쉬면서 자세를 유지하시면 됩니다
▸ 환 자 : 10초 정도 하니까 너무 힘들어서 못하겠어요
▸ 치료사 : 그럼 (C) 방법으로 대신하겠습니다

112

위 사례의 삼킴 중재법은?

1) 샤케어기법
2) 마사코기법
3) 성문위삼킴법
4) 성대내전운동
5) 강조성문위삼킴법

113

(A)와 (B)에 들어갈 내용은?

	A	B
1)	30초	배꼽
2)	45초	배꼽
3)	60초	배꼽
4)	30초	발가락
5)	60초	발가락

114

(C)에 들어갈 중재로 가장 타당한 것은?

1) 노력삼킴
2) 멘델슨기법
3) 리실버만치료
4) 풍선에 바람불기
5) 물렁입천장 상승운동

115~117. 다음의 사례를 읽고 아래 각 문항에 대해서 가장 가능성이 있는 정답을 하나씩 고르시오.

▶ 성별 / 나이 : 남 / 21세
▶ 진단명 : 교통사고로 인한 확산성 뇌손상
▶ 작업치료 평가 내용

1. GCS
   눈뜨기 : 말로 지시하는 것 에 따라 눈을 뜸
   언어반응 : 오늘 날짜를 물어보았을 때 신음소리만 냄
   운동반응 : 명령에 대한 수행이 어려워 통증자극을 주었을 때 자극하는 손을 치우려는 움직임이 보임
2. 근긴장도
   MAS G3 / G3
3. 기능수준
   휠체어 의존상태
   FIM : 15 / 126

115

위 환자의 GCS점수와 심각도는?

1) 9점, moderate
2) 9점, mild
3) 10점, moderate
4) 10점, mild
5) 11점, mild

116

위 환자에게 가장 필요한 보조기는?

1) Thumb spica
2) Cock-up splint
3) Resting pan splint
4) Anti spastic hand splint
5) Dynamic finger extension splint

117

위 환자에게 가장 적절한 평가는?

1) MVPT
2) AMPS
3) Box & block test
4) Bedside swallow evaluation
5) Jebson-Taylor hand function test

118~119. 다음의 사례를 읽고 아래 각 문항에 대해서 가장 가능성이 있는 정답을 하나씩 고르시오.

> ▸ 성별 / 나이 : 여 / 45세
> ▸ 작업치료 의뢰 사유 : 아내가 이상한 소리가 계속 들린다고 하여 남편이 의뢰함
> ▸ 임상관찰
> • 실제로 들리지 않은 음악소리가 들린다고 함
> • 음식을 먹고 매우 불쾌한 맛과 냄새가 난다고 함

118 위 환자의 문제는?

1) 환각
2) 망상
3) 편집증
4) 우울증
5) 분노, 적개심 및 공격성

119 위 환자에게 예상되는 증상은?

1) 자신이 버려질 것 같은 두려움을 느낀다
2) 거울을 보면 낯선 사람의 얼굴이 보인다
3) 자신이 스토킹을 당하고 있다고 생각한다
4) 무력함, 절망감 및 무가치함과 자책감을 느낀다
5) 모든 상황에서 자기가 중심이 되어야 한다고 생각한다

120~122. 다음의 사례를 읽고 아래 각 문항에 대해서 가장 가능성이 있는 정답을 하나씩 고르시오.

▸ 성별 / 나이 : 여 / 80세
▸ 진단 : Rt. hemiplegia
▸ 작업치료 임상관찰
- 기침이 자주 나타났지만 대화중에 쉰 목소리는 없다
- 혀를 내밀었을 때 오른쪽으로 치우쳤다. 평가를 통해 (A)가 관찰되어 옆으로 누워 고개를 아래로 향하도록 하였다

▸ 환자의 과거력
- 당뇨, 고혈압이 있음
- 재활운동을 위해 입원함

120
위 환자가 혀를 내밀었을 때 오른쪽으로 치우치는 원인은?

1) 혀의 바닥 부분의 운동조절능력 감소
2) 혀의 왼쪽 부분의 운동조절능력 감소
3) 혀의 왼쪽 부분의 감각처리능력 감소
4) 혀의 오른쪽 부분의 운동조절능력 감소
5) 혀의 오른쪽 부분의 감각처리능력 감소

121
(A)에 들어갈 문제점으로 가장 적절한 것은?

1) 인두수축 감소
2) 후두폐쇄 감소
3) 구강 흐름의 손상
4) 인두 삼킴 유발의 지연
5) 삼킴 후 후두계곡의 잔여물

122
위 환자에게 적용되어야 할 치료 및 보상 방법으로 옳은 것은?

1) VFSS 촬영을 필수적으로 해야 한다
2) 음식을 삼킨 후 기침을 유도할 필요는 없다
3) 퓨레와 같은 음식을 제공해 주도록 해야 한다
4) 입안에 음식물을 머금고 있다가 삼키도록 해야 한다
5) 유동식과 고형식을 번갈아 가며 먹을 수 있는지 확인해야 한다

123~125. 다음의 사례를 읽고 아래 각 문항에 대해서 가장 가능성이 있는 정답을 하나씩 고르시오.

▸ 성별 / 나이 : 여 / 67세

▸ 작업치료 의뢰 사유

- 며칠 전 내린 눈에 어제 아침 집밖을 나서다 넘어졌으며, 오른쪽 전자 간 엉덩관절 골절로 진단받고 엉덩관절치환술(뒤가쪽 접근법)을 받았다

▸ 임상 관찰

- 보행기의 도움을 받아, 오른쪽 다리에 50%의 체중지지가 가능하여 걷기가 가능하다

123

위 환자가 취해야 할 안정적인 골반의 위치로 가장 적절한 것은?

1) 엉덩관절 굽힘, 벌림
2) 엉덩관절 굽힘, 모음
3) 엉덩관절 폄, 안쪽돌림
4) 엉덩관절 벌림, 바깥돌림
5) 엉덩관절 굽힘, 안쪽돌림

124

위 환자의 체중지지 단계는?

1) FWB
2) NWB
3) PWB
4) TTWB
5) 50%WB

125

위 환자의 엉덩관절 안쪽돌림을 방지하기 위해 신발을 신을 때 사용하는 보상도구는?

1) 리쳐
2) 변기 의자
3) 옷입는 막대
4) 긴 손잡이 구두주걱
5) 긴 손잡이 목욕 스펀지

126~129. 다음의 사례를 읽고 아래 각 문항에 대해서 가장 가능성이 있는 정답을 하나씩 고르시오.

▸ 진단명 : SCI
▸ 임상 관찰
- 상지의 전반적인 MMT : P
- 하지의 전반적인 MMT : G
- 새끼손가락에는 감각이 없지만 가운데손가락에는 감각이 존재함

▸ 필요한 보장구 : Halo vest

126 위 환자에 예상되는 척수손상은?

1) 말총 손상
2) 앞 척수 증후군
3) 뒤 척수 증후군
4) 중심척수 증후군
5) 브라운 시쿼드 증후군

127 위 환자의 감각 수준은?

1) C4
2) C5
3) C6
4) C7
5) C8

128 위 사례에 요구되는 보장구의 주된 목적은?

1) 통증의 감소
2) 목의 안정화
3) 몸통의 안정화
4) 팔의 기능적 사용
5) 손의 기능적 사용

129 위 질환의 일반적 원인은?

1) 척수손상 환자의 재발
2) 소아마비 환자의 2차적 질환
3) 바이러스 침범으로 인한 2차적 결과
4) RA 초기의 여성 환자에게 일어나는 낙상사고
5) 퇴행성 경추증이 있는 고령층에서의 과도한 폄

130~132. 다음의 사례를 읽고 아래 각 문항에 대해서 가장 가능성이 있는 정답을 하나씩 고르시오.

▸ 이름 : 김○○
▸ 성별 / 나이 : 남 / 57세
▸ 직업 : 목수
▸ 주요 호소 : 오른손의 저림과 통증
▸ 작업치료 평가

1. 감각검사

• superficial pain : D

• touch pressure

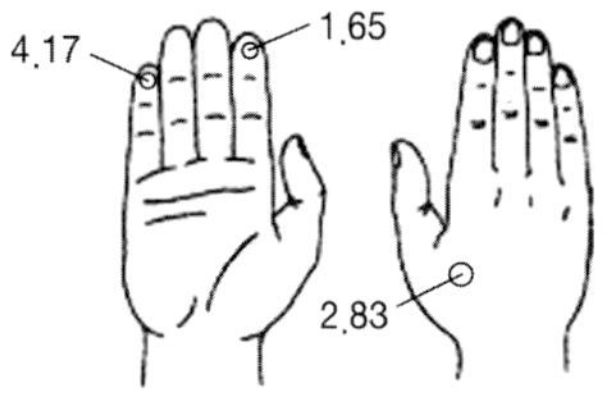

• Static Two point discrimination

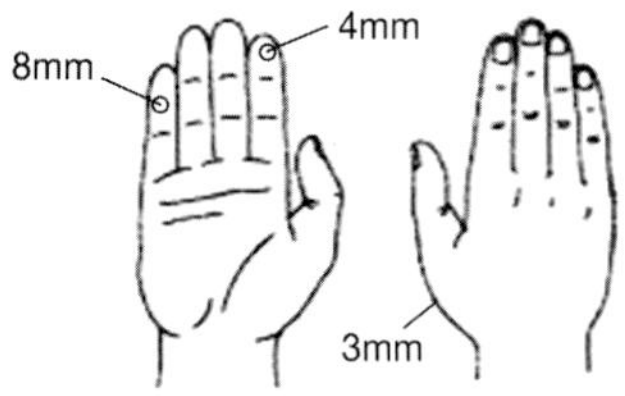

2. ROM

	MP		PIP		DIP	
	Flexion	Extension	Flexion	Extension	Flexion	Extension
index finger	80	0	100	0	80	0
long finger	80	0	110	0	80	0
ring finger	0	−20	80	40	70	25
little finger	0	−25	80	40	70	30

130 위 환자의 검사 결과로 의심되는 신경은?

1) 자신경
2) 노신경
3) 정중신경
4) 겨드랑신경
5) 근육피부신경

131 위 환자에게 추가적으로 필요한 검사는?

1) Allen test
2) Roos test
3) Phalen test
4) Piano key test
5) Wartenberg's test

132 위 환자에게 가장 필요한 보조기는?

1) Buddy splint
2) Wrist splint
3) Resting splint
4) MP blocking splint
5) Short opponence splint

133~136. 다음의 사례를 읽고 아래 각 문항에 대해서 가장 가능성이 있는 정답을 하나씩 고르시오.

▶ 성별 / 나이 : 여 / 18세
▶ 초기 평가 내용
- 통증에 대해서 눈을 뜸
- 통증에 대해 굽힘 반응이 나타남
- 이해할 수 없는 신음 소리를 냄

▶ 중간 평가 내용
- 강한 빛에 눈을 깜빡거림
- 소리 나는 쪽으로 돌아봄

133 위 사례의 초기 평가 중 통증에 대한 눈 뜨기 GCS 점수는?

1) 1점
2) 2점
3) 3점
4) 4점
5) 5점

134 위 사례의 '이해할 수 없는 신음 소리를 냄'에 해당하는 GCS 점수는?

1) 1점
2) 2점
3) 3점
4) 4점
5) 5점

135 위 사례의 GCS 초기 평가의 총점은?

1) 6점
2) 7점
3) 8점
4) 9점
5) 10점

136 중간 평가 내용으로 알 수 있는 란초로스아미고 척도는?

1) 2단계
2) 3단계
3) 4단계
4) 5단계
5) 6단계

137～139. 다음의 사례를 읽고 아래 각 문항에 대해서 가장 가능성이 있는 정답을 하나씩 고르시오.

▸ 작업치료 의뢰 사유
- 오른쪽 상지의 기능적 사용을 위한 일상생활 훈련

▸ MMT
- Lt U/E → all normal
- Rt U/E

	Flexion	Extension
shoulder	P	P+
elbow	F−	P+
wrist	G	P+
finger	G	G

▸ MMSE
- 30/30

▸ MBI : 78점
- 세수하기는 가능하나 머리 빗기, 상의 옷 입기, 식사하기 등에 최소 도움이 필요하다

137 위 환자에게 예상되는 진단명은?

1) 에르브마비(Erd palsy)
2) 클럼프케마비(Klumpke palsy)
3) 팔꿉굴증후군(Cubital tunnel syndrome)
4) 기욘관증후군(Guyon's canal syndrome)
5) 가슴우리증후군(Thoracic outlet syndrome)

138 위 환자의 어깨 굽힘과 폄의 MMT 측정 시 자세로 옳은 것은?

1) 선 자세
2) 앉은 자세
3) 바로 누운 자세
4) 엎드려 누운 자세
5) 옆으로 누운 자세

139 위 환자를 위한 적절한 중재는?

1) 풍선 머리위로 주고받기
2) 마른 수건잡고 유리창 위에서 아래로 닦기
3) 모래주머니 차고 30° 경사의 샌딩보드 밀기
4) 측면 의자에 놓인 페그 잡아 책상 위의 페그판에 꼽기
5) 현수장치(suspension sling)를 착용한 채 컵 옆으로 옮기기

140~142. 다음의 사례를 읽고 아래 각 문항에 대해서 가장 가능성이 있는 정답을 하나씩 고르시오.

▸ 성별 / 나이 : 남 / 34세
▸ 환자 정보
- 입원 사유 : 자살 시도 후 가족의 권유로 입원하게 됨
- 과거력 : 대학 졸업 후 6년 동안 공무원 시험에 낙방하고 친구들과의 관계를 단절하였으며, 방에서 보내는 시간이 많아졌다. 가족의 권유로 4년 전 정신과 병원을 다니기 시작하였지만 복약이 잘 이루어지지 않고 대부분의 시간을 침대에 누워서 보낸 상태이다. "내가 살아야 하는 이유는 없다. 난 실패자다."라는 말을 수없이 했고 1년 전부터는 체중저하가 심해지고, 은둔 생활 정도가 심해져 입원치료를 권유받았다

▸ 작업치료 의뢰 사유
- 활동수행력 평가
- 집단 활동을 통한 사회적 적응활동을 위해

▸ 작업치료 중재
- 약 복용을 위해 복약 일정표와 확인 체크리스트를 만들어 약을 복용할 때마다 도장을 받음
  → 도장이 20개 찍히면 클라이언트가 하고 싶은 활동을 할 수 있도록 함

140 위 환자에게 예상되는 정신과적 문제는?

1) 우울증
2) 강박장애
3) 충동조절장애
4) 사회불안장애
5) 외상후스트레스장애

141 위 환자의 중재에 사용된 기법은?

1) 고립
2) 토큰경제
3) 행동형성
4) 행동연쇄
5) 타임아웃

142 위 환자에게 예상되는 일상의 행동양상은?

1) 자신감이 넘친다
2) 의욕이 넘치며 피곤해 하지 않는다
3) 일하기를 싫어하며 혼자만 있으려고 한다
4) 평소 해오던 일을 수행하는데 어려움이 없다
5) 사고가 다양하고 질문에 대한 답변이 빠르다

143~146. 다음의 사례를 읽고 아래 각 문항에 대해서 가장 가능성이 있는 정답을 하나씩 고르시오.

▸ 진단 : 치매
▸ 알렌인지수준
- 3단계

▸ 보호자 보고
- 처음에는 기억력도 멀쩡해서 치매일 것이라고 전혀 생각 못함
- 자신의 엄마 같지 않게 성격이 괴팍해졌다는 생각이 많이 함
- 나이가 들어 고집이 세진 것이라는 생각도 함
- 젊은 시절 쓰던 피아노도 잘 연주했기 때문에 치매라는 생각을 전혀 못함
- 시간이 지나면서 고집도 너무 심하고 화도 심하게 내서 병원에 갔더니 치매라고 함
- 지금은 심한 욕설도 하고, 밥에 독이 들어서 못 먹는다고 던지기도 함
- 씻는 것도 먹는 것도 모두 도움이 필요함

143 보호자의 보고를 통해 예측되는 환자의 치매 유형은?

1) 루이체치매
2) 혈관성치매
3) 알코올성치매
4) 전측두엽치매
5) 알츠하이머치매

144 밑줄 친 환자의 기능과 관련된 기억은?

1) 의미기억
2) 절차기억
3) 맥락기억
4) 삽화기억
5) 예견기억

145 위 환자에게 적합한 중재는?

1) 옆 사람과 협력하여 함께 결과물을 만들도록 함
2) 한 단계 한 단계 치료사가 시범을 보이며 활동을 지도함
3) 치료사가 3~4단계의 시범을 보여주고 기억하여 수행하게 함
4) 완성품을 보고 만드는 방법으로 스스로 계획하여 만들도록 함
5) 능동적인 활동보다는 치료사가 마사지 등의 활동을 하여 심리적 편안함을 느끼도록 함

146 위 환자의 CDR 점수가 지남력에서 0.5였다면 예상되는 수행은?

1) 지남력의 손상은 전혀 없다
2) 시간에 대해 중등도의 장애가 있다
3) 사람에 대한 지남력만 유지되고 있다
4) 시간과 장소에 대한 지남력이 손상되었다
5) 시간에 대한 경미한 장애가 있는 것 외에는 정상이다

147～149. 다음의 사례를 읽고 아래 각 문항에 대해서 가장 가능성이 있는 정답을 하나씩 고르시오.

- ▸ 성별 / 나이 : 남 / 70세
- ▸ 진단명 : Tetraplegia d/t SCI
- ▸ Hx

본 환자는 총기로 인한 사고로 작업치료실을 방문하게 되었다. 손상된 측에서는 손상된 수준 이하 운동기능의 마비와 고유수용성 감각이 소실되었고 손상된 반대 측에서는 통각과 온도감각이 소실되었다. 현재 지속적인 체중부하로 인해 욕창 3단계이다

147 위 환자의 불완전 손상 분류는?

1) Posterior Syndrome
2) Central Cord Syndrome
3) Anterior Cord Syndrome
4) Cauda Equina Syndrome
5) Brown Sequard Syndrome

148 위 환자의 감각문제의 원인이 되는 구조물은?

1) dorsal column
2) corticospinal tract
3) spinothalamic tract
4) vestibulospinal tract
5) spinocerebellar tract

149 위 환자의 욕창 단계에 해당하는 것은?

1) 표피조직은 아직 정상이다
2) 피부조직이 붉게 변하였다
3) 표피와 진피에 부분손상이 있다
4) 피부와 피하조직까지 손상되었다
5) 근막, 근육, 뼈조직, 관절까지 손상되었다

150~152. 다음의 사례를 읽고 아래 각 문항에 대해서 가장 가능성이 있는 정답을 하나씩 고르시오.

▸ 이름 : 홍○○
▸ 성별 / 나이 : 남 / 9세
▸ 진단명 : 뇌성마비
▸ 의뢰사유 : 학업 수행에 도움이 되는 보조도구를 적용하기 위한 기능평가
▸ 작업치료 평가
• 근긴장도 : 정상에 가깝지만 하지굽힘근 긴장도가 약간 상승됨(근긴장에는 동요가 없음)
• 기능수준
→ 독립적으로 앉기 : +
→ 독립적 서기 : +
→ 독립적 걷기 : ±(도움 없이 걸을 수 있으나 다리 사이를 넓게 벌리고 걸으며, 안정성이 떨어짐)
• 팔과 손의 기능
→ piner pinch ±
→ pencil grip pattern : static tripod grasp
→ 한 손은 주먹을 쥐고, 한 손은 손을 펴는 교대로 움직임을 번갈아가며 수행하기 어려움

150 위 아동의 뇌성마비 유형은?

1) 실조형
2) 무정위형
3) 경직형 편마비
4) 경직형 사지마비
5) 경직형 양하지마비

151 위 아동을 위한 학습지원 보조도구는?

1) 해드 포인터
2) 무거운 연필
3) 두꺼운 연필
4) 안구조절 입력장치
5) 언어인식 입력장치

152 아동의 상지에서 관찰되는 협응장애는?

1) Chorea
2) Ballism
3) Dysmetria
4) Restiong tremor
5) Dysdiadochokinesia

153~155. 다음의 사례를 읽고 아래 각 문항에 대해서 가장 가능성이 있는 정답을 하나씩 고르시오.

▸ 이름 / 성별 / 나이 : 김○○ / F / 56세
▸ 진단명 : Amyotrophic Lateral Sclerosis
▸ 의뢰사유 : ADL Training
▸ 클라이언트 정보
- 침범 부위 : 피질 연수로 / 뇌간의 운동핵 침범
- 얼굴과 혀 근육의 약화의 모습을 보이며 식사를 하는데 어려움을 느낌
- 말을 얼버무리며 의사소통을 함

▸ 환자 인터뷰 중

(중략)

- 치료사 : "전 병원에서의 몸 상태는 어떠셨나요?"
- 환　자 : "전 병원에서는 어느 정도 걸을 수 있었으나 계단을 오르거나 단추 채우는 활동, 팔 들어 올리는 행동 등을 하기 어려웠습니다. 치료로는 약간의 저항으로 근육 강화 운동을 받았습니다."
- 치료사 : "현재 몸 상태는 어떠신지요?"
- 환　자 : "지금은 보행이 힘들어 휠체어를 사용하고 있습니다. 손의 부종도 있고 어깨에 통증도 있습니다. 생활할 때 쉽게 피로감도 느끼고 있습니다."

153 위 사례는 어떤 유형의 ALS인가?

1) Relapsing-remitting
2) Secondary progressive
3) Primary lateral sclerosis
4) Progressive bulbar palsy
5) Progressive spinal muscular atrophy

154 위 환자의 ALS 단계는 어떻게 변화했는가?

1) 1단계 → 3단계
2) 2단계 → 3단계
3) 2단계 → 4단계
4) 3단계 → 4단계
5) 3단계 → 5단계

155 위 환자에게 보기 어려운 문제는?

1) 식음장애
2) 언어의 장애
3) 대운동의 장애
4) 안구운동 장애
5) 소운동의 장애

156~159. 다음의 사례를 읽고 아래 각 문항에 대해서 가장 가능성이 있는 정답을 하나씩 고르시오.

▸ 클라이언트 정보
- 성별 / 나이 : 여 / 58세
- 진단명 / 의뢰사유 : Rt. Hemi d/t CVA / ADL Training

▸ 관찰내용
- 팔에서는 공동작용으로부터 벗어난 복합적인 움직임이 나타나며 팔꿈치를 90도 굽힌 상태에서 엎침 동작과 뒤침 동작이 가능함
- 다리는 엉덩관절 펴기와 선 자세에서 무릎 굽히기 동작이 가능함
- 손에서는 큰쥐기(gross grasp)가 가능하고 손가락으로 측면집기(lateral prehension) 패턴이 나타남

▸ 기타
- 환자는 우세손인 오른손으로 식사 및 집안일 수행을 원함

▸ 일상생활동작 치료 중 대화

<중략>

- 치료사 : 환자분 지금부터 약 4주 동안 생활하실 때 손 씻기, 목욕 시간을 제외하고 왼손을 사용하지 못하게 보조기로 묶어놓을 계획입니다
- 환　자 : 어떤 치료방법인데 왼손을 못 쓰게 하나요?
- 치료사 : 이 치료는 (　?　) 치료 기법입니다. 치료실뿐만 아니라 집에서 활동하실 때도 오른손을 사용해서 수행하셔야 합니다. 또한 집에서도 운동도 하셔야 합니다. 일단 변화를 관찰하기 위해 운동기능 평가 진행하겠습니다
- 환　자 : 네, 알겠습니다

<4주후>

- 치료사 : 4주 동안 고생 많이 하셨습니다. 운동기능에 대한 평가를 진행하겠습니다
  이 모래주머니를 한 번 끌어당겨 보실까요?
- 환　자 : (수행)
- 치료사 : 수건을 접어 볼까요?
- 환　자 : (수행)
- 치료사 : 이 바구니도 한번 들어볼까요?
- 환　자 : (수행)

156

위 환자의 Brunnstrom의 운동회복 단계는?

1) 팔 : 3단계 / 다리 : 4단계
2) 팔 : 4단계 / 다리 : 4단계
3) 팔 : 5단계 / 다리 : 5단계
4) 팔 : 5단계 / 다리 : 6단계
5) 팔 : 6단계 / 다리 : 5단계

157 위 환자의 Brunnstrom의 손의 운동회복 단계는?

1) 2단계
2) 3단계
3) 4단계
4) 5단계
5) 6단계

158 (　　)에 들어갈 중재법은?

1) Bobath approach
2) Brunnstrom approach
3) Rood approach－Skills
4) Constrained induced movement
5) Proprioceptive Neuromuscular Facilitation

159 환자의 운동기능 변화에 사용된 평가는?

1) Motor Activity Log
2) Manual Function Test
3) Wolf Motor Function Test
4) Actual Amount of Use Test
5) Fugl-Meyer Assessment of Motor Function

160～161. 다음의 사례를 읽고 아래 각 문항에 대해서 가장 가능성이 있는 정답을 하나씩 고르시오.

▸ 성별 / 나이 : 남 / 90세
▸ 의뢰사유 : 신체기능 유지 및 ADL Training
▸ 임상 양상
- Festinating gait
- Bradykinesia
- Masked face

160 예상되는 위 환자의 질환은?

1) Mutiple Sclerosis
2) Myasthenia Gravis
3) Parkinson's Disease
4) Huntington's Disease
5) Amyotrophic Lateral Sclerosis

161 위 환자에게 소서증(micrographia)이 나타났다면 해당 단계는?

1) Ⅰ단계
2) Ⅱ단계
3) Ⅲ단계
4) Ⅳ단계
5) Ⅴ단계

162~164. 다음의 사례를 읽고 아래 각 문항에 대해서 가장 가능성이 있는 정답을 하나씩 고르시오.

▶ 클라이언트 정보
- 성별 / 나이 : 여 / 46세
- 진단명 : Rt. Hemi d/t CVA
- 의뢰사유 : ADL Training

▶ MBI 평가
- 치료사 : 병실에서 식사는 어떻게 하고 계신가요?
- 환　자 : 음식을 자르거나 음료 뚜껑 따기를 할 때는 보호자의 도움을 받고 있고, 나머지에서는 도움 없이 제 혼자 수행하고 있습니다
- 치료사 : 목욕은 어떻게 병실에서 하고 계신가요?
- 환　자 : 이동할 때 불안해서 도움을 받고 있고요. 혼자서 닿는 범위 정도에서 비누칠이나 헹구고 할 수 있는데 수행의 질이 많이 떨어져서 보호자에게 도움을 받고 있고요. 물기 닦는 거나 머리 말리는 것도 도움 받으며 수행하고 있어요
- 치료사 : 마지막으로 침대로 이동은 어떻게 수행 하시나요?
- 환　자 : 보호자가 잡아주면 좋은 쪽(건측)에 힘을 줘서 보호자랑 함께 이동하고 있어요
- 치료사 : 현재 병실에서 환측 팔을 이용해서 하고 싶으신 일이 있으신가요?
- 환　자 : 사물함 앞에 서서 오른쪽 선반에 있는 물통을 가지고 오고 싶습니다

162 위 환자의 MBI 각 점수는?

1) 식사하기 : 5점 / 목욕하기 : 1점 / 의자 침대 이동 : 5점
2) 식사하기 : 5점 / 목욕하기 : 1점 / 의자 침대 이동 : 8점
3) 식사하기 : 5점 / 목욕하기 : 3점 / 의자 침대 이동 : 3점
4) 식사하기 : 8점 / 목욕하기 : 3점 / 의자 침대 이동 : 3점
5) 식사하기 : 8점 / 목욕하기 : 1점 / 의자 침대 이동 : 2점

163 병실에서 환자가 하고 싶은 활동의 PNF 패턴은?

1) U/E D2 Flexion
2) U/E D1 Flexion
3) 양측성 비대칭 패턴
4) U/E D1 Extension
5) U/E D2 Extension

164 ADL의 독립성을 방해하는 문제를 더 파악하고자 한다면 추가로 사용해야 하는 도구는?

1) FIM
2) SCIM
3) AMPS
4) A-ONE
5) SNSB-Ⅱ

165~166. 다음 사례를 읽고 아래 각 문항에 대해서 가장 가능성이 있는 정답을 하나씩 고르시오.

- ▸ 성별 / 나이 : 남 / 70세
- ▸ 진단명 : TBI
- ▸ Problem List
  - 기침이 어려움
  - 삼킴 후 탁한 소리의 발성
  - Articulation 및 Dysarthria 발생
  - 혀의 유동성 / 근긴장 / 근력 / ROM 감소
- ▸ 치료 중재
  - 상체를 곧게 펴고 두 팔로 책상을 밀면서 “아”를 가능한 크고, 일정한 소리로 지속적으로 10회 발성함

165 위 Problem List와 관련된 뇌신경 손상인가?

1) Ⅴ번 / Ⅶ번 뇌신경
2) Ⅶ번 / Ⅹ번 뇌신경
3) Ⅹ번 / Ⅺ번 뇌신경
4) Ⅹ번 / Ⅻ번 뇌신경
5) Ⅺ번 / Ⅻ번 뇌신경

166 위 환자에게 사용된 치료적 중재는?

1) Shaker exercise
2) Mendelssohn Maneuver
3) Tongue Hold Maneuver
4) Lee Silverman Voice Training
5) Vocal Cord Adduction exercise

167~169. 다음의 사례를 읽고 아래 각 문항에 대해서 가장 가능성이 있는 정답을 하나씩 고르시오.

▸ 성별 / 나이 : 남 / 30세
▸ 진단명 : Tetraplegia d/t SCI
▸ 작업치료 평가
• MMT/감각평가

Level	MMT		Light Touch		Pin-Prick	
	Rt.	Lt.	Rt.	Lt.	Rt.	Lt.
C4	5	5	2	2	2	2
C5	5	5	2	2	2	2
C6	5	5	2	2	2	2
C7	3	4	2	1	1	2
C8	2	2	1	1	1	1
T1	1	1	1	1	1	1
T2			1	1	1	1
T3			0	1	0	1
T4			1	0	1	0
T5			0	0	0	0

167 위 평가의 결과로 알 수 있는 NLI(Neurological level of injury)는?

1) C6 / C7
2) C6 / C6
3) C7 / C7
4) C7 / C6
5) C8 / C8

168 위 환자의 감각이 양쪽 모두 정상인 곳은?

1) 엄지
2) 중지
3) 항문
4) 배꼽
5) 팔꿈치

169 위 환자에게 기대되는 기능 수준은?

1) 지지 없이 서있기가 가능하다
2) 야외에서 휠체어 사용이 독립적이다
3) 손으로 압력 완화를 독립적으로 할 수 있다
4) 테노데시스(tenodesis)를 이용하여 물건을 잡을 수 있다
5) 휠체어에서 침대로 이동 시 높이가 같을 경우 독립적으로 이동이 가능하다

170~172. 다음의 사례를 보고 아래 각 문항에 대해서 가장 가능성 있는 정답을 하나씩 고르시오.

김 씨는 85세 뇌졸중 환자이다. 연하곤란으로 변형된 형태의 음식을 섭취하고 있다. 숟가락을 자발적으로 잡기와 놓기가 가능하지만 독립된 손가락의 움직임은 어렵다. 화장실 이용 시 보호자가 늘 바지를 내려줘야 하며 일주일에 1~2회 정도 소변 실수를 한다

170 위 환자의 MBI 식사 점수는?

1) 0점 2) 2점 3) 3점
4) 4점 5) 5점

171 위 환자의 손 기능은 브론스트롬 몇 단계(Brunnstrom stage)인가?

1) 2단계 2) 3단계 3) 4단계
4) 5단계 5) 6단계

172 위 환자에게 FIM 평가를 실시하였을 때 소변가리기는 몇 점인가?

1) 2점 2) 5점 3) 4점
4) 3점 5) 6점

173~174. 다음의 사례를 보고 아래 각 문항에 대해서 가장 가능성 있는 정답을 하나씩 고르시오.

- ▸ 이름 / 나이 : 이○○ / 76세
- ▸ 진단명 : Guilliain-Barre' syndrome
- ▸ 과거력 : 당뇨, 고혈압

173 위 환자에게 가장 필요한 평가는?

1) MMT
2) MMSE
3) MVPT
4) DDST
5) LOTCA

174 위 환자에게 특수작업치료 제공 시 주의해야 할 사항으로 옳은 것은?

1) 말초신경계 손상 환자이므로 환자 몸을 접촉하지 않는다
2) 특수작업치료 시간이므로 15분 이상 운동 시키고 보내드린다
3) 과거력에 당뇨가 있으므로 지방이 있는 음식을 피하도록 한다
4) 가능한 빠르게 근력을 증진시킬 수 있는 강한 근력 운동을 제공한다
5) 과거력에 고혈압이 있으므로 운동 시 혈압에 관한 문제가 발생하지 않도록 주의한다

175~176. 다음의 사례를 읽고 아래 각 문항에 대해서 가장 가능성이 있는 정답을 하나씩 고르시오.

<검사자의 질문 및 요구>

- ▸ "당신이 어떻게 이를 닦는지 보여 주세요."
- ▸ "어떻게 열쇠로 문을 열 수 있습니까?"
- ▸ "어떻게 칼로 빵 한 덩어리를 자릅니까?"
- ▸ "어떻게 전화를 사용합니까?"

175 위에서 사용된 평가도구는?

1) MMSE
2) MMDT
3) BO test
4) LOTCA 2
5) Jebsen-Taylor Hand Function Test

176 위 하부 평가의 제목은?

1) Categorization
2) Motor Imitation
3) Symbolic Action
4) Utilization of Objects
5) Copy Geometric Forms

177~179. 다음의 사례를 보고 아래 각 문항에 대해서 가장 가능성 있는 정답을 하나씩 고르시오.

▸ 성명 : 이○○ (22세 / 남)

▸ 주호소

• 하루 종일 방에서 핸드폰이나 컴퓨터로 유튜브만 보고 사회적인 소통을 하지 않는다

• 체계적인 망상으로 자신의 이야기를 잘 들어주는 '연우'라는 가상의 인물이 있다

• 누군가 자신의 기분을 상하게 하면 주변의 물건 부수거나 던진다

▸ 환자와 인터뷰

가족들에 대한 이야기를 하던 중 "우리 가족은 나보단 동생을 더 좋아해요…. 그런데 이번에 유튜버 ○○가 새로운 게임을 하는데 너무 재밌어서 새벽까지 그것만 봤어요. 그런데 오늘 너무 덥네요. 요즘 날씨가 이상하네요…." 등 말의 연관이 없고 무의미한 말들을 나열하였다

177 위 환자에게 예상되는 진단은?

1) 공포증
2) 조현병
3) 공황장애
4) 성도착증
5) 범불안장애

178 환자와의 인터뷰 내용에서 나타나는 사고진행 장애는?

1) 망상
2) 상동행동
3) 과잉행동
4) 지리멸렬
5) 사고지체

179 위 환자의 초기 면담 시 내용으로 옳은 것은?

1) '연우'의 존재를 부정한다
2) 공격적인 행동이 나타나는 이유를 물어본다
3) 주로 하는 컴퓨터 활동에 대한 이야기를 한다
4) 환자가 좋아하는 일, 하고 싶은 일에 대해 질문한다
5) 부모님이 동생을 편애하지 않는다는 이야기를 반복한다

180～181. 다음의 사례를 보고 아래 각 문항에 대해서 가장 가능성 있는 정답을 하나씩 고르시오.

이 름	김○○
성 별	남자
나 이	68세
우세손	오른손
브룬스트롬 단계	팔 : 3단계 손 : 2단계
CC	대화 시 대답은 하나 질문 내용과 맞지 않는 대답을 하며 가족 간의 의사소통이 어려움
Dominant hand	Lt. hand

180 위 환자에게 가장 적당한 난이도의 활동은?

1) 바느질 훈련
2) 단추 끼우기 훈련
3) 공 던지고 받기 훈련
4) 작은 페그를 꽂는 활동
5) 책상에 있는 공을 손으로 잡는 훈련

181 위 환자의 실어증(aphasia) 유형은?

1) 전반 실어증(global aphasia)
2) 명칭 실어증(anomic aphasia)
3) 브로카 실어증(Broca aphasia)
4) 베르니케 실어증(Wernicke aphasia)
5) 연결겉질운동 실어증(transcortical motor aphasia)

182~184. 다음의 사례를 보고 아래 각 문항에 대해서 가장 가능성 있는 정답을 하나씩 고르시오.

▸ 나이 : 8세
▸ 성별 : 남
▸ 보호자 주호소 : 친구들과의 원만한 관계 형성
▸ 아동 증상
  • 편식이 심하다
  • 극세사 재질의 이불이나 옷을 굉장히 싫어한다
  • 친구들과 손을 잡는 것을 싫어하고 친구가 가까이 서 있는 것도 싫어한다

182 위 아동에 있어 가장 큰 문제점은?

1) 실행증
2) 촉각방어
3) 중력불안장애
4) 감각구별장애
5) 주의력결핍 과잉행동장애

183 위 아동에게 가장 필요한 평가는?

1) AMPS
2) Wee FIM
3) LOTCA-2
4) Sensory profile(SP)
5) Denver Development Screening Test

184 위 아동의 주요 문제로 인한 각성 조절에 대한 중재는?

1) 촉각자극
2) 그네 타기
3) 미끄럼틀 타기
4) 비눗방울 놀이
5) 무거운 이불 덮기

185~186. 다음의 사례를 보고 아래 각 문항에 대해서 가장 가능성 있는 정답을 하나씩 고르시오.

▶ 시작 자세
- 아래팔은 엎침 상태로 지지됨
- 손목은 중립자세, 손가락은 폄과 모음
- MP 관절은 중립자세를 취하거나 약간의 굽힘

▶ 검사자

"손가락을 벌리세요. 그리고 제가 저항을 가할 때 손가락이 제자리로 돌아가지 않도록 버티세요."

▶ 저항 제공

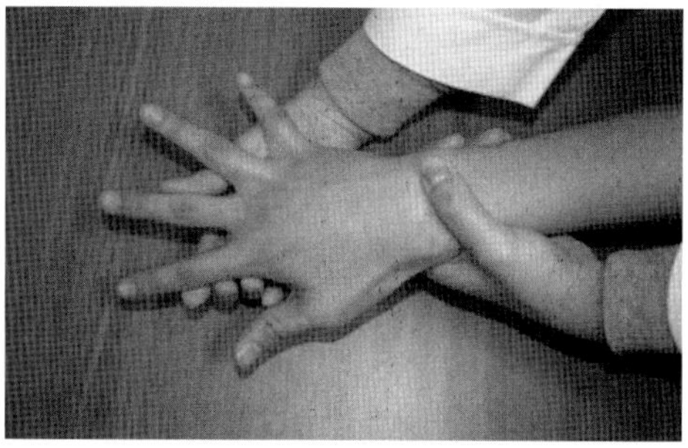

185

위 평가의 대상이 되는 근육은?

1) 새끼굽힘근(flexor digiti minimi)
2) 등쪽 뼈사이근(dorsal interossei)
3) 손바닥쪽 뼈사이근(volar interossei)
4) 깊은손가락굽힘근(flexor digitorum profundus)
5) 얕은손가락굽힘근(flexor digitorum superficialis)

186

위 평가의 결과 해석이 옳은 것은?

1) 1 : 수축 활동을 촉지할 수 없다
2) 2 : 완전한 AROM을 수행한다
3) 3 : 부분적으로 AROM을 수행한다
4) 4 : 약간의 저항을 이긴다
5) 5 : 저항을 이기며 나아간다

187~189. 다음의 사례를 보고 아래 각 문항에 대해서 가장 가능성 있는 정답을 하나씩 고르시오.

▸ 질환 : SCI

▸ 보조도구

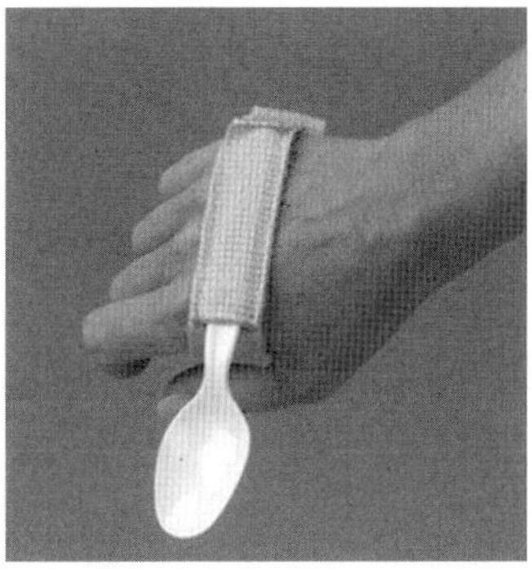

187 위와 같은 방식으로 보조도구를 사용할 수 있는 최소 수준은?

1) C4
2) C5
3) C6
4) C7
5) C8

188 위 도구를 사용하기 위한 주요 근육(key muscle)은?

1) 위팔근(brachialis)
2) 위팔두갈래근(biceps)
3) 위팔노근(brachioradialis)
4) 큰가슴근(pectoralis major)
5) 노쪽손목폄근(extensor carpi radialis)

189 위 도구를 사용하기 위한 주요 근육이 F+ 이상일 경우 적용되는 보조기는?

1) RIC splint
2) thumb spica
3) cock up splint
4) dorsal blocking splint
5) thumb stabilization splint

190~192. 다음의 사례를 읽고 아래 각 문항에 대해서 가장 가능성이 있는 정답을 하나씩 고르시오.

> 뇌졸중 환자인 김○○ 씨는 55세의 남자 환자이다. 뇌졸중이 발병한지 2개월이 지났으며, 오른쪽 상지와 하지에 마비가 있지만 상지보다 하지의 손상이 더 큰 것과 지적 기능의 손상이 특징이다. 김 씨는 현재 재활 병원에 입원중이다. 오른쪽 팔의 근긴장도는 경직이 감소되기 시작하였고 시너지로부터 벗어나는 움직임이 가능하다. 손은 큰 물체를 잡을 수 있지만 놓을 수는 없으며 측면 집기(lateral prehension)가 가능하다

190 예상되는 김 씨의 손상 부위는?

1) ACA
2) PCA
3) MCA both
4) MCA upper
5) MCA lower

191 김 씨의 손 기능 회복 단계는?

1) 브론스트롬 2단계
2) 브론스트롬 3단계
3) 브론스트롬 4단계
4) 브론스트롬 5단계
5) 브론스트롬 6단계

192 팔 회복을 위한 활동으로 옳은 것은?

1) 큰 단추 잠그기 활동
2) 공으로 목표물 맞추기 활동
3) 치료사와 노젓기(rowing) 활동
4) 피아노 건반으로 소리내기 활동
5) 스케이트보드(skate board)를 이용한 호(arch) 운동

193~194. 다음의 사례를 읽고 아래 각 문항에 대해서 가장 가능성이 있는 정답을 하나씩 고르시오.

▸ Subjective
- Dx : TBI(frontal ICH hemorrhage)
- Age / sex : 52 / M

▸ Objective
- Dominant hand : Rt. hand
- Rancho Los Amigos scale : Ⅶ
- PTA(Posttraumatic Amnesia) : moderate

193 위 환자의 인지 및 지각 수준은?

1) 과장된 반응, 심한 혼동 등이 나타난다
2) 목적 있는 반응을 보이지만 단서(cue)가 필요하다
3) 자극의 종류와 직접 관련된 반응을 보이지만 일관성이 없다
4) 단순 명령에는 조금 반응하지만 복합 명령에는 혼동을 보인다
5) 로봇 같은 반응을 보이며 판단과 문제해결 능력에 결핍이 있다

194 위 환자의 사고 후 기억상실 기간은?

1) 5분
2) 1시간
3) 1~24시간
4) 1~7일
5) 1~4주

195～197. 다음의 사례를 읽고 아래 각 문항에 대해서 가장 가능성이 있는 정답을 하나씩 고르시오.

▸ 검사자세
- 바로 눕힌 자세에서 머리는 중앙에 위치함
- 양측 상지와 하지를 폄시킴

▸ 검사자극
- 머리를 한쪽으로 돌림

▸ 양성반응
- 머리를 돌린 쪽의 팔과 다리의 폄근 긴장이 증가함
- 머리뒤쪽의 팔과 다리에 굽힘 긴장이 증가함

195 위 검사에 해당하는 반사는?

1) TLR
2) ATNR
3) STNR
4) Landau reflex
5) Flexor withdrawal

196 정상발달을 보이는 아동이라면 위 반사가 나타나는 나이는?

1) 생후 1～3개월
2) 생후 4～6개월
3) 생후 7～9개월
4) 생후 10～12개월
5) 생후 13～18개월

197 위와 같은 수준의 반사는?

1) 연합반응
2) 목정위반사
3) 양서류반응
4) 란다우반응
5) 폄밀기반사

198～200. 다음의 사례를 읽고 아래 각 문항에 대해서 가장 가능성이 있는 정답을 하나씩 고르시오.

▸ 성별 / 나이 : 남 / 70세
▸ 진단명 : Rt. Hemi d/t CVA

(중략)

▸ Manual Function Test

항목/점수	수행 결과
상지 앞으로 올리기(FE) / (?)점	140°
상지 옆으로 올리기(LE) / 3점	(?)
(중략)	(중략)
페그보드(PP) / (?)점	8개

198

FE 항목의 점수는?

1) 1점
2) 2점
3) 3점
4) 4점
5) 5점

199

PP 항목의 점수는?

1) 2점
2) 3점
3) 4점
4) 5점
5) 6점

200

LE 항목의 수행에 해당하는 것은?

1) 어깨관절의 벌림 운동이 약간 있다
2) 어깨관절 벌림 각도가 135° 이상이다
3) 어깨관절의 벌림 각도가 45° 이하이다
4) 어깨관절 벌림 각도가 90° 이상, 135° 미만이다
5) 어깨관절의 벌림 각도가 45° 이상, 90° 미만이다

201～204. **다음의 사례를 읽고 아래 각 문항에 대해서 가장 가능성이 있는 정답을 하나씩 고르시오.**

- ▸ 성별 / 나이 : 여 / 65세
- ▸ 진단명 : ACA inf.
- ▸ 의뢰명 : ADL 훈련을 통한 일상생활 복귀
- ▸ 희망사항 : 오른손을 이용해 가사 일과 요리를 하고 싶음

(중략)

- ▸ MBI

Item	Unable to Perform Task	Substantial Help Required	Moderate Help Required	Minimal Help Required	Fully Help Required
Personal Hygiene	0	1	3	④	5
Bathing Self	0	1	3	④	5
Feeding	0	2	5	⑧	10
Toilet	0	2	5	⑧	10
Stair Climbing	보조는 필요하지 않으나 경직, 호흡 가빠짐 등에 의한 안전성을 위해 감독이 필요함				
Dressing	0	2	5	⑧	10
Bowel Control	0	2	5	8	⑩
Bladder Control	0	2	5	8	⑩
Ambulation	독립적인 보행은 가능하고 50m 이상 감독 도움 없이 걸을 수 있음				
Chair Bed Transfer	안전과 자신감 부여를 위해 감독이 필요함				

201 위 환자의 MBI 계단 오르기 점수는?

1) 4점 2) 5점 3) 8점
4) 10점 5) 15점

202 위 환자의 MBI 보행 점수는?

1) 4점 2) 5점 3) 8점
4) 10점 5) 15점

203 위 환자의 MBI 총점은?

1) 81점
2) 84점
3) 87점
4) 90점
5) 91점

204 위 총점의 결과의 해석으로 옳은 것은?

1) 완전 도움
2) 중함 도움
3) 보통 도움
4) 경함 도움
5) 최소 도움

205~206. 다음의 사례를 읽고 아래 각 문항에 대해서 가장 가능성이 있는 정답을 하나씩 고르시오.

> 25세 홍 씨는 왼쪽 귀에 귀걸이를 하기 위해 왼쪽으로 굽힘 자세를 하고 있다. 왼팔의 어깨는 굽힘과 벌림 자세를 취하고 있고, 어깨관절 바깥돌림 동작이 동시에 나타나고 있다. 반면 오른 팔에서는 어깨관절 굽힘과 모음 동작과 더불어 어깨관절 바깥돌림이 나타나고 있다

205 홍 씨의 두 팔에 나타나는 PNF 패턴은?

1) 왼팔에 D_2 폄, 오른팔에 D_2 굽힘
2) 왼팔에 D_1 폄, 오른팔에 D_1 굽힘
3) 왼팔에 D_1 굽힘, 오른팔에 D_2 폄
4) 왼팔에 D_1 굽힘, 오른팔에 D_1 굽힘
5) 왼팔에 D_2 굽힘, 오른팔에 D_1 굽힘

206 홍 씨가 현재 사용하고 있는 PNF 패턴은?

1) 동측 패턴(ipsilateral patterns)
2) 상호적 패턴(reciprocal patterns)
3) 대칭적 패턴(symmetric patterns)
4) 반측 패턴(contralateral patterns)
5) 비대칭적 패턴(asymmetric patterns)

207~209. 다음의 사례를 읽고 아래 각 문항에 대해서 가장 가능성이 있는 정답을 하나씩 고르시오.

▶ 성별 / 나이 : 여 / 40세
▶ 진단명 : (?)
▶ 의뢰사유 : ADL Training
▶ 보호자와의 인터뷰 결과
- 온 몸에 힘이 없고 많이 피곤함
- 팔과 다리에 따끔거리고 저리는 듯한 느낌이 있음
- 복시(diplopia)가 발생함
- 기억력의 저하가 나타남

▶ 임상적 특징
- 가장 일반적인 유형임
- 증상의 재발 이후 부분적 또는 완전한 회복이 특징임
- 증상의 발현 사이에는 안정기를 가지는 특성이 있음

207 위 환자에게 예상되는 질환인가?

1) Multiple Sclerosis
2) Parkinson's Disease
3) Huntington's Disease
4) Guilliain-Barre' syndrome
5) Amyotrophic Lateral Sclerosis

208 위 환자에게 가장 필요한 작업치료 중재는?

1) 양측성 대칭 운동 프로그램을 제공한다
2) 근력증진을 위한 고강도 운동 프로그램을 제공한다
3) 에너지 보존 교육과 일의 단순화 법칙 교육을 제공한다
4) 적절한 속도와 규칙적인 음악을 사용하여 그룹 치료를 제공한다
5) 손의 변형이 특징이므로 밤과 낮에 적절한 보조기들을 착용시킨다

209 위 질환의 임상 양상에 따른 유형은?

1) 양성형
2) 재발 완화형
3) 진행 재발형
4) 일차 진행형
5) 이차 진행형

210~212. 다음의 사례를 읽고 아래 각 문항에 대해서 가장 가능성이 있는 정답을 하나씩 고르시오.

- 성별 / 나이 : 여 / 60세
- 진단명 : Rt. CVA
- 의뢰명 : ADL Training
- 관찰 내용
  - 왼쪽의 감각이 많이 저하됨
  - 상지보다 하지에 마비가 더 심함
  - 요실금이 있음
  - 편측무시 현상을 보임
- 브론스트롬 단계
  - 손 : 1
  - 팔 : 1

210 위 환자의 손상 혈관 부위는?

1) Internal Carotid Artery
2) Middle Cerebral Artery
3) Vetebral Basilar Artery
4) Anterior Cerebral Artery
5) Posterior Cerebral Artery

211 위 환자에게 루드 접근법을 적용하고자 한다. 적절한 기법은?

1) 태핑
2) 중온 적용
3) 지속적 신장
4) 깊은 힘줄 압박
5) 가벼운 관절 압박

212 위 환자에게 적절한 NDT 중재는?

1) 양손 노젓기 활동
2) 건측 상지 고정하기
3) 양손을 사용한 컵 쌓기
4) 마비된 상지를 이용한 공 던지기
5) 마비된 상지를 이용한 스케이트보드 밀기

213~215. 다음의 사례를 읽고 아래 각 문항에 대해서 가장 가능성이 있는 정답을 하나씩 고르시오.

- 성별 / 나이 : 남 / 55세
- 진단명 : (?)
- 의뢰사유 : 신체기능 유지 및 ADL 훈련
- 관찰 내용
  - 팔과 다리의 근육 약화된 모습이 관찰됨
  - 감각은 다 느껴지며 욕창은 발생하지 않음
  - 최근 물건을 잡으면 자주 떨어뜨림
  - 혀의 근육이나 얼굴 근육이 약화된 모습 관찰됨

213

위 환자에게 예상되는 진단은?

1) Mutiple Sclerosis
2) Myasthenia Gravis
3) Parkinson's Disease
4) Huntington's Disease
5) Amyotrophic Lateral Sclerosis

214

위 환자가 어깨 통증과 손의 부종을 호소하고 보행이 힘들어 휠체어를 사용하기 시작하게 된다면 이 질환의 단계는?

1) Ⅰ단계
2) Ⅱ단계
3) Ⅲ단계
4) Ⅳ단계
5) Ⅴ단계

215

위 환자의 단계가 Ⅵ단계라면 가장 필요한 보조도구는?

1) 표준형 휠체어
2) 욕실 안전 보조도구
3) 대체보완 의사소통 도구
4) AFO(Ankel Foot Orthosis)
5) MAS(Mobile Arm Supports)

216~218. 다음의 사례를 읽고 아래 각 문항에 대해서 가장 가능성이 있는 정답을 하나씩 고르시오.

▸ 성별 / 나이 : 남 / 37세
▸ 진단명 : Tetraplegia d/t SCI
▸ 작업치료 평가

Level	MMT		Light Touch		Pin-Prick	
	Rt.	Lt.	Rt.	Lt.	Rt.	Lt.
C4	5	5	2	2	2	2
C5	5	5	2	2	2	2
C6	5	5	2	2	2	2
C7	5	5	2	2	2	2
C8	4	5	2	1	1	2
T1	3	3	1	1	1	1
T2			0	0	0	0
T3			0	0	0	0
T4			0	0	0	0
T5			0	0	0	0

216

위 평가의 결과로 알 수 있는 신경학적 손상 수준(Neurological level of injury)은?

1) C7 / C7
2) C8 / C8
3) T1 / C8
4) C8 / T1
5) T1 / T1

217

위 환자가 Transfer board를 이용해 이동하게 된다면 체중지지에 사용되는 PNF 패턴은?

1) U/E D1 Flexion
2) U/E D2 Flexion
3) 양측성 상반 패턴
4) U/E D1 Extension
5) U/E D2 Extension

218

위 환자의 감각 검사에서 양쪽 모두가 정상적인 부위는?

1) 배꼽
2) 젖꼭지
3) 팔꿈치
4) 중지손가락
5) 새끼손가락

219~221. 다음의 사례를 읽고 아래 각 문항에 대해서 가장 가능성이 있는 정답을 하나씩 고르시오.

<치료사의 지시>

"오른손으로 오른손 컵의 핀을 하나 집으세요. 오른손 줄의 가장 위쪽에 있는 구멍에 핀을 넣음과 동시에 왼손으로 와셔(washer)를 집으세요. 핀을 넣자마자 핀 위에 와셔를 넣습니다. 와셔를 핀 위에 위치시키는 동시에 오른손으로 콜라(collar)를 집으세요. 그리고 핀 위로 콜라(collar)를 넣으면서 동시에 왼손으로 또 다른 와셔(washer)를 집어 콜라(collar) 위에 넣습니다. 이것이 첫 번째 조립의 완성입니다. 핀, 와셔, 콜라, 그리고 와셔의 순으로 구성됩니다. 첫 조립을 위해 왼손으로 와셔(washer)를 조작하는 동안 오른손으로 새로운 핀을 집으므로 두 번째 조립이 시작됩니다. 핀을 다음 구멍에 위치시키고 왼손으로 다시 와셔를 핀 위에 떨어뜨리는 등 새로운 조립을 완성하게 됩니다. 지금부터 조립 연습을 조금하도록 시간을 주겠습니다."

219 위에서 사용된 평가도구는?

1) BBT
2) MMDT
3) Purdue pegboard test
4) Grooved pegboard test
5) Jebsen-Taylor hand function test

220 위 평가의 내용에 해당하는 항목의 측정시간은?

1) 30초
2) 60초
3) 90초
4) 120초
5) 180초

221 위 항목의 결과가 32점이라면 무엇을 의미하는가?

1) 32개의 조립을 완성하였다
2) 32분 동안 조립을 완성하였다
3) 32초 동안 조립을 완성하였다
4) 4개의 조립을 시간 내에 완성하였다
5) 8개의 조립을 시간 내에 완성하였다

222～225. 다음의 사례를 읽고 아래 각 문항에 대해서 가장 가능성이 있는 정답을 하나씩 고르시오.

▸ 성별 / 나이 : 남 / 43세

▸ 진단 : TBI

(중략)

▸ 평가 1. GCS(Glasgow Coma Scale)

	환자의 반응(patient's response)	점수
눈 뜨기	?	4
운동 반응	손을 꼬집으면 평가자의 손에서 벗어나기 위해 팔을 당긴다	?
언어 반응	검사자가 말을 이해할 수는 있지만 내용이 상식을 벗어난다	3

▸ 평가 2.

- PTA : 보통(moderate)

222 위 평가의 눈 뜨기 항목의 결과 값에 해당하는 것은?

1) 꼬집을 때 눈을 뜬다
2) 자발적으로 눈을 뜬다
3) 잠시 눈을 뜨지만 곧 감는다
4) 청각적 자극을 가하면 눈을 뜬다
5) 시각적 자극을 가하면 눈을 뜬다

223 위 평가의 운동반응 점수는?

1) 2점
2) 3점
3) 4점
4) 5점
5) 6점

224 GCS 총점에 대한 결과해석은?

1) 정상이다
2) 경미한 손상이다
3) 심각한 손상이다
4) 중등도의 손상이다
5) 매우 심각한 손상이다

225 위 PTA 점수에 해당하는 것은?

1) 손상 후 기억 상실이 1～7일이다
2) 손상 후 기억 상실이 1～4주이다
3) 손상 후 기억 상실이 5～60분이다
4) 손상 후 기억 상실이 5분 이하이다
5) 손상 후 기억 상실이 1～24시간이다

226~227. 다음의 사례를 읽고 아래 각 문항에 대해서 가장 가능성이 있는 정답을 하나씩 고르시오.

▸ 성별 / 나이 : 여 / 30세
▸ 의뢰사유 : 일상생활훈련
▸ Dx : Tetraplegia d/t SCI
▸ ADL 평가

자조관리 Self-care	
1. 식사(수저사용, 뚜껑 열기, 음식물 입으로 가져오기, 음료컵 잡기) ···· 4점	
2. 목욕(비누칠하기, 수도꼭지 조작, 씻기)	
U/E	3점
L/E	3점

(중략)

14. 실외이동(100m 이상) ···· 8점	
15. 계단 이동하기 ···· 3점	
16. 이동동작 : 휠체어 – 자동차 ···· 3점	

226 위에서 사용된 평가도구는?

1) AMPS
2) SCIM
3) Kats Index of ADL
4) Kenny Self-Care Evaluation
5) Klein-Bell Activities of Daily Living Scale

227 실외 이동의 결과에 해당하는 수행은?

1) 보행 시 감독이 필요하다
2) 한 개의 지팡이로 보행한다
3) 워킹프레임이나 목발로 보행한다
4) 보조기 없이 독립적으로 보행한다
5) 수동 휠체어를 이용해 독립적으로 이동한다

228~229. 다음의 사례를 읽고 아래 각 문항에 대해서 가장 가능성이 있는 정답을 하나씩 고르시오.

- 검사 방법 : 검사자의 엄지를 피검다의 손목관절(손바닥 면)에 위치한 손배뼈에 위치시킨 후 피검자의 손목관절을 자쪽으로 굽힘시킨다
- 양성 반응 : 먼쪽 노뼈에서 부분탈구 또는 통증이 발생한다

228 위 사례에 사용된 평가는?

1) Roos test
2) Watson test
3) Piano key test
4) Murphy sign test
5) Lunotriquetral ballottement test

229 위 평가의 목적으로 타당한 것은?

1) 정중신경의 압박 검사
2) 노자관절의 안정성 검사
3) 손배반달뼈의 안정성 검사
4) 손허리뼈 머리의 높이를 검사
5) MP관절의 통증과 불안정 검사

230~231. 다음의 사례를 읽고 아래 각 문항에 대해서 가장 가능성이 있는 정답을 하나씩 고르시오.

- 검사자세 : 바로 누운 자세
- 검사자극 : 어떤 물건을 한 손으로 꼭 잡게 함
- 양성반응 : 반대편 상지나 또는 신체의 다른 부위에서 근긴장의 증가가 나타남

230 위에서 평가하고자 하는 것은?

1) 연합반응
2) 양서류반응
3) 굴곡회피반사
4) 긴장성미로반사
5) 대칭성긴장성미로반사

231 위 검사의 반응과 같은 수준의 반사는?

1) 목 정위반사
2) 미로 정위반사
3) 시각 정위반사
4) 몸통 정위반사
5) 긴장성 미로반사

232~234. 다음의 사례를 읽고 아래 각 문항에 대해서 가장 가능성이 있는 정답을 하나씩 고르시오.

▸ 추천되는 동작
- 가능한 큰 관절의 사용한다
- 가방은 어깨에 메고 다닌다
- 문을 열 때는 팔의 측면을 이용해 연다

▸ 추천되는 보조도구
- 구두주걱(shoe horn)
- 높은 변기 시트(raised toilet seat)
- 가벼운 T형 손잡이 컵(lightweight T-handled mug)
- 막대형 문고리(doorknob levers)

232 위 내용과 가장 관계 깊은 질환은?

1) RA
2) CVA
3) THR
4) HIVD
5) COPD

233 위 환자가 피해야 하는 동작은?

1) 다리 벌리기
2) 다리 교차하기
3) 손으로 쥐어짜기
4) 체중을 한 쪽 하지에 지지하기
5) 90도 이상의 어깨 굽힘과 벌림

234 위 환자의 진단 기준이 되는 것은?

1) 통증
2) 강직
3) 피로
4) LOM
5) 지구력

235~237. 다음의 사례를 읽고 아래 각 문항에 대해서 가장 가능성이 있는 정답을 하나씩 고르시오.

만 5세의 여아는 생후 6~12개월까지 정상적 발달을 보였지만 이후 심각한 퇴행현상이 나타났다. 운동능력, 머리둘레, 신체성장은 정상 범위에 속하지만 점진적으로 뇌장애가 발생하면서 두뇌성장이 감퇴된다. 이미 배워서 습득한 말을 하지 못하게 되어 수용성, 표현성 의사소통장애가 왔으며, 운동기술이 손상되고, 손을 비틀거나 손가락을 핥거나 물어뜯는 상동운동이 나타나고 있다. 4세경에는 ataxia 및 apraxia 등의 운동실조가 나타났으며, 척추측만증도 동반되었다

235 위 아동에게 예상되는 질환은?

1) MR
2) 자폐
3) 틱장애
4) 학습장애
5) Rett 장애

236 위 질환의 특징으로 옳은 것은?

1) 여아에게만 발생한다
2) 남아에게만 발생한다
3) 보행의 장애는 발생하지 않는다
4) 대부분 경도의 지능장애를 가지게 된다
5) 호흡과 관련된 문제는 발생하지 않는다

237 위 질환을 내포하고 있는 DSM-5의 정신과 질환은?

1) 특정 학습장애
2) 발달성 조정장애
3) 상동적 운동장애
4) 자폐증 스펙트럼 장애
5) 주의력결핍과다활동장애

238~240. 다음의 사례를 보고 아래 각 문항에 대해서 가장 가능성 있는 정답을 하나씩 고르시오.

▸ 성별 / 나이 : 여 / 72세
▸ 의뢰사유 : 삼킴장애 치료와 일상생활훈련을 위해 작업치료실에 의뢰됨
▸ 의무기록
- MRI 소견 : 흑색질 퇴행성 위축
- 현재 복약 상태 : 리보도파 사용중

▸ 작업치료 평가
- 운동기능 : Bradykinesia, rigidity, resting tremor
- 보행 : 좁은 보폭, 굽은 허리
- 기타 : 서서 하는 활동의 수행이 어렵고, 균형의 문제가 발생함

238 위 환자의 Hoehn and Yahr scale은?

1) 1단계
2) 2단계
3) 3단계
4) 4단계
5) 5단계

239 위 환자에게 예상되는 보행 형태는?

1) 가위 보행
2) 회선 보행
3) 가속 보행
4) 실조형 보행
5) 트렌델렌버그 보행

240 환자에게 적합한 가정 수정 및 교육으로 옳은 것은?

1) 신고 벗기 편한 슬리퍼 사용하도록 함
2) 복도의 손잡이는 바닥에서 50cm 높이에 부착함
3) 수저와 그릇은 무게감 있는 것을 사용하도록 함
4) 부엌에는 쉽게 앉고 일어날 수 있도록 높은 의자를 비치함
5) 화장실 입구에는 두꺼운 발 매트를 놓아 수건 없이 발을 닦을 수 있도록 함

241～244. 다음의 사례를 보고 아래 각 문항에 대해서 가장 가능성 있는 정답을 하나씩 고르시오.

▸ 이름 : 김○○
▸ 진단 : SCI C6 complete
▸ Hx : 5개월 전 교통사고로 본 병원 ER 경유하여 신경외과 입원 후 재활의학과로 전과됨
▸ 합병증
• 치료 도중 얼굴이 창백해지면서 두통과 어지러움을 호소함
• BP 체크 결과 80/50mmHg으로 체크됨
▸ ADL 훈련
• tenodesis splint 훈련
• 휠체어 훈련

241 위 환자의 합병증은?

1) 저산소증
2) 이소성골화증
3) 기립성저혈압
4) 깊은정맥혈전증
5) 자율신경반사부전증

242 위 합병증에 대한 응급조치로 옳은 것은?

1) 복대풀기
2) 천천히 눕히기
3) 산소호흡기 제공
4) 압박스타킹 제거
5) 소변줄 점검하기

243 위 환자의 보조기 적용의 기준은?

1) 손목 폄근 근력 3 이상
2) 손목 폄근 근력 3+ 이상
3) 손목 굽힘근 근력 3 이상
4) 손목 굽힘근 근력 3+ 이상
5) 손목 폄근 및 굽힘근 근력 모두 3 이상

244 위 환자에게 기대되는 휠체어 사용은?

1) 수동의 경우 실내에서 부분적 독립이다
2) 수동의 경우 실내외에서 완전 독립이다
3) 수동과 전동 휠체어 모두 실내 및 실외에서 모두 독립이다
4) 전동의 경우 실내에서 완전 독립이고, 실외에서 부분 독립이다
5) 수동의 경우 실내에서 완전 독립이고, 실외에서 부분 독립이다

245~247. 다음의 사례를 보고 아래 각 문항에 대해서 가장 가능성 있는 정답을 하나씩 고르시오.

동준이는 27주에 태어난 미숙아이다. 엄마는 임신 시기에 임신성 고혈압에 관한 치료경력을 가지고 있었고 출생시 체중은 600g이었다. 현재 동준이는 NICU의 인큐베이터 안에 있다. 치료진은 동준이를 위해 여러 가지 보조장치 제공 및 불빛 차단 테크닉을 사용하고 있다

245 동준이의 몸무게는 신생아의 체중분류 중 어디에 속하는가?

1) Birth Weight
2) Low Birth Weight
3) Very Low Birth Weight
4) Extrimely Low Birth Weight
5) Ultra Low Birth Weight

246 동준이의 생활연령과 교정연령을 바르게 설명한 것은?

1) 생활연령은 출생 이후 실제 연령이다
2) 교정연령은 임신이 발생했을 때부터 시작하여 나이를 계산한다
3) 생활연령은 영아가 태어나기 전 자궁에서 지낸 총 주수를 말한다
4) 교정연령은 영아의 임신 주수 연령에 태어난 이후 주수를 더하여 계산한다
5) 생활연령은 조산이 아니라 정상으로 태어났을 때 몇 살인가를 계산한 나이이다

247 NICU의 동준이를 위한 간호 형태는?

1) 지속적인 백색소음을 제공한다
2) 사회적인 양육보다 의학적인 처치가 우선이다
3) 핸들링이나 처치를 하는 것이 최고의 간호법이다
4) 최적의 발달을 밝은 조명을 지속적으로 유지한다
5) 아동의 자세를 가운데로 모아주는 자세유지 장치를 제공한다

248~250. 다음의 사례를 읽고 아래 각 문항에 대해서 가장 가능성이 있는 정답을 하나씩 고르시오.

▸ 성별 / 나이 : 남 / 58세

▸ 진단명 : Quadriplegia d/t TBI

▸ Evaluation

• Glasgow Coma Scale

눈 뜨기	큰 소리로 말할 때 눈을 뜬다
운동 반응	간단한 명령을 따른다
언어 반응	검사자가 말을 이해할 수 있지만 내용이 상식을 벗어난다

• Post-Traumatic Amnesia

– 기간 : 6일

• Rancho Los Amigo 인지기능 단계 : 4단계

248 위 환자의 Glasgow Coma Scale 총점은?

1) 8
2) 10
3) 12
4) 14
5) 16

249 위 환자의 PTA(Post-Traumatic Amnesia) 결과는?

1) 경미(Mild)
2) 중도(Moderate)
3) 심각(Severe)
4) 매우 심각(Very Severe)
5) 극도로 심각(Extremely Severe)

250 환자의 Rancho Los Amigo 단계에 해당하는 것은?

1) 치료사와 보호자에게 욕설 및 공격적 행동을 보인다
2) 컵의 개수를 집중해서 셀 수 있지만 집중 시간이 짧다
3) 치료사의 외부적인 Cue에 의존하여 ADL 동작을 수행한다
4) 종이를 옆 사람에게 주세요.(단순 명령) 명령 시 지시를 따른다
5) 치료사나 보호자가 방울을 흔들면 방울소리를 듣고 고개를 돌리며 쳐다본다

251～253. 다음의 사례를 읽고 아래 각 문항에 대해서 가장 가능성이 있는 정답을 하나씩 고르시오.

▸ 성별 / 나이 : 남 / 70세
▸ 진단명 : Rt. hemi d/t CVA
▸ 의뢰사유 : 작업치료를 통하여 오른쪽 손 사용을 원함
▸ 희망사항 : 오른손을 이용해 집안일, 청소, 밥 먹기 등을 하고 싶음
▸ Problem List
- 오른쪽 팔, 얼굴, 혀 등의 광범위한 마비
- 감각의 저하
- 공간 지각 능력의 손상
- 운동 실어증

(중략)

▸ Hand Function Test : Dynamometer
- Rt. Hand

1회차	2회차	3회차
3kg	5kg	4kg

▸ 추가적 평가의 내용
- 영역 및 항목 : 3영역 8항목 32개 소검사
  - 상지운동 4항목
  - 장악력 2항목
  - 손가락 조작 2항목

251 위 Problem List를 통해 예상되는 손상 동맥은?

1) Internal Carotid Artery
2) Middle Cerebral Artery
3) Anterior Cerebral Artery
4) Posterior Cerebral Artery
5) Cerebellar Artery System

252 위 환자의 Dynamometer 측정 결과는?

1) 3kg
2) 4kg
3) 5kg
4) 8kg
5) 12kg

253 추가적 평가도구는?

1) Purdue Pegboard
2) Box and Block Test
3) Nine hole Pegboard
4) Manual Function Test
5) Jebsen-Taylor Hand Function Test

254~256. 다음의 사례를 읽고 아래 각 문항에 대해서 가장 가능성이 있는 정답을 하나씩 고르시오.

▸ 성별 / 나이 : 남 / 50세
▸ 진단명 : Burns
▸ 화상의 깊이
  • 홍반 및 손바닥과 발바닥의 큰 물집 관찰됨
  • 가벼운 접촉에도 심한 통증을 느낌
  • 회복 시간은 2주 이상 예상되며 흉터 형성 가능성이 높음
▸ 화상의 너비
  • 양쪽 팔 앞면 전체
  • 양쪽 다리 앞면 전체
  • 회음부

254 위 환자의 화상의 깊이는 어느 정도인가?

1) 표면화상
2) 표면부분화상
3) 심부일부화상
4) 완전화상
5) 피하화상

255 Nine of rule을 이용하여 화상의 너비를 계산한다면?

1) 19%
2) 28%
3) 41%
4) 50%
5) 59%

256 위 환자의 변형 예방 자세는?

1) 겨드랑이 : 60°~70° 벌림 자세 유지
2) 목 : 약간 굽힘 시킨 상태로 중립 위치
3) 손가락 : MP 관절의 50~70° 굽힘 자세 유지
4) 엉덩관절과 대퇴부 : 중립상태에서 엉덩관절의 5도 바깥돌림 유지
5) 팔꿈치와 아래팔 : 팔꿈치는 약간 굽힘을 유지하고 아래팔은 중립 상태 유지

257~259. 다음의 사례를 읽고 아래 각 문항에 대해서 가장 가능성이 있는 정답을 하나씩 고르시오.

▸ 성별 / 나이 : 남 / 50세

▸ 진단명 : Tetraplegia d/t SCI

▸ 작업치료 평가

Level	MMT		Light Touch		Pin-Prick	
	Rt.	Lt.	Rt.	Lt.	Rt.	Lt.
C4	5	5	2	2	2	2
C5	5	5	2	2	2	2
C6	5	5	2	2	2	2
C7	3	3	2	1	2	1
C8	0	0	0	0	0	0
T1	0	0	0	0	0	0

▸ ADL 평가도구 : (　　?　　)

<table>
<tr><td>자조관리</td><td colspan="2">식사
목욕 : 비누칠하기, 수도꼭지 조절, 물로 씻어내기
옷 입고 벗기 : 옷 준비, 상의 및 하의 입기, 옷 벗기
몸단장하기 : 손과 얼굴 씻기, 양치질, 빗질, 화장 / 면도</td></tr>
<tr><td>호흡과
괄약근 조절</td><td colspan="2">호흡
괄약근 조절(배뇨)
괄약근 조절(배변)
용변처리와 화장실 사용</td></tr>
<tr><td rowspan="2">이동성</td><td>방과 화장실</td><td>침상에서의 체위변경
침대 ↔ 휠체어 옮겨 앉기
휠체어 ↔ 변기 ↔ 욕조 옮겨 앉기</td></tr>
<tr><td>실내와 실외</td><td>실내이동 : 10m 이내
중증도 거리 이동 : 10~100m
실외이동 : 100m 이상
계단오르내리기
휠체어 ↔ 자동차 옮겨 앉기
바닥 ↔ 휠체어 옮겨 앉기</td></tr>
</table>

257

위 환자의 평가의 결과로 알 수 있는 이상감각(1점) 부위는?

1) 배꼽　　2) 어깨　　3) 엄지

4) 중지　　5) 소지

258 위 환자의 신경학적 수준(NLI) 중 감각 수준은?

1) C5 / C5
2) C5 / C6
3) C6 / C5
4) C6 / C6
5) C7 / C7

259 위 사례의 일상생활 평가도구는?

1) MBI
2) FIM
3) SCIM
4) AMPS
5) A-ONE

260~261. 다음의 사례를 읽고 아래 각 문항에 대해서 가장 가능성이 있는 정답을 하나씩 고르시오.

6개월 35세 김 씨는 회사 단체 관광을 다녀오던 중 고속도로에서 10중 충돌 사고로 인해 끔찍한 사고 현장을 목격하게 되었다. 김 씨가 타고 있던 버스에는 많은 동료들이 있었고 이들 중 5명이 사망하고, 10명 이상이 중경상을 입었으며, 김 씨는 가까스로 생명을 건질 수 있었다. 현재 김 씨는 혼자 살아남은 것에 대한 죄책감이 크며, 버스를 타는 상황을 피하려고 한다. 김 씨는 자주 불안해하며, 공황발작 같은 증상이 나타나기도 한다. 최근 김 씨는 사고에 대한 반복적 회상과 악몽으로 고통당하고 있으며, 지나친 흥분이나 폭발적이고 충동적 행동을 보이기도 한다

260 예상되는 김 씨의 진단은?

1) 공황장애
2) 특정공포증
3) 범불안장애
4) 사회불안장애
5) 외상 후 스트레스장애

261 위 질환의 예후로 옳은 것은?

1) 자살의 위험이 매우 높다
2) 결국 조증 상태로 악화된다
3) 증상은 시간에 따라 유동적이다
4) 대부분의 경우 회복 없이 악화된다
5) 시간이 지나도 증상은 일반적으로 변하지 않는다

262~264. 다음의 사례를 읽고 아래 각 문항에 대해서 가장 가능성이 있는 정답을 하나씩 고르시오.

▸ 성별 / 나이 : 남 / 59세

<table>
<tr><td colspan="3">검사일시</td><td colspan="2">–</td></tr>
<tr><td colspan="3">–</td><td>R</td><td>L</td></tr>
<tr><td rowspan="6">장악력</td><td rowspan="3">쥐기</td><td>1. 공을 잡음</td><td></td><td></td></tr>
<tr><td>2. 공을 놓음</td><td></td><td></td></tr>
<tr><td>3. 공을 스스로 쥐었다 들고 놓음</td><td></td><td></td></tr>
<tr><td rowspan="3">집기</td><td>1. 연필을 집어 올린다</td><td></td><td></td></tr>
<tr><td>2. 동전을 집어 올린다</td><td></td><td></td></tr>
<tr><td>3. 바늘을 집어 올린다</td><td></td><td></td></tr>
<tr><td rowspan="2">손가락 조작</td><td>입방체 옮기기</td><td>–</td><td>4개</td><td>4개</td></tr>
<tr><td>페그보드</td><td>–</td><td>6점</td><td>6점</td></tr>
</table>

262 위 사례에 사용된 평가도구는?

1) Purdue pegboard test
2) Grooved pegboard test
3) MFT(Manual Function Test)
4) O'connor finger dexterity test
5) Jebsen-taylor hand function test

263 위 평가의 입방체 옮기기 점수는?

1) 1점
2) 2점
3) 3점
4) 4점
5) 5점

264 페그보드 점수가 의미하는 것은?

1) 1분 동안 넣은 페그의 수가 10개 이상이다
2) 1분 동안 넣은 페그의 수가 16개 이상이다
3) 10초 동안 넣은 페그의 수가 10개 이상이다
4) 30초 동안 넣은 페그의 수가 10개 이상이다
5) 30초 동안 넣은 페그의 수가 16개 이상이다

265~267. 다음의 사례를 읽고 아래 각 문항에 대해서 가장 가능성이 있는 정답을 하나씩 고르시오.

▸ 클라이언트 정보
- 성별 / 나이 : 여 / 48세
- 진단명 : Rt. Hemi d/t CVA
- 의뢰사유 : ADL Training

▸ MBI 평가
- 치료사 : 목욕은 어떻게 병실에서 하고 계신 가요?
- 환　자 : 저번에 한번 욕실에서 넘어져서 딸이나 남편이 감독해주는 상황에서 욕실로 혼자서 이동합니다. 물 온도도 물론 딸이랑 남편이 맞춰주고 나머지 씻는 것은 시간이 걸리지만 혼자 합니다
- 치료사 : 걸어 다니시는 것은 어떠신가요?
- 환　자 : 지팡이를 이용해서 걷고 있고요. 혼자서 어느 정도 걸을 수 있는데 50m 이상은 힘든 거 같아요. 걷는 데 시간이 오래 걸리는 거 같아요

▸ 기타
- 환자는 병실에 있는 사물함 위의 가벼운 박스들을 두 손으로 내리고 싶어 한다

265 위 환자의 목욕하기와 보행에 대한 MBI 점수는?

1) 목욕하기 : 3점 / 보행 : 8점
2) 목욕하기 : 4점 / 보행 : 8점
3) 목욕하기 : 4점 / 보행 : 12점
4) 목욕하기 : 5점 / 보행 : 12점
5) 목욕하기 : 5점 / 보행 : 15점

266 위 환자가 희망하는 활동 중 박스 잡기는 어떤 PNF 패턴인가?

1) 상호적 패턴
2) 대칭적 D1 Flexion
3) 대칭적 D2 Flexion
4) 대칭적 D1 Extension
5) 대칭적 D2 Extension

267 위 환자의 운동기술 및 처리기술 평가를 통해 수행의 질을 확인하고자 한다면 사용해야 하는 도구는?

1) FIM
2) SCIM
3) AMPS
4) A-ONE
5) SNSB-Ⅱ

268~270. 다음의 사례를 읽고 아래 각 문항에 대해서 가장 가능성이 있는 정답을 하나씩 고르시오.

- 성별 / 나이 : 남 / 55세
- 진단명 : Tetraplegia d/t SCI C6
- 작업치료 평가

작업수행 문제 결정		중요도
자조활동(self-care)	도움 없이 식사하기	5
생산(productivity)	컴퓨터를 이용한 재택근무하기	8
레저	컴퓨터 게임하기	7

268 위 환자에게 사용된 평가도구는?

1) FIM
2) AMPS
3) COPM
4) A-ONE
5) Occupational questionnaire

269 위 환자에게 가장 필요한 보조도구는?

1) Typing aid
2) Mouth sticks
3) Overhead sling
4) Long handle spoon
5) Cock up wrist splint

270 위 환자의 기능적 이동을 평가하기 위한 평가는?

1) FIM
2) MBI
3) AMPS
4) SCIM-3
5) A-ONE

271~273. 다음의 사례를 읽고 아래 각 문항에 대해서 가장 가능성이 있는 정답을 하나씩 고르시오.

<클라이언트 정보>

- 성별 / 나이 : 여 / 63세
- 진단명 : Rt. Hemi d/t CVA
- C.C : 물건을 보지 않고 만지면 어떤 물건인지 알지 못함
- 관찰 내용 : 물건을 자발적으로 잡기와 놓기는 가능하지만 손가락을 독립적으로 조작하는 데 어려움이 있음

271 위 환자에게 보아는 손상된 감각은?

1) Kinesthesia
2) Sterognosis
3) Temperature
4) Superficial Pain
5) Pressure Sensation

272 위 감각 문제를 평가하는 도구는?

1) Grooved Pegboard
2) Box and block test
3) Moberg pick up test
4) Purdue pegboard test
5) O'connor Finger Dexterity Test

273 위 환자의 손 회복 브룬스트롬 단계는?

1) 2단계
2) 3단계
3) 4단계
4) 5단계
5) 6단계

274~276. 다음의 사례를 읽고 아래 각 문항에 대해서 가장 가능성이 있는 정답을 하나씩 고르시오.

65세 여성인 김○○ 씨는 현재 거의 말이 없고 주의력이 많이 저하된 상태이다. 지적 능력도 많이 감소하였다. 하지만 김 씨는 10년 전에는 기억장애가 유일한 증세였다고 한다. 그 후 무감동, 일관성 결여, 사회교류로부터의 은둔 등 미묘한 인격변화가 서서히 나타나더니 갖가지 지각장애가 나타나고 행동과 인격의 문제들도 점차 증가되었다고 한다. 현재의 장애정도는 7단계 중 5단계(moderate stage) 수준에 도달해 있으며, CDR 점수는 3이다

274 예상되는 위 위 환자의 질환은?

1) 섬망
2) 가성 치매
3) 다발경색성 치매
4) 알츠하이머형 치매
5) 코르샤코프 증후군

275 위 여성의 단계에 해당하는 사례는?

1) 물건을 자주 잃어버린다
2) 도움 없이 혼자 살기가 어렵다
3) 직업 수행에 문제를 인식하기 시작했다
4) 읽은 책에 대한 내용의 재기억이 어렵다
5) 새로 소개받은 사람의 이름을 기억하기 어렵다

276 위 여성의 CDR 점수의 해석은?

1) 경도(mild)
2) 중도(moderate)
3) 심함(severe)
4) 매우 심함(profound)
5) 말기(terminal)

277～279. 다음의 사례를 읽고 아래 각 문항에 대해서 가장 가능성이 있는 정답을 하나씩 고르시오.

> 재활병동 3호실의 김○○ 씨는 신경섬유 말단이 손상된 축삭절단환자이다. 현재 김 씨는 엄지손가락 부근 손바닥에 위축이 나타난 상태고 엄지와 다른 손가락의 맞섬에 어려움이 있다
>
> 같은 병실에 입원 중인 이○○ 씨는 47세 주부로 바닥걸레질을 하거나 세탁기에서 세탁물을 꺼내는 등 허리를 구부리는 동작 수행 시 허리에서 통증이 나타난다. 또한 식기건조기에서 접시를 꺼내려고 허리를 구부리고 팔로 접시를 당길 때 팔에서도 통증이 유발된다

277 김○○ 씨의 신경 손상은?

1) 자신경
2) 노신경
3) 정중신경
4) 겨드랑신경
5) 근육피부신경

278 김○○ 씨의 손에서 나타날 수 있는 변형은?

1) 갈퀴손(claw hand)
2) 원숭이 손(ape hand)
3) 손목 하수(wrist drop)
4) 자뼈쪽 치우침(ulnar drift)
5) 노뼈쪽 치우침(radius drift)

279 이○○ 씨의 세탁물 처리방법으로 옳은 것은?

1) 손빨래로만 세탁한다
2) 한쪽 다리를 뒤로 뻗으며 집어올린다
3) 허리를 뒤로 넘겨 뒤쪽으로 들어올린다
4) 허리를 옆으로 굽혀 옆으로 들어올린다
5) 허리를 굽히면서 다리 사이로 들어올린다

280~281. 다음의 사례를 읽고 아래 각 문항에 대해서 가장 가능성이 있는 정답을 하나씩 고르시오.

성명 : 오○○ 성별 : 남 나이 : 50세

상기 환자는 1개월 전 갑작스런 안면마비와 왼쪽 팔다리 마비로 본 병원 응급실을 통해 내원하여 MRI 촬영 후 뇌경색 진단을 받고 혈전용해술을 시행했다. 그는 고등학교까지 교육을 받았고 현재 부인과 두 명의 자녀와 함께 살고 있다. 직업은 자영업이고 아파트에 거주하고 있다. 그는 오늘부터 물리치료와 작업치료를 시작하였다. 작업치료실에서 환자에게 옷을 입어보라고 지시했더니 소매 구멍 속으로 팔을 정확히 집어넣지 못하고, 비손상측만 옷을 입으려고 하고 손상측은 입지 않았다. 또한 눈으로 보지 않으면 단추를 제대로 끼우지 못하고, 옷을 입는 내내 수행을 지속하지 못하고 다른 일을 하려고 했다. MBI 평가 결과 모든 영역에서 중간 정도 이상의 도움이 필요하며 50점을 받았다

280 본 환자의 상태를 더 정확하게 평가하기 위해 필요한 도구는?

1) K-DRS(Korean-Dementia Rating Scale)
2) FIM(Functional Independence Measure)
3) DTVP-2(Developmental Test of Visual Perception-2)
4) COPM(Canadian Occupational Performance Measure)
5) LOTCA(Loewenstein Occupational Therapy Cognitive Assessment)

281 다음 중 오○○ 환자의 증상과 거리가 먼 것은?

1) 공간장애
2) 개념실행증
3) 집중력장애
4) 신체편측무시
5) 입체지각장애

282~283. 다음 사례를 읽고 각 문항에 대해 가장 적절한 것을 고르시오.

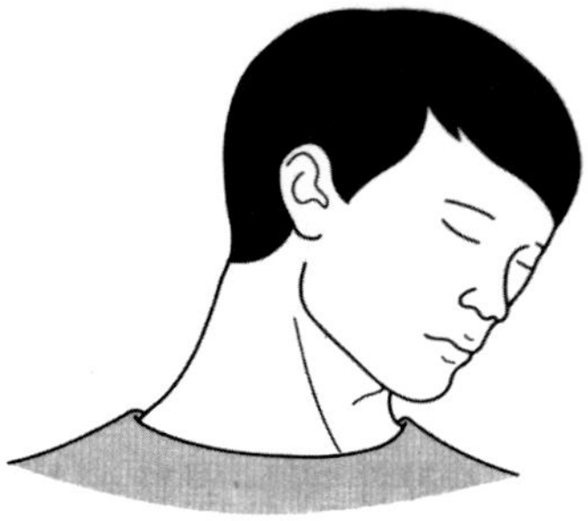

<임상실습 중인 학생들의 대화>

학생들은 위 환자의 마비측과 자세에 대해 자신의 의견을 이야기하고 있다

원중 : "이 환자는 우측마비로 왼쪽으로 고개를 돌린 거야."

혜은 : "이 환자는 우측마비로 오른쪽으로 고개를 기울인 거야."

현정 : "이 환자는 좌측마비로 오른쪽으로 고개를 기울인 거야."

호섭 : "이 환자는 좌측마비로 왼쪽으로 고개를 돌려 턱을 당긴 거야."

상현 : "이 환자는 우측마비로 오른쪽으로 고개를 돌려 턱을 당긴 거야."

282 위 그림의 식사중재 중인 환자를 올바르게 설명한 사람은?

1) 원중
2) 혜은
3) 현정
4) 호섭
5) 상현

283 위 그림의 중재법이 가장 필요한 환자는?

1) 구강암 초기 환자
2) 말기 근위축측삭경화증 환자
3) 구강 운동능력이 손상된 환자
4) 혀와 입술의 근긴장이 높은 환자
5) 인두 마비로 인두삼킴에 지연이 있는 환자

284~286. 다음의 사례를 읽고 아래 각 문항에 대해서 가장 가능성 있는 정답을 하나씩 고르시오.

▸ 성명 : 신○○ 성별 : 여 생활연령 : 만 11세 9개월
▸ 평가 결과
- 한국형 개인지능검사(KISE-KIT)
  - 동작성 검사 : 114
  - 언어성 검사 : 64
  - 지능 지수 : 85
- 기초학력 검사(KISE-BAAT)
  - 읽기 학력지수 : 87
  - 쓰기 학력지수 : 65
  - 수학 학력지수 : 51
- 사회성숙도 검사(SMS)
  - 사회성 연령(SA) : 13
  - 사회성 지수(SQ) : 109.2

284 위 아동의 평가 결과로 보아 추정할 수 있는 질환은?

1) 학습장애
2) 발달성협응장애
3) 다운증후군
4) 자폐성 장애
5) 지적 장애

285 추후 관리여부에 따라 신○○ 아동에게 유발가능한 질환은?

1) 주의력결핍 과잉행동장애
2) 의사소통장애
3) 시력장애
4) 지적장애
5) 산술장애

286 위 아동에게 가장 적절한 활동은?

1) 집단 운동 프로그램
2) 뉴로피드백 집중력 훈련
3) 퍼즐 활동
4) 집단 학습 활동
5) 쓰기향상을 위한 악력 훈련

287~288. 다음의 사례를 읽고 아래 각 문항에 대해서 가장 가능성 있는 정답을 하나씩 고르시오.

- ▸ 성명 : 김○○　　　성별 : 남　　　연령 : 16세
- ▸ 진단명 : 사지마비
- ▸ 발병 : 만 7세
- ▸ 우세 손 : 오른쪽
- ▸ 일반적 상태 : 안면부에 비대칭적인 외형
- ▸ 기능수준
  - • 의식이 명료하지 않아 객관적인 인지기능 평가에 어려움이 있으나, 의식이 명료할 때 반응으로 보아 대부분의 언어를 이해함. 눈 깜빡임, 미세한 손 움직임으로 "예", "아니오" 형태의 의사를 표현함
  - • 오른쪽 상지기능 : dystonia 형태로 조절되지 않은 움직임을 보이나, 근위부를 고정해 주면 엄지 손가락의 의식적 움직임 관찰됨
  - • 왼쪽 상지기능 : hypertonia 형태의 근긴장을 보여 움직임이 어려움
  - • 삼킴 기능 : 손상이후 비위관(NG tube)을 이용해 영양을 공급받고 있음
  - • 구역반사(gag reflex) +, 구개반사(palate reflex) ±, 수의적 기침반사(voluntary cough reflex) ±, 불수의적 기침반사(involuntary cough reflex) +
- ▸ 부모의 요구 : 가정에서 일부 음식을 구강으로 먹을 수 있기를 희망
- ▸ 치료사의 조언 : 치료시간 동안만 구강으로 직접 음식물섭취를 권장하며, 삼킴 시 고개를 오른쪽으로 돌리고 턱을 당긴 자세를 취해야함

287

김○○ 아동에게 가장 적절한 진단은?

1) 뇌성마비
2) 지적장애
3) 다운증후군
4) 외상성 뇌손상
5) 수두증

288

다음 중 치료사가 직접 구강치료여부를 결정하기 위해 흡인여부와 함께 반드시 확인해야 하는 증상은?

1) 자세
2) 영양
3) 인지기능
4) 발성
5) 삼킴반사

289~291. 다음의 사례를 읽고 아래 각 문항에 대해서 가장 가능성이 있는 정답을 하나씩 고르시오.

▸ 성명 : 윤○○ 성별 : 남 연령 : 6세 5개월 진단명 : 미상

▸ 의뢰사유 : 언어 및 신체 전반적인 발달에 지연을 보이며, 어린이집에서 또래와 어울리지 못하고, 조용하지만 어린이집 활동에 참여하지 못해 의뢰되었음

▸ 배경정보 : 목가누기 3개월, 뒤집기 6개월, 혼자서기 12개월, 네발기기 단계를 거치지 않음, 24개월에 경기를 일으켜 치료를 받았으며, 그 이후 경기는 다시 하지 않음, 특별한 예민함이나 까다로움은 없었으며, 부모는 아동을 순하고 편한 아이라고 기억하였다. 다만 옷을 자주 갈아입길 원했으며, 놀이터에서 구름사다리, 미끄럼틀 등을 이용하는 모습을 보지 못했다고 한다

▸ 객관적 평가

• DDST-Ⅱ

개인 사회성 영역	소-동작	언어	대-동작
약 3세 수준	약 5세 9개월 수준	약 5세 9개월 수준	약 2세 9개월 수준

• Sensory Profile

	Total	Typical	Probable	Definite
A. 청각 Auditory	35/40	40--v--30	29----26	25-----8
B. 시각 Visual	40/45	45--v--32	31----27	26-----9
C. 전정감각 Vestibular	45/55	55----48	47----v45	44----11
D. 촉각 Touch	71/90	90----73	72-v---65	64----18
E. 여러 감각 Multisensory	23/35	35----27	26----24	23v----7
F. 구강 감각 Oral Sensory	46/60	60----v46	45----40	39----12

289 위 Sensory Profile 결과는 어떤 영역을 정리한 것인가?

1) 사분면(Quadrant)
2) 감각 조절(Sensory Modulation)
3) 감각 처리(Sensory Prosessing)
4) 행동 반응
5) 정서 반응

290 위 아동의 행동양상을 고려했을 때 예상되는 감각처리의 어려움은?

1) 감각 추구(sensory seeking)
2) 과잉 행동(hyper activity)
3) 구강 감각 예민(oral sensory sensitivity)
4) 촉각 추구(tactile seeking)
5) 중력 불안(gravitational insecurity)

291 추가적인 검사에서 위 아동이 자세조절과 양측통합의 문제를 호소했다고 한다. 위에 제시된 정보 중 이와 관련이 있을 것으로 예상되는 지표는?

1) 자주 옷 갈아입기
2) 뒤집기
3) 네발기기
4) 경기
5) 언어 발달

292~293. 다음의 사례를 읽고 아래 각 문항에 대해서 가장 가능성이 있는 정답을 하나씩 고르시오.

성명 : 유○○ 성별 : 남 연령 : 42세

유 씨는 과거 감금을 당했던 경험이 있으며, 평소 우울증을 호소한다. 하지만 갑자기 언성을 높이며 난폭한 행동을 보이는 경우가 많아 정신과에 의뢰되었다. 또한 유 씨는 악기를 연주하며 정신과 의사와 상담할 때와 공연을 할 때 가장 행복하다고 한다. 병원을 찾은 유 씨는 물건을 집어던지는 난폭한 행동을 보였다. 그리고 요구하지 않은 사람에게 달려가 사인을 해주며, 처음 보는 사람에게 악수를 하는 행동을 보였다. 평소 잠을 자지 못한다고 하며, 짧은 대화도 지속하지 못하는 경우가 많으며 소변이 자주 마렵고 불안한 증상을 호소한다고 한다

292 유 씨의 행동양상을 볼 때 가장 적절한 진단은?

1) 불안장애(Anxiety Disorder)
2) 정신분열증(Schizophrenia)
3) 우울증(Depressive Disorder)
4) 양극성 장애(Bipolar Disorder)
5) 간헐적 폭발성 장애(Intermittent explosive dieorder)

293 유 씨의 행동 중 우울삽화로 볼 수 있는 행동은?

1) 처음 보는 사람과 악수하기
2) 소변이 자주 마려움
3) 대화의 지속이 어려움
4) 요구하지 않은 사인하기
5) 물건을 던지는 난폭행동

294~296. 다음의 사례를 읽고 아래 각 문항에 대해서 가장 가능성이 있는 정답을 하나씩 고르시오.

> 황○○ 환자는 67세의 여자 환자이다. 뇌졸중이 발병한지 2개월이 되었다
> 오른쪽 상지와 하지에 마비가 있고 현재 재활을 위해 입원중이다. 오른쪽 팔의 근긴장도를 평가하기 위해 수동적으로 움직여보았더니 어깨에는 근 긴장의 증가가 없고, 팔꿉에서 운동 범위의 끝부분에서 약간의 저항이 느껴졌고, 손목은 운동범위의 대부분에서 현저한 저항이 느껴졌지만 수동적인 움직임은 가능했다
> 현재 밥 먹기, 세수하기 등 모든 기본적인 일상생활활동은 왼손으로 독립적으로 가능하다. 환자는 말을 할 때 발음이 정확하게 되지 않아 의사소통에 어려움을 가지고 있으며 가끔 물건을 어디에 뒀는지 잊고, 사람 이름을 기억하는 것에 어려움을 호소하였다

294 이 환자의 상지의 Modified Ashworth Scale(어깨/팔꿉/손목)은?

1) G0/G1/G1+
2) G0/G1/G2
3) G0/G1+/G2
4) G1/G1+/G2
5) G1/G2/G3

295 이 환자의 호소하는 증상을 평가하기 위한 도구는?

1) BBS(Berg Balance Scale)
2) GCS(Glasgow Coma Sale)
3) MBI(Modified Bathel Index)
4) MMSE-K(Mini Mental status Examination-K)
5) MVPT-3(Motor free Visual Perception Test-3)

296 이 환자의 불편함을 줄여주기 위한 적절한 중재는?

1) 메모지나 알람을 이용하여 중요한 약속을 확인한다
2) 상대방의 표정이나 몸짓을 정확하게 읽어내는 연습을 한다
3) 팔걸이 슬링을 제공하여 어깨뼈 탈구의 위험을 감소시킨다
4) 리쳐와 버튼훅을 제공해서 옷입기 활동의 독립성을 증진시킨다
5) 핀이나 작은 물건 집는 활동으로 오른쪽 손의 기능을 증진시킨다

297～298. 다음의 사례를 읽고 아래 각 문항에 대해서 가장 가능성이 있는 정답을 하나씩 고르시오.

1. 광수는 재활의학과 외래를 통해 작업치료 평가를 의뢰하였다
2. 작업치료사는 평가를 위해 광수와 인터뷰를 실시하고 평가과정에 대해 간략히 설명하였다
3. 치료사는 광수가 흥미있어 하는 작업을 제시하도록 하고 그 중 치료사가 5가지를 선택하였다
4. 광수는 여기에 대한 현재 중요수준, 수행수준, 만족수준을 10점 만점의 점수로 기입하였다
5. 치료사는 이 점수 결과를 계산하여 표준 점수와 비교해 광수에게 전달하였다

297 위 내용에서 치료사가 광수를 평가하기 위해 사용한 도구는?

1) FIM
2) MBI
3) COPM
4) AMPS
5) ACLS

298 위 평가 과정에서 치료사가 범함 오류로 적절하지 <u>않은</u> 것은?

1) 표준 점수와 비교
2) 5가지 과제 선택
3) 중요수준 결정 순서
4) 광수의 흥미
5) 10점 점수

299~302. 다음의 사례를 읽고 아래 각 문항에 대해서 가장 가능성이 있는 정답을 하나씩 고르시오.

▶ Subjective information
- Dx : stroke(Lt. hemiplegia d/t Rt. frontal ICH hemorrhage)
- Age/sex : 57/F
- Onset : 3개월 전

▶ Objective information
- Dominant hand : Rt. hand
- Mental status : alert
- Muscle tone(Modified Ashworth Scale) : Grade 1
- Sensory

	Rt.	Lt.
light touch	intact	mild impaired
proprioception	intact	impaired
temperature	intact	intact
pain	intact	intact

- Muscle Strength

	Rt.	Lt.
shoulder, elbow	normal	fair−
wrist, hand	normal	trace

- Balance : sitting — static(fair), dynamic(fair)
  standing — static(poor), dynamic(poor)
- K-MMSE : 23/30
  시간 지남력(5/5), 장소 지남력(5/5) 기억등록(3/3), 기억회상(2/3), 주의집중 및 계산(2/5), 언어기능(5/8), 시각적 구성(1/1)
- K-MBI : 55/100
- feeding : 고기 자르기, 생선 바르기 외에는 독립적으로 식사 가능함
- MVPT

	Rt.	Lt.
Row score	14/36	
Response behavior	17/15	11/21
Performance behavior	10/15	4/21

299 의심되는 문제점 분석을 위해 반드시 필요한 추가 검사는?

1) Global Deterioration Scale
2) Glasgow Coma Scale
3) Behavioral Inattention Test
4) Assessment of Motor and Process Skills
5) Manual Function Test

300 환측에서 나타날 수 있는 감각증상은?

1) 뾰족한 자극에 반응하지 못한다
2) 둔한 자극을 뾰족하다고 반응한다
3) 모노필라멘트 검사 시 보호감각 손상으로 추정된다
4) 4° 시험관과 30° 시험관에서 온도 차이를 구분할 수 없다
5) 눈을 가린 상태에서 우측 팔꿈관절과 좌측 팔꿈관절을 같은 각도로 만들기 어렵다

301 K-MBI 평가에서 위 환자의 '식사하기' 점수는?

1) 1점
2) 2점
3) 5점
4) 8점
5) 10점

302 적용할 수 있는 중재방법으로 가장 적절한 것은?

1) 강제유도운동치료(CIMT)를 적용한다
2) cane을 사용하여 보행훈련을 실시한다
3) 환측으로 출입문이 보이도록 침대를 위치한다
4) 선 자세에서 환측으로 테이블 활동을 실시한다
5) 환측 손의 민첩성을 향상시키기 위한 다양한 과제를 실시한다

303~305. 다음의 사례를 읽고 아래 각 문항에 대해서 가장 가능성이 있는 정답을 하나씩 고르시오.

60세 여성인 안○○님은 알츠하이머 치매로 진단받았다. 이혼 후 지속적으로 우울증 증세 보였고, 현재 우울증 약 복용 중이다. 각성수준은 정상이고, 행동장애는 보이지 않는다. 과거 일보다는 최근 일에 대한 기억장애가 더 심하며, 사람과 장소에 대해서 검사 상으로는 정상이나 낯선 곳에서 길을 잃은 적이 몇 번 있다고 호소한다. 귀중품을 엉뚱한 곳에 두거나 잃어버린 적이 자주 있다고 하였다

303 Clinical Dementia Rating 평가 결과 기억력 영역의 점수는?

1) 0
2) 0.5
3) 1
4) 2
5) 3

304 위 사례의 전반적퇴화척도(GDS) 점수는?

1) 2
2) 3
3) 4
4) 5
5) 6

305 위 환자에게 적절한 중재방법은?

1) 다양한 감각기능을 사용할 수 있는 활동을 제시한다
2) 스스로 시간을 관리할 수 있도록 하루 일과를 일지로 작성하도록 한다
3) 앉아있는 자세를 유지하기 위해 주로 테이블에서 할 수 있는 활동을 시행한다
4) 단순한 활동을 집중해서 수행하도록 한다
5) 활동을 할 때, 치료사는 지속적으로 환자의 집중을 유도해야 한다

306~308. 다음의 사례를 읽고 아래 각 문항에 대해서 가장 가능성이 있는 정답을 하나씩 고르시오.

> 만 6세인 진○○은 딱딱한 음식을 모두 거부하고, 특정 음식만을 고집해서 먹는 편식이 심한 아동이었고, 유치원에서 친구들과 모래놀이를 하는 시간에는 "싫어요."라는 말만 반복하며 놀이에 쉽게 참여하지 못하였다. 또한, 쉽게 피곤해하고, 쉽게 주저앉는 모습이 계속 관찰되었다

306 제시된 문제점 분석을 위해 반드시 필요한 평가는?

1) Sensory Profile
2) Gross Motor Function Measure
3) Pediatric Evaluation of Disability Inventory
4) Korean Wechsler Intelligence Scale for Children-Ⅲ
5) Functional Independence Measure for Children(Wee FIM)

307 치료적 중재방법으로 가장 적절한 것은?

1) 솔치료를 실시한다
2) 예민한 감각은 되도록 배제시켜준다
3) 깊은 압박보다는 가벼운 접촉을 주는 것이 좋다
4) 그네를 태워서 평형감각 및 균형유지를 향상시킨다
5) 편식이 심한 아동이기 때문에 얼굴과 구강 주위에는 자극을 주지 않는 것이 좋다

308 위 사례에 필요한 보상적 전략으로 적절한 것은?

1) 전동칫솔은 사용하지 않는 것이 바람직하다
2) 머리를 빗을 때 큰 브러시를 사용하는 것이 바람직하다
3) 수면시간에 최대한 가벼운 이불을 덮는 것이 바람직하다
4) 씹기 혹은 비누방울 불기와 같은 구강활동은 자제하는 것이 바람직하다
5) 촉각활동에 집중할 수 있도록 거울을 보는 시각적 보상은 피하는 것이 바람직하다

309～312. 다음의 사례를 읽고 아래 각 문항에 대해서 가장 가능성이 있는 정답을 하나씩 고르시오.

▶ Dx : Rt. hemiplegia d/t SAH & ICH on Left Basal Ganglia

▶ Muscle Strength

- Shoulder : F−
- Elbow : F−
- Wrist : P−
- Hand : T

▶ 감각평가

	Rt.	Lt.
Monofilament(Hand)	4.31	3.61
Pressure	+	+
Sharp & Dull	D	+S, +D
Tactile localization	+	+
stereognosis	+	+
Proprioception	±	+
Kinesthesia	±	+

▶ 균형평가

Ability		등급
Sitting	Static	N
	Dynamic	N
Standing	Static	F
	Dynamic	P

309 위 환자의 환측 감각평가 결과는?

1) 보호감각 감소
2) 보호감각 손상
3) 가벼운 촉각 감소
4) 둔한 자극에 반응하지 못하였다
5) 둔한 자극을 날카롭다고 반응하였다

310 위 환자에서 예상할 수 있는 균형행동은?

1) 도움 없이 일어날 수 있다
2) 3분 정도 선 자세를 유지할 수 있다
3) 2분 정도 선 자세를 유지할 수 있다
4) 1분 정도 선 자세를 유지할 수 있다
5) 선 자세를 잠깐 유지할 수 있다

311 위 환자의 보바스 단계는?

1) 1단계
2) 2a단계
3) 2b단계
4) 3단계
5) 4단계

312 위 환자에게 가장 적절한 치료적 활동은?

1) 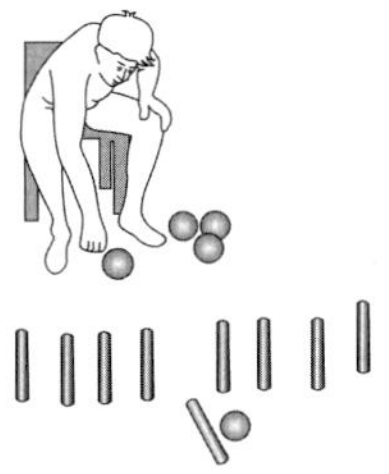

2) 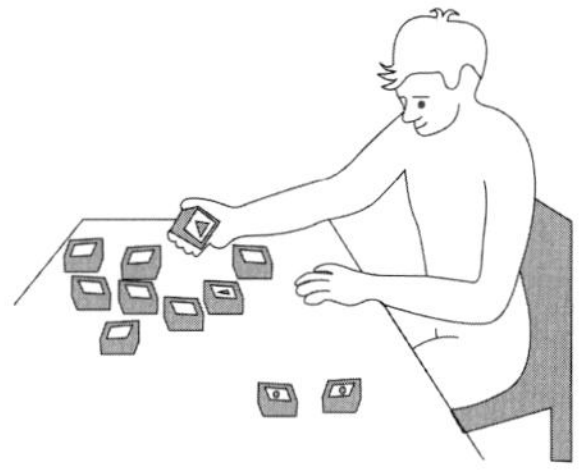

3) 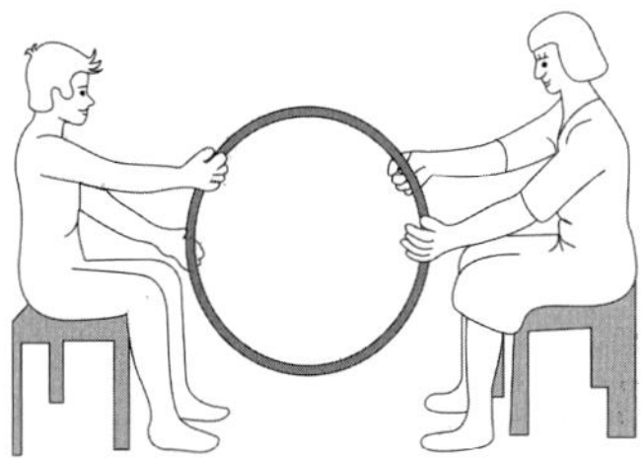

4) 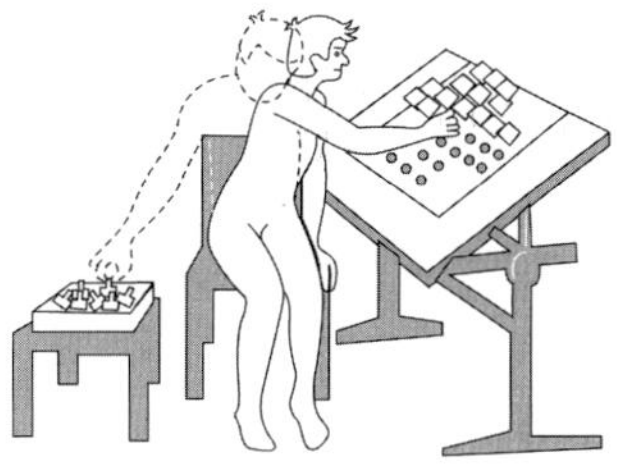

5) 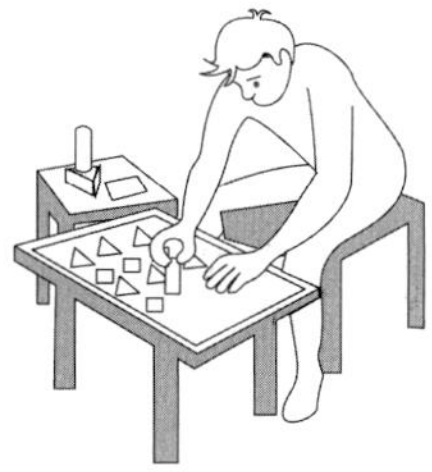

313~314. 다음의 사례를 읽고 아래 각 문항에 대해서 가장 가능성이 있는 정답을 하나씩 고르시오.

- 대상 : 23개월, 여아
- 진단명 : cerebral palsy
- Bayley Scales of Infant Development II(BSID-2) : mental developmental age(17months), motor developmental age(11months)
- Wee-FIM : 23점
- Postural pattern :

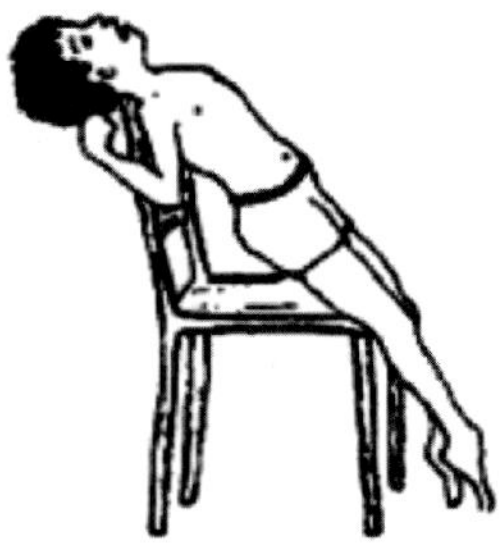

313

일상생활 수행 시 적절한 중재전략은?

1) 아동을 lying on the side로 하여 머리를 앞으로 하고, 무릎과 엉덩이는 편 상태로 옷을 입히는 것이 도움이 된다
2) 의자에 앉은 부모의 무릎에 아동을 prone position하여 머리를 무릎 아래로 내리고, 엉덩이는 굽혀서 옷을 입히는 것이 도움이 된다
3) spoon feeding을 할 때, 스푼을 위로 올려서 음식을 주는 것이 도움이 된다
4) 아동이 물을 마시는 동안 아동의 머리는 upright position을 유지하는 것이 좋다
5) 옷을 입히기 전에 아동의 back muscle을 만져주는 것이 도움이 된다

314

위 아동의 발달평가 결과 가능한 기능수준은?

1) stand alone이 가능하다
2) in-hand manipulation이 가능하다
3) palmar grasp & release가 가능하다
4) 간단한 도형을 구분하는 것이 가능하다
5) hand의 bilateral coordination이 가능하다

315~316. 다음의 사례를 읽고 아래 각 문항에 대해서 가장 가능성이 있는 정답을 하나씩 고르시오.

Modified Barthel Index(K-MBI)		
Item	Score	comment
개인위생	4/5	치약을 짜주고, 뚜껑을 열어주면 양치질, 화장품 바를 수 있음
목욕하기	1/5	현재 기도삽관으로 인해 간병인이 전반적인 도움
식사하기	5/10	감독 필요하나 혼자 먹을 수 있음
계단 오르기	0/10	완전 의존
용변처리	1/10	전반적 도움
옷 입기	8/10	환측을 끼워주면 혼자 가능
대변조절	8/10	가끔 기상 시 실금(달 1회 미만)
소변조절	10/10	
보행	3/15	보행을 위해선 케인과 한명 또는 그 이상의 보조자필요
의자차	1/5	대부분 간병인에게 의존하며 브레이크와 발판사용 시 약간의 협조 가능
의자-침대이동	8/15	침대로 이동시 한 사람의 도움 필요

315

평가 결과에서 전반적인 도움의 수준은?

1) 완전
2) 중함
3) 보통
4) 경함
5) 최소

316

평가 결과에서 "중등도 도움"이 필요한 활동은?

1) 보행
2) 옷입기
3) 개인위생
4) 대변조절
5) 의자-침대 이동

317~319. 다음의 사례를 읽고 아래 각 문항에 대해서 가장 가능성이 있는 정답을 하나씩 고르시오.

2015년 4월 뇌수막염으로 신경과 입원치료 하였고 입원시기동안 섬망으로 정신과 협진 의뢰되어 당시 투약하면서 증상조절되어 감량하여 2015년 9월 투약 중단. 2016년 1월 마트일을 하면서 돈 계산을 잘하지 못하고 탄산음료를 먹다가 내려놓은 장소를 기억하지 못하여 여러 개를 뜯어 먹는 등 기억력이 저하된 모습이 있어 외래 경유하여 입원

아무도 없는데 "가, 이자식아!"라고 소리를 지르고 새벽 2시경 자다가 깨서 혼자 알지 못하는 소리를 중얼거렸다고 함. 방금 밥먹은 것도 잊어버려서 늘 배가 고프다며 밥을 찾았다고 함. 큰돈을 벌었다면서 지인들을 도와주겠다고 여기저기 전화를 걸고, 동생이 쌀을 훔쳐 갔다면서 욕하고 오토바이를 부수고 찾아가서 때리려고 했다고 함

[치료목표]

A. sustained attention 증진

B. working memory 증진

C. every day memory 증진

317

위 사례의 진단으로 가장 적절한 것은?

1) 치매
2) 인격장애
3) 정신분열병
4) 양극성장애
5) 기질성 정신장애

318

사례에서 제시된 문제점이 아닌 것은?

1) 환청(visual hallucination)
2) 과대망상(grandiose delusion)
3) 공격행동(aggressive behavior)
4) 기억장애(memory impairment)
5) 피해망상(persecutory delusion)

319

위 사례의 '치료목표'와 활동이 바르게 연결된 것은?

가. 매일 밤 일기를 작성하게 한다.

나. 정해진 시간에 알람을 통해 해야 할 일을 하고 체크리스트 항목에 맞게 작성

다. 같은 그림이 그려진 카드를 두 개씩 준비하여 뒤집어 놓고 한 번에 두 개씩 뒤집어 같은 그림을 찾는다.

1) A－가, B－나, C－다
2) A－가, B－다, C－나
3) A－나, B－가, C－다
4) A－나, B－다, C－가
5) A－다, B－나, C－가

320~321. 다음의 사례를 읽고 아래 각 문항에 대해서 가장 가능성이 있는 정답을 하나씩 고르시오.

▸ Manual Muscle Testing

관절	운동방향	Left
Shoulder	flexion	F−
	extension	P+
	abduction	F−
	external rotation	F−
	internal rotation	F−
Elbow	flexion	F+
Forearm	pronation	F−
	supination	
Wrist	flexion	P−
	extension	

▸ MFT(Manual Functional Test)

- 상지 앞으로 올리기 : 3
- 상지 옆으로 올리기 : 3
- 손바닥 뒷머리에 닿기 : 3
- 손바닥 등에 닿기 : 2
- 쥐기 : 1
- 집기 : 1
- 입방체 옮기기 : 0
- 페그보드 옮기기 : 0

320 위 사례의 브론스트롬 단계는?

1) 2　　2) 3　　3) 4
4) 5　　5) 6

321 위 사례에서 가능한 활동은?

1) 컵잡기　　2) 공놓기
3) 연필집기　　4) 카드뒤집기
5) 뒷주머니에 손넣기

322~325. 다음의 사례를 읽고 아래 각 문항에 대해서 가장 가능성 있는 정답을 하나씩 고르시오.

> (피검자는 검사자 전면에 앉아있다.)
>
> 치료사 : 이 평가는 홍길동씨의 손이 얼마나 빠르고 정확한지를 알아보기 위한 평가입니다. 평가를 시작하기 전 무엇을 해야 할지 소개한 후 연습을 할 수 있는 기회를 드리겠습니다. 무엇을 해야 할지 잘 보시기 바랍니다
>
> 홍길동 : 네, 선생님
>
> 치료사 : 오른쪽에 있는 컵에 있는 핀을 오른손을 이용해 한 번에 한 개씩 집어 올리세요. 그리고 오른쪽 가장 위쪽 구멍부터 핀을 넣으세요. 이렇게요(시범을 보임)
> 지금부터 연습으로 몇 개의 핀을 넣어 보도록 하겠습니다. 만약 도중에 핀을 떨어뜨렸다면 (　　　　　　　) 계속 진행하세요
>
> 홍길동 : 이렇게요?
>
> 치료사 : 네, 잘하고 계십니다(피검자 핀을 꽂을 때 실수가 있다면 수정해주고 질문에 대해 상세히 답변해 줌)
> 멈추세요. 이제 연습한 핀을 빼내서 다시 오른쪽 컵에 넣으세요
>
> 홍길동 : 네(핀을 제자리로 가져다 놓음)
>
> 치료사 : 제가 시작이라고 말하면 가장 위쪽 구멍부터 최대한 많이 핀을 넣어보세요
>
> 홍길동 : 네, 위쪽부터요
>
> 치료사 : 제가 '그만'이라고 말할 때까지 최대한 빠르게 수행하세요. 준비되셨나요? 자, 시작!

322 위 대화로 추정할 수 있는 평가도구의 이름은?

1) BBT
2) MMDT
3) Purdue Pegboard Test
4) Grooved Pegboard Test
5) Jebsen-Taylor Hand Function Test

323 위 대화 내용 중 (　　) 안에 들어가야 하는 내용으로 타당한 것은?

1) 떨어진 핀을 탁자 위에 올려놓은 후
2) 떨어진 핀을 다시 용기에 넣은 후 다시
3) 멈추지 마시고 용기 속의 다른 핀을 집어 올려
4) 최대한 빨리 떨어진 핀을 집어 올려 진행하던 대로
5) 일단 멈춘 후 3초 동안 기다렸다가 용기 속의 다른 핀을 집어 올려

324 위 평가 항목의 측정 방식으로 옳은 것은?

1) 10개의 구멍을 채운 시간을 측정한다
2) 1분 동안 넣은 핀의 개수를 측정한다
3) 30초 동안 넣은 핀의 개수를 측정한다
4) 한 줄을 모두 완성한 시간을 측정한다
5) 오른손과 왼손의 결과 값을 구한 후 합산하여 측정한다

325 위 평가 도구의 마지막 항목은 1분 동안의 조립(assembly)이다. 만약 홍길동씨가 1분 동안 8개를 완성했다면 이 항목의 결과 점수는?

1) 8점
2) 16점
3) 24점
4) 32점
5) 40점

326~327. 다음의 사례를 읽고 아래 각 문항에 대해서 가장 가능성이 있는 정답을 하나씩 고르시오.

▸ 진단명 : Tetraplegia, incomplete SCI, ASIA C
▸ Motor
- Elbow flexors(Rt. normal / Lt. normal)
- Wrist extensors(Rt. fair+ / Lt. fair+)
- Elbow extensors(Rt. poor / Lt. poor)

326 위 환자의 척수손상 level은?

1) C5
2) C6
3) C7
4) T1
5) T2

327 위 환자가 ADL를 수행할 때 가장 필요한 보조도구는?

1) universal cuff
2) power lift with sling
3) suction equipment
4) mouth stick
5) mobile arm support

328~331. 다음의 사례를 읽고 아래 각 문항에 대해서 가장 가능성 있는 정답을 하나씩 고르시오.

▸ 성명 : 홍길동　　성별 : 남　　성 : 56세
▸ 진단 : Rt. hemiparesis
⋮
(생략)

Self-Care	ADMISSION	DISCHARGE	FOLLOW-UP
A. Eating	6		
B. Grooming	4		
C. Bathing	5		
D. Dressing-Upper Body	4		
E. Dressing-Lower Body	4		
F. Toileting	4		

328 위 평가 결과에 부합하는 홍길동씨의 식사 형태로 가장 타당한 것은?

1) 식사 하는 동안 감독이 필요하다
2) 고기는 작게 잘라주어야 식사가 가능하다
3) 보조기를 착용할 때 약간의 도움이 필요하다
4) 빨대나 스포크 등을 사용해 독립적인 식사가 가능하다
5) 컵으로 마시기와 접시의 음식물을 독립적으로 먹기가 가능하다

329 퇴원 후 홍 씨는 평소보다는 조금 긴 시간이 걸리지만 독립적으로 상의 옷을 입을 수 있게 되었다. 입원시기의 점수와 현재 점수의 차이는?

1) 0.5점　2) 1.0점　3) 1.5점
4) 2.0점　5) 2.5점

330 위 평가도구의 이름과 결과가 기록되는 SOAP 노트의 위치는?

1) FIM이며, S에 기록된다　2) FIM이며, O에 기록된다
3) FIM이며, A에 기록된다　4) MBI이며, O에 기록된다
5) MBI이며, A에 기록된다

331 위 평가는 평가의 일부분만 제시되었다. 나머지 항목에 해당하는 것은?

1) 계산　2) 기억력　3) 시지각
4) 운동실행　5) 운동모방

332~334. 다음의 사례를 읽고 아래 각 문항에 대해서 가장 가능성이 있는 정답을 하나씩 고르시오.

25세의 김○○군은 술에 취한 상태에서 계단에서 굴러 떨어져 머리를 다쳐 의식을 잃고 쓰러졌다. 바로 병원으로 옮겨 머리 CT를 찍고 SDH로 확진되어 수술을 받았다. 환자는 1개월 후 작업치료실로 의뢰되었다

환자는 큰 소리로 말하면 눈을 뜨고, 간단한 움직임 명령을 따를 수 있고, 질문에 대답을 하지만 적절하지 않고 여기가 학교라고 말하고 날짜를 알지 못한다

간단한 지시에는 반응을 보이지만 지시가 복잡해지면 혼란스러워하며 상황에 맞지 않는 말을 한다. 그렇지만 공격성을 보이지는 않는다. 이야기를 하는 동안 침을 흘리고 물을 먹으면 기침을 한다

332 이 환자의 Glasgow Coma Scale 점수는?

1) 11
2) 12
3) 13
4) 14
5) 15

333 이 환자의 Rancho Los Amigos 수준은?

1) Ⅲ
2) Ⅳ
3) Ⅴ
4) Ⅵ
5) Ⅶ

334 환자의 연하장애 문제에 대한 적절한 설명은?

1) 환자는 식도기에 문제를 보인다
2) 구강에 잔여물이 많이 남아있을 것이다
3) 오렌지 주스를 마시면 기침을 줄일 수 있다
4) 숨을 참고 음식을 삼킨 후 기침을 하게 한다
5) 물기 반사를 감소시키면 침을 덜 흘릴 것이다

335~336. 다음의 사례를 읽고 아래 각 문항에 대해서 가장 가능성이 있는 정답을 하나씩 고르시오.

- 성명 : 김○○ 나이 : 만 11개월(예정일부터) 성별 : 남
- 28주 조산아로 태어남
- 출생 시 몸무게 : 1,200g
- MRI에서 뇌실주위백질연화증 소견 보임
- 인큐베이터에서 36주까지 치료하였음
- 앉혀 놓으면 5초 정도 앉아 있다가 쓰러짐
- 스스로 앉거나 잡고 일어서기가 불가능함
- 엄마, 아빠 말함
- 짝짜꿍 함
- 적목을 컵에 넣을 수 있음
- 부모가 잡아서 세워놓으면 까치발로 서있음

335 이 환아에게 의심되는 질환은?

1) 자폐
2) 뇌성마비
3) 학습장애
4) 다운증후군
5) 진행성 근위축증

336 이 환아에게 우선 필요한 중재 방법은?

1) 호흡 운동
2) 감각통합치료
3) 몸통 조절 운동
4) 미세 손협응 운동
5) 사회성 발달 훈련

337~338. 다음의 사례를 읽고 아래 각 문항에 대해서 가장 가능성이 있는 정답을 하나씩 고르시오.

[기본적 일상생활활동]
- ▸ 상하지의 움직임에는 어려움이 없으나 옷을 갈아입어야 하는 것을 알지 못하여 보호자가 옷을 준비해주면 옷을 입음
- ▸ 세수해야 하는 것을 인지 못해 반복지시를 하면 수행함
- ▸ 배변감각은 있으나 1주일에 한번 이상 실수하여 기저귀를 착용함

[인지기능]
- ▸ 나무, 자동차, 모자 세 단어를 말해주고 기억하게 한 뒤, 5분 뒤 재질의 하자 "뭐?"하며 기억하지 못함
- ▸ 자주 병실 밖을 나가서 복도를 배회하다 자신의 병실을 찾지 못함
- ▸ 다른 주민등록증을 주웠을 때 어떻게 하냐고 질문하고 경찰서에 가져다준다고 함

337 기본적 일상생활활동에서 관찰되는 처리기술상 문제점은?

1) 시작(initiate)
2) 지속(continue)
3) 순서(sequence)
4) 이동(transport)
5) 종료(terminate)

338 FIM 평가에서 배변조절 점수는?

1) 2점
2) 3점
3) 4점
4) 5점
5) 6점

339~341. 다음의 사례를 읽고 아래 각 문항에 대해서 가장 가능성이 있는 정답을 하나씩 고르시오.

현재나이	DDST	PEP	CARS	사회성숙도
만 8세 6개월	대근육 운동 : 37~47개월 소근육 운동 : 22~24개월 언어 : 0개월 사회성 : 27~39개월	모방 : 1~2세 지각 : 1세 작은 근육 : 3~4세 큰 근육 : 3~4세 눈손협응 : 2세 언어이해 : 2세 언어표현 : 1~2세 총점 : 25점 정신연령 : 24~28개월	양적 보고 : 30.5점 질적 보고 : 30~37점	총점 : 36점 SA : 2세 SQ : 26개월

339 위 사례에서 추정 가능한 진단은?

1) 학습장애
2) 아스퍼거 증후군
3) 주의력결핍과잉행동장애
4) 경도 자폐, 경증 정신지체
5) 중도 자폐, 중도 정신지체

340 위 사례에 대한 중재 목표로 가장 먼저 실시해야 하는 것은?

1) 과제 수행을 통한 놀이기술 향상
2) 과제 수행을 통한 학습능력 향상
3) 과제 수행을 통한 지시따르기 향상
4) 과제 수행을 통한 대근육 기능 향상
5) 과제 수행을 통한 소근육 기능 향상

341 위 사례에 대한 중재의 단계화 순서를 쉬운 것에서 어려운 순으로 나열한 것은?

가. 네 가지 모양을 모두 끼워 맞추기
나. 세 가지 모양을 끼워 놓은 상태에서 원 모양 퍼즐 맞추기
다. 두 가지 모양을 끼워 놓은 상태에서 원, 네모 퍼즐 끼워 맞추기
라. 한 가지 모양을 끼워 놓은 상태에서 원, 네모, 마름모 퍼즐 끼워 맞추기

1) 가－나－다－라
2) 나－다－라－가
3) 다－라－가－나
4) 라－가－나－다
5) 가－다－나－라

342~343. 다음의 사례를 읽고 아래 각 문항에 대해서 가장 가능성 있는 정답을 하나씩 고르시오.

1. 재식이는 목을 다쳐 재활의학과 외래를 통해 작업치료 평가를 의뢰하였다
2. 작업치료사는 평가를 위해 재식이와 인터뷰를 실시하고 평가과정에 대해 간략히 설명하였다
3. 치료사는 안대로 재석이의 시야를 차단하였다
4. 눈을 가린 상태로 목부터 발끝까지 면봉의 cotton ball로 찔러가며 검사를 실시하였다
5. 그리고 다시 목부터 발끝까지 날카로운 핀과 뭉뚝한 핀을 번갈아가며 찔러 검사를 실시하였다

342 위 내용의 4에서 치료사가 재식이를 평가한 것은?

1) ASIA Scale의 light touch
2) ASIA Scale의 pain
3) ASIA Scale의 deep anal sensation
4) ASIA Scale의 sharp & dull discrimination
5) ASIA Scale의 pin prick

343 위 평가 과정에서 치료사는 오류를 범하였다. 오류를 범한 과정은?

1) 1
2) 2
3) 3
4) 4
5) 5

344~345. 다음의 사례를 읽고 아래 각 문항에 대해서 가장 가능성 있는 정답을 하나씩 고르시오.

장○○씨는 정신분열병이라고 불리는 '조현병' 환자이다. 자신이 만들어 낸 가상의 인물과 함께 대화하는 행동을 보이며 연락하는 지인이 거의 없다. 또한 장○○씨는 평소 무표정하며 방에 틀어박혀 나오려하지 않으며 개그 프로그램을 보면서도 눈물을 흘리는 경우도 있다고 한다. 그러다 갑자기 가상의 인물이 자신을 찾는다며 밖으로 나가 혼자 대화하며 뛰어다니는 행동을 보인다

344 장○○씨가 가상의 인물과 관계하는 행동의 증상으로 가장 적절한 것은?

1) 관계망상
2) 강박행동
3) 조종망상
4) 가성환각
5) 진성환각

345 유씨의 행동 중 양성증상으로 볼 수 있는 행동은?

1) 방에도 나오지 않음
2) 가상인물과 대화
3) 개그 프로그램을 보며 눈물을 흘림
4) 무표정
5) 연락하는 지인이 없음

346~349. 다음 표를 확인하고 아래 각 문항에 대해서 가장 가능성이 있는 정답을 하나씩 고르시오.

항목(item)	1차 평가	2차 평가
개인위생	3	5
스스로 목욕하기	3	5
식사	5	10
화장실가기	5	10
계단오르기	5	10
옷입기	5	10
대변조절	5	8
소변조절	5	8
보행	8	12
또는 휠체어		
의자/침대 이동	8	12
총점	52	90

346 사용된 평가도구는 무엇인가?

1) FIM
2) MBI
3) AMPS
4) Wee FIM
5) Klein-Bell ADL scale

347 1차 평가와 2차 평가의 결과 해석으로 옳은 것은?

1) 1차 : 완전(total) 의존, 2차 : 중간(moderate) 의존
2) 1차 : 완전(total) 의존, 2차 : 약간(mild) 의존
3) 1차 : 심한(severe) 의존, 2차 : 중간(moderate) 의존
4) 1차 : 중간(moderate) 의존, 2차 : 약간(mild) 의존
5) 1차 : 약간(mild) 의존, 2차 : 최소(minimal) 의존

348 2차 평가의 보행의 점수의 결과(12점)에 해당하는 수행의 사례는?

1) 낙상에 대한 염려가 없다
2) 목발을 이용해 걸을 수 있다
3) 워커를 사용해야 걸을 수 있다
4) 감독 하에서 50m를 걸을 수 있다
5) 복도를 따라 앞뒤로 걸을 수 있다

349 2차 평가에서 최고 점수를 받은 항목은?

1) 보행　2) 대변조절　3) 소변조절
4) 개인위생　5) 의자/침대 이동

350~352. 다음의 두 사진을 확인하고 아래 각 문항에 대해서 가장 가능성 있는 정답을 한 가지 고르시오.

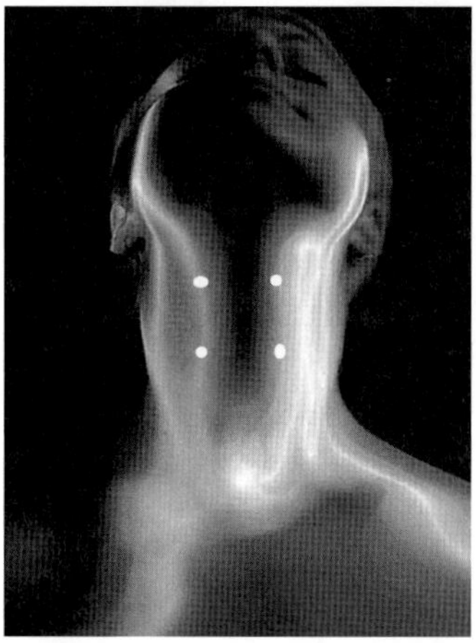

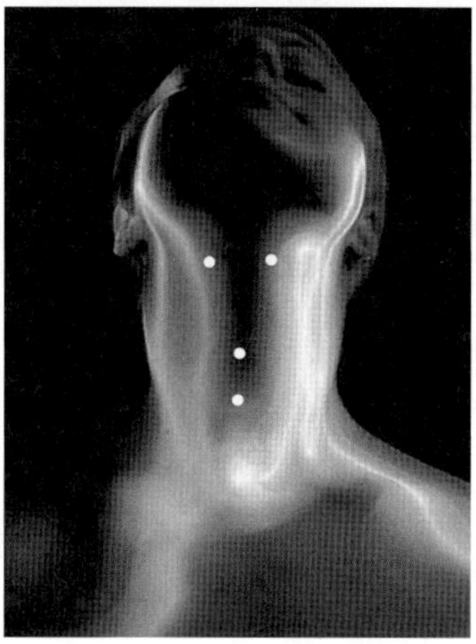

350 위 사진의 중재법과 가장 관계 깊은 문제는?

1) 부종　2) 통증　3) 흡인
4) 이상감각　5) 편측무시

351 위 사진의 치료적 중재를 적용할 수 있는 사례는?

1) 심한 언어장애가 있는 경우　2) 무감각한 피부를 가진 경우
3) 적용부위에 지방이 많은 경우　4) 발작 증세를 가지고 있는 경우
5) 심박동 조절 장치가 부착된 경우

352 위 치료적 중재를 사용할 경우 적용 방법으로 옳은 것은?

1) 바륨 섭취 후 진행해야 한다
2) 기관절개술 시행 후에만 적용한다
3) 1회 10분 이내로만 진행해야 한다
4) 치료와 삼킴 연습을 동시에 진행할 수 있다
5) 목 근육에 어른과 어린이 모두 4개의 전극을 붙여야 한다

353~356. 다음의 사진을 확인하고 아래 각 문항에 대해서 가장 가능성 있는 정답을 한 가지 고르시오.

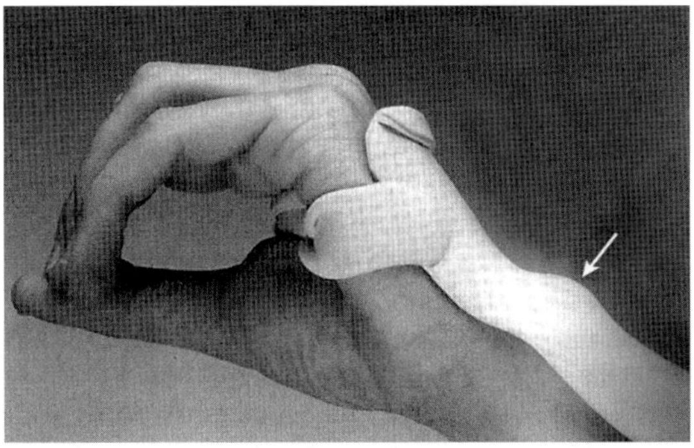

353 사진의 보조기가 필요한 경우는?

1) 손목에 골절이 있는 경우
2) 노신경에 손상이 있는 경우
3) RA로 인해 ulnar drift가 발생한 경우
4) 초기 뇌졸중 환자에게 이완이 심할 경우
5) 손바닥 쪽 엄지~약지 1/2까지 이상감각이 있을 경우

354 사진의 동그라미가 의미하는 것은?

1) 상해의 증거
2) 잘못 제작된 부분
3) 염증이 발생되는 부위
4) 주요 해부학적 구조물
5) 주요 신경이 지나가는 위치

355 사진의 보조기를 착용할 경우 어떤 활동이 제한되는가?

1) 손목의 굽힘과 폄
2) 팔꿉관절의 굽힘과 폄
3) 검지~소지의 굽힘과 폄
4) 엄지손가락의 굽힘과 폄
5) 엄지손가락의 모음과 벌림

356 위 사진의 보조기를 척수손상환자에게 적용할 경우 가장 적절한 기능적 수준은?

1) C5
2) C6
3) C7
4) C8
5) T1

357~359. 다음의 사례를 읽고 아래 각 문항에 대해서 가장 가능성 있는 정답을 하나씩 고르시오.

▸ Name : 홍○○ Age/sex : 52/F Dx : Lt.CVA

▸ Chief Complaint : 어깨 통증과 보행장애

▸ Hx : 홍씨는 교사로 일을 하다 6개월 전 갑작스런 발병으로 인해 병가를 내고 현재 재활병원에 재활치료를 하며 입원중이다. 남편과는 10년 전 사별하였고, 현재 두 딸과 함께 아파트에서 생활을 하고 있다. 종교는 기독교이며 취미는 독서이다

▸ Vital Sign s : BP 124/66, HR 88, RR 12, Temp. 37.3 C

⋮

ADL : COPM

	수행도	만족도
1. 청소하기	5	3
2. 요리	5	2
3. 빨래하기	4	5
4. 카드놀이하기	4	1
5. 운전하기	2	4
총 점		

357 홍 씨의 수행도와 만족도의 총점은?

1) 수행도 4, 만족도 3
2) 수행도 20, 만족도 15
3) 수행도 40, 만족도 30
4) 수행도 60, 만족도 70
5) 수행도 64, 만족도 73

358 수행도와 만족도 점수를 구하기 전에 먼저 구해야 하는 점수는?

1) FIM 점수
2) 정확한 나이
3) 중요도 점수
4) 영역별 평균점수
5) 연령별 평균 점수

359 다섯 항목을 평가하는 이유로 가장 타당한 것은?

1) 홍 씨가 중요 활동을 선택했기 때문에
2) 원래 평가에 있는 정해진 항목이기 때문에
3) 가장 높은 수행도 순으로 선택했기 때문에
4) 치료사가 판단해서 필요한 항목을 선택했기 때문에
5) 먼저 치료할 수 있는 항목이라고 치료사와 환자가 함께 판단했기 때문에

360~363. 다음의 사례를 읽고 아래 각 문항에 대해서 가장 가능성 있는 정답을 하나씩 고르시오.

56세 홍길동씨는 6개월 전 뇌졸중(CVA)으로 입원하였다. 홍 씨는 과거 뇌졸중 병력이 없었고, 치료사는 홍 씨의 치료를 위해 'Berg balance test', ROM 평가, 'Modified Ashworth scale'을 평가하였다. 홍 씨는 이동 시 균형 문제로 보호자가 항상 같이 동행해야 했다

360 평가 내용을 바탕으로 추론할 경우 치료사가 시도하고자 하는 중재 방법은?

1) NDT
2) PNF
3) CIMT
4) Rood
5) 브론스트롬

361 치료의 대상이 되기 위해 필요한 홍씨의 'Modified Ashworth scale'은?

1) 0~1
2) 1~2
3) 2~3
4) 3~4
5) 4~5

362 심각한 인지 손상이 있을 경우 이 치료의 대상이 될 수 없다. 기준으로 옳은 것은?

1) MMSE 18점 이상
2) MMSE 20점 이상
3) MMSE 22점 이상
4) MMSE 25점 이상
5) MMSE 30점 이상

363 위 중재법을 사용할 경우 결과를 측정하기 위한 평가도구는?

1) MFT
2) MMSE
3) LOTCA
4) Wolf motor function test
5) Jebsen Hand Function Test

364~366. 다음의 사례를 읽고 아래 각 문항에 대해서 가장 가능성 있는 정답을 하나씩 고르시오.

인터뷰 날짜 : 2016년 8월 31일

치료사 : 이○○씨, 안녕하세요
환　자 : ……
치료사 : 제 말이 들리면 눈을 한 번 깜빡여 보세요
환　자 : (눈을 한 번 깜빡인다)
치료사 : 제가 이제부터 하는 말이 맞으면 눈을 한 번 깜빡이고 틀리면 두 번 깜빡이세요
이해하셨으면 눈을 한 번 깜빡이세요
환　자 : (눈을 한 번 깜빡인다)
치료사 : 지금이 몇 년도인가요? 2016년인가요?
환　자 : (눈을 한 번 깜빡인다)
치료사 : 여기가 병원인가요?
환　자 : (눈을 두 번 깜빡인다)
치료사 : (옆에 있는 딸을 가리키며) 이 사람이 딸인가요?
환　자 : (눈을 한 번 깜빡인다)
치료사 : (옆에 있는 아들을 가리키며) 이 사람이 부인인가요?
환　자 : (눈을 두 번 깜빡인다)

364 위 사례에서 치료사가 평가하고 있는 것은?

1) 편측무시
2) 주의력 결핍
3) 실행 장애
4) 기억력 장애
5) 지남력 장애

365 위 내용만으로 이○○씨에게 의심할 수 있는 장애로 가장 거리가 먼 것은?

1) 장소 지남력 장애
2) 구음장애
3) 사람 지남력 장애
4) 실행증
5) 실어증

366 위 내용만으로 볼 때 이○○씨에게 적용할 수 있는 인지평가로 가장 적절한 것은?

1) ACLS
2) NCSE
3) MMSE
4) LOTCA-Orientation 항목
5) MOCA

367~370. 다음의 사례를 읽고 아래 각 문항에 대해서 가장 가능성 있는 정답을 하나씩 고르시오.

Evaluator Size	Target Force(g)	Reprcsentation	Thresholds	Comments
1.65~2.83	0.008~0.07		Nornal	
3.22~3.61	0.16~0.4		Diminished light Touch	
3.84~4.31	0.6~2		Diminished Protective Sensation	
4.56~6.45	4~180		Loss of Protective Sensation	
6.65	300		Deep Pressure Sensation	
		Lined	Tested with No Response	

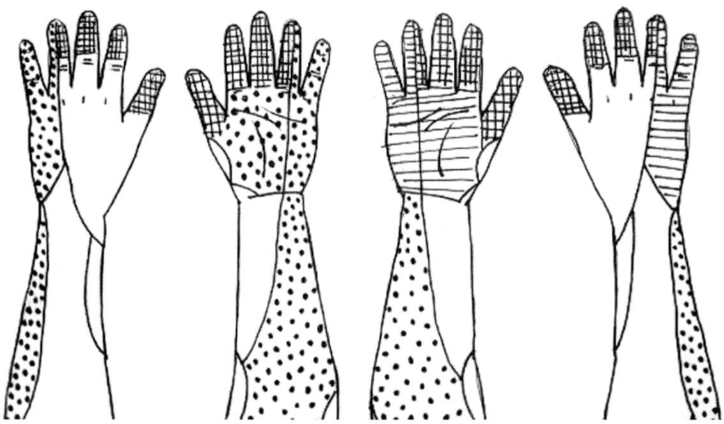

367 사용된 평가도구는?

1) MFT
2) MMDT
3) Moberg pick up test
4) Two point discrimination
5) Semmes Weinstein monofilament

368 가장 큰 손상이 예상되는 신경은?

1) 노신경
2) 자신경
3) 정중신경
4) 겨드랑신경
5) 근육피부신경

369 결과해석으로 옳은 것은?

1) 왼쪽 손등의 경우 보호감각이 상실되었다
2) 왼쪽 손바닥의 경우 보호감각이 상실되었다
3) 오른쪽 손바닥의 경우 보호감각이 상실되었다
4) 양쪽 손바닥 쪽 엄지~약지의 경우 보호감각이 상실되었다
5) 양쪽 손바닥 쪽 엄지~약지의 경우 보호감각이 감소되었다

370 이 평가 도구의 적용 방법으로 옳은 것은?

1) 2.83까지만 세 번 두드린다
2) 모든 범위에서 세 번 눌러준다
3) 굵은 필라멘트는 두 번만 적용한다
4) 모든 필라멘트는 한 번만 적용한다
5) 4.17~6.65 범위의 필라멘트는 휠 때까지 눌러준다

371~373. 다음의 그림을 확인하고 아래 각 문항에 대해서 가장 가능성 있는 정답을 한 가지 고르시오.

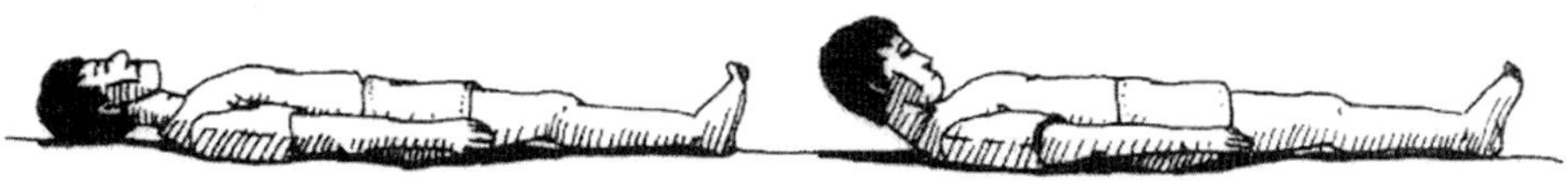

371 위 그림의 제목으로 가장 적합한 것은?

1) 쉐이커 운동(Shaker exercise)
2) 마사코 메뉴버(Masako maneuver)
3) 발살바 메뉴버(Valsalva maneuver)
4) 멘델슨 메뉴버(Mendelsohn maneuver)
5) 성문위 삼킴(Supraglottic swallow technique)

372 위 그림처럼 바닥에서 고개를 들어 1분 동안 자신의 발가락을 바라보는 운동을 하였다면 수행 목적은?

1) 흡인 감소
2) 집중력 강화
3) 턱근육 강화
4) 심폐기능 강화
5) 아래턱 안정화

373 위 그림의 중재법을 올바르게 수행한 사례는?

1) 한 눈은 감고 시행한다
2) 입은 최대로 벌리고 수행한다
3) 하루 3번 6주 동안 진행한다
4) 다음 동작은 윗몸 일으키기이다
5) 수행하는 동안 숨을 쉬지 않는다

374~377. 다음의 사례를 읽고 아래 각 문항에 대해서 가장 가능성 있는 정답을 하나씩 고르시오.

치료사 : 오른쪽에 있는 컵에서 오른손을 사용하여 한 번에 한 개씩 핀을 집어 올리세요. 오른쪽 가장 위쪽 구멍을 시작으로 그 줄에 핀을 넣으세요

환 자 : 네

치료사 : 지금부터 연습 삼아 몇 개의 핀을 넣도록 하겠습니다. 만약 평가 도중에 핀을 떨어트렸다면 그것을 줍기 위해 멈추지 마세요. 그냥 컵 속의 다른 핀을 집어 올려 계속 진행하세요

환 자 : 네, 알겠습니다

<해 설>

▸ 핀을 꽂을 때 실수가 있다면 수정해주며, 어떤 질문이든지 대답해준다

▸ 대상자가 3개 또는 4개의 핀을 넣고 방법을 이해했다고 판단되면 더 진행한다

치료사 : 멈추세요. 이제 연습한 핀을 빼내고, 그것을 다시 오른쪽 컵에 넣겠습니다

환 자 : 네

치료사 : 제가 '시작'이라고 말할 때 오른손 줄 가장 위쪽에 위치한 구멍부터 가능한 많은 핀을 넣어 보세요. 제가 '그만'이라고 할 때까지 할 수 있는 한 빠르게 수행하세요

환 자 : 네, 알겠습니다

치료사 : 준비되셨나요? 시작!

<해 설>

▸ 평가자는 '시작'이라고 말과 동시에 시간 측정을 시작한다

▸ 정확히 (　　　)가 되면 멈추라고 말한다

▸ 꽂혀진 핀의 개수를 세고 오른손 점수를 기록한다

374 사용된 평가도구는?

1) BBT
2) MMDT
3) Purdue Pegboard Test
4) Grooved Pegboard Test
5) Jebsen-Taylor Hand Function Test

375 다음 중 (　　　)에 들어갈 말은?

1) 10초
2) 30초
3) 1분
4) 2분
5) 3분

376 오른손 점수의 계산 방법은?

1) 꽂혀진 핀 개수+2
2) 꽂혀진 핀 개수×2
3) 꽂혀진 핀 개수÷2
4) 꽂혀진 핀 개수의 총합
5) 꽂혀진 핀 개수−실패한 핀의 개수

377 이 평가도구에 추가적으로 더 필요한 도구는?

1) 깡통(can)
2) 페그(peg)
3) 적목(cube)
4) 와셔(washer)
5) 테니스 공(ball)

378~379. 다음의 사례를 읽고 아래 각 문항에 대해서 가장 가능성 있는 정답을 하나씩 고르시오.

> 치료사는 뇌종양 환자인 65세의 홍○○씨에게 자신의 손으로 자신의 코를 만져보라는 지시를 하였고, 잠시 후 홍 씨에게 손을 뻗어 테이블 위의 목표 물건을 만지라고 지시하였다

378 홍 씨가 과제를 잘 수행하지 못했다면 어떤 문제인가?

1) 복시
2) 약시
3) 겨냥이상
4) 집중력 저하
5) 휴식 시 진전

379 홍 씨가 과제를 잘 수행하지 못했다면 손상이 의심되는 구조물은?

1) 소뇌
2) 척수
3) 전두엽
4) 측두엽
5) 변연계

380~381. 다음의 사진을 확인하고 아래 각 문항에 대해서 가장 가능성 있는 정답을 한 가지 고르시오.

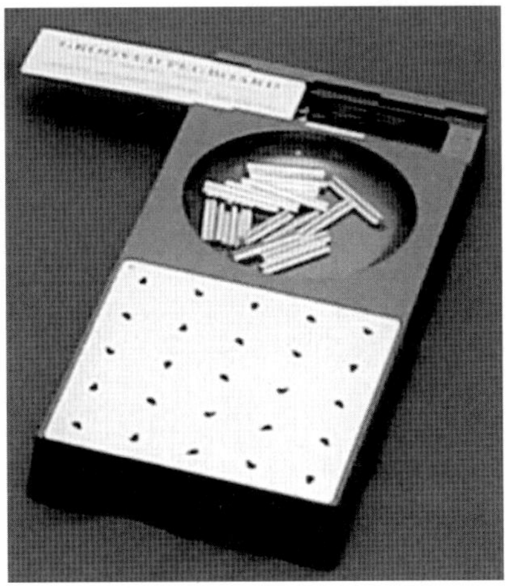

380

위 평가도구의 사용법으로 옳은 것은?

1) 두 손으로 한다
2) 결과는 핀의 개수다
3) 1회 수행으로 점수를 기록한다
4) 핀을 다 채울 때까지 시간제한은 없다
5) 떨어진 핀의 개수를 반드시 기록해야 한다

381

아동환자가 수행해야 할 핀의 개수는?

1) 5개
2) 10개
3) 15개
4) 20개
5) 25개

382～383. 다음의 사례를 읽고 아래 각 문항에 대해서 가장 가능성이 있는 정답을 하나씩 고르시오.

> 위암 진단을 받고 외과에서 수술을 받은 68세 환자가 수술 후 3일째부터 주위 사람을 알아보지 못하고, 날짜도 정확히 모르며, 숫자 계산에 어려움을 보인다. 동시에 안절부절 못하면서 행동의 변화를 나타내기 시작했다

382 위 사례에 가장 적합한 진단은?

1) 섬망
2) 우울증
3) 외상 후 스트레스 장애
4) 경련성 장애
5) 건강 염려증

383 사례에 적용할 다음과 같은 중재는?

큰 벽걸이 달력을 사용한다

1) 범주화
2) 심상법
3) 덩어리화
4) 습관형성
5) 배경변화

384~387. 다음의 사례를 읽고 아래 각 문항에 대해서 가장 가능성이 있는 정답을 하나씩 고르시오.

다음은 척수손상 환자의 SOAP 노트의 일부분이다
- Dx : SCI C5 ASIA A
- Name : 홍길동
- Age/sex : 45/M
- Hx : 상기 환자는 2010년 3월 교통사고로 인해 본원 응급실을 경유해… 현재는 본원 재활의학과에 입원 중이며, 물리치료와 작업치료를 통해 재활 중이다

384 홍길동씨의 작업치료 내용으로 옳은 것은?

1) 독립적인 식사를 위한 훈련
2) 독립적인 목욕을 위한 훈련
3) 독립적인 상의입기를 위한 훈련
4) RIC 스플린트 사용을 위한 훈련
5) 실외 수동 휠체어 사용을 위한 훈련

385 홍길동씨에게 적합한 보조도구는?

1) mouth stick
2) thumb spica
3) rocking knife
4) tenodesis splint
5) long opponens splint

386 홍길동씨의 손에서 느낄 수 있는 감각으로 옳은 것은?

1) 엄지손가락 전체에 감각이 정상이다
2) 검지손가락 전체에 감각이 정상이다
3) 중지손가락 전체에 감각이 정상이다
4) 약지손가락 전체에 감각이 정상이다
5) 모든 손가락의 감각이 완전히 손상되었다

387 SOAP 노트의 'O'에 해당하는 내용은?

1) 홍길동씨는 2층집에 거주한다
2) 홍길동씨는 밤마다 통증을 호소한다
3) 홍길동씨의 목표는 독립적인 글씨쓰기이다
4) 홍길동씨의 오른쪽 팔꿉관절 굽힘근은 5점이다
5) 홍길동씨의 가장 큰 문제는 손의 기능이 없다는 것이다

388~391. 다음의 사례를 읽고 아래 각 문항에 대해서 가장 가능성이 있는 정답을 하나씩 고르시오.

> 52세의 이○○씨는 1남 1녀의 아버지로 루게릭병을 앓고 있다. 점차 전신의 근력이 약화되면서 휠체어 없이는 이동이 불가능하다. 현재 음식물을 삼키거나 말하기가 어려운 상태이며 점차 더 악화되는 양상을 보이고 있다

388 이 질환의 원인은?

1) 뇌종양
2) 바이러스
3) 급성염증
4) 원인불명
5) 신경의 탈수초화

389 병이 더 진행될 경우 이○○씨에게 예상되는 문제는?

1) 욕창
2) 인지장애
3) 호흡부전
4) 눈꺼풀 처짐
5) 안구운동마비

390 마지막 단계의 이○○씨의 작업치료는?

1) 근력 증진
2) 기억력 훈련
3) 시지각 훈련
4) 감각 재교육
5) 대체의사소통 개발

391 이 질환과 같은 의미의 용어는?

1) MD
2) MS
3) ALS
4) GBS
5) Dementia

392~393. 다음의 사례를 읽고 각 문항에 대한 정답을 고르시오.

18세 남자 / 조현병 / 중졸

- 학교도 가지 않고 과음, 과식을 하는데 엄마와 누나가 못하게 하자 폭력을 하고 화를 냄
- 엄마를 믿지 못하고 내 가족인지 잘 모르겠다고 함
- 밤에 불안해서 잠이 안온다고 함
- TV에서 내 얘기가 나온다고 말함
- 입원 후 양성증상에 대한 치료를 받고 8주 후 양성증상이 감소되어 작업치료실에 의뢰됨
- 자기중심적 사고를 하는 경향을 보임

392 위 환자가 고착된 심리성적 발달단계는?

1) 구강기
2) 항문기
3) 남근기
4) 잠복기
5) 생식기

393 위 환자가 작업치료실에 의뢰될 때 감소되었을 수 있는 양성증상은?

1) 엄마를 믿지 못함
2) TV에서 내 이야기가 나옴
3) 밤에 불안함
4) 잠을 못 잠
5) 학교에 가지 않음

394~396. 다음의 사례를 읽고 아래 각 문항에 가장 가능성이 있는 정답을 고르시오.

- Rt. hemiplegia d/t Lt. ACA infarction
- MAS G0/G0
- hand function : 왼손에 비해 오른손이 grip strength, lateral pinch, 3 point grip은 더 낮았고 오른손은 tip pinch는 N/T
- Box and block test : 25/70
- ADL : 숟가락을 사용하는 대신 젓가락으로 국물과 물을 마시려고 함

사례형문제

394 위 환자의 브런스트롬 단계는?

1) 1단계
2) 2단계
3) 3단계
4) 4단계
5) 5단계

395 환자의 구체적인 기본적 일상생활활동의 문제 확인을 위해 수행할 수 있는 평가는?

1) Manual Function Test
2) Kitchen Task Assessment
3) Kohlman Evaluation of Living Skills
4) Canadian Occupational Performance Measure
5) Arnadottir OT-ADL Neurobehavioral Evaluation

396 위 내용만으로 볼 때 일상생활활동에서 관찰되는 문제는?

1) dressing apraxia
2) ideational apraxia
3) ideomotor apraxia
4) constructional apraxia
5) limb-kinetic apraxia

397～399. 다음의 그림을 확인하고 아래 각 문항에 대해서 가장 가능성 있는 정답을 한 가지 고르시오.

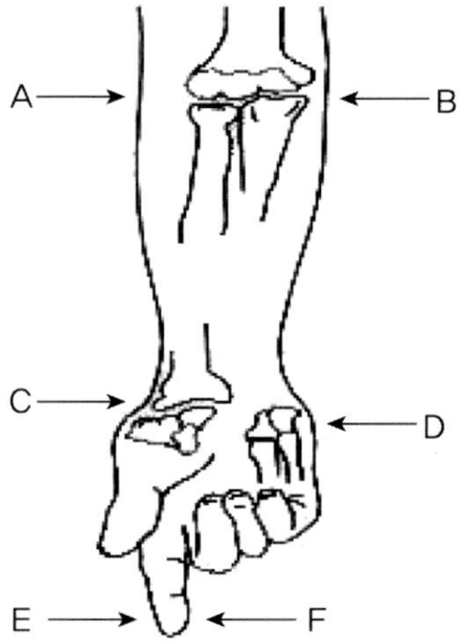

397 스플린트 제작 시 특정 해부학적 구조물을 위해 A와 B를 고려해야 한다. 대상이 되는 구조물은?

1) A는 노신경이고, B는 자신경이다
2) A는 정중신경이고, B는 자신경이다
3) A는 노신경이고, B는 정중신경이다
4) A는 Snuffbox이고, B는 Guyon's canal이다
5) A는 Guyon's canal이고, B는 Snuffbox이다

398 'D' 지역을 지나는 신경이 마비될 경우 나타나는 증상은?

1) Wrist drop
2) Claw hand
3) Erb's palsy
4) Ape's hand
5) Swan neck deformity

399 Cock-up splint 제작 시 고려해야 하는 해부학적 구조물은?

1) A, B
2) C, D
3) A, B, C
4) A, B, C, D
5) A, B, C, D, E

400~401. 다음의 사례를 읽고 아래 각 문항에 대해서 가장 가능성 있는 정답을 하나씩 고르시오.

> 치료사는 얼음 컵에 10초 정도 후두경을 담근 후 후두경의 머리 부분으로 전구개활을 자극한다. 후두경을 이용해 다섯 번 정도 위-아래로 중등도의 압박을 제공한다. 다시 한번 더 후두경을 얼음에 넣고 차갑게 한다. 양 전구개활을 자극한 후 환자에게 침을 삼키게 한다. 후두가 위쪽으로 움직였는지를 확인한다

400 위 중재법의 시행 목적으로 가장 타당한 것은?

1) 흡인 예방
2) 삼킴 촉진
3) 저작 강화
4) 턱의 안정성 강화
5) 구강내 과감각 감소

401 위 중재법의 시행으로 옳은 것은?

1) 후두의 움직임을 손으로 느낀다
2) 후두의 움직임을 소리로 듣는다
3) 후두의 움직임을 눈으로 확인한다
4) 혀의 3분의 1을 물고 삼키기를 한다
5) 혀의 4분의 1을 물고 삼키기를 한다

402~403. 다음의 사례를 읽고 아래 각 문항에 대해서 가장 가능성 있는 정답을 하나씩 고르시오.

> 치료사 : 자, 숨을 깊게 들이마시고 참으세요
> 환　자 : … (고개를 흔들어 표시한다)
> 치료사 : 숨을 참은 상태에서 삼키세요
> 환　자 : … (음식 없는 삼키기를 한다)
> 치료사 : 기침을 하면서 숨을 내뱉으세요

402 치료사가 사용한 테크닉은?

1) 힘껏 삼킴
2) 반복 삼킴
3) 성문위 삼킴
4) 기도 폐쇄 운동
5) 최대 성문위 삼킴

403 적용대상으로 가장 타당한 것은?

1) 씹기가 어려운 환자
2) 삼킴반사가 없는 환자
3) 턱의 안정성이 낮은 환자
4) 혀의 움직임이 저하된 환자
5) 기도 폐쇄 능력이 저하된 환자

404~406. 다음의 그림을 확인하고 아래 각 문항에 대해서 가장 가능성 있는 정답을 한 가지 고르시오.

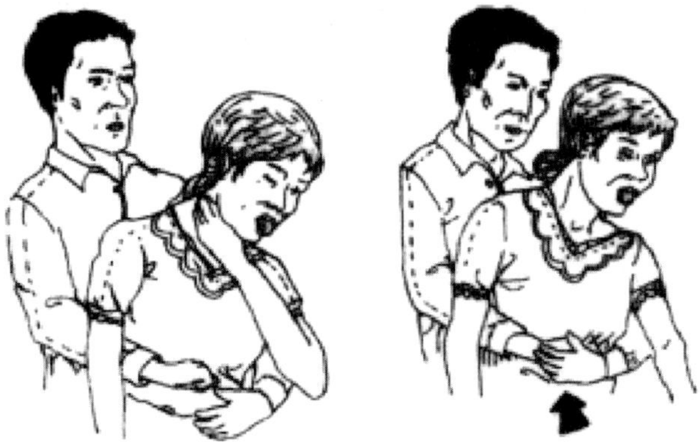

404 위 중재법은?

1) 쉐이커 운동
2) 마사코 메뉴버
3) 멘델슨 메뉴버
4) 리실버만 메뉴버
5) 하임리히 메뉴버

405 위 그림의 중재법이 필요한 상황은?

1) 급성 복통이 발생한 상황
2) 기립성 저혈압이 발생한 상황
3) 심장 정지가 나타난 응급 상황
4) 기도가 막혀 호흡이 어려운 상황
5) 자율신경반사부전이 발생한 상황

406 위 중재법의 시행 방법으로 옳은 것은?

1) 주먹을 쥐고 미는 것은 피한다
2) 대상 환자를 눕히거나 세워서 실시한다
3) 빠르게 위쪽으로 다섯 번 밀어 올려야 한다
4) 흉골의 아래 끝과 배꼽 사이를 손바닥으로 밀어 준다
5) 대상자가 무의식이 되더라고 지속적으로 실시해야 한다

407~410. 다음의 사례를 읽고 아래 각 문항에 대해서 가장 가능성 있는 정답을 하나씩 고르시오.

검사자 : 만약 당신이 한 번에 두 개를 집게 되더라도 그것을 하나로 간주할 것입니다. 테이블이나 바닥에 떨어진 것은 신경 쓰지 말고 그대로 진행하세요. 또한 (   )을/를 집기 위해 시간을 낭비하지 마세요. 아셨죠?

피검자 : 네, 알겠습니다.

검사자 : 그리고 ○○○님의 손가락이 분리대를 넘어가지 않는다면 그것은 개수에 포함되지 않습니다. 시작 전에 15초의 연습시간을 제공할 예정입니다. 혹시 질문이 있으세요?

피검자 : 없습니다

검사자 : 자, 그럼 ○○○님의 손을 옆에 내려놓으시고, 제가 시작이라고 할 때 시작하세요

피검자 : 네

검사자 : 자, 준비… 시작!

407 사용된 평가도구는 무엇인가?

1) MVPT
2) Box and Block Test
3) 9-Hole Pegboard Test
4) O'connor Finger Dexterity Test
5) Minnesota Manual Dexterity test

408 (   )에 들어갈 말은?

1) 핀
2) 공
3) 동전
4) 적목
5) 병뚜껑

409 이 평가의 결과기록을 위한 측정시간은?

1) 15초
2) 30초
3) 60초
4) 120초
5) 240초

410 이 도구의 평가 방법으로 옳은 것은?

1) 우세손을 먼저 측정한다
2) 세 번 실시해 평균값을 구한다
3) 분리대는 우세손 쪽으로 치우치게 한다
4) 대상자는 평가자의 측면에 위치해야 한다
5) 평가자는 먼저 10개를 사용해 시범을 보인다

411~413. 다음의 사례를 읽고 아래 각 문항에 대해서 가장 가능성 있는 정답을 하나씩 고르시오.

MVPT 평가를 수행중인 치료사는 대상자의 연대기적 나이(chronological age)를 결정하기 생년월일을 기록하고 뺄셈을 하고 있다. 결과에는 일의 숫자가 15일을 초과하더라도 달을 올리지 않았다

	(가)	(나)	
Date of Test	2003 / year	2 / month	17 / day
Date or Birth	1993 / year	8 / month	5 / day
Chronological Age	(다) / year	(라) / month	(마) / day*

411 (가)와 (나)에 들어갈 숫자는?

1) (가) 2004, (나) 14
2) (가) 2004, (나) 15
3) (가) 2002, (나) 14
4) (가) 2002, (나) 15
5) (가) 2001, (나) 15

412 산식에 의한 결과 값 (다), (라), (마)는?

1) 8, 5, 12
2) 8, 6, 12
3) 9, 5, 12
4) 9, 6, 12
5) 10, 4, 22

413 이 평가도구의 내용에 해당하는 것은?

1) 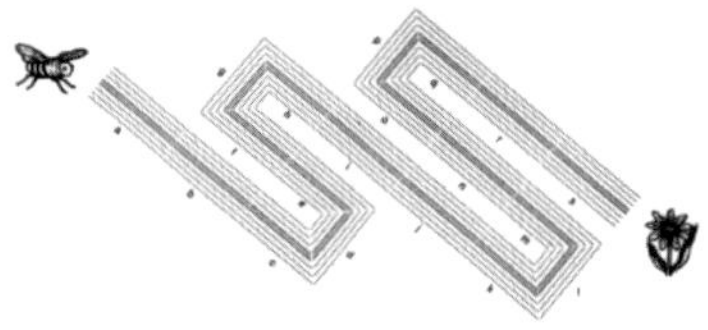

2) 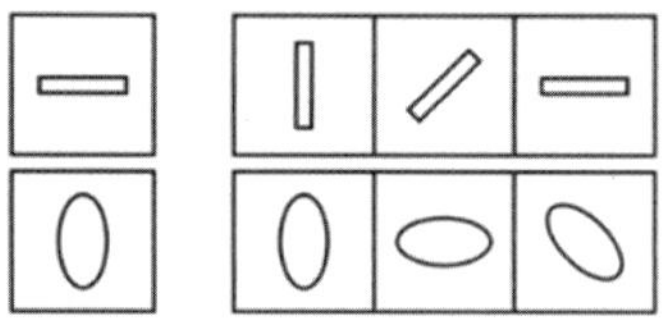

3) 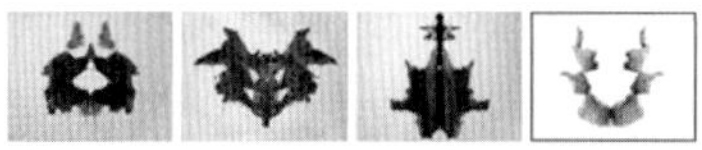

4) 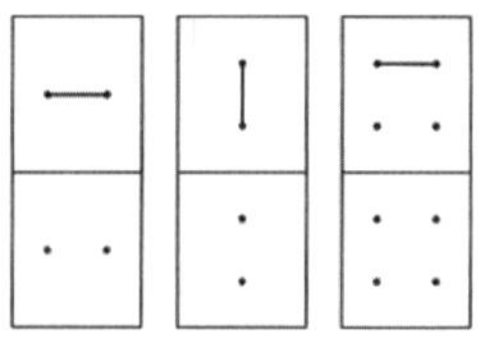

5) 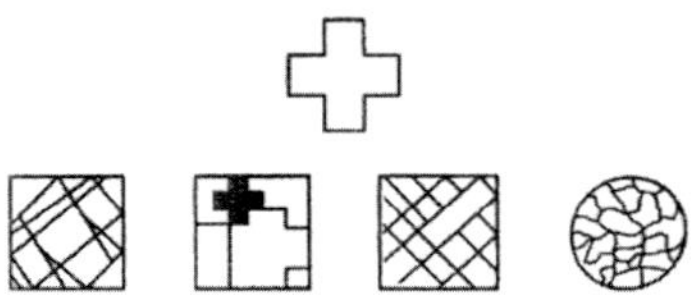

414~416. 다음의 사진을 확인하고 아래 각 문항에 대해서 가장 가능성 있는 정답을 한 가지 고르시오.

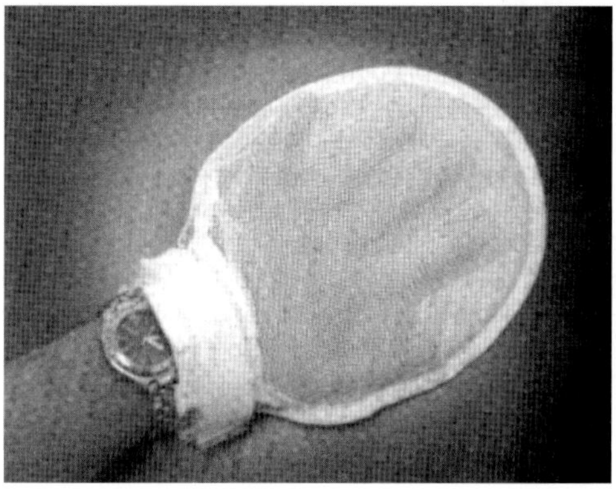

414 가장 관계 깊은 중재법은?

1) SI
2) NDT
3) PNF
4) CIMT
5) Rood

415 위 중재법의 대상환자는?

1) 화상
2) BPI
3) SCI
4) TBI
5) CVA

416 이 중재법을 적용하기에 적합한 대상자의 인지수준은?

1) MMSE 점수가 20점 이상인 환자
2) MMSE 점수가 22점 이상인 환자
3) MMSE 점수가 25점 이상인 환자
4) Allen cognitive level이 5 이상인 환자
5) Allen cognitive level이 6 이상인 환자

417~419. 다음의 그림을 확인하고 아래 각 문항에 대해서 가장 가능성 있는 정답을 한 가지 고르시오.

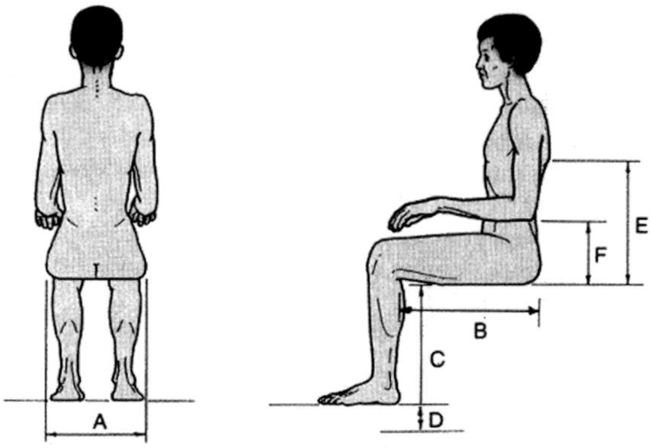

417

'seat depth'에 해당하는 것은?

1) A
2) B
3) C
4) D
5) E

418

측정 후 2인치를 빼야 하는 것은?

1) B
2) C
3) D
4) E
5) F

419

SCI C8 complete 환자의 E 측정방법은?

1) 시트에서 어깨 윗부분까지 측정
2) 시트에서 어깨뼈 중간까지 측정
3) 시트에서 목 중간 부분까지 측정
4) 시트에서 어깨뼈 아랫부분까지 측정
5) 시트에서 머리의 가장 아랫부분까지 측정

420~421. 다음의 표를 확인하고 아래 각 문항에 대해서 가장 가능성 있는 정답을 한 가지 고르시오.

MASS GRASP NORMS FOR MEN IN POUND
AVERAGE OF THREE TRIALS USING JAMAR DYNAMOMETER

Age	Hand	Mean	Standard Deviation	Range
20~24	R	121.0	20.6	91~167
	L	104.5	21.8	71~150
25~29	R	120.8	23.0	78~158
	L	110.5	16.2	77~139
30~34	R	121.8	22.4	70~170
	L	110.4	21.7	64~145

420 위 평가도구의 측정 자세로 옳은 것은?

1) 어깨관절 벌림
2) 아래팔 20° 엎침
3) 노뼈쪽 0~15° 편위
4) 팔꿉관절 120° 굽힘
5) 손목 관절 0~30° 폄

421 25세 남성 영역을 바르게 해석한 것은?

1) 왼손 쥐기 평균값은 110.5kg이다
2) 오른손 쥐기의 표준편차는 23이다
3) 왼손 쥐기 평균값은 16.2 파운드이다
4) 30세 남성보다 더 강한 쥐기 능력을 가졌다
5) 25~29세의 경우 오른손 평균값은 78~158이다

422~425. 다음의 사례를 읽고 아래 각 문항에 대해서 가장 가능성 있는 정답을 하나씩 고르시오.

▸ 환자정보

- 이름 : 홍○○
- 나이/성 : 52세/여
- 진단명 : Lt. ACA inf
- 교육 : 고졸
- 입원경로 : 응급실 내원 후 입원

▸ 주호소(C.C)

1. 운동의 장애
   - 마비된 팔의 느린 움직임으로 인해 불편함
   - 손으로 잡기는 가능하지만 놓기가 불가능함
2. 일상생활
   - 혼자 옷 입기가 불가능함
   - 화장실까지 이동하려면 보호자의 도움이 필요함

▸ 평가

1. 신체
   - Modified Ashworth scale : 1
   - PROM
     - U/E : full
     - L/E : full
   - Brunnstrom stage(arm : 5, hand : 4, leg : 2)
2. AD L : MBI 총점 61점

항목(item)	점수
개인위생	4
스스로 목욕하기	3
식사	8
화장실가기	5
계단오르기	5
옷입기	5
대변조절	10
소변조절	10
보행	3
의자/침대 이동	8
총점	61

422 홍 씨의 근긴장도는?

1) 근 긴장도가 없다
2) 전체 관절가동범위 대부분에서 저항이 있다
3) 수동적으로 움직이기 힘들 정도의 저항이 있다
4) 관절가동범위의 끝부분에서 약간의 저항이 있다
5) 전체 관절가동범위 중 반 이하에서 저항이 있다

423 홍씨의 마비된 손 기능은?

1) 구형쥐기가 가능하다
2) 모든 쥐기가 가능하다
3) 약간의 손가락 폄이 나타난다
4) 약간의 손가락 굽힘이 나타난다
5) 이제 막 갈고리 잡기가 시작되었다

424 홍 씨의 보행이 완전 독립일 경우 점수는?

1) 5
2) 8
3) 10
4) 12
5) 15

425 현재 MBI 총점은 61점이다. 결과해석은?

1) 완전(total) 의존
2) 심한(severe) 의존
3) 중간(moderate) 의존
4) 약간(mild) 의존
5) 최소(minimal) 의존

426~428. 다음의 그림을 확인하고 아래 각 문항에 대해서 가장 가능성 있는 정답을 한 가지 고르시오.

가.

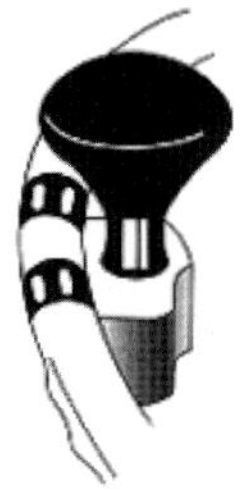

나

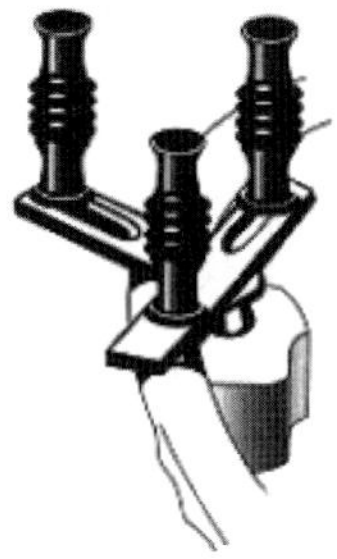

다.

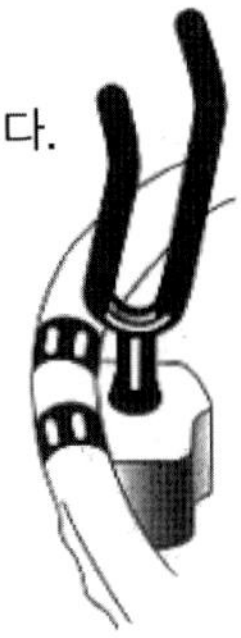

라.

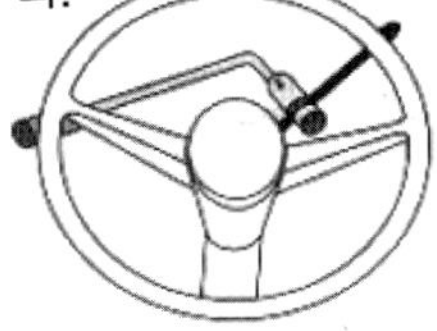

마.

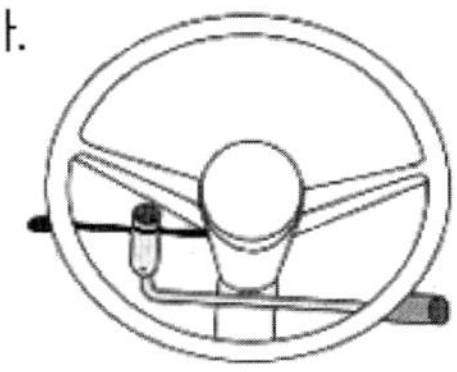

바.

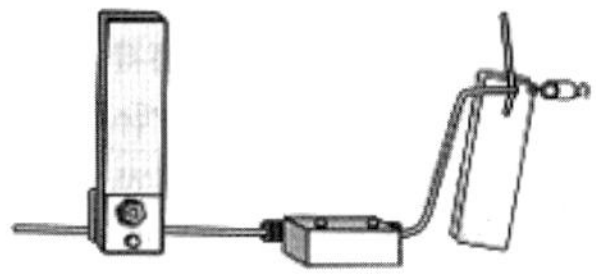

426 오른쪽 편마비 환자에게 필요한 장치로만 구성된 것은?

1) 가, 나
2) 라, 마
3) 마, 바
4) 라, 바
5) 나, 마

427 SCI C8 complete 환자에게 필요한 것은?

1) 가
2) 나, 다
3) 라, 바
4) 마, 바
5) 가, 나, 다

428 '다'를 적용해야 하는 질환은?

1) RA
2) SCI
3) BPI
4) CVA
5) CTS

429～431. 다음의 사진을 확인하고 아래 각 문항에 대해서 가장 가능성 있는 정답을 한 가지 고르시오.

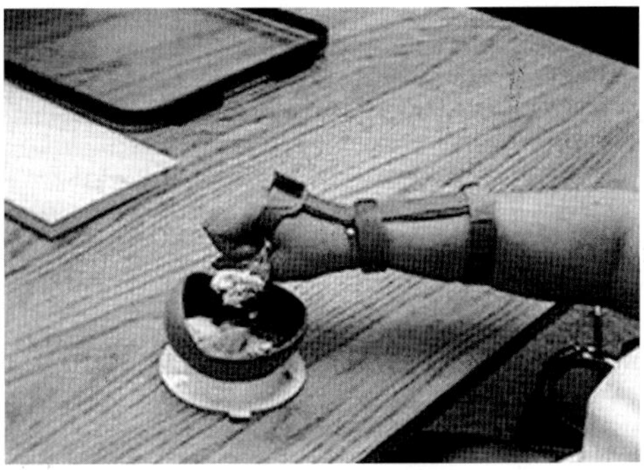

429 위와 같은 보조도구가 필요한 환자는?

1) RA 환자
2) 자신경 손상 환자
3) 정중신경 손상 환자
4) 겨드랑신경 손상 환자
5) 경수 5번 완전손상 환자

430 사용된 접근법은?

1) NDT 접근법
2) 재활적 접근법
3) 발달적 접근법
4) 생역학적 접근법
5) 브론스트롬 접근법

431 위와 같은 방법으로 독립적인 식사가 가능하다면 FIM 점수와 MBI 점수는?

1) FIM 6점, MBI 5점
2) FIM 6점, MBI 8점
3) FIM 7점, MBI 5점
4) FIM 6점, MBI 10점
5) FIM 7점, MBI 10점

432~434. 다음의 사례를 읽고 아래 각 문항에 대해서 가장 가능성이 있는 정답을 하나씩 고르시오.

진단명	뇌졸중 후 우측 편마비	
감각검사	촉각인식 : 정상 통각인식 : 정상	온도감각 : 정상 고유수용성 감각 : 경도 손상
MFT	어깨 폄 : 150도 어깨 벌림 : 150도 손을 후두부에 : 손바닥이 완전히 닿음 손을 등에 : 손가락이 척추에 닿음	잡기 : 공을 집어 올릴 수 있음 쥐기 : 연필과 동전을 집어 올릴 수 있음 입방체 운반 : 5초 동안 4개를 옮김 페그 보드 : 30초 동안 3개를 옮김
MBI	<옷 입고 벗기> 옷 준비, 보조 기구 착용, 옷 입고 벗기의 시작과 마무리 시에 보조를 해 주면 나머지 과정은 수행 가능하다	

432 Manual Function Test 상 우측 상지의 원점수는?

1) 20점 2) 21점 3) 22점
4) 23점 5) 24점

433 Modified Barthel Index 상 옷 입고 벗기 영역의 점수는?

1) 3 2) 4 3) 5
4) 8 5) 10

434 위 사례에 가장 적합한 감각 중재방법은?

1) 양 손을 깍지를 끼고 컵을 옮긴다
2) 손에 숫자를 쓰고 구분하는 연습을 한다
3) 무거운 나무토막과 가벼운 나무토막을 구별하는 연습을 한다
4) 면봉으로 피부에 점을 찍고 몇 개인지 구분하는 연습을 한다
5) 클립의 뾰족한 면과 둔한 면으로 뾰족함과 둔함을 구분하는 연습을 한다

435~437. 다음의 사례를 읽고 아래 각 문항에 대해서 가장 가능성이 있는 정답을 하나씩 고르시오.

▸ 증상
- 평상 시 턱이 벌어짐
- 음식물을 먹는 동안 흘림이 발생됨
- 과도한 침 흘림이 있으며 전반적으로 몸통이 앞으로 기울어져 있음

▸ 치료법
- 아동의 입 주변을 전동 진동기(vibrator)를 적용함
- 얼음을 이용해 아동의 입 주변을 짧게 문질러 줌

435 이 아동의 식사 시 사용할 수 있는 중재법으로 적합한 것은?

1) 아동의 팔에 무게를 추가하므로 식사를 돕는다
2) 보호자의 한 손을 이용해 아래턱을 지지해준다
3) 숟가락을 이용하는 식사 대신 NG 튜브를 이용한다
4) U-cuff를 사용하므로 독립적인 식사를 성취하게 한다
5) 보호자의 직접적인 도움보다는 안전을 위한 감독을 우선한다

436 위 증상들이 나타나는 원인은 무엇인가?

1) 고긴장
2) 저긴장
3) 감각 손상
4) 턱의 기형
5) 시너지 유발

437 위 치료에 해당하는 것은?

1) SI 접근법
2) PNF 접근법
3) NDT 접근법
4) Rood 접근법
5) Brunnstrom 접근법

438~441. 다음의 사례를 읽고 아래 각 문항에 대해서 가장 가능성이 있는 정답을 하나씩 고르시오.

다음은 Lt. ACA infarction 진단을 받은 45세 남성을 평가한 결과지이다

제1단계 A : 자기관리	중요도	
개인관리(옷 갈아입기, 목욕, 식사, 위생처리 등)	독립적인 옷입기	9
기능적 이동(옮기기, 실내, 실외의 이동)	혼자 화장실 가기	7
사회생활활동(교통수단의 이용, 쇼핑, 금융기관 이용)	은행업무 보기	5

438 이 남성의 진단을 통해 예상되는 것은?

1) 실독증의 발생이 예상된다
2) 운동성 실어증의 발생이 예상된다
3) 수용성 실어증의 발생이 예상된다
4) 인지의 장애는 없을 것으로 예상된다
5) 상지보다 하지의 손상이 더 클 것으로 예상된다

439 이 남성에게 사용된 평가도구는?

1) FIM
2) MBI
3) A-one
4) AMPS
5) COPM

440 위 남성의 ADL방법으로 옳은 것은?

1) 오른손을 소매에 먼저 넣는다
2) 좌변기의 높이를 높여야 한다
3) 옷 입기 시 RIC 스플린트를 사용한다
4) 상의를 벗을 때 오른쪽 팔을 먼저 벗는다
5) 계단을 오를 때 오른쪽 다리를 먼저 계단에 올린다

441 치료사가 이 남성에 대해 첫 평가를 모두 마칠 경우 얻게 되는 결과는?

1) 중요도, 수행도, 만족도, 총점
2) 중요도, 수행도, 만족도, 독립성척도
3) 중요도, 수행도, 만족도, 의존성척도
4) 중요도, 수행도, 만족도, 수행도의 변화
5) 중요도, 수행도, 만족도, 만족도의 변화

442~444. 다음의 사례를 읽고 아래 각 문항에 대해서 가장 가능성 있는 정답을 하나씩 고르시오.

차○○ 여성 환자는 현재 62세이고 석달 전 Rt. CVA(Rt. MCA lesion)로 본원에 입원하여 일주일 후 퇴원 예정이다. 현재 남편과 둘이 함께 살고 있으며 남편이 일을 하러 나가는 오전 9시에서 오후 5시까지는 집에 혼자 있어야 한다. 보행은 지팡이가 있으면 독립적으로 가능하다. 현재 증상은 Lt. Hemiparesis와 Lt. visual field deficit, hemi-inattention이다. 그녀는 남편이 없을 때 혼자 스스로 밥을 차려먹어야 하고, 간단한 집안일을 하고 싶어 한다

442 이 환자와 관련 있는 것은?

1) 복시
2) 실인증
3) 시각무시
4) 집중력 장애
5) 깊이 지각 손상

443 이 환자가 겪을 수 있는 일상생활의 불편함은?

1) 날짜를 자꾸 헷갈려 함
2) 사람 얼굴을 구별하기 어려움
3) 왼쪽 어깨를 문에 자주 부딪힘
4) 사물의 이름을 기억하기 어려움
5) 상대방의 말을 이해하기 어려움

444 이 환자를 위한 적절한 중재방법은?

1) 사시 수술을 추천한다
2) 물건에 이름을 써서 붙여준다
3) 약 복용 시 알람을 맞춰놓는다
4) 시야의 오른쪽 절반을 가려준다
5) 의사를 정확하게 표현하는 연습을 한다

445~449. 다음의 사례를 읽고 아래 각 문항에 대해서 가장 가능성이 있는 정답을 하나씩 고르시오.

▶ 대상
- 만 5세 남아

▶ 관절가동범위
- 관절을 전범위로 움직일 수 있으나, 중간 각도에서 적절하게 조절하지 못하기 때문에, 관절가동범위의 끝부분에서만 움직임을 멈출 수 있음

▶ 자세조절
- 가만히 앉아 있을 때 머리를 바로 유지할 수 있으나, 입이나 팔다리를 움직이려고 하면 머리조절이 어려움
- 바닥에서 고관절을 외전 및 외회전한 앉기 자세는 유지할 수 없음

▶ 어깨와 팔
- 좌측과 우측 모두 팔뻗기를 할 때 근위부가 움직이면 손을 정확하게 위치할 수 없기 때문에, 팔꿈치를 신전함으로써 근위부를 고정함

▶ 손목과 손
- 좌측과 우측 모두 큰 물건잡기나 원통(cylindrical)잡기는 가능. 딱딱한 물건은 잡을 수 있으나, 부드러운 물건은 손에서 부서짐. 손사용 시 팔꿈치를 테이블에 고정하여 근위부 고정

▶ 이동
- 가슴부분을 받쳐주거나 손을 잡아서 머리 위치까지 들어주면, 천천히 걸을 수 있음
- 발의 앞꿈치가 바닥에 닿자마자, 고관절과 무릎을 구부리기 때문에, 걸음 사이에 안정성을 유지할 시간이 거의 없음
- 워커를 사용할 때 체중을 지지하는 팔을 지속적으로 유지할 수 없음. 수동휠체어를 사용할 때 손을 바퀴에 위치하거나 유지하기가 어렵기 때문에, 독립적인 추진을 할 수 없음

445 위 아동의 운동조절장애 유형은?

1) rigidity
2) athetoid
3) flaccidity
4) spasticity
5) hypotonia

446 위 아동에서 추정되는 중추신경 손상 영역으로 가장 가능성이 높은 것은?

1) 소뇌
2) 바닥핵
3) 보완운동겉질
4) 일차운동겉질
5) 일차감각겉질

447 위 아동을 평가할 때 가장 우선적으로 고려할 이론적 모델은?

1) 습득 이론의 틀
2) 시지각 이론의 틀
3) 대상관계 이론의 틀
4) 생체역학 이론의 틀
5) 감각통합 이론의 틀

448 위 아동에게 우선적으로 고려할 중재목표는?

1) 촉각자극
2) 근력증진
3) 관절가동범위 증진
4) 시너지패턴을 통한 근긴장도 증진
5) 관절가동범위 중간범위에서 움직임 증진

449 위 아동에게 필요한 보조도구로 가장 적절한 것은?

1)

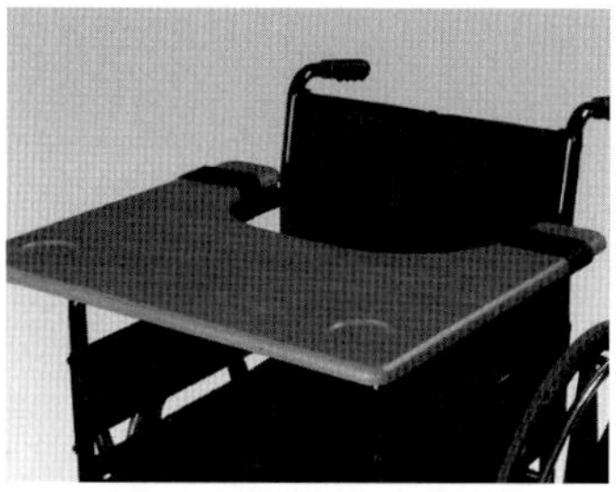

2)

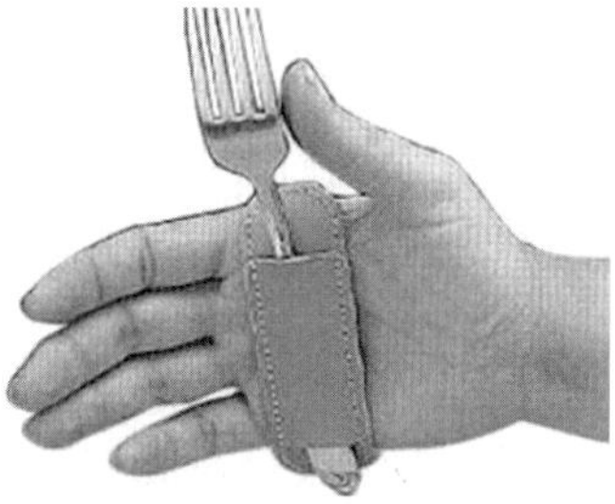

3)

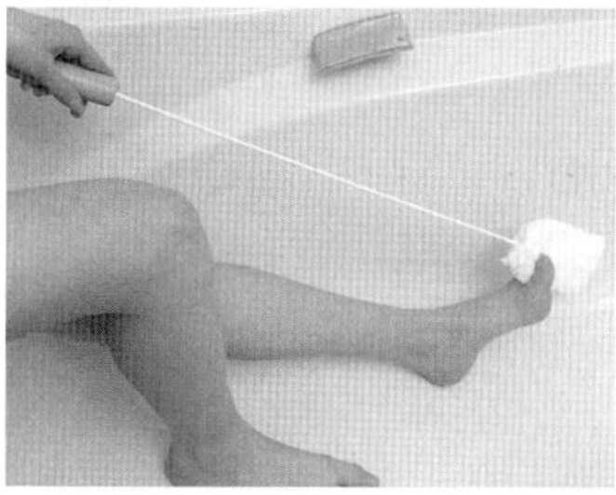

4)

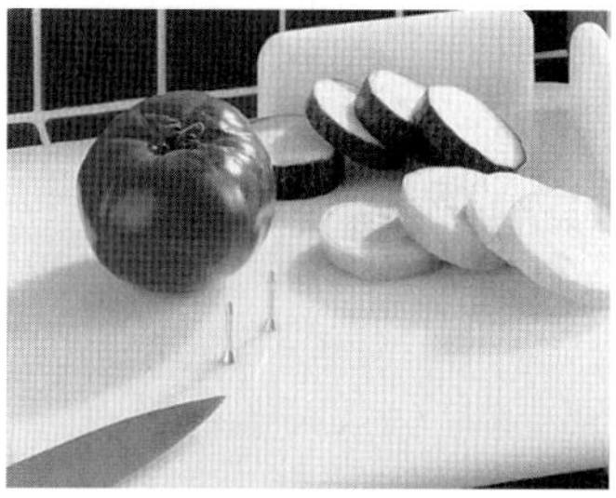

5)

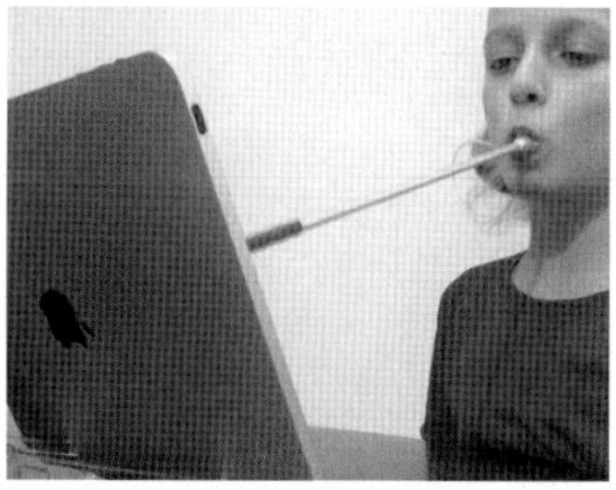

450～452. **다음의 사례를 읽고 아래 각 문항에 대해서 가장 가능성이 있는 정답을 하나씩 고르시오.**

▸ 환자정보
- 나이/성별 : 58세/남자
- 진단 : 왼쪽 편마비
- 학력 : 대학원 졸업
- 직업 : 의사
- 발병 : 2014년 4월
- 작업치료 의뢰시기 : 2014년 5월

▸ 관찰 내용
- 병실에서 치료실로 걸어올 때 왼쪽의 사물을 주로 부딪힘
- 식사 시 왼쪽 얼굴에 음식이 묻었는지 잘 모름
- 보호자와 항상 동행해서 다님

▸ 평가
- ADL
- K-MBI 88/100 : 대소변 조절 가능하며, 식사하기, 개인위생, 옷 입기에서 최소의 도움이나 감시로 가능하며 목욕하기 및 보행하기, 계단 오르기에서 중증도의 도움이 필요
- K-MMSE 28/30 : 기억력과 주의집중에서 감점
- MVPT 17/36
  - Response score Rt 28/15, Lt 8/21
  - Performance behavior score Rt 12/15, Lt 5/21
- Sensory : light touch Lt impaired Rt intact

450 위 환자에 대한 중재로 적절하지 못한 것은?

1) 컴퓨터를 이용한 지각 훈련을 실시한다
2) 길 찾기에서 방향에 대한 cue를 제공한다
3) 왼쪽 기준선을 따라서 글씨쓰기 훈련을 실시한다
4) 항상 환자의 환측으로 접근하도록 보호자에게 교육한다
5) TV, 문, 전화기를 오른쪽 배치시켜 환자가 접근하기 쉽도록 한다

451 위 환자의 일상생활에서 나타날 수 있는 문제점이 아닌 것은?

1) 먼 곳을 바라보는 것에 어려움을 겪는다
2) 접시 왼쪽에 놓여 있는 음식 먹는 것을 잊는다
3) 면도할 때나 화장할 때 얼굴의 왼쪽 부분을 잊는다
4) 친숙한 장소나 병원에서 길을 찾는 데 어려움을 겪는다
5) 옷 입기에서 단추 잠그기나 지퍼 올리기에 시간이 많이 소요된다

452 위 환자에 추가로 평가해야 할 항목으로 가장 거리가 먼 것은?

1) CDR
2) Line crossing test
3) Trail-making test
4) Star cancellation test
5) NCSE(Neurobehavioral Cognitive Status Examination)

453~454. 다음의 사례를 읽고 아래 각 문항에 대해서 가장 가능성 있는 정답을 하나씩 고르시오.

A : 자, 이제 일주일 동안 어떻게 지냈는지 이야기 해봅시다
B : 저는 요즘 기분이 우울합니다
A : 그래요? 무슨 일이 있으셨나요?
C : 그런 이야기는 재미없어요. 어제 본 텔레비전 이야기나 하지요
A : 그래도 우리 B씨의 이야기를 들어봅시다
B : 친구들이 요즘 도통 전화 연락이 없어서 그런가봐요. 그렇지만 제가 기분이 우울할 때 하는 행동이 있어요, 엄마가 알려준건데요. 기분이 우울할 때 머리를 100번 빗으면 기분이 좋아져요

453 C 환자에게 문제가 있는 사회적 상호작용 기술은?

1) Looks
2) Touches
3) Questions
4) Transitions
5) Turns toward

454 B 환자의 수행 패턴은 어디에 속하는가?

1) Habits 습관
2) Routines 일상
3) Rituals 의식
4) Roles 역할
5) Advocacy 옹호

455～457. 다음의 사례를 읽고 아래 각 문항에 대해서 가장 가능성이 있는 정답을 하나씩 고르시오.

▸ 대상
- 만 67세 여성

▸ 인지기능
- 지남력 : 시간, 장소, 사람 모두 이상 없음
- 최근 일들과 현재 벌어지는 세상사에 대한 지식이 감소함
- 순차적 빼기에서 집중력 장애가 발견됨
- 혼자서 새로운 길을 가거나 금전관리에 어려움이 있음

▸ 정신 기능
- 하루 종일 기분이 쳐지고 무기력해서 움직이지 않으려 함
- 집에서 실을 뽑는 기계소리가 들린다고 호소함

▸ 일상생활활동
- 스스로 먹기, 몸단장하기는 가능함
- 기운이 없고 하려는 의지가 결여되어 보호자가 지시하면 가벼운 비누칠, 샤워 가능함
- 스스로 상의, 하의 모두 갈아입을 수 있음
- 요실금이 있어 1일 1회 정도 실수가 발생

455 Global Deterioration Scale 상에서 위 환자의 추정 단계는?

1) 초기 치매
2) 중기 치매
3) 경미한 인지장애
4) 중등도 인지장애
5) 매우 경미한 인지장애

456 위 환자에서 보이는 정신기능장애는?

1) 환각
2) 착란
3) 착각
4) 공감감
5) 비현실감

457 FIM상에서 위 환자의 배뇨조절 점수는?

1) 2점
2) 3점
3) 4점
4) 5점
5) 6점

458~460. 다음의 사례를 읽고 아래 각 문항에 대해서 가장 가능성이 있는 정답을 하나씩 고르시오.

▶ 환자정보
- 나이/성별 : 64세/남자
- 진단 : 오른쪽 편마비
- 발 병 : 2014년 4월
- 작업치료 의뢰시기 : 2014년 3월

▶ 관찰 내용
- 코에 큐브를 삽입하고 있음
- 대화시 문장을 말하지 못하고, 간단한 단어로만 의사소통을 함
- 주로 고개를 아래로 숙이고 있으며, cue를 주면 잠깐 고개를 들어 올리는 정도임

▶ 평가
- K-MBI 5/100
  - 옷 입기에서 소매와 바지에 팔다리에 넣기는 가능
  - 이동하기에서 최대한의 도움으로 이동함
  - 대부분의 일상생활은 전체 도움이 필요함
- K-MMSE 3/30
  - 지남력에서 계절, 나라, 현재장소에서만 정확히 대답함
  - 대부분의 평가는 수행하기 어려움

458 위 환자의 문제점으로 적절하지 못한 것은?

1) 실어증
2) 연하곤란 장애
3) 최대 도움의 일상생활 수준
4) 오른쪽 상지의 운동기능약화
5) 전반적인 인지·지각기능 손상

459 위 환자의 중재에 대한 내용이다. 적절한 것은?

1) 환자에게 복잡한 과제를 제공한다
2) 왼손으로 일상생활훈련을 시작한다
3) 양측 상지에 다양한 감각자극을 제공한다
4) 환자에게 강제유도훈련(CIMT)을 시도한다
5) 컴퓨터를 이용한 다양하고 어려운 인지재활 훈련을 실시한다

460 인지·지각 훈련에 대한내용이다. 적절한 것은?

1) 3단계 언어지시 따르기 훈련을 실시한다
2) 질문 시 환자에게 최대한 자세하게 설명한다
3) 새로운 환경에 노출시켜 주위를 환기시킨다
4) 친숙한 물건 및 활동으로 주의집중시간을 늘린다
5) 시간 → 장소 → 사람 순서로 지남력 훈련을 실시한다

461~462. 다음의 사례를 읽고 아래 각 문항에 대해서 가장 가능성이 있는 정답을 하나씩 고르시오.

▶ 환자정보
- 나이/성별 : 61세/여자
- 진단 : 오른쪽 편마비
- 발병 : 2013년 11월
- 작업치료 의뢰시기 : 2014년 2월

▶ 관찰 내용
- 코와 목에 튜브를 삽입하고 있다
- 말할 때 쉰 듯한 목소리를 내며 소리가 작다
- 어깨를 90° 이상 올리면 통증을 호소한다

▶ 평가
- K-MBI 78/100
  - 용변처리, 계단오르기, 목욕하기에서 중증도 도움이 필요
  - 옷입기에서 단추 잠그기 및 지퍼 올리기에서 약간의 도움이 필요
  - 계단오르기, 보행, 이동에서 최소의 도움 및 감시가 필요
- K-MMSE 26/30
  - 장소지남력과 주의집중 및 계산에서 감점
- MFT Rt 28/30 Lt 30/32
  - 오른쪽 상지 앞으로 올리기, 입방체 옮기기, 페그 꽂기에서 감점
  - 왼쪽 입방체 옮기기, 페그 꽂기에서 감점

461 위 환자의 연하곤란장애 중재에 관한 내용이다. 적절하지 않은 것은?

1) 음식을 삼킬 때 소량부터 실시한다
2) 턱을 아래로 당기고 삼킴을 유도한다
3) 물을 마신 후 기침을 하도록 유도한다
4) 침상에서 누워서 빨대로 물 마시기 훈련을 한다
5) 음식을 삼킨 후 입안에 잔여물이 남았는지 확인한다

462 위 환자의 상지 훈련에 대한 내용이다. 추천되는 활동은?

1) 깍지를 낀 후 머리 위로 올리기를 한다
2) 동전집기 및 펜 뚜껑 열기 활동을 한다
3) 오버헤드 풀리로 팔을 180° 올리기를 한다
4) 양측으로 노젓기로 교차적인 시너지 운동을 만든다
5) 견관절이 통증이 있는 부분까지 관절가동운동을 한다

463～464. 다음의 사례를 읽고 아래 각 문항에 대해서 가장 가능성이 있는 정답을 하나씩 고르시오.

▸ 대상 환자의 상태
- 물을 삼킴 시 컵이나 빨대로 이용한 모든 자세에서 흡인이 됨
- 요플레 섭취 시 구강 내 삼킴이 지연됨
- 구강, 혀 위, 경구개에 음식 잔여물이 남아 있음
- 응집력이 있는 음식에선 흡인이 되진 않으나, 물 성분은 흡인이 됨

463 **위 환자에게 연하재활 치료 시 적용할 수 있는 음식으로 적절한 것은?**

1) 물
2) 죽
3) 크림스프
4) 과일주스
5) 아이스크림

464 **위 환자의 연하장애 중재 내용이다. 적절하지 않은 것은?**

1) 환자 시야 내 음식물을 제공한다
2) 환자가 음식의 양을 결정하도록 한다
3) 음식을 삼킨 후 목소리를 내도록 한다
4) 턱은 당겨진 상태에서 삼킴 훈련을 실시한다
5) 치료사는 측면잡기 또는 정면잡기 방법을 사용한다

465～466. 다음의 사례를 읽고 아래 각 문항에 대해서 가장 가능성이 있는 정답을 하나씩 고르시오.

클라이언트는 40세 여성으로 감각 검사 결과, 양쪽 모두 팔의 가쪽위관절융기(lateral epicondyle) 이상의 감각 신경 영역에는 이상이 없었으나, 엄지손가락과 가운데손가락에서 감각이 약간 둔하다고 호소하였고, 새끼손가락 이하에서는 감각을 전혀 느끼지 못한다고 보고 하였다. 근력 평가 결과, 팔굽치 굽힘근(elbow flexor)은 좌우 모두 정상 근력을 보였고 손목 폄근(wrist extensor)은 좌우 모두 good plus의 근력 등급을 보였다. 팔굽치 폄근(elbow extensor)은 우측은 good minus, 좌측은 fair plus의 근력을 유지하고 있었으나, 손가락 굽힘근(finger flexor)은 좌우측 모두 능동적인 움직임이 거의 보이지 않았다

COPM을 통한 반구조화된 면접 결과, 클라이언트는 기본 일상생활 영역에서 식사하기, 컴퓨터 사용, 독서하기, 전화하기를 중요한 일상생활과제로 선택하였다

465 위 환자의 진단은?

1) C_5 / C_5(Sensory), C_6 / C_6(Motor) Tetraplegia
2) C_5 / C_5(Sensory), C_7 / C_7(Motor) Tetraplegia
3) C_5 / C_5(Sensory), C_8 / C_8(Motor) Tetraplegia
4) C_6 / C_6(Sensory), C_7 / C_6(Motor) Tetraplegia
5) C_6 / C_6(Sensory), C_8 / C_7(Motor) Tetraplegia

466 위 환자의 일상생활활동 수행도를 증진하기 위한 보조기는?

1) Cock up splint
2) Suspension sling
3) Lumbrical bar splint
4) Short opponens splint
5) Wrist driven flexor hinge splint

467～469. 다음의 사례를 읽고 아래 각 문항에 대해서 가장 가능성이 있는 정답을 하나씩 고르시오.

Praxis	Pegboad Construction
Motor Imitation	Block Design
Utilization of Objects	Pegboard Construction
Symbolic Actions	Block Design
Visuomotor Organization	Reproducion of puzzle
Copy Geometric Forms	Drawing a Clock
Two Dimensional Model	

467 위 평가도구는 무엇인가?

1) AMPS
2) EDPA
3) COPM
4) LOTCA 2
5) PDMS 2

468 치료사가 "이 디자인 옆에 모형을 구성해보세요."라고 이야기 한 후 구성이 어렵자 "이번에는 디자인 위에 모형을 구성해보세요."라고 말했다면 어떤 항목인가?

1) block design
2) copy geometric form
3) reproduction of puzzle
4) peg board construction
5) two dimensional model

469 만약 위 모형을 두 번째 수행 만에 잘 수행했다면 몇 점인가?

1) 1
2) 2
3) 3
4) 4
5) 5

470~472. 다음의 사례를 읽고 아래 각 문항에 대해서 가장 가능성이 있는 정답을 하나씩 고르시오.

작업치료사는 외상성뇌손상(TBI) 환자인 김○○씨를 어떤 평가도구를 사용하고 있다
치료사 : 자, 여기보세요. 오른손을 이용해 오른쪽에 있는 핀을 하나 집습니다. 그리고 오른쪽 줄의 가장 위쪽에 핀을 넣으세요. 이렇게요
김 씨 : 예
치료사 : 그리고 동시에 왼손으로는 와셔(washer)를 집어 핀에 넣어주세요. 이번에는 동시에 오른손으로 원통 모양의 카라(collar)를 집어 다시 핀에 넣으시고, 마지막으로 왼손으로 다시 와셔(washer)를 이렇게 집어 카라(collar) 위에 올립니다. 여기까지가 첫 번째 조립의 완성입니다
김 씨 : 아…. 예
치료사 : 순서는 핀, 와셔, 카라 그리고 와셔의 순입니다. 그리고 다시 두 번째 조립을 같은 순서와 방식으로 하시면 됩니다. 자, 지금부터 조립을 연습을 하도록 하겠습니다
김 씨 : 예
치료사 : 자, 충분히 연습하셨죠?
김 씨 : 예
치료사 : 그럼, 멈추시고요. 모든 부품들을 제자리로 옮겨 놓으세요. 제가 '시작'이라고 말하면 최대한 빠르게 조립을 하셔야 합니다. 제가 멈추라고 할 때까지 하세요
김 씨 : 예
치료사 : 준비…. 시작!

470 이 항목의 수행시간은?

1) 30초
2) 1분
3) 2분
4) 3분
5) 5분

471 김○○씨가 사용하고 있는 평가도구는?

1) Box & Block Test
2) 9-Hole Pegboard Test
3) Purdue Pegboard Test
4) Grooved Pegboard Test
5) O'onnor Finger Dexterity Test

472 측정 시간 내에 8개의 조립을 완성했다면 김○○씨의 점수는?

1) 8점
2) 16점
3) 32점
4) 64점
5) 80점

473~474. 다음의 사례를 읽고 아래 각 문항에 대해서 가장 가능성이 있는 정답을 하나씩 고르시오.

▸ 성명 : 김○○　　성별 : 남　　연령 : 6세
▸ 진단명 : Muscular dystrophy
▸ 지능 : 125
▸ 부모의 직업 : 교사
▸ 보행방법 : 휠체어
▸ 작업치료의 목표
- 독립적인 기능 유지
- 신체 변형의 방지
- 사회 참여의 기회 제공

▸ 주요 기능
- 휠체어를 이용한 실내 이동이 독립적임
- 보조도구를 사용할 경우 식사는 독립적임
- 인지의 장애 및 언어의 장애는 없음

▸ 주요 증상
- 보행의 어려움
- 종아리의 비대
- Gower's sign

473 위 아동에게 적절한 접근법은?

1) CIMT
2) SI approach
3) NDT approach
4) Rood approach
5) rehabilitation approach

474 위 아동이 지닌 질환의 원인은?

1) 약물중독
2) 대사이상
3) 바이러스 감염
4) X 염색체 이상
5) 중추신경계 퇴행

475~477. 다음의 사례를 읽고 아래 각 문항에 대해서 가장 가능성이 있는 정답을 하나씩 고르시오.

> 25세 남성은 교통사고로 인해 SCI C_6, ASIA-A라는 진단을 받았다. 이 남성을 위해 작업치료사는 일상생활 보조도구를 직접 제작하여 적용하고자 한다. 현재 남성은 작업치료실에서 식사 훈련과 옷입기 훈련을 받고 있다

475 이 남성에게 적절한 보조도구는?

1) MAS
2) RIC splint
3) Button hook
4) Swivel spoon
5) Rocking knife

476 남성의 상지 기능은?

1) 손목 폄을 만들 수 있다
2) 팔꿈치를 펴시킬 수 있다
3) 손목 굽힘을 만들 수 있다
4) 엄지손가락을 굽힐 수 있다
5) 주먹 쥐기는 어렵지만 펴기는 가능하다

477 이 남성에게 기대되는 옷 입기 기능은?

1) 상의와 하의 모두 의존적이다
2) 상의와 하의 모두 독립적이다
3) 상의는 독립적이고 하의는 의존적이다
4) 상의는 의존적이고 하의는 독립적이다
5) 상의는 약간의 도움이 필요하며, 하의는 완전 의존적이다

478~479. 다음의 사례를 읽고 아래 각 문항에 대해서 가장 가능성이 있는 정답을 하나씩 고르시오.

김○○ 환자는 75세의 여성으로 황반변성으로 인해 작업치료가 의뢰되었다. 1년 전에 진단을 받았으며, 남편은 사망하였고, 집에서 혼자 생활하는 것에 어려움을 겪고 있다. 교직에 근무하다가 은퇴한 후 남편이 사망하기 전까지 함께 등산을 즐겼으며, 뜨개질, 독서, 요리 하기를 좋아하였는데 황반변성을 앓기 시작하면서 그만 두게 되었다. 현재 작업치료 평가와 치료가 의뢰되었다. 그녀가 원하는 우선적인 목표는 가능한 지금의 생활을 유지하는 것이다

478 이 여성에게 적절한 중재 방법은?

1) 가벼운 휠체어
2) 텔레비전 자막 표시
3) 서랍에 이름표 붙이기
4) 큰 활자로 된 전화기 제공
5) 잠자기 전 액체 섭취 줄이기

479 이 여성에게 추천하기 가장 <u>어려운</u> 활동은?

1) 공원 걷기
2) 찰흙공예
3) 종이 접기
4) 바늘공예
5) 조립 활동

480~481. 다음의 사례를 읽고 아래 각 문항에 대해서 가장 가능성이 있는 정답을 하나씩 고르시오.

▸ 성명 : 오○○　　성별 : 남　　연령 : 12세
▸ 진단명 : 뇌성마비, 양지마비
▸ 지적수준 : 정상
▸ 기능수준
- 독립적 보행이 가능하나 hip adduction & internal rotation, ankle plantar flexion 된 상태로 걸음
- 오른쪽 상지기능 : 뻗기, 잡기, 놓기, 손안조작 가능
- 왼쪽 상지기능 : 뻗기는 가능하나 경미한 손목 굽힘이 관찰됨. 잡기와 놓기가 가능하나 기능적 사용에 제한적임. 손안조작은 불가
- 우세 손 : 오른 손
- 경미한 촉각방어 동반

▸ 부모의 욕구 : 일상생활에서 왼손을 적극적으로 사용하길 희망함

480 오○○ 아동이 주로 사용하는 걷기 형태는?

1) 계상 보행(steppage gait)
2) 원회전 보행(circumduction gait)
3) 가위 보행(scissor gait)
4) 편마비 보행(hemiplegic gait)
5) 실조형 보행(ataxia gait)

481 부모의 욕구를 고려한 적절한 중배 방법은?

1) 루드 접근법(Rood approach)
2) 보이타 치료(Vojta approach)
3) 감각 통합 치료(sensory integration)
4) 윌버거 프로토콜(Wilbarger protocol)
5) 강제 유도 움직임 치료(Constraint Induced Movement Therapy)

482~484. 다음의 사례를 읽고 아래 각 문항에 대해서 가장 가능성 있는 정답을 하나씩 고르시오.

43세 여성은 휠체어를 타고 보호자와 함께 작업치료실에 처음 왔으며, 작업치료사와 함께 초기평가를 실시하고자 한다. 환자는 2개월 전에 왼쪽 중간대뇌동맥 경색으로 오른쪽 팔다리에 편마비가 있는 상태이고 현재 재활을 위해 입원중이다

신경학적 검사를 실시하여 Lancho los Amigos에서 경도(mild) 상태이며 간이 정신상태 검사(MMSE)에서 24점으로 검사되었다. 오래전, 최근 일들 모두 양성반응이었고, 시간, 장소, 사람 모두 양성반응이었다. 듣기 양성, 읽기 음성, 유창성 음성으로 평가되었다

482 위 환자의 신경학적 검사 결과와 관련된 환자상태로 옳은 것은?

1) 환자의 기억력은 상실된 상태이다
2) 환자의 언어기능은 정상 상태이다
3) 환자의 인지상태는 정상 상태이다
4) 환자의 정신상태는 심각한 손상 상태이다
5) 환자의 지남력은 손상된 상태이다

483 위 환자의 손상된 혈관의 경색으로 나타날 수 있는 증상으로 옳은 것은?

1) 실조증이 나타난다
2) 의도성 진전이 나타난다
3) 팔보다 다리에 많이 침범된다
4) 무도무정위 동작이 나타난다
5) 얼굴에서 마비증상이 나타난다

484 위 환자의 평가 내용에서 추가적인 신경학적 검사 항목으로 옳은 것은?

1) 기억력 검사
2) 인지기능 검사
3) 정신상태 검사
4) 언어기능 검사
5) 지남력 검사

485~486. 다음의 사례를 읽고 아래 각 문항에 대해서 가장 가능성 있는 정답을 하나씩 고르시오.

▸ 성명 : 홍길동　　성별 : 여　　연령 : 15세
▸ 진단명 : 사지마비
▸ 발병 : 만 6세
▸ 우세 손 : 오른쪽
▸ 일반적 상태 : 안면부에 비대칭적인 외형
▸ 기능수준
- 오른쪽 상지기능 : dystonia 형태가 나타남
- 왼쪽 상지기능 : hypertonia 형태가 나타남
- 삼킴 기능 : NG tube를 이용함

▸ 부모의 요구 : 가정에서 일부 음식을 구강으로 먹을 수 있기를 희망

485 **치료사는 올바른 자세를 통해 식사 중재를 제안하였다면 이 접근법은?**

1) 회복적 접근
2) 생체역학적 접근
3) 인지적 접근
4) 신경발달적 접근
5) 보상적 접근

486 **치료사의 조언으로 가장 거리가 먼 것은?**

1) 양 발이 바닥에 닿게 한다
2) 턱을 당긴 자세로 유지한다
3) 골반을 후방으로 기울이게 한다
4) 음식물을 응시하는 자세를 취하게 한다
5) 삼킴 시 고개를 오른쪽으로 돌리게 한다

487～489. 다음의 사례를 읽고 아래 각 문항에 대해서 가장 가능성이 있는 정답을 하나씩 고르시오.

최○○ 환자는 50세 때 손과 발에 힘이 없어지면서 서서히 팔과 다리 쪽으로 마비가 진행되면서 근육약화와 위축이 진행되었다. 걷다가 넘어지는 경우가 많아져서 51세 이후로는 휠체어를 타고 있고, 사지의 근력이 약해져서 보행은 완전히 불가능하다. 밥을 먹고 삼키는 것에 어려움이 있고 일상생활을 거의 스스로 하지 못하지만 감각과 인지는 거의 정상이다. 검사 결과 척수 운동신경에 퇴행성 변화가 진행되고 있는 것으로 나타났다

487 이 환자의 진단명은?

1) 근육병
2) 헌팅턴병
3) 다발성경화증
4) 길랑-바레 증후군
5) 근육위축가쪽경화증

488 이 환자의 식사를 도와주기 위한 작업치료 중재방법은?

1) 물기 반사를 억제시킨다
2) 손잡이가 긴 수저를 제공한다
3) 농도를 걸쭉하게 해서 제공한다
4) 얼굴의 안면 근육 운동을 시행한다
5) 고개를 옆으로 돌리고 음식을 삼키도록 한다

489 이 환자의 단계가 6단계라면 적절한 작업치료 중재방법은?

1) 수동적 관절 운동
2) 지구력 향상 운동
3) 에너지 보존 방법 교육
4) 일의 단순화 기술 교육
5) 독립적인 운전을 위한 자동차 개조

490~492. 다음의 사례를 읽고 아래 각 문항에 대해서 가장 가능성 있는 정답을 하나씩 고르시오.

▸ 성명 : 오○○ 성별 : 남 나이 : 만 10세
▸ 우세손 : 왼손
▸ 지적 수준 : 정상
▸ 일반적인 양상(general impression) : 오른쪽으로 뒤뚱거리는 걸음으로 걸어 들어옴
▸ 대근육 운동(gross motor)
- 책상 앉기(table sitting)
  - 왼쪽 다리를 굽혀 의자아래에 위치하고 몸통을 오른쪽 측면 굽힘/회전(Rt. lateral bending/rotation)시켜 왼쪽엉덩이로 체중을 지지함
  - 책상 앉기 자세에서 오른손을 이용한 활동 시 종종 왼쪽팔과 몸통을 책상에 기대 체중을 지지함

▸ 소근육 운동(fine motor)
- 뻗기/잡기/놓기(reach/grasp/release)
  - abnormal flexor pattern으로 인해 오른쪽 상지를 완전히 뻗을 수 있지만 약간의 손목 굽힘(wrist flexion)동작이 나타남. 인지적 보상을 시도할 경우 손목을 중립 위치(neutral position)로 유지가능
  - 오른손 원통쥐기(cylindrical grasp)로 물감을 잡고 놓음
- 양측 손 사용(bilateral hand use)
  - 파레트를 들 때 양손을 이용해서 들 수 있으나 오른쪽으로 기울어짐
  - 이때 오른손의 참여는 주먹을 쥐고 엎침(pronation)자세로 파레트를 지지하는 수준임
  - 왼손으로 물감을 짜놓고 붓으로 섞을 수 있으며, 밑그림을 그림
- 도구 사용(use of tools)
  - 오른 손 원통쥐기로 붓을 잡지만 실수가 많음
  - 실수가 반복되자 손가락에 직접 물감을 묻혀 그리기를 시도함

▸ 근 긴장도(muscle tone)
- U/Ex
  Rt. > Lt.
  proximal < distal
- L/Ex
  Rt. > Lt.
  proximal < distal

490 위 아동에게 의심되는 질환으로 가장 적절한 진단은?

1) Autistic spectrum disorder
2) Rt. hemiplegia d/t Cerebral palsy
3) Quadriplegia d/t Traumatic brain injury
4) Lt. hemiplegia d/t Cerebral infarction
5) Down syndrome

491 아동의 운동기능을 고려할 때 불가능한 활동은?

1) 자크 달린 옷 입기
2) 포크로 식사하기
3) 양말 신기
4) 숟가락으로 식사하기
5) 신발 끈 묶기

492 아동의 오른쪽 상지기능을 위한 회복적 접근에서 다음 목표는?

1) 팔꿈치 펴기(elbow extension)
2) 어깨의 안정성(shoulder stability)
3) 체간조절(trunk control)
4) 노측 잡기(radial prehension)
5) 손가락 — 손바닥 이동(finger to palm translation)

493~494. 다음의 사례를 읽고 아래 각 문항에 대해서 가장 가능성이 있는 정답을 하나씩 고르시오.

72세 남성 노인이 작업치료실에 내원하였다. 얼굴은 표정이 없이 굳어 있고 목과 몸통은 구부정한 자세를 취하고 있다. 가만히 있으면 손에 떨림이 있고, 보행 시 걸음의 보폭이 좁고 매우 불안정하다. 몸이 뻣뻣하고 의사소통도 잘되지 않고, 식사를 할 때 음식을 많이 흘리고 기침을 하며 식사시간이 매우 오래 걸린다. 최근 걷다가 두 번 정도 넘어진 경험이 있다고 한다

493 이 환자의 병의 상태를 분류하는 도구는?

1) Brunnstrom Stage
2) Allen cognitive level
3) Hoehn and Yahr Stage
4) Modified Ashworth Scale
5) ALS Functional Rating Scale

494 이 환자를 위한 작업치료 중재방법은?

1) 묽은 죽 제공
2) 호흡 운동 프로그램
3) 벨크로가 부착된 옷
4) 손잡이가 긴 구두주걱
5) 마우스 스틱을 이용한 컴퓨터 활용

495~497. 다음의 사례를 읽고 아래 각 문항에 대해서 가장 가능성 있는 정답을 하나씩 고르시오.

▸ 성명 : 김○○　　성별 : 남　　연령 : 만 8세

상기 아동은 평소 또래 아이들과 다른 행동양상을 보여 재활의학과 외래를 통해 작업치료실에 내원하였다. 이 아동의 평소 행동양상은 다음과 같다

▸ 평소 자주 넘어져서 몸에 멍이 든다

▸ 가구나 사람에게 자주 부딪힌다

▸ 문을 닫을 때도 너무 세게 밀어서 '쾅' 소리가 나며, 지시에도 수정되지 않는다

▸ 필기를 할 때도 연필을 너무 세게 잡아서 연필심이 부러질 때가 많다

이러한 증상을 토대로 감각평가 및 중재를 실시하기로 하였다

495 위 아동의 행동양상을 볼 때 가장 적절한 치료활동은?

1) 면도크림으로 그림 그리기
2) 스케치북에 그림 그리기
3) 풍선 배구 놀이
4) 담요로 김밥말기 놀이
5) 물총 싸움 놀이

496 위 아동의 균형 향상을 위한 보상적 접근에서 도움이 되는 감각은?

1) 청각
2) 시각
3) 촉각
4) 고유수용성감각
5) 전정감각

497 위 아동의 행동 향상의 원인을 더 정확히 평가하기 위한 도구는?

1) DTVP-2(Developmental Test of Visual Perception-2)
2) SFA(School Function Assessment)
3) School AMPS(School Version of Assessment of Motor and Process Skills)
4) QUEST(Quality of Upper Extremity Skills Test)
5) Degangi-Berk Test

498~500. 다음의 사례를 읽고 아래 각 문항에 대해서 가장 가능성 있는 정답을 하나씩 고르시오.

▸ 연령 : 3세
▸ 진단 : 뇌성마비
- 근 긴장도 : 상지 < 하지, 오른쪽 > 왼쪽
- 우세손 : 왼손
- 자세
  - 다리펴서 앉기(long sitting) 시 체간이 구부러지며(kyphotic posture), 고개는 조절됨
  - 의자에 앉을 때 체중이 엉덩이 뒤쪽에 위치하고 골반이 후방경사를 이룸
- 상지
  - 의자에 앉을 때 왼손 사용을 선호하고, 이때 오른손은 주먹을 쥐고 있음
  - 왼손은 숟가락 사용 수준이 가능하고 오른손은 원통쥐기가 가능 함
- 중재 : 앞으로 기울어진 벤치에 앉아 오른손으로 콘을 잡아 전방에 가능한 멀리 쌓기

498 중재를 통해 직접적으로 향상될 수 있는 기능은?

1) 손안 조작
2) 양손 협응
3) 반사 통합
4) 체중 이동
5) 항중력 움직임 촉진

499 위 아동에게 예상되는 뇌성마비 분류는?

1) 무정위형(athetoid)
2) 경직형 양지마비(spastic diplegia)
3) 경직형 편마비(hemiplegia)
4) 실조형(ataxia)
5) 경직형 사지마비(spastic quadriplegia)

500 위 내용에서 관찰 가능한 반사는?

1) 평형 반응(equilibrium reaction)
2) 보호 반응(protective reaction)
3) 정위 반응(righting reaction)
4) 연합 반응(associative reaction)
5) 대칭성 긴장성 목 반사(symmetric tonic neck reflex)

501～502. 다음의 사례를 읽고 아래 각 문항에 대해서 가장 가능성 있는 정답을 하나씩 고르시오.

> 특수교사는 기동이의 수업태도에 문제가 있어 작업치료사에게 관찰해줄 것을 의뢰하였다. 기동이를 관찰하기 위해 작업치료사는 수업에 참관하였다. 기동이는 조용히 앉아 있지만 집중하지 못하고 산만해 보였다. 수업 중 선생님은 기동이에게 책을 읽게 하였으나 거부한 채 대답을 하지 않았다. 이에 작업치료사는 기동이의 평소 시험 점수를 확인하고 지능검사를 실시하였다. 지능지수는 75였다

501 기동이에게 의심되는 질환은?

1) 주의력 결핍 과잉행동장애
2) 학습장애
3) 자폐성 장애
4) 지적장애
5) 발달협응장애

502 기동이의 질환을 구분해 줄 수 있는 기준은?

가. 준거 점수(cut-off score)
나. 평균(mean)
다. 표준편차(standard deviation)
라. 백분위 점수(percentage)

1) 가, 나, 다
2) 가, 다
3) 나, 다
4) 다, 라
5) 가, 나, 다, 라

503～504. 다음의 사례를 읽고 아래 각 문항에 대해서 가장 가능성 있는 정답을 하나씩 고르시오.

> 44세 최○○ 환자는 2개월 전 직장에서 사고가 나서 오른쪽 아래팔절단 수술을 받았다. 이 환자는 현재 물리치료, 작업치료를 받고 있다. 환자는 절단부위가 쑤시고 따끔거리고 불에 타는 것 같은 느낌이 있어서 매우 불편하다고 호소하였다. 절단부위 감각은 민감한 편이고 부종이 있다

503 이 환자의 통증의 양상은?

1) 방사통
2) 환상통
3) 연관통
4) 근막통
5) 복합통증 증후군

504 이 환자에게 우선 필요한 중재는?

1) 근력강화 운동
2) 체중 부하 훈련
3) 탄력붕대로 감기
4) 절단단 위생 관리 교육
5) 의수 착용 후 식사 동작 훈련

505～507. 다음의 사례를 읽고 아래 문항에 대해서 가장 가능성 있는 정답을 하나씩 고르시오.

한○○님은 67세 남자 환자로 1개월 전 뇌졸중으로 진단받고 작업치료가 의뢰되었다. 작업치료실에 온 환자의 구강 상태는 점심식사로 먹은 음식물이 입안 구석구석에 남아있고, 가만히 있을 때에도 침이 한쪽으로 흐르고 있으며, 음식물을 씹고 있을 때 입 밖으로 음식물이 흘러나왔지만 삼킬 때 기침은 하지 않았다

505 이 환자에게 문제가 있는 삼킴 단계는?

1) 구강 전 단계
2) 구강 준비 단계
3) 구강 단계
4) 인두단계
5) 식도 단계

506 이 환자에게 필요한 치료 기법은?

1) 노력 삼킴 기법
2) 반사 억제 기법
3) 삼킴 근육 운동
4) 턱 내리고 삼키기
5) 마비측으로 고개 돌리기

507 이 환자에게 우선적으로 제공할 수 있는 음식은?

1) 푸딩
2) 토스트
3) 크래커
4) 묽은 수프
5) 오렌지주스

508~511. 다음의 사례를 읽고 아래 각 문항에 대해서 가장 가능성 있는 정답을 하나씩 고르시오.

▸ MMT

Left	Movement		Right
P	Shoulder	Flexor	G−
P		Extensor	G−
F−	Elbow	Flexor	N
F−		Extensor	N
T	Wrist	Flexor	N
T		Extensor	N
T	Finger	Flexor	N
T		Extensor	N

▸ MAS(Modified Ashworth Scale)

Left	Movement		Right
G1+	Shoulder	Flexor	G0
		Extensor	
G2	Elbow	Flexor	
		Extensor	
G1+	Wrist	Flexor	
		Extensor	
	Finger	Flexor	
		Extensor	

▸ MFT(Manual Function Test)

	좌측	우측
어깨 굽힘	1	3
어깨 벌림	1	3
손바닥 뒷머리에 닿기	1	4
손바닥 등에 닿기	2	3
잡기	0	3
입방체 옮기기	0	3
페그보드	0	2

▸ Sensation

종류	Lt	Rt.
Light touch	±	+
Pressure	+	+
Sharp & dull	+S, −D	+S, +D
Tactile localization	±	+
Stereognosis	−	+
Proprioception	+	+
Kinesthesia	+	+

▸ MVPT-3(Motor-Free Visual Perception)

Raw score	37/65
visual short term memory 4/8, visual closure 4/13 spatial relation 8/11, spatial orientation 3/5 figure ground 2/5, visual closure 2/5 visual short term memory #2 1/5	

▸ Hemianopsia : 없음, Hemi-inattention : 없음

▸ MMSE : 30점

508 위 자료에서 추정 가능한 뇌손상 유형은?

1) 우측 소뇌손상
2) 우측 시각겉질 손상
3) 우측 일차운동겉질 손상
4) 우측 안뜰감각겉질 손상
5) 우측 이마앞연합겉질 손상

509 위 환자에서 환측에서 나타날 수 있는 감각증상은?

1) 뾰족한 자극에 반응하지 못한다
2) 둔한 자극을 뾰족하다고 반응한다
3) 모노필라멘트 검사 시 보호감각 손상으로 추정된다
4) 눈을 가린 상태에서 종이클립과 열쇠를 구분할 수 없다
5) 눈을 가린 상태에서 우측 팔꿉관절과 좌측 팔꿉관절을 같은 각도로 만들기 어렵다

510 위 환자의 일상생활활동 수행 시 나타날 수 있는 행동증상은?

1) 오늘 날짜를 인식하기 어렵다
2) 연필과 시계를 구분하기 어렵다
3) 우측 손으로 숟가락을 사용하기 어렵다
4) 세 가지 단어를 1분 동안 기억하기 어렵다
5) 흰색 침대시트에서 흰색 셔츠를 구분하기 어렵다

511 위 환자의 Problem List가 순서대로 나열된 것은?

가. Left side, poor sensation
나. Left side, motor weakness
다. Visual perceptual dysfunction
라. Right side, shoulder pain syndrome

1) 가－나－다－라
2) 가－나－라－다
3) 나－가－라－다
4) 나－다－가－라
5) 라－다－나－가

512~513. 다음의 사례를 읽고 아래 각 문항에 대해서 가장 가능성 있는 정답을 하나씩 고르시오.

> 이○○ 환자는 41세 남자이고 알코올 중독으로 병원에 입원하고 있는 중이다. 환자는 20세부터 술을 마셨고 일이 끝나면 매일 3병 이상의 술을 마셨다. 그는 여가나 취미 활동은 거의 하지 않고 살아왔다. 술을 마시지 않으면 별 문제가 없으나 술을 마시면 아내와 자녀들에게 폭력을 쓰고 물건을 집어 던졌다. 그는 자신이 술을 마시는 이유가 힘든 직장 일에 대한 스트레스 때문이라고 하면서 일이 잘 풀리면 해결이 될 것이라고 생각하고 있다

512 이 환자가 보이는 방어기제는?

1) 부정
2) 승화
3) 퇴행
4) 동일시
5) 합리화

513 이 환자에게 적용 가능한 평가는?

1) FIM
2) COPM
3) LOTCA
4) K-WAIS
5) MMSE-K

514~516. 다음의 사례를 읽고 아래 각 문항에 대해서 가장 가능성 있는 정답을 하나씩 고르시오.

> 고○○은 30주에 조산하여 뇌성마비 진단을 받았으며 현재 40개월이다. 이 아동은 하지가 뻣뻣하고 다리에 가위 패턴이 보이고 몸통이 약해서 앉기, 서기가 불안하며 보행은 불가능하다. 책상에 앉아서 활동을 할 때 물체를 한손에서 다른 손으로 옮기기가 어렵고, 양측 활동을 할 때 한쪽 신체만 사용하려고 하고, 사용하려고 하는 쪽으로 고개를 돌리면 손과 팔꿈치가 펴져서 동작이 어색하고 매우 힘들어한다

514 이 아동의 마비 유형은?

1) 경직형
2) 실조형
3) 무정위운동형
4) 근육긴장 저하형
5) 근육긴장 이상증

515 이 아동에게서 나타나는 비정상적인 반사 유형은?

1) 모로반사
2) 연합반응
3) 쥐기반사
4) 신전밀기반사
5) 비대칭성 긴장성 경반사

516 이 아동에게 필요한 중재 활동은?

1) 전동휠체어 작동방법 훈련하기
2) 음료수를 마실 때 빨대 제공하기
3) 음식 먹기 전에 얼굴 마사지하기
4) 손목에 모래주머니 착용하고 페그 꽂기
5) 책상 의자에 앉아서 양손으로 공 던지기

517～519. 다음의 사례를 읽고 아래 각 문항에 대해서 가장 가능성이 있는 정답을 하나씩 고르시오.

▸ 성명 : 이○○　　성별 : 남　　연령 : 만 6세　　우세손 : 미확인
▸ 지적 수준
- 주의력(attention)
  - 자극에 반응하나 치료시간 동안 치료사의 시선을 피함
  - 주어진 과제에 집중하지 못하고 소리와 반응이 있으나 주변 환경 변화에 반응이 적음

▸ 일반적인 양상(general impression) : 보호자 손을 잡고 끌려오듯 치료실에 들어옴
▸ 대근육 운동(gross motor)
- 전반적으로 구부정한 자세로 앉아 있음

▸ 소근육 운동(fine motor)
- 손 사용(hand use) : 과자를 양손으로 잡고 놓지 않음

▸ 사회성 및 언어(social skill & language)
- 음성언어가 관찰되지 않음
- 반복적인 지시에 반응하지 않음
- 로션과 같은 특정 사물에 집중적으로 관심을 가짐
- 팔과 손 등을 긁어 상처가 생김
- 모니터 등 정전기가 일어나는 사물을 손으로 쓸거나 단단한 물건을 두드리기를 반복함

517 위 아동의 증상으로 보아 추정할 수 있는 질환은?

1) 학습장애
2) 뇌성마비
3) 주의력결핍 과잉행동 장애
4) 자폐성 장애
5) 청각 장애

518 이○○ 아동의 행동양상으로 보아 문제가 예상되는 감각은?

1) 전정감각
2) 고유수용성감각
3) 촉각
4) 청각
5) 맛감각

519 위 아동에게 적절한 놀이는?

1) 그네에서 고리던지기
2) 코끼리 코하고 사탕 먹기
3) 사다리 오르기
4) 짐 볼에 엎드려 고리던지기
5) 볼풀에 들어가서 사탕 찾기

520~522. 다음의 사례를 읽고 아래 각 문항에 대해서 가장 가능성이 있는 정답을 하나씩 고르시오.

▸ 증상
- 혀 기저부(tongue base) 자극 시 과민한 반응
- 앞쪽 구개활(anterior faucial arch) 자극 시 과민한 반응
- 삼킨 후 발성 시 젖은 목소리(gurgly voice)
- 삼킨 이후 일정 시간이 지난 후 기침

▸ 치료법
- 구강치료(direct therapy)
- 삼키는 동안 손가락으로 설골과 갑상연골에 위치하고 후두의 상승을 돕는다

520 위 증상을 통해 예상되는 문제는?

1) 인두기 넘침(pharyngeal pooling)
2) 구강 넘침(oral pooling)
3) 상부식도괄약근 기능저하
4) 무증상 흡인(silent aspiration)
5) 구역반사(gag reflex) 반응 지연

521 환자의 증상을 고려할 때 손상이 의심되는 뇌신경은?

1) CN Ⅳ－활차신경
2) CN Ⅴ－삼차신경
3) CN Ⅹ－미주신경
4) CN Ⅺ－더부신경
5) CN Ⅻ－설하신경

522 위 치료에서 사용한 방법은?

1) 온도촉각자극(Thermal Tactile Stimulation)
2) 혀－유지기법(Masako's maneuver)
3) 중복삼킴(multiple swallowing)
4) 두부거상운동(Shaker's exercise)
5) 멘델슨법(Mendelsohn's maneuver)

523~525. 다음의 사례를 읽고 아래 각 문항에 대해서 가장 가능성이 있는 정답을 하나씩 고르시오.

> 초등학교 3학년인 양○○는 학교에서 글씨 쓰기에 어려움이 많다. 받아쓰기를 할 때는 친구들처럼 빠르게 쓸 수 없으며, 점수도 늘 반에 서 꼴찌이다. 특수 학습에서 따로 글씨쓰기 수업을 해도 정해진 칸 안에 글씨를 쓰기 어렵고, 글씨에서 선이 삐져나가는 경우가 많다. 평소 체육활동을 할 때도 유독 힘이 약하고 어둔한 모습을 보인다

523

양○○를 대상으로 글씨쓰기, 체육활동을 비롯한 학교생활에 참여를 확인하기 위한 평가로 적절한 것은?

1) Sensory Profile
2) School Function Assessment
3) Bruininks-Oseretsky Test of Motor Proficiency
4) Functional Independence Measure for Children
5) DeGangi-Berk Test of Sensory Integration

524

양○○의 글씨 쓰기를 평가하기에 적절한 것은?

1) Denver developmental screening test
2) DeGangi-Berk Test
3) Erhardt developmental prehension assessment
4) Gesell preschool test
5) Bruininks-Oseretsky Test of Motor Proficiency

525

양○○가 글씨쓰기의 어려움과 어둔하고 힘이 약한 근본적인 원인을 찾아보고자 한다. 사용이 가장 적절한 것은?

1) Denver developmental screening test
2) School Function Assessment
3) COPM
4) Sensory Profile
5) Social Maturity Scale

526~528. 다음의 사례를 읽고 아래 각 문항에 대해서 가장 가능성이 있는 정답을 하나씩 고르시오.

> 최○○는 뇌졸중으로 인한 좌측 편측마비 진단을 받고, K대학병원에서 급성기 치료를 받았다. 집으로 돌아가기에 앞서 가능한 스스로 생활할 수 있는 치료를 받고 싶어 U재활병원을 내원하였다. 다친 이후 왼손에 멍이 잘 들고 지팡이를 잡고 걸어가다 부딪히고 옷을 입다가 한쪽 소매를 빼먹는 경우가 많다

526 최○○씨가 집으로 돌아가서 가장 필요한 일상생활활동을 확인하고자 한다. 다음 중 적절한 평가는?

1) AMPS
2) MBI
3) COPM
4) Katz index
5) Interest checklist

527 최○○씨의 증상의 원민을 명확히 하고자 할 때 가장 적절한 평가는?

1) MVPT
2) Clock growing test
3) Dynavision
4) The bells test
5) DTVP

528 최○○씨에게 AMPS 평가를 실시한 결과 운동기술은 0.95, 처리기술은 0.95점이었다. 집으로 돌아가기를 추천하기 위해 독립적인 생활이 가능한 수준이 되려면 향상해야 할 점수는?

1) 운동기술 : 0.05 처리기술 : 0.05
2) 운동기술 : 1.05 처리기술 : 1.05
3) 운동기술 : 0.05 처리기술 : 1.05
4) 운동기술 : 0.55 처리기술 : 0.55
5) 운동기술 : 1.05 처리기술 : 0.05

529~531. 다음의 사례를 읽고 아래 각 문항에 대해서 가장 가능성이 있는 정답을 하나씩 고르시오.

> ○○은 현재 15개월의 여아이며 38주의 임신기간 후에 태어났다. 3개월 때 귀에 염증이 심해져 현재 청력이 많이 소실되어 있는 상태이다
> 움직이는 것을 싫어하고 조용한 편으로 순한 성격으로 보인다
> ○○은 누가 자신을 껴안는 것을 좋아하지 않으며 젖병을 손으로 잡는 것도 거부하고 발바닥으로 체중을 지지하는 것을 싫어한다
> 네발기기 자세나 그네를 타는 것을 극도로 싫어하며 앉아 있을 때에는 등이 구부정하게 된 채로 앉아 있다
> 엎드려 있을 때에나 세워 놓을 때에 기저면을 넓게 하고 있으며 누워 있을 때 하지는 개구리 다리 모양으로 벌려져 있다
> 스스로 서거나 앉을 수 없고 앉혀 놓으면 그 자세를 유지하고 있을 수 있다

529 감각통합이론의 틀에 입각하여 아동을 평가하고자 한다. 평가 영역으로 옳은 것은?

1) 또래 관계
2) 일반화 능력
3) 관절가동범위
4) 고유수용성 민감도
5) 스트레스 대처 방법

530 현재 아동에게 문제가 보이는 감각처리 문제는?

1) 촉각
2) 구강
3) 시각
4) 집중
5) 후각

531 아동에게 적절한 적응반응을 촉진하기 위한 치료도구는?

1) 다리 보조기
2) 전동 휠체어
3) 다용도 커프
4) 놀이용 반죽
5) 손가락 운동 기구

532~533. 다음의 사례를 읽고 아래 각 문항에 대해서 가장 가능성이 있는 정답을 하나씩 고르시오.

- ▸ 작업치료사 : 어서 오세요, 어머니, 작업치료사 이○○입니다
- ▸ 보 호 자 : 안녕하세요, 고○○ 아이의 엄마입니다. 의사 선생님께서 작업치료를 받으라고 해서 왔습니다
- ▸ 작업치료사 : (진료 기록지를 보며) ○○이는 지금 13개월이네요. ○○이가 다운증후군인 것은 알고 계시지요?
- ▸ 보 호 자 : 네, 알고 있습니다. 태어날 때 진단을 받았어요. 그런데 지금 목도 잘 가누지 못하고, 오래 앉아 있지도 못하고, 기지도 않아요, 그래서 병원에 왔어요
- ▸ 작업치료사 : 엄마, 아빠는 말 하나요?
- ▸ 보 호 자 : 네, 겨우 엄마, 아빠 정도만 말해요. 그리고 짝짜꿍도 할 수 있어요
- ▸ 작업치료사 : 네, 제가 ○○이의 상태를 평가하고 앞으로 열심히 치료하도록 하겠습니다

532 작업치료사가 가장 먼저 해야 할 평가는?

1) Allen cognitive level test
2) Motor-Free Visual Perception Test-3
3) Bayley Scale of Infant Development-III
4) Erhardt Developmental Prehension Assessment
5) Bruininks-Oseretsky Test of Motor Proficiency-2

533 작업치료 시 가장 먼저 접근해야 할 부분은?

1) 언어
2) 인지
3) 사회성
4) 대근육 운동
5) 일상생활능력

사례형 문제

534~535. 다음의 사례를 읽고 아래 각 문항에 대해서 가장 가능성이 있는 정답을 하나씩 고르시오.

작업치료 의뢰지	
Name : 김○○(M)　　Age : 30	Occupation : 컴퓨터 프로그래머
Diagnosis : $C_{6,\ 7,\ 8}$ spinal Fx	Onset : 2.14
Chief complaint : 사지마비	

▸ Present illness

운전을 하고 퇴근을 하는데 차선을 지키지 않는 차를 피하다 교통사고가 나면서 척추 6, 7, 8번 골절을 당하고 머리에 찰과상을 입었다. 당일 본원 응급실에 내원하여 척추고정을 위한 응급수술을 받았고 현재 척추 보조기를 착용한 상태이다

▸ ASIA B

▸ U/E MMT

- 오른쪽 : 팔꿉 굽힘 4, 아래팔 뒤침 3+, 손목 폄 3+, 팔꿉 폄 0
- 왼쪽 : 팔꿉 폄 4, 손목 굽힘, 폄 3+, 손가락 굽힘 1

534 이 환자의 척수손상 수준은?(왼쪽/오른쪽)

1) C_6 / C_6
2) C_6 / C_7
3) C_7 / C_6
4) C_7 / C_7
5) C_8 / C_7

535 이 환자가 가능한 일상생활 수준은?

1) 독립적인 대소변 관리
2) 젓가락으로 라면 먹기
3) 보행기 이용하여 걷기
4) 독립적으로 상의 입기
5) 독립적으로 샤워하기

536~537. 다음의 사례를 읽고 아래 각 문항에 대해서 가장 가능성이 있는 정답을 하나씩 고르시오.

> Fugl-Meyer Assessment of Motor Function
>
> ▸ 위팔 두갈래근과 손가락 굽힘근의 힘줄 반사 : 반사가 나타남
> ▸ 위팔 세갈래근의 힘줄 반사 : 반사가 나타남
> ▸ 손바닥이 보이도록 하여 같은 쪽 귀를 만지기 : 완벽하게 수행
> ▸ 손바닥이 아래로 향하도록 한 후 건측 무릎 위에 올리기 : 완벽하게 수행
> ▸ 허리부위로 손을 위치시키기 : 완벽히 수행함
> ▸ 앞에 놓여진 물건 쪽으로 팔을 뻗기 : 완벽히 수행함
> ▸ 팔을 몸통에 붙인 상태에서 팔꿈치 구부리고 손바닥 뒤집기 : 완벽히 수행함

536 위 사례에서 추정할 수 있는 브런스트롬 단계는?

1) 2단계
2) 3단계
3) 4단계
4) 5단계
5) 6단계

537 위 사례에 적합한 브런스트롬 접근의 중재방법은?

1) 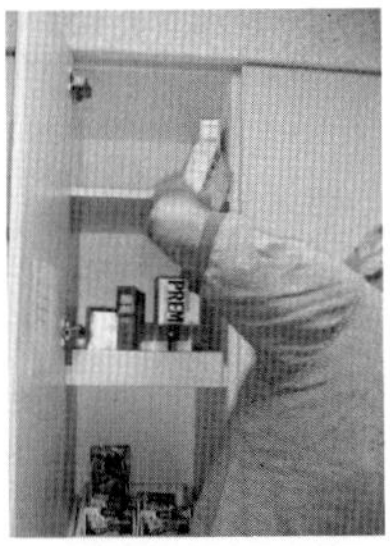

2) 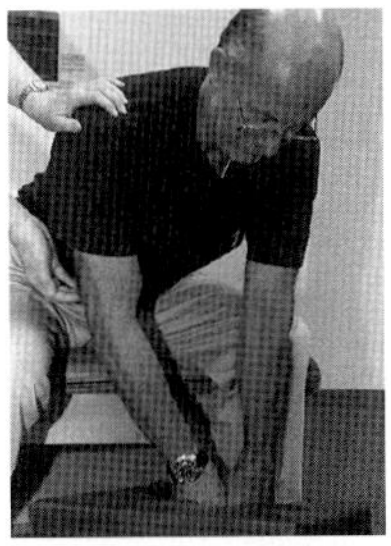

3) 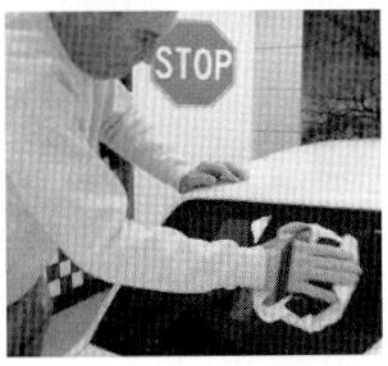

4) 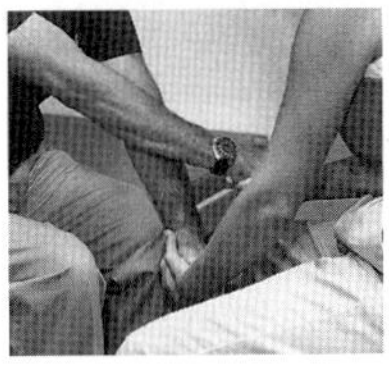

5) 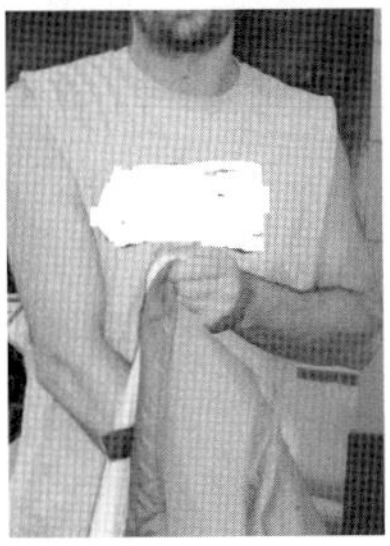

538~539. 다음의 사례를 읽고 아래 각 문항에 대해서 가장 가능성이 있는 정답을 하나씩 고르시오.

▸ 75세 남자	▸ 교육수준 : 6년
▸ MMSE : 21점	▸ CDR(Clinical Demetia Rating) : 0.5점

538 위 사례의 치매단계는?

1) 정상
2) 치매의심
3) 경도치매
4) 중등도치매
5) 중도치매

539 위 사례에서 예상되는 기억력 수준은?

1) 경하지만 지속적인 건망증이 있다
2) 의미 있는 기억 기능이 전혀 없다
3) 최근 것에 대한 기억장애가 더 심하다
4) 부분적이고 단편적인 사실만 보존된다
5) 과거에 반복적으로 많이 학습한 것만 기억한다

540~541. 다음의 사례를 읽고 아래 각 문항에 대해서 가장 가능성이 있는 정답을 하나씩 고르시오.

말초신경 손상환자인 20대 여성에게 치료사 K씨는 Boley 게이지를 사용해 측정을 하고 있다. 처음에는 5mm에서 시작해 15mm까지 범위를 확대하였다. 대상 여성이 10회 중 7회를 적절히 답해야 점수를 받을 수 있었다. 평가 결과 이 여성은 '양호함(fair)'이라는 점수를 얻었다

540 이 여성이 받고 있는 평가의 내용은?

1) light touch test
2) Stereognosis test
3) Proprioception test
4) Moberg Pickup Test
5) two-point discrimination test

541 예상되는 여성의 측정 거리의 결과는?

1) 1~5mm
2) 6~10mm
3) 11~15mm
4) 지각 불가
5) 한 점으로 지각

542~544. 다음의 사례를 읽고 아래 각 문항에 대해서 가장 가능성 있는 정답을 하나씩 고르시오.

1. 광수는 재활의학과 외래를 통해 작업치료 평가를 의뢰하였다
2. 작업치료사는 평가를 위해 광수와 인터뷰를 실시하고 평가과정에 대해 간략히 설명하였다
3. 치료사는 광수의 수행 수준을 고려하여 적절한 난이도의 과제를 5가지 제시하였다
4. 이 중 광수가 익숙하고 평소 자주하는 과제 2가지를 선택하였다
5. 이 2가지 과제를 평가하기 위해 광수에게 익숙한 환경을 설정하고 치료사는 바로 평가를 시작하였고 광수의 과제수행을 관찰하여 채점하였다
6. 치료사는 채점결과를 컴퓨터를 통해 분석 후 보고서를 출력하여 광수에게 전달하였다

542 위 내용에서 치료사가 광수를 평가하기 위해 사용한 도구는?

1) FIM
2) MBI
3) COPM
4) AMPS
5) ACLS

543 위 평과의 5번 과정에서 치료사가 범함 오류는?

1) 과제 환경 설정
2) 과제 선정
3) 과제 약속
4) 기록 과정
5) 설명 과정

544 다음은 위 내용에 치료사가 설명한 평가 결과의 일부이다. 이와 관련된 평가 항목은?

싱크대 위에 물건을 잡는 과정에서 싱크대와 지나치게 먼 거리에서 손을 뻗어 시간이 지연되었습니다. 따라서 "○○○" 항목에서 감점이 발생하였습니다

1) Positions
2) Reaches
3) Bends
4) Lifts
5) Grips

545～547. 다음은 아동 평가 결과를 정리한 내용이다. 다음의 사례를 읽고 아래 각 문항에 대해서 가장 가능성 있는 정답을 하나씩 고르시오.

이름 : 백○○ 성별 : 남 진단 : 자폐

항목	원점수	분류
감각 처리		
A. 청각 과정	32/40	전형적 수행
B. 시각적 과정	42/45	전형적 수행
C. 전정계 과정	43/55	확실한 어려움
D. 촉각적 과정	53/90	확실한 어려움
E. 여러 감각 처리	26/35	어려움이 예상됨
F. 구강 감각 과정	49/60	전형적 수행
조절		
G. 지구력과 긴장도에 관련된 감각 과정	45/45	전형적 수행
H. 자세와 움직임 관련된 조절	43/50	전형적 수행
I. 활동 수준에 영향을 주는 움직임의 조절	11/35	확실한 어려움
J. 정서적 반응에 영향을 주는 감각 입력의 조절	16/20	전형적 수행
K. 정서적 반응과 활동 수준에 영향을 주는 시각 입력의 조절	11/20	확실한 어려움
행동과 정서적 반응들		
L. 정서적/사회적 반응들	71/85	전형적 수행
M. 감각 처리 과정에 따른 행동적 결과들	11/30	확실한 어려움
N. 반응에 대한 역치를 나타내는 항목들	1/15	전형적 수행

545 위 결과는 어떠한 평가를 정리한 것인가?

1) DeGangi-Berk Test of Sensory Integration
2) Functional Independence Measure for Children
3) Sensory Profile
4) Sensory Integration and Praxis Tests
5) Childhood Autism Rating Scale

546 위 결과에서 사분면(quadrant) 요약은 생략되었다. 사분면에서 추정할 수 있는 문제로 가장 적절한 것은?

1) 감각 추구(sensory seeking)
2) 낮은 지구력(low endurance)
3) 구강 감각 예민(oral sensory sensitivity)
4) 낮은 긴장도(low tone)
5) 감정적 반응(emotionally reactive)

547 위 아동이 평소 보일 수 있는 행동으로 적절한 것은?

1) 큰소리에 신경질적으로 반응함
2) 자해 행동을 보임
3) 특정 질감의 음식 먹기를 꺼려함
4) 높은 곳에 올라가기를 좋아함
5) 이유 없이 감정이 폭발함

548~549. 다음의 사례를 읽고 아래 각 문항에 대해서 가장 가능성 있는 정답을 하나씩 고르시오.

38세 여자가 부모와 함께 정신과 외래로 내원하였다. 그녀는 약 1년 전부터 주변 사람들이 짜고 그녀가 소유하고 있는 재산을 뺏으려고 한다고 믿고 있었으며, 그녀의 남편이 음식물에 약을 타서 자신을 살해한다고 하여 경찰서에 고소하였다고 한다

548 가장 가능성 있는 진단명은?

1) 망상장애
2) 주요 우울증
3) 정신분열형 장애
4) 편집성 인격장애
5) 편집형 정신분열병

549 위 환자의 치료원칙으로 옳은 것은?

1) 빠른 시간에 치료관계를 형성해야 한다
2) 치료사는 환자의 말에 전적으로 동조해야 한다
3) 치료사는 환자의 말을 적극적으로 비판해야 한다
4) 대부분의 환자가 외래보다 입원치료가 효과적이다
5) 환자의 비밀을 전적으로 지킨다는 확신을 주어야 한다

550~551. 다음의 사례를 읽고 아래 각 문항에 대해서 가장 가능성 있는 정답을 하나씩 고르시오.

> ▸ 만 11세 남아
> ▸ 작업치료사는 아동들이 읽는 쉬운 책에 있는 문장을 하나 읽어보라고 했다. 그 결과 대부분의 단어를 정확하게 읽지 못했다. 그러나 수학문제를 제시하자 749×875를 재빨리, 쉽게 암산해냈다. 30분간의 면담 중 상식이 풍부하고, 평균수준의 지능을 가진 아동으로 판단되었다

550 위 아동에 가능성 있는 진단은?

1) 우울장애
2) 정신지체
3) 학습장애
4) 분리불안장애
5) 전반적발달장애

551 위 아동에서 가장 우선해야 할 표준화 또는 비표준화 검사는?

1) 웨슬러(Wechler) 지능검사
2) 로샤검사(Rorschach Test)
3) 벡(Beck)의 아동용 우울척도
4) 단축형 코너스(Conners) 척도
5) 그림검사(House-Tree-Person Test)

552~553. 다음의 사례를 읽고 아래 각 문항에 대해서 가장 가능성 있는 정답을 하나씩 고르시오.

▸ 성명 : 윤○○　　　성별 : 남　　　연령 : 58세

▸ 진단명 : Right intracerebral hemorrhage

▸ 유병기간 : 3년

<MMT>

- Shoulder Flexion : G+/T
- Elbow Flexion : G+/T
- Finger Flexion : G+/T

<Balance>

- Static balance in sitting : Fair
- Dynamic balance in sitting : Poor

<ADL>

- 먹기 : 앉아서 등받이를 한 후에 밥, 반찬 뚜껑 열기가 가능하고 숟가락, 젓가락질 가능하나, 식사 시 왼쪽 입주위에 음식이 많이 묻어서 감독이 필요하며, 고기는 잘라주어야 한다
- 상의 옷입기 : 앉은 자세에서 체중이동이 불안해서 거의 다 입혀준다. 단추 잠그기는 가능하다

552 위 환자의 FIM 평가시 추정되는 먹기항목의 점수는?

1) 3점　　2) 4점　　3) 5점
4) 6점　　5) 7점

553 1개월 후 퇴원을 전제로, 위 환자의 중재방법으로 적절한 것은?

1)

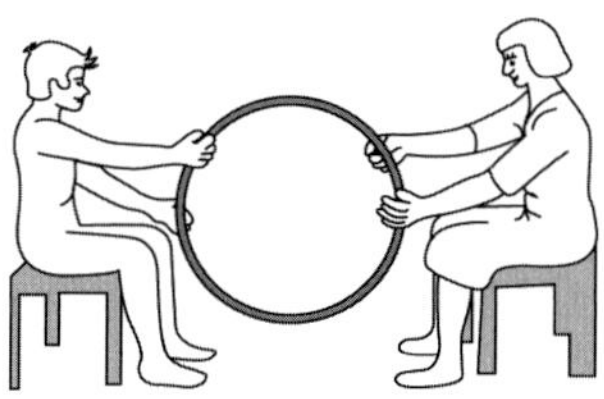

2)

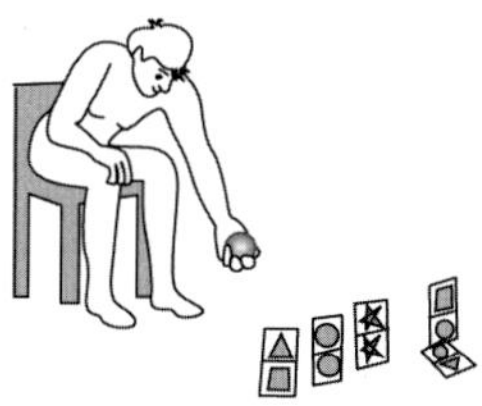

3)

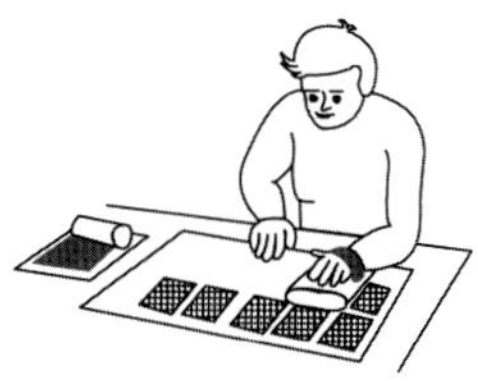

4)

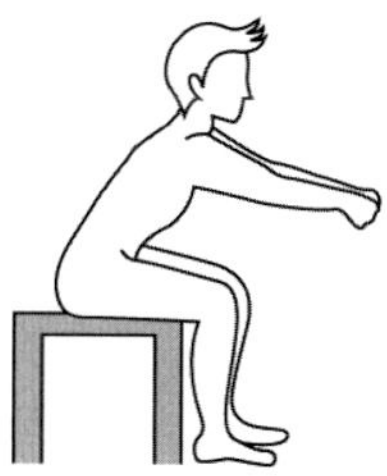

5)

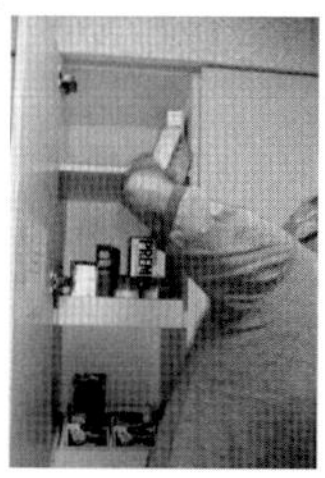

사례형문제

554~558. 다음의 사례를 보고 아래 각 문항에 대해서 가장 가능성 있는 정답을 하나씩 고르시오.

▸ Subjective
- 검사일자 : 2015년 1월 1일 월요일
- 45세 남자
- Quadriparesis due to Right Pons Hemorrage

▸ MMT
- Shoulder Flexion : F+/G+
- Elbow Flexion : F+/G+
- Elbow Extension : F/G+
- Wrist Flexion : F+/G
- Wrist Extension : F/G
- Finger Flexion : F+/G+
- Finger Extension : F/+G+

▸ Hand Function
- Power Grasp : +/+
- Hook Grasp : +/+
- Spherical Grasp : +/+
- Cylindrical Grasp : +/+
- Lateral Pinch : +/+
- Tip Pinch : −/+
- Three-Jaw Chuck Pinch : −/+

▸ MMSE-K

항목	대답
오늘은 년 월 일 요일 계절 입니까?	2015년 1월 1일 월요일 겨울
당신의 주소는 시 구 동 여기는 어디 입니까? 여기는 무엇을 하는 곳입니까?	인천광역시 연수구 옥련동 병원, 작업치료실
물건 이름 세 가지(나무, 자동차 모자)	나무, 자동차, 모자
3~5분 뒤에 물건 이름들을 회상	나무
100−7=−7=−7=−7=−7= 또는, '삼천리 강산' 거꾸로 말하기	93, 93, 82, 72, 71
물건 이름 맞추기(연필, 시계)	연필, 시계
오른손으로 종이 집어서, 반으로 접어서, 무릎 위에 놓기(3단계 명령)	두 단계만 수행
5각형 2개를 겹쳐서 그리기	정확히 그림
"간장 공장 공장장" 따라하기	정확히 따라함
"옷은 왜 빨아서 입습니까?"라고 질문	더럽다고 함
"길에서 남의 주민등록증을 주웠을 때 어떻게 하면 쉽게 되돌려 줄 수 있겠습니까?"라고 질문	모르겠다고 함

▸ GDS
- 생활 중 최근 일들과 현재 벌어지는 세상사에 관한 지식이 감소함
- 순차적 빼기를 정확하게 수행할 수 없음
- 자신의 중요한 과거사를 기억 못함
- 혼자서 외출하는 것과 금전관리에 지장이 있음

554 위 환자에서 관찰할 수 있는 문제점은?

1) 편측무시
2) 주의력 장애
3) 지남력 장애
4) 브로카 실어증
5) 베르니케 실어증

555 위 환자의 보바스 회복단계는?

1) 1
2) 2a
3) 2b
4) 3
5) 4

556 위 환자의 MMSE 점수는?

1) 19점
2) 20점
3) 21점
4) 22점
5) 23점

557 위 환자의 GDS상 인지장애 수준은?

1) 경미한 인지장애
2) 중증의 인지장애
3) 중등도의 인지장애
4) 초기 중증의 인지장애
5) 매우 경미한 인지장애

558 위 환자의 손기능 증진을 위해 사용할 수 있는 보조기는?

1) thumb spica
2) cock-up splint
3) mobile arm support
4) long opponence splint
5) wrist-driven flexor hinge orthosis

559~562. 다음의 사례를 읽고 아래 각 문항에 대해서 가장 가능성 있는 정답을 하나씩 고르시오.

▸ Subjective
- 28개월 남자
- 진단명 : Delayed Development

▸ DDST
- 컵으로 물 도움 없이 반 이상 마시기 가능하나, 집안일 흉내내기 어려움
- 블록 2개까지 쌓을 수 있으나 4개쌓기 어려움
- 엄마, 아빠, 할머니 같은 가족을 제외한 우유, 물 두 가지 단어 사용할 수 있으나 3단어 이상 어려움
- 비틀거림 없이 잘 걸을 수 있으나 뒤로 걷기 어려움

▸ ADL
- 먹기 : 포크로 찍거나 수저로 음식을 뜰 때 도움 필요하나 입으로 가져가서 먹기 가능함
- 씻기 : 보호자의 전적인 도움이 필요함
- 상의입기 : 상의 입거나 벗을 때 팔 빼고 넣기 가능함, 겉옷 지퍼 내리기 가능하나 그 이후 수행하지 못함
- 화장실가기 : 보호자의 전적이 도움이 필요함
- 2단계 지시사항을 이해할 수 있다
- 엄마, 아빠를 말할 수 있다
- 다른 아동에게 관심이 많고 약간의 상호작용이 일어나나 성인의 도움이 필요하다
- 전화 벨소리에 반응하나, 대화가 잘 이루어지지 않는다

▸ Cognition
- 환경적 자극에 대해 적절한 각성상태를 가지고 있음
- 한 가지 과제 수행 시 5~10분 정도의 집중력을 보임
- 놀이에 필요한 장난감을 선택해서 시작할 수 있음
- 지시가 없으면 과제를 종료하기 어려움
- 자신이 과자를 준 사람, 좋아하는 장난감의 위치를 기억함

▸ Hand Function

영역		Rt.	Lt.
Reaching	to midline	+	+
	across midline	+	+
Grasp	Palmar	+	+
	Lateral pinch	+	+
	Pincer	+	+
	Tip pinch	−	−
	Spherical	+	+
	Cylindrical	+	+
	Disc	+	+
In hand manipulation	finger-to-palm	±	±
	palm-to-finger	−	−
	simple rotation	−	−

559 위 아동에서 추정할 수 있는 대동작(Gross motor) 발달수준은?

1) 뛰기가 가능할 것이다
2) 한발서기가 가능할 것이다
3) 계단 오르기가 가능할 것이다
4) 발끝을 붙여 걸을 수 있을 것이다
5) 허리를 굽혔다 바로서기가 가능할 것이다

560 위 아동에서 추정할 수 있는 소동작(Gross motor) 발달수준은?

1) 수직선을 보고 그릴 수 있을 것이다
2) 콩을 집어 컵 속에 넣기가 가능할 것이다
3) 동화책 낱장으로 넘기기가 가능할 것이다
4) 완전한 동그라미 모양을 그릴 수 있을 것이다
5) 작은 가위로 종이를 반으로 자를 수 있을 것이다

561 위 아동에서 Wee-FIM 평가 시 상의입기 항목의 점수는?

1) 2점
2) 3점
3) 4점
4) 5점
5) 6점

562 위 아동의 수행기술상 문제점(problem list)이 아닌 강점에 해당하는 것은?

1) flow
2) choose
3) calibrate
4) collaborate
5) manipulate

563~566. 다음의 사례를 읽고 아래 각 문항에 대해서 가장 가능성 있는 정답을 하나씩 고르시오.

> ○○은 1.1kg으로 임신 28주만에 태어났고 신생아중환자실에 입원해 있는 동안 뇌실내 출혈이 있었고 호흡기에 의존해서 지내다 출생 후 8주 만에 퇴원하였다
>
> 6개월이 되었을 때 ○○의 엄마는 아기의 몸이 뻣뻣하고 머리를 가누지 못하고 장난감을 잡기 위해 팔을 뻗지도 못해서 병원에 갔으나 의사는 지켜보자고 하였다
>
> ○○이 12개월이 되었을 때 별다른 발달상의 진전이 없어 다시 병원을 찾아가서 작업치료사, 물리치료사, 언어치료사에게 평가를 받게 되었다
>
> 치료실에서 관찰한 ○○은 고개를 가누지 못했고 스스로 자세를 유지해서 앉아있지 못했고 어떠한 자세에서도 체중을 지지하지 못했다
>
> 장난감에 손을 뻗기 위해 상체를 움직일 때 긴장도가 증가되어 보였고 뻗은 쪽 반대손은 주먹을 쥔 채로 있었고 몸 중앙으로 양팔을 모을 수 없었다

563 이 아동의 운동기술을 평가하기 위해 적합한 표준화된 평가도구는?

1) Allen cognitive level test
2) Motor-Free Visual Perception Test
3) Miller assessment of preschoolers
4) Bayley scales of infant and toddler development
5) Loewenstein Occupational Therapy Cognitive Assessment

564 이 아동에게서 현재 나타나는 비정상반사는?

1) 연합반응 2) 잡기반사 3) 굴곡회피반사
4) 교차성 신전반사 5) 비대칭성 긴장성 경반사

565 이 아동의 경직을 조절하고 상체 움직임을 촉진하기 위해 필요한 이론의 틀은?

1) 시지각 이론의 틀 2) 정신사회 이론의 틀 3) 감각통합 이론의 틀
4) 생체역학적 이론의 틀 5) 신경발달치료 이론의 틀

566 이 아동의 어머니에게 아동의 옷을 입히고 기저귀를 갈아주는 일상적인 활동에 대해 기법을 설명하고 시범을 보이고자 한다. 가장 먼저 해야 하는 치료는?

1) 구르기 촉진 2) 보조도구 제공 3) 머리 가누기 훈련
4) 상체 체중 지지 훈련 5) 비정상적인 근긴장도 조절

567~569. 다음의 사례를 읽고 아래 각 문항에 대해서 가장 가능성이 있는 정답을 하나씩 고르시오.

1. 환자가 작업치료실로 들어온다
2. 치료사를 보았지만 인사를 하지 않고 의자에 앉는다
3. 치료사가 오늘은 커피 만들기를 해보자고 한다
4. 환자는 싱크대로 가서 잠시 망설이면서 자신의 손을 만지작거린다
5. 5분 정도 후에 주전자에 물을 붓고 가스레인지 위에 주전자를 올린다
6. 커피믹스를 꺼내어 컵에 커피를 붓는 과정에서 커피봉지를 놓쳐 선반에 쏟았다
7. 물이 끓자 불을 끄고 주전자의 물을 컵에 붓는다
8. 쏟아진 커피와 주전자를 정리하지 않은 채 커피잔을 들고 본인 의자에 앉아 치료사에게 다했다고 말한다

567 다음 중 환자에게 부족한 사회적 상호작용 기술은?

1) looks
2) Regulates
3) Speaks fluently
4) Produces speech
5) Approaches/starts

568 다음 중 환자에게 문제가 없는 수행 기술은?

1) Grips
2) Initiates
3) Chooses
4) Restores
5) Handles

569 이 환자에게 적절한 중재 활동은?

1) 이완 훈련
2) 사회기술 훈련
3) 자기 주장 훈련
4) 위기상황 관리 훈련
5) 약물의 부작용 관리법

570～571. 다음의 사례를 읽고 아래 각 문항에 대해서 가장 가능성이 있는 정답을 하나씩 고르시오.

> ○○은 75세 남성으로 혼자 살고 있으며 왼쪽 무릎 이하로 절단 수술 후 본 병원에 입원하였다. 오랜 기간 당뇨병을 앓고 있으며 현재 인슐린 주사를 맞고 있다. 당뇨성 망막증으로 인해 인슐린 주사기의 눈금이 잘 보이지 않는다고 말했다. 혈당 측정기의 혈당 수치를 보는 데도 어려움이 있다. 퇴원 후 하루에 세 번씩 이 기계를 이용하여 스스로 점검해야 한다
>
> 작업치료 시각 검사 결과 시력은 중간정도이지만 대비 민감도가 감소한 것으로 나타났다. 상지 근력은 정상이며 워커를 사용해서 걷는다. 의족을 맞춘 후 퇴원할 계획이다

570 환자의 가정평가 방문 시 우선적으로 관찰해야 하는 것은?

1) 경사로
2) 변기 높이
3) 조명의 밝기
4) 부엌의 높이
5) 병원과의 거리

571 환자가 집에서 스스로 생활하기 위해 치료사가 할 수 있는 추천 사항은?

1) 돋보기를 처방한다
2) 알약 분쇄기를 처방한다
3) 전동 휠체어를 처방한다
4) 약물 일지를 작성하도록 한다
5) 계단의 가장자리에 밝은 색의 테이프를 붙인다

572~574. 다음의 사례를 읽고 아래 각 문항에 대해서 가장 가능성이 있는 정답을 하나씩 고르시오.

> ○○환자는 고혈압을 가진 42세의 남성이고 어느 날 밤에 오른쪽 몸에 힘이 빠지고 말을 할 수 없게 되어 응급실에 왔다. 왼쪽 지주막하출혈 진단을 받았다. 2주 정도 중환자실에 있었고 현재 재활 병동으로 옮겨져 작업치료가 의뢰되었다
>
> ○○환자는 언어와 오른쪽 몸의 움직임은 빠르게 회복하고 있다. 그러나 가끔 여러 단계가 요구되는 과제를 수행 할 때 시작 하는 것이 어렵고 연속해서 하는 것이 어렵다고 한다. 팔을 어깨 높이 지나서 올리는 것은 아직 안 되고 소동작 활동 시 조절이 잘 되지 않는다
>
> 발병 전에 기계를 조립하는 공장에서 일했고 퇴원 후 직장으로 복귀할 계획이다

572 환자의 여러 단계의 활동 수행의 어려움에 대해 객관적으로 평가할 수 있는 도구는?

1) Katz index of ADL
2) Manual muscle test
3) Glasgow outcome scale
4) Executive function performance test
5) Rancho Los Amigos level of cognitive functioning scale

573 환자의 치료 목표로 적절한 것은?

1) 여가 활동 시간 늘리기
2) 규칙적인 유산소 운동 실시하기
3) 덜 피곤한 시간에 어려운 과제 수행하기
4) 화가 날 때 분노 조절을 위해 이완 요법 실시하기
5) 아침에 자기 관리 활동을 30분 내에 독립적으로 수행하기

574 오른쪽 손 기능 촉진을 위해 왼쪽 손에 장갑을 착용하여 일정시간 사용하지 못하도록 한 상태에서 작업치료에 참여하게 하였다. 이 치료에 참여하기 위한 기준 조건은?

1) 뇌성마비는 제외
2) 24시간 장갑 착용이 가능해야 함
3) MMSE 점수 18점 이상 되어야 실시
4) 손목의 능동 폄이 45도 이상 되어야 적용
5) 건측 손을 사용하지 않고 앉은 자세에서 선 자세로 변경 가능해야 적용

575~577. 다음의 사례를 읽고 아래 각 문항에 대해서 가장 가능성이 있는 정답을 하나씩 고르시오.

5세 뇌성마비 남자 아이가 작업치료실에 내원하였다. 아이는 치료시간 내내 근긴장도의 변화가 심하였고, 말을 할 때에도 폭발적인 발성을 하였다. 움직임은 느리면서 얼굴과 팔다리, 몸통이 비틀어지는 양상을 보였고 침을 흘리고 혀가 밖으로 나와 있었다. 구축은 거의 없는 편이었다

575 이 아동의 마비 유형은?

1) Rigid type
2) Ataxic type
3) Spastic type
4) Athetoid type
5) Hypotonic type

576 이 아동의 대동작, 소동작 기술을 전반적으로 평가하고자 한다. 적절한 평가도구는?

1) Berg balance test
2) Grooved pegboard test
3) Minnesota Manual Dexterity test
4) Motor-Free Visual Perceptual Test-3
5) Bruininks oseretsky test of motor proficiency 2

577 이 아동의 혀의 증상을 완화시키기 위한 적절한 식사방법은?

1) 혀끝에 음식물을 넣어준다
2) 빨대로 액체를 마시게 한다
3) 전동칫솔로 입술에 자극을 준다
4) 밥을 먹을 때마다 입과 턱을 가볍게 두드려준다
5) 숟가락으로 혓바닥의 아래쪽을 눌러주면서 넣는다

578~581. 다음의 사례를 읽고 아래 각 문항에 대해서 가장 가능성이 있는 정답을 하나씩 고르시오.

▸ 성명 : 김○○ 성별 : 남 연령 : 73세
▸ History : 4년 전 진단을 받고 약을 복용 하던 중 최근 한 달 사이에 움직임이 불편해져 본원에 3일 전에 입원함
▸ Chief complaints : 보행이 어렵고 소동작 활동시 어려움
▸ Medical History : 당뇨
▸ Sensory test : Intact
▸ Berg balace scale : 30/56
▸ Ambulation : 실내 보행은 가능하나 실외 보행은 안전상의 이유로 보호자 관찰이 필요함
평가 동안 얼굴의 표정이 없고 등은 굽어있고, 목은 앞으로 나와 있으며 발을 질질 끄는 보행 양상을 보였고, 보행시 팔의 swing 움직임이 거의 없음

578 이 환자의 진단명은?

1) 뇌졸중 2) 파킨슨병 3) 루게릭병
4) 척수손상 5) 다발성경화증

579 이 환자에게 앞으로 나타날 수 있는 증상은?

1) Pain 2) Neglect 3) Rigidity
4) Hemiplegia 5) Intention tremor

580 이 질환의 원인은?

1) 뇌량 손상 2) 흑색질 병변 3) 뇌혈관 손상
4) 자가면역 질환 5) 운동신경세포 파괴

581 이 환자에게 앞으로 필요한 중재 방법은?

1) 단추가 달린 옷을 벨크로로 대체해준다
2) 폐활량 증가를 위해 호흡기술을 연습한다
3) 만성 통증을 조절하기 위해 약물치료를 받는다
4) 장기 목표는 발병 당시 수준으로 최대한 회복하는 것이다
5) 체온 상승을 막고 피로를 줄이기 위한 에너지 보존법을 교육한다

582~584. 다음의 사례를 읽고 아래 각 문항에 대해서 가장 가능성이 있는 정답을 하나씩 고르시오.

- ▸ 어깨 관절, 팔꿈치 관절, 손목관절에서 관절가동범위에 제한이 없으며, Good 정도의 근력을 보인다
- ▸ 바둑알을 손바닥에서 손가락으로 보낼 때 속도가 지연된다
- ▸ 검사자의 손에서 환자의 코까지 빠르게 반복할 때 어려움을 느낀다. 아래팔의 엎침과 뒤침을 느리게는 가능하나 빠른 수행은 어렵다
- ▸ 뾰족한 자극을 뾰족하다고 반응하고, 둔한 자극을 둔하다고 반응한다
- ▸ 모노필라멘트로 손가락 측정 시 2.83에서 정확한 반응을 보인다
- ▸ 앉은 자세에서 일어나기가 가능하며, 잡지 않고 서기가 가능하다
- ▸ MMSE 측정 결과 28점이다
- ▸ 식사 시 대부분의 과제를 혼자 수행할 수 있으나, 우유팩 열기, 고기 자르기 시 도움이 필요하다. 시간은 오래 걸리지만, 보호자가 지속적으로 옆에 있을 필요는 없다

582 사례에서 가장 우선되는 문제점은?

1) 실행증
2) 촉각 저하
3) 인지 저하
4) 근력 저하
5) 협응 저하

583 사례에서 의심되는 신경 손상 부위로 가장 가능성이 높은 것은?

1) 소뇌 손상
2) 시상 손상
3) 마루엽 손상
4) 이마엽 손상
5) 관자엽 손상

584 위 사례에서 MBI 검사를 실시할 때 식사하기 영역의 예상 점수는?

1) 2점
2) 3점
3) 5점
4) 8점
5) 10점

585~587. 다음의 사례를 읽고 아래 각 문항에 대해서 가장 가능성이 있는 정답을 하나씩 고르시오.

67세 노인 이○○씨는 농사일을 마치고 밤에 귀가하던 중 돌부리에 걸려 넘어지면서 앞에 있는 장애물과 부딪쳐 목에 과도한 폄이 발생되었다. 현재 이○○씨의 양쪽 팔과 다리는 통증과 온도 감각이 상실되었다. 상지에 이완성 운동 마비가 하지보다 더 심하게 나타나고 있다. 항문 주변의 감각은 정상이지만 운동마비와 감각손상이 몸 전체에 나타나고 있다. 이○○씨의 부인은 추수철에 갑자기 발생한 사고에 안타까워하며 작업치료실을 방문하였다

585 이○○씨의 증상은?

1) Erb's palsy
2) Schneider syndrome
3) Anterior cord syndrome
4) Posterior cord syndrome
5) Brown sequard syndrome

586 이○○씨의 감각문제가 발생되는 해부학적 구조물은?

1) dorsal column
2) corticospinal tract
3) spinothalamic tract
4) vestibulospinal tract
5) spinocerebellar tract

587 이○○씨에게 현재 가장 필요한 보조도구는?

1) AFO
2) neck collar
3) body jacket
4) cock up splint
5) knee stabilizer

588~590. 다음의 사례를 읽고 아래 각 문항에 대해서 가장 가능성 있는 정답을 하나씩 고르시오.

▸ 성명 : 이○○ 성별 : 남 나이 : 만 11세
▸ 우세손 : 오른쪽
▸ 진단 : 뇌성마비
▸ 인지 기능(cognitive functions)
- 옷 입기 과제에서 순서가 자주 틀림
- 옷 입기 과제에서 옷이 위치한 상태를 인식하지 못하는 경우가 관찰됨
- 케이크 만들기 활동 시 그림을 보고 적절한 모형을 찾아 붙이기 어려움

▸ 대근육 운동(gross motor)
- 책상 앉기(table sitting)
  - 골반 후방 경사(pelvic posterior tilting)
  - 움직이지 않고 앉은 자세를 약 1분 30초간 유지하다가 앞쪽 책상에 기댐
  - 하지의 경직(spasticity)으로 인해서 발목이 발등 굴곡(dorsiflexion)되어 지면에 발을 고정한 상태로 유지하지 못함

▸ 소근육 운동(fine motor)
- grasp & release
  케이크 만들기 활동 수행 시 오른 손(Rt. hand) 손바닥 잡기(palmar prehension)를 사용함
- bilateral hand use
  케이크 만들기 활동 시 오른 손으로 과일, 과자 모형을 잡고 왼손(Lt. hand)을 이용해서 판을 잡아서 과제를 수행함
- midline cross & reach
  옷 입기 과제를 수행 시 오른쪽과 왼쪽 상지를 반대 측으로 뻗어 옷을 잡아 올리고 내림

▸ 근 긴장도(muscles tone)
- U/E
  Lt. > Rt. distal > proximal
- L/E
  Lt. ≒ Rt. distal > proximal
- U/E < L/E

588 위 아동의 증상으로 보아 추정할 수 있는 뇌성마비 유형은?

1) 경직형 하지마비
2) 경직형 사지마비
3) 실조형 사지마비
4) 경직형 양지마비
5) 무정위형 사지마비

589 이○○ 아동의 앉기 균형 척도(sitting balance scale) 수준은?

1) normal
2) good
3) fair
4) poor
5) zero

590 위 아동에게 옷입기 훈련을 위해 가장 적절한 치료전략은?

1) 잡아야 할 옷 부분에 밝은 색 표시
2) 그림으로 옷입기 순서를 제시함
3) 서서 옷입는 방법을 실시함
4) 단추로 된 앞트임 옷을 활용함
5) 백워드 체이닝 방법으로 실시함

591～592. 다음 보기의 대화를 읽고 아래 각 문항에 대해서 가장 가능성이 높은 정답을 하나씩 고르시오.

치료사 : ○○○님 오늘은 몇 년, 몇 월, 며칠인가요?
K 씨 : 2014년 9월10일이요
치료사 : ○○○님 지금은 어떤 계절입니까?
K 씨 : 가을입니다
치료사 : 지금은 몇 시쯤 되었습니까?
K 씨 : 오후 1시 정도요
치료사 : 병원에 입원하신지 얼마나 되셨습니까?
K 씨 : 약 한 달 정도요

591 사용된 평가도구는?

1) COPM
2) MMSE
3) DDST
4) AMPS
5) LOTCA Ⅱ

592 대상자인 K씨의 대답이 모두 옳다면 이 항목의 점수는?

1) 2
2) 4
3) 6
4) 8
5) 10

593~596. 다음의 사례를 읽고 아래 각 문항에 대해서 가장 가능성 있는 정답을 하나씩 고르시오.

▸ 성명 : 안○○　　연령 : 77세　　진단 : Lt. hemiparesis d/t cerebral infarction

▸ Balance
- Sitting static : good
- Standing static : fair

▸ ROM
- AROM Lt. shoulder flexion & abduction 보상 움직임 사용하시지만 전범위 가능

▸ MMT
Lt. U/Ex : global G~N

▸ MAS
- Lt. elbow extensor : G1+
- 그 외 : G0

▸ U/E functions
Grip power : Lt. 9kg 정상기준(11.9~30.7
Rt. 15kg 정상기준(12.1~31.3)

▸ Sensory
- Rt. side : global intact
- Lt. side : global absent

▸ Perception
- MVPT : 19/40점
  - visual discrimination 2/3
  - figure ground 4/5
  - form constancy 2/5
  - visual memory 4/8
  - visual closure 4/13
  - spatial relationship 3/6
  - response behavior Rt.(13) Lt.(6)

▸ Cognition
- MMSE-K : 24/30점
  - time orientation 2/5
  - calculation 4/5
  - language 5/7
  - 왼쪽을 이용한 활동에서 실행증(apraxia) 관찰됨

▸ ADL
MBI검사 결과 56점으로 moderate assist 수준

593 안○○님의 증상으로 미루어보아 경색이 발생한 혈관으로 가장 적절한 것은?

1) 중대뇌동맥(MCA) upper trunk
2) 후대뇌동맥(PCA)
3) 중대뇌동맥(MCA) lower trunk
4) 전대뇌동맥(ACA)
5) 추골동맥(vertebral artery)

594 안○○님은 다음의 증상을 호소하였다. 그 원인으로 가장 적절한 것은?

- 왼쪽 손으로 페그, 컵 등의 물건은 엉성한 움직임으로 잡을 수 있으나 놓지 못함
- 동전, 구슬 등의 작은 물건은 잡기를 시도하지만 실패함

1) 손의 근력 저하
2) 손의 관절가동범위 저하
3) 인지기능 저하
4) 감각성 실행증
5) 움직임에 대한 두려움

595 **안○○님이 다음의 증상을 호소한다면 그 원인으로 가장 적절한 것은?**

종종 왼손을 휠체어 밖에 놓고 이동해 바퀴에 걸리고, 물건을 쥐고 있어도 눈으로 보지 않으면 인식하지 못하는 증상을 호소하였다.

1) 시각 편측무시(visual neglect)
2) 몸 편측무시(body neglect)
3) 실인증(agnosia)
4) 시야 소실(visual field loss)
5) 관념 실행증(ideational apraxia)

596 **안○○님에게 가장 적절한 치료도구는?**

1) 트램펄린
2) 편측무시 검사지
3) 페그보드
4) ROM 아크
5) Dynavision

597~598. 다음의 사례를 읽고 아래 각 문항에 대해서 가장 가능성 있는 정답을 하나씩 고르시오.

A는 60세 남자 환자로 뇌졸중으로 인한 오른쪽 편마비를 가지고 있으며 음식물을 삼킬 때 기침을 주 호소로 하여 내원하였다. 연하장애가 의심되어 임상평가 시 구강기에서는 문제가 관찰되지 않았으며, 비디오투시 조영술을 시행하였을 때 점도가 묽은 액체를 삼킬 때 직접 액체가 기도로 들어가거나, 삼킴 전 후두개곡(vallecula)과 조롱박오목(pyriform sinus) 음식을 삼키지 못해 입안에 음식물이 고여 있는 상태(pooling)가 되어 음식물의 넘침(overflow)에 의해 기도 흡인이 관찰되었다.

597 **위 환자에게 의심되는 삼킴 장애의 원인은 무엇인가?**

1) premature bolus lose
2) oral transit time delay
3) pharyngeal transit time delay
4) vallecula residue
5) pyriform sinus residue

598 **위와 같은 증상을 가진 환자에게 적용하는 치료 방법으로 적절한 것은 무엇인가?**

1) oromotor facilitation
2) tongue strengthening
3) Lt. head tilt
4) Lt. head rotation
5) thermal tactile stimulation

599~602. 다음의 사례를 읽고 아래 각 문항에 대해서 가장 가능성 있는 정답을 하나씩 고르시오.

▸ 성명 : 김○○　　연령 : 51세　　진단 : tetraplegia

▸ 우세손 : 오른쪽

▸ 환경 : 주택(층계 있음)

▸ 환자의 목표 : 침대와 휠체어에서 독립적으로 움직이고 싶다

▸ 기능적 이동

(+가능 −불가능 N/A측정불가)

Ability		
head control		+
rolling	side	+
	prone to supine	−
	supine to prone	±
come to sit		−
sit alone		+
sit to stand		−
standing alone		−
one leg standing		−

• supine to prone 자세변경 시 하지정렬 마무리에 도움이 필요

• long sitting 자세로 독립적으로 앉기 가능

▸ Balance

Sitting Static : fair

▸ MAS

Lt. / Rt. : global grade 0

▸ MMT

Muscle		Rt.	Lt.
Shoulder	flexor	N	N
	extensor	N	N
	abductor	N	N
	horiz. abduction	N	N
	horiz. adduction	N	N
	external rotator	N	N
	internal rotator	N	N
Elbow	flexor	N	N
	extensor	G	G
Forearm	supinator	G	G
	pronator	G	G
Wrist	flexor	F+	F+
	extensor	F+	F+
Finger	MP flexor	F	F−
	IP flexor	F	F−
	MP extensor	F	F−
	abductors	0	0
	adductors	0	0
Thumb	MP flexor	F−	0
	IP flexor	0	0
	MP extensor	F−	0
	IP extensor	0	0
	abductor	0	0

599 김○○님의 평가결과로 미루어보아 가장 적절한 진단은?

1) 외상성 뇌손상　　2) 뇌졸중　　3) 척수손상
4) 듀센 근이영양증　　5) 뇌성마비

600 김○○님의 손상수준을 명확하게 하기 위해 필요한 추가평가는?

1) 손기능 평가
2) 인지기능 평가
3) 시지각기능 평가
4) 감각 평가
5) 일상생활활동 평가

601 김○○님의 목표를 성취하기 위한 일상생활활동 훈련 이전에 기능을 최대화하려고 한다. 적절한 훈련은?

1) 상지 푸쉬업 훈련
2) 퓨티를 이용한 손 근력 훈련
3) 하지 근력 강화훈련
4) 복부 근력 강화훈련
5) 미끄럼판 적응훈련

602 김○○님이 독립적으로 수행 가능한 최고수준의 일상생활활동은?

1) 옷 입기
2) 세수하기
3) 힘든 집안청소
4) 양치하기
5) 가벼운 식사준비

603~604. 다음의 사례를 읽고 아래 각 문항에 대해서 가장 가능성 있는 정답을 하나씩 고르시오.

강○○씨는 뇌졸중 진단을 받고 U대학병원에서 치료를 받았다. 치료사는 차트리뷰결과 소뇌(cerebellum)에 병변이 있음을 확인할 수 있었다. 강○○씨는 가장 불편한 증상으로 양안복시를 꼽았다. 오른쪽에 사물을 볼 때를 제외하고 적면과 왼쪽을 바라볼 때 사물이 두 개로 보인다고 한다

603 강○○씨가 호소할 수 있는 다른 증상으로 적절한 것은?

1) 휴식기 떨림(resting tremor)
2) 경직(spasticity)
3) 거리조절이상(dysmetria)
4) 무도형 운동(chorea movement)
5) 가속보행(accelerated walking)

604 강○○씨의 왼쪽 눈의 움직임에서 이상이 발견되었다고 한다. 양복복시의 원인이 되는 뇌신경은?

1) 왼쪽 눈돌림신경(oculomotor nerve)
2) 오른쪽 눈돌림신경(oculomotor nerve)
3) 왼쪽 갓돌림신경(abducens nerve)
4) 오른쪽 갓돌림신경(abducens nerve)
5) 오른쪽 도르래신경(trochlear nerve)

605~606. 다음의 사례를 읽고 아래 각 문항에 대해서 가장 가능성이 있는 정답을 하나씩 고르시오.

> 뇌졸중 환자인 50대 남성은 변기에 오르거나 침대용변기(bedpan)를 사용할 때 다소 시간이 지연되는 경향이 있으며, 안전을 위해 감독이 필요하다. 그리고 이 남성은 야간에 실내용 변기를 사용하고 있으며, 소변 실수는 거의 없는 상태이다

605

FIM을 기준으로 할 때 만약 이 남성의 점수가 4점이라면 소변 실수(요실금)의 기준은 무엇인가?

1) 월 1회 이하
2) 월 2회 이하
3) 주 1회 이하
4) 주 2회 이하
5) 일 1회 이하

606

위 남성 환자의 FIM 점수와 MBI 점수는?

1) FIM은 4점, MBI는 5점
2) FIM은 4점, MBI는 8점
3) FIM은 5점, MBI는 5점
4) FIM은 5점, MBI는 8점
5) FIM은 6점, MBI는 8점

607~608. 다음의 사례를 읽고 아래 각 문항에 대해서 가장 가능성 있는 정답을 하나씩 고르시오.

> 강○○님은 27세 남성으로 교통사고로 인해 흉추 5~6번 골절, 갈비뼈 골절, 흉수 6번이 손상되었다. 최종 진단은 ASIA-A이며 작업치료 시행 중 갑자기 두통, 안면홍조, 호흡곤란 및 가슴에 통증을 호소하여 즉시 치료를 중단하고 의료진에게 보고하였다. 혈압 측정 결과 152/90mmHg으로 평소보다 증가되어 있었다

607

강○○님의 상태로 보아 의심할 수 있는 증상은?

1) 기립성 저혈압
2) 폐활량 감소
3) 자율신경 과반사
4) 요로감염
5) 욕창

608

강○○님에게서 기대할 수 있는 최대 기능수준은?

1) 단하지보조기를 착용하여 독립적인 보행이 가능하다
2) 보조도구로 휠체어에서 침대로 이동이 가능하다
3) 도움 없이 상의 입고 벗기가 가능하다
4) 장하지보조기를 착용하여 독립적인 보행이 가능하다
5) 독립적으로 자동차에 타고 내릴 수 있다

609. 다음의 사례를 읽고 아래 문항에 대해서 가장 가능성 있는 정답을 하나씩 고르시오.

환자는 우측 중대뇌동맥 경색으로 입원 중인 홍○○씨의 보호자와 치료사의 일상생활에 관련된 인터뷰 내용 중 일부이다

보호자 : 집에 가서 혼자 할 수 있게 도와주세요

치료사 : 우선 환자가 어느 정도 수행하는지 질문에 대답해주세요. 개인위생은 어떤가요?

보호자 : 평소 오른손잡이여서 양치, 면도, 따듯한 물 사용 등 기본적인 것은 다 할 수 있지만 아직까지 정돈이나 안전에 대해서 조금 도와주긴 합니다

치료사 : 아 그렇군요. 목욕하기는 어떤가요?

보호자 : 팔이 닿는 부분 상체 정도만 혼자 가능하고 나머지는 다 제가 도와줍니다

치료사 : 힘드시겠네요. 식사할 때는 어떤가요?

보호자 : 숟가락, 젓가락 오른손으로 다 사용 가능하지만 식사시간이 오래 걸리고 뜨거운 음식은 위험하니까 옆에서 지켜봅니다

치료사 : 화장실은 어떻게 사용하십니까?

보호자 : 침대나 의자 또는 변기로 옮겨 앉을 때 제가 바지를 잡고 들어주면 되고, 바지내리고 뒤처리는 혼자 하려고 하지만 아직 서툴러서 조금 도와줍니다

치료사 : 옷 입는 건 어떤가요?

보호자 : 옷을 가져다주면 상의와 하의 모두 시작할 때 조금만 도와주면 혼자 가능합니다. 시간이 조금 오래 걸립니다

치료사 : 네, 알겠습니다. 일상생활훈련 하는데 참고해서 집으로 가실 수 있도록 열심히 치료하겠습니다

609 **일상생활평가 도구인 Modified Barthel Index(MBI)에 나온 항목 중 개인위생, 목욕, 식사 항목들의 총 점수는 몇 점인가?**

1) 9
2) 10
3) 11
4) 12
5) 13

610~612. 다음의 사례를 읽고 아래 각 문항에 대해서 가장 가능성 있는 정답을 하나씩 고르시오.

66세의 양○○씨는 남성으로 뇌졸중 이후 독립적인 생활이 어려워 여성 간병인의 도움을 받고 있다. 작업치료사는 작업프로파일을 전개하기 위해 양○○씨의 작업 중요도, 수행도, 만족도를 측정한 결과 옷 입기, 식사하기, 실내이동, 목욕하기, 전화통화하기를 중요한 작업으로 선택하였다. 특히, 여성 간병인의 도움을 받고 있어 옷 입기와 목욕하기를 독립적으로 수행하기를 희망한다. 따라서 작업치료사는 이 작업의 독립적인 수행을 위한 운동기술과 처리기술을 관찰하고 독립수준을 객관적으로 분석하고자 한다

610 작업치료사가 양○○를 대상으로 작업 프로파일 전개 시 사용한 평가도구는?

1) Sensory Profile
2) COPM
3) MBI
4) SCIM
5) FIM

611 양○○의 작업관찰을 통해 독립수준을 평가하고자 할 때 가장 적절한 평가는?

1) COPM
2) MBI
3) FIM
4) AMPS
5) A-ONE

612 양○○가 선택한 작업 중 전화통화하기의 참여수준을 측정할 수 있는 평가도구는?

1) Korean-Activity Card Sort(K-ACS)
2) Arnadottir OT-ADL Neurobehavioral Evaluation(A-ONE)
3) Edmans ADL index
4) Katz Index of ADL
5) Kitchen Task Assessment(KIA)

613~614. 다음의 사례를 읽고 아래 각 문항에 대해서 가장 가능성 있는 정답을 하나씩 고르시오.

A는 23세 남성으로 건강한 대학생이다. 그는 2개월 전 스키장에서 스키를 타고 내려오다 미끄러져 스키장의 가드레일에 부딪혀 외상성 뇌손상을 당해 병원에 입원하였다. 응급실에 도착하였을 때 의식이 없는 상태였으나 지금은 스스로 눈을 뜨고, 통증부위를 인식하지는 못하지만 꼬집었을 때 벗어나기 위해 특정 신체 부위를 당기며 검사자가 말을 이해 할 수는 있지만 내용이 상식을 벗어나고 말하기가 어눌하여 언어장애가 남을 것으로 예상되는 상태이다

단기 기억의 결핍이 있고, 전반적으로 집중력이 짧으며 치료를 받는 중 울거나 소리 지르기 공격적인 행동을 보이며 도움이 없이는 self-care를 수행할 수 없는 정도로 많은 도움이 필요한 정도이다

613

위 사례의 glasgow coma scale의 총 점수는 몇 점인가?

1) 8점
2) 9점
3) 10점
4) 11점
5) 12점

614

위 사례의 Rancho los scale의 단계는 몇 단계인가?

1) Level Ⅲ. 국부적반응(Localized response)
2) Level Ⅳ. 혼동, 흥분(Confused, agitated)
3) Level Ⅵ. 혼동, 적절(Confused, appropriate)
4) Level Ⅶ. 자동적, 적절(Automatic, appropriate)
5) Level Ⅷ. 목적적, 적절(Purposeful and appropriate)

615~616. 다음의 사례를 읽고 아래 각 문항에 대해서 가장 가능성 있는 정답을 하나씩 고르시오.

> 26세 남성은 4개월 전 자전거를 타고 내리막길을 내려가다 앞에 있는 전봇대와 부딪혀 SCI C6 ASIA A로 진단을 받고, 재활을 위해 작업치료실에 의뢰되었다
>
> 치료실에 들어올 당시 휠체어에 누운 상태로 보호자가 밀고 들어왔으며, 평가를 위해 휠체어의 등받이를 조금 올렸을 때 몹시 어지러워했다

615 위 환자의 재활 목표로 옳은 것은?

1) 손 보조기로 글씨쓰기
2) 자동차에 휠체어 싣기
3) 앉은 자세에서 몸통 움직이기
4) 스스로 넬라톤(CIC) 하기
5) 팔 보조기(BFO, sling)로 식사하기

616 위 환자가 나타나는 증상의 예방 및 응급처치로 옳은 것은?

1) 환자를 재빨리 기립 자세로 만든다
2) 탄력 붕대, 복대 등을 제거한다
3) 앉기 지구력 및 활동 수준을 향상시킨다
4) 소변의 배출을 확인한다
5) 혈압을 수시로 체크한다

617~619. 다음의 사례를 읽고 아래 각 문항에 대해서 가장 가능성이 있는 정답을 하나씩 고르시오.

김○○씨는 C_6 손상, ASIA A 등급의 25세 여성이다. 그녀는 3개월 전 교통사고로 팔다리가 마비되었다. 사고 이후 척추 고정수술을 받고 필라델피아 칼라를 착용했다. 현재 재활치료를 받기 위해 본 치료실로 보내졌다

[MMT 측정 결과(Lt/Rt)]

- ▸ 어깨뼈, 어깨 근육 : 3+이상/5
- ▸ 팔꿈치 : 굽힘 4/5, 폄 0/5
- ▸ 아래팔 : 뒤침 4/5, 엎침 2/5
- ▸ 손 목 : 굽힘 3/5, 폄 0/5
- ▸ 손가락 : 0/5

617 환자의 향후 일과, 흥미, 역할 등에 대해 알아보고자 한다. 적절한 평가도구는?

1) MBI
2) COPM
3) MMSE
4) LOTCA
5) AMPS

618 현재 환자가 가능한 활동은?

1) 운동화의 끈을 맬 수 있다
2) 보행기를 이용하여 보행할 수 있다
3) 하의 옷을 도움 받지 않고 입을 수 있다
4) 샤워의자에 앉아서 스스로 독립적으로 샤워할 수 있다
5) 다용도 커프에 칫솔을 끼워 스스로 양치질을 할 수 있다

619 이 환자에게 앞으로 적용할 수 있는 보조기는?

1) Thumb splint
2) Hemi shoulder sling
3) Tennis elbow support
4) Wrist driven hand orthosis
5) Anterior elbow extension splint

620~622. 다음의 사례를 읽고 아래 각 문항에 대해서 가장 가능성이 있는 정답을 하나씩 고르시오.

Rt. MCA infraction 진단을 받은 뇌졸중 환자인 K씨는 발병 후 3개월이 지났다. 팔에서는 경직(spasticity)의 감소가 나타나기 시작하였고, 시너지로부터 벗어난 움직임이 나타나기 시작했다. 손에서는 큰 잡기(gross grasp)와 갈고리(hook) 잡기가 나타나지만 놓기는 불가능한 상태이다. 하지의 경우에는 Brunnstrom stage 4단계이다

620 현재 K씨의 손과 팔의 브론스트롬 단계는?

1) 손 2, 팔 2
2) 손 2, 팔 3
3) 손 3, 팔 3
4) 손 3, 팔 4
5) 손 4, 팔 4

621 예상되는 K씨의 하지 상태로 가장 타당한 내용은?

1) 엉덩관절의 완전 굽힘이 가능하다
2) 바닥 면 위에서 발바닥굽힘이 가능하다
3) 바닥 면에서 발을 뒤로 끌어당길 수 있다
4) 앉은 자세에서 무릎관절의 완전 폄을 수행한다
5) 선 자세에서 엉덩관절의 폄과 무릎관절의 굽힘이 가능하다

622 3개월 후 K씨가 물건 잡고 놓을 수 있으며, 삼점 쥐기 및 원통형 잡기가 가능하다면 K씨의 브론스트롬 단계는 어떻게 되는가?

1) 같은 단계이다
2) 한 단계가 올라가는 것이다
3) 두 단계가 올라가는 것이다
4) 세 단계가 올라가는 것이다
5) 네 단계가 올라가는 것이다

623~626. 다음의 사례를 읽고 아래 각 문항에 대해서 가장 가능성이 있는 정답을 하나씩 고르시오.

종합병원에 근무 중인 5년차 작업치료사인 K씨는 자신의 환자에게 적용할 어떤 치료 중재법을 사용하기 위해 대상 환자의 AROM을 측정하고 있다. K씨는 대상 환자가 과거 1년간 뇌졸중 병력이 없음을 확인하였으며, 'Berg balance test'도 측정하였다. 대상 환자의 AROM은 다음과 같은 기준을 넘어야 이 중재법을 사용할 수 있다

[AROM 기준]

① shoulder flexion : 45°

② shoulder abduction : 45°

③ elbow flexion : 90°

④ elbow extension : 90°

⑤ wrist extension : 20°

⑥ MCP extension : 10°

⑦ IP extension : 10°

623 치료사 K씨가 사용하고자 하는 중재법은?

1) CIT
2) NDT
3) PNF
4) Rood
5) Modeling

624 사용될 중재법을 위해 추가적으로 사용해야 하는 평가는?

1) MMT
2) MVPT
3) COPM
4) MMSE
5) BO test

625 대상 환자의 'Berg balance test' 결과 기준으로 가장 타당한 것은?

1) 11점 이상이어야 한다
2) 22점 이상이어야 한다
3) 33점 이상이어야 한다
4) 44점 이상이어야 한다
5) 55점 이상이어야 한다

626 치료 대상 환자가 실제로 치료를 받게 될 경우 착용해야 할 도구로 타당한 것은?

1) 안대
2) MAS
3) 미트(mitt)
4) 선글라스(sunglass)
5) 휠체어 판(lab board)

627~628. 다음의 사례를 읽고 아래 각 문항에 대해서 가장 가능성이 있는 정답을 하나씩 고르시오.

▸ 성명 : 김○○ 　　　성별 : 남 　　　나이 : 만 5세
▸ 진단명 : * * *
▸ 우세손 : Rt
▸ 지적 수준 : 정상
▸ 일반적인 양상(general impression) : 보호자 손을 잡고 끌려오듯 치료실에 들어옴
▸ 대근육 및 소근육 운동
- 왼쪽 어깨의 움직임이 현저히 감소된 반면 손가락의 움직임은 정상적임
- 손 사용이 가능하지만 팔의 사용이 어려워 기능적이지 못함

▸ ADL
- 식사 : 독립적임
- 이동 : 독립적임
- 옷입기 : 완전 의존적임
- 화장실 : 완전 의존적임
- 목욕 : 완전 의존적임

627 예상되는 아동의 진단명은?

1) CP 　2) RA 　3) TBI
4) SCI C5 　5) Erb's palsy

628 이 아동의 ADL 기술이 정상이라고 가정한다면 발달에 가장 적합한 옷 입기 기술은?

1) 리본 묶기가 가능하다
2) 감독 없이도 옷을 입고 벗을 수 있다
3) 양말을 신을 때 약간의 도움이 필요하다
4) 뒤 지퍼를 올리기가 독립적으로 가능하다
5) 큰 단추는 풀 수는 있지만 잠그기는 어렵다

629~631. 다음의 사례를 읽고 아래 각 문항에 대해서 가장 가능성이 있는 정답을 하나씩 고르시오.

아래 평가 기록지는 작업치료사 K씨가 자주 사용하는 평가 도구의 일부 항목이다. 이 검사는 3영역 8항목 32개 소검사로 구성되며, 평가에 소요되는 시간은 대략 10분 정도이다. 최고점수는 32점이며, 이 점수는 100점으로 다시 환산된다

상지 앞으로 올리기(FE)	1. 45° 미만	손바닥을 뒷머리로 (PO)	1. 약간 움직임
	2. 45°~90° 미만		2. 손이 가슴보다 높이 올라감
	3. 90°~135° 미만		3. 손이 머리에 닿음
	4. 135° 미만		4. 손바닥을 뒷머리에 붙임
상지 옆으로 올리기(LE)	1. 45° 미만	손바닥을 등으로(PD)	1. 약간 움직임
	2. 45°~90° 미만		2. 손이 같은 쪽 측전부에 닿음
	3. 90°~135° 미만		3. 손가락, 손등이 등줄기에 닿음
	4. 135° 미만		4. 손바닥이 등줄기에 닿음

629 위 평가도구의 이름은?

1) MFT 2) ROM 3) MVPT
4) LOTCA 5) BO test

630 위 평가도구의 적용대상자로 타당한 것은?

1) CVA 2) SCI 3) THR
4) COPD 5) HIVD

631 이 평가 도구에 필요한 품목은?

1) 지폐 2) 연필 3) 지우개
4) 색종이 5) 축구공

632~634. 다음 사진을 보고 아래 각 문항에서 가장 가능성 있는 정답을 하나씩 고르시오.

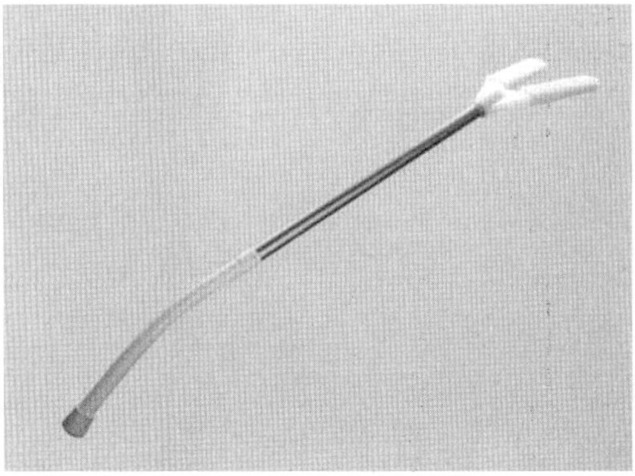

632 위 보조도구의 사용과 가장 관계 깊은 ADL 및 IADL 항목은?

1) 식사
2) 재정관리
3) 개인위생
4) 의사소통
5) 개인용품관리

633 위 보조도구가 가장 필요한 척수손상 레벨은?

1) C4
2) C5
3) C6
4) C7
5) C8

634 위 보조도구를 사용해야 하는 환자의 기능적 수준에 해당하는 것은?

1) 보조도구를 이용해 독립적 식사가 가능하다
2) 보조도구를 이용해 독립적 상의입기가 가능하다
3) 보조도구를 이용해 독립적 하의입기가 가능하다
4) 평지에서 전동 휠체어의 독립적 사용이 가능하다
5) 평지에서 수동 휠체어의 독립적 사용이 가능하다

635~637. 다음의 사례를 읽고 아래 각 문항에 대해서 가장 가능성 있는 정답을 하나씩 고르시오.

뇌졸중 환자인 홍○○(55세 남성)씨는 자신의 시각 문제를 인식하지 못하고 있으며, 보행 중 주변 장애물에 자주 충돌하는 일이 일어나고 있다. 홍씨는 뇌졸중 이후 읽기 능력이 현저히 감소되었으며, 자주 어지럽고 구토 증세가 나타나고 있다. 반면, 같은 치료실에서 작업치료를 받고 있는 뇌졸중 환자인 남○○씨는 좌측의 시각적 공간을 인식하지 못하며, 좌측 공간을 탐색하려는 시도가 없다. 또한 과제 수행 시 과제 수준에 관계없이 비효율적인 탐색이 특징이며, 자신의 틀린 수행에 대해서도 수정하려는 시도를 하지 않는다

635 홍○○씨에게 예상되는 독서의 문제는?

1) 책장을 넘기지 못한다
2) 단어를 순서대로 읽지 못한다
3) 글은 읽어도 이해를 할 수가 없다
4) 글자보다는 숫자를 읽기가 더 어렵다
5) 한 단어에서 다음 단어로 넘어가기 어렵다

636 남○○씨에게 가장 필요한 중재는?

1) 시력 훈련
2) 시야 훈련
3) 시각탐색 훈련
4) 안구운동 훈련
5) 시각실인증 훈련

637 홍○○씨에게 가장 필요한 중재는?

1) 시력 훈련
2) 시야 훈련
3) 시각탐색 훈련
4) 안구운동 훈련
5) 시각실인증 훈련

638~640. 다음 그림을 보고 아래 각 문항에서 가장 가능성 있는 정답을 하나씩 고르시오.

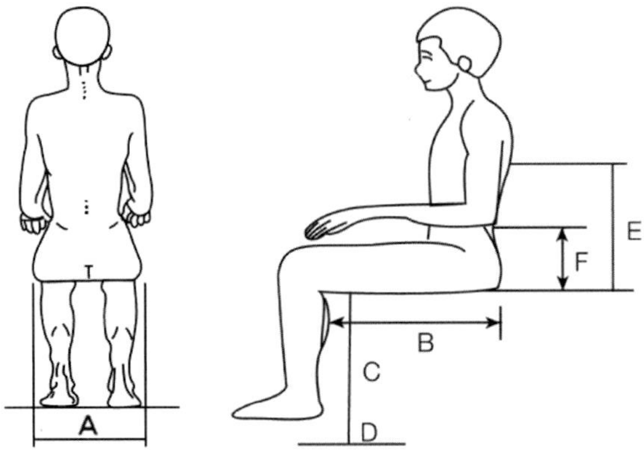

638 A를 측정하는 방법은?

1) 허벅지 가장 넓은 부위 측정 후 측정 값
2) 허벅지 가장 넓은 부위 측정 후 측정 값 −2인치
3) 허벅지 가장 넓은 부위 측정 후 측정 값 +2인치
4) 허벅지 가장 넓은 부위 측정 후 측정 값 −4인치
5) 허벅지 가장 넓은 부위 측정 후 측정 값 +4인치

639 B를 측정하는 방법은?

1) 엉덩이 뒷부분에서 오금까지의 거리
2) 엉덩이 뒷부분에서 오금까지의 거리 −2인치
3) 엉덩이 뒷부분에서 오금까지의 거리 +2인치
4) 엉덩이 뒷부분에서 오금까지의 거리 −4인치
5) 엉덩이 뒷부분에서 오금까지의 거리 +4인치

640 팔꿈치를 굽힘 시켰다면 측정 대상은?

1) A　　2) B　　3) C
4) E　　5) F

641~643. 다음의 사례를 읽고 아래 각 문항에 대해서 가장 가능성 있는 정답을 하나씩 고르시오.

▸ 성명 : 박○○ 성별 : 남 나이 : 만 6세
▸ 행동 양상
1) 무거운 물건을 들어 올리는 것을 싫어함
2) 물건을 당기고 미는 활동에 어려움을 보임
3) 막대기로 벽을 치면서 다니는 행동을 자주 보임
4) 구석에 앉아서 다리를 굽힌 상태로 옷을 입거나, 등을 바닥에 대고 누워서 벽에 다리를 올리고 옷을 입음

641 행동양상에서 추정 가능한 증상은?

1) 촉각 방어
2) 자세 불안
3) 중력 불안
4) 고유수용성 감각방어
5) 움직임에 대한 회피 반응

642 아동이 위와 같이 옷을 입는 이유는?

1) 근력의 저하
2) 근 긴장도의 문제
3) 팔 조절이 어려움
4) 양측 협응의 부족
5) 균형 잡기의 어려움

643 적용할 수 있는 치료방법으로 가장 적절한 것은?

1) 레슬링
2) 구강 자극
3) 윌버거 치료 솔
4) 회전하는 놀이 활동
5) 사회성을 높이는 활동

644~646. 다음 그림을 보고 아래 각 문항에서 가장 가능성 있는 정답을 하나씩 고르시오.

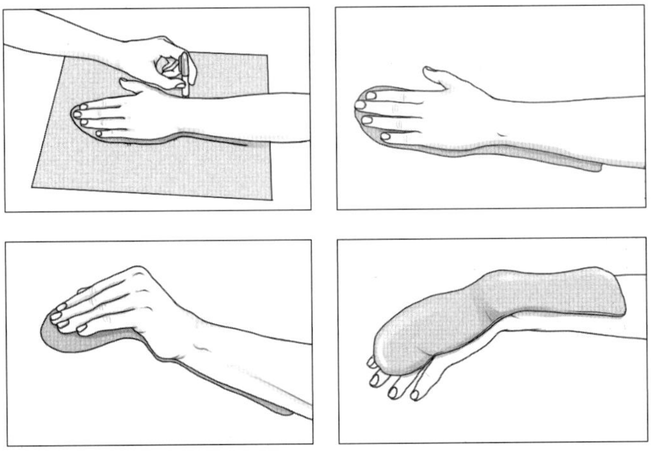

644 위 과정의 제목으로 가장 타당한 것은?

1) 스프린트 완성하기
2) 스프린트 수정하기
3) 스프린트 패턴 만들기
4) 저온 플라스틱 자르기
5) 저온 플라스틱 적용하기

645 예상되는 보조기의 이름은?

1) RIC slpint
2) Resting pan splint
3) Long opponens splint
4) Dorsal blocking splint
5) Anti-spastic hand splint

646 적용 후 손의 자세로 옳은 것은?

1) PIP 폄
2) 엄지 굽힘
3) 손목 폄 45도
4) MP 굽힘 45도
5) DIP 굽힘 25도

647~649. 다음의 사례를 읽고 아래 각 문항에 대해서 가장 가능성 있는 정답을 하나씩 고르시오.

- 현재 나이 : 5세 8개월
- 주소 : 눈 맞춤 결여, 집중력 저하
- DDST : 대근육 운동(4세), 소근육 운동(3세 7개월), 언어(1세), 사회성(2세 1개월)
- Sensory Profile
  - vestibular process (definite difference)
  - tactile process (definite difference)
  - oral sensory processing (typical performance)

647 아동에게 필요한 추가 평가로 가장 적합한 것은?

1) SFA
2) CARS
3) 사회성숙도 검사
4) Bayley scales
5) dysphagia evaluation

648 위 아동의 발달평가 결과를 미루어 짐작해볼 때, 가능한 활동으로 적합한 것은?

1) 동그라미 자르기
2) 칼 사용하기
3) 십자가 그리기
4) 삼각형 그리기
5) 곡선 그리기

649 위 아동이 옷을 입을 때 도움을 줄 수 있는 중재 방법은?

1) 옷을 세탁할 때 섬유 유연제를 되도록 많이 사용한다
2) 옷을 입기 전에 피부에 살짝 스치는 촉각자극을 준다
3) 아동이 여러 자극을 받으면 혼란을 줄 수 있기 때문에 거울 앞에서 옷을 입는 것은 권장하지 않는다
4) 옷의 상표에 긁히는 것을 막기 위해 겉옷을 입기 전에 속옷을 입힌다
5) 다양한 상황에서 옷 입기에 적응하기 위해서 시간과 장소를 최대한 다양하게 훈련한다

650~652. 다음 그림을 보고 아래 각 문항에서 가장 가능성 있는 정답을 하나씩 고르시오.

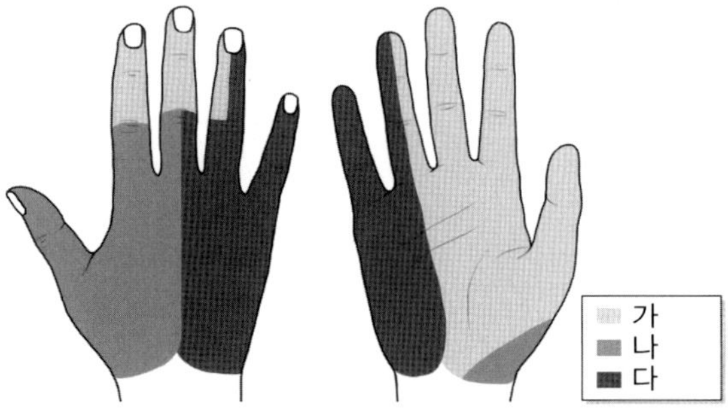

650 '나'와 가장 관계 깊은 증상은?

1) Claw hand
2) Ape's hand
3) Wrist drop
4) Tinel's sign
5) Winged scapular

651 '가'와 가장 관계 깊은 보조기는?

1) Dynamic splint
2) Blocking splint
3) Thumb spica splint
4) Long opponens splint
5) Thumb stabilization splint

652 '다'의 신경 손상 시 가장 문제가 되는 집기(또는 잡기)는?

1) tip pinch
2) palmar grasp
3) lateral pinch
4) 3 point pinch
5) intrinsic plus grasp

653~655. 다음의 사례를 읽고 아래 각 문항에 대해서 가장 가능성 있는 정답을 하나씩 고르시오.

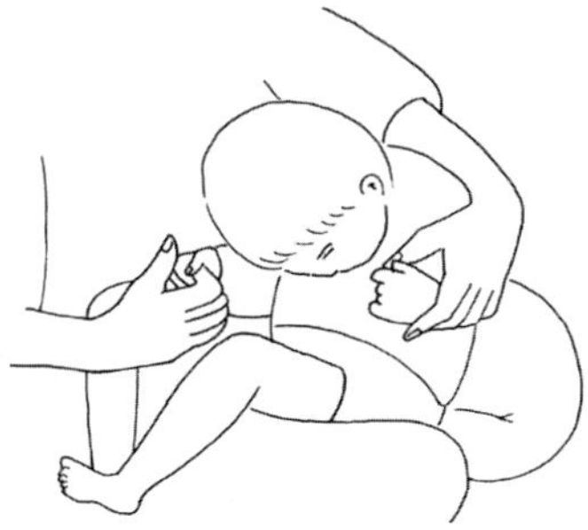

- ▶ 진단명 : 뇌성마비
- ▶ 나이 : 4세
- ▶ 주소 : 삼킴 곤란
- ▶ 관찰정보
  - 지속적인 침흘림 보임
  - 구강 주위 감각저하
  - 흡인이 빈번하게 나타남
- ▶ 식이 음식 : 요플레, 과일 퓨레, 곱게 간 죽
- ▶ 비디오투시조영검사 결과 : 많은 양의 음식덩이가 양쪽 조롱박 오목(pyriform sinus)에 그대로 고여 있다가, 삼킴 후 침습(penetration) 되는 것이 관찰됨

653 비디오투시조영검사 결과에 대한 해석은?

1) 준비되지 않은 상태에서 음식이 인두로 넘어간 경우이다
2) 삼킬 때 코로 역류될 가능성이 있다
3) 혀의 기저부에 수축력이 부족한 경우이다
4) 기도에 잔여물이 남는 경우로 후두 폐쇄 기능이 감소될 가능성이 있다
5) 후두의 앞쪽 운동이 저하되고, 반지인두 근육의 기능이 감소될 가능성이 높다

654 중재 방법으로 적절한 것은?

1) 구강자극을 위해 입 주변을 가볍게 터치해준다
2) 침상자세로 교정하여 침흘림을 줄여준다
3) 보호자의 손으로 아래턱을 지지해준다
4) 혀의 자극을 주기 위해 많은 양의 음식을 먹인다
5) 먹는 동안 물을 같이 섭취하여 삼킴을 돕는다

655 위 사례의 운동조절장애 유형은?

1) 강직형(rigidity)
2) 실조형(ataxic)
3) 무정위형(athetoid)
4) 경직형(spastic)
5) 이완형(flaccid)

656~658. 다음의 사례를 읽고 아래 각 문항에 대해서 가장 가능성 있는 정답을 하나씩 고르시오.

- 나이 : 28세
- 진단명 : 여섯째 경수 손상
- 병전 직업 : 엔지니어

656 위 사례에서 가능한 움직임은?

1) 팔꿈치 폄
2) 어깨 굽힘
3) 손목 굽힘
4) 손가락 벌림
5) 손가락 폄

657 위 환자의 기대기능수준에 적절한 보조도구는?

1) mobile arm support
2) power lift with sling
3) mouth stick
4) long opponens splint
5) button hook

658 위 환자가 독립적으로 가능한 일상생활활동은?

1) 혼자서 바지 입기가 가능하다
2) 편평하지 않은 곳에서 이동(transfer)이 가능하다
3) 보조도구 없이 스스로 치장하기가 가능하다
4) 핸드림이 있는 휠체어가 필요하다
5) 스스로 목욕하기가 가능하다

659~662. 다음 사진을 보고 아래 각 문항에서 가장 가능성 있는 정답을 하나씩 고르시오.

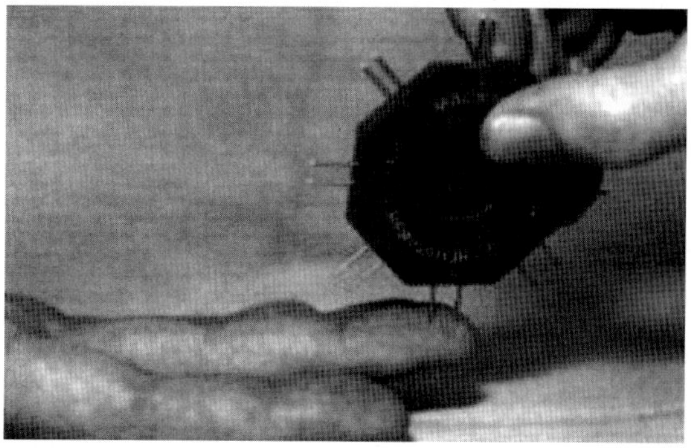

659 위 평가의 결과를 얻기 위한 기준은?

1) 5번 자극 중 3번 이상 답할 경우
2) 5번 자극 중 5번 모두 답할 경우
3) 8번 자극 중 6번 이상 답할 경우
4) 10번 자극 중 7번 이상 답할 경우
5) 10번 자극 중 10번 모두를 답할 경우

660 위 평가를 시작하는 거리는?

1) 3mm
2) 5mm
3) 7mm
4) 10mm
5) 15mm

661 평가를 종료해야 하는 거리는?

1) 10mm
2) 15mm
3) 20mm
4) 25mm
5) 30mm

662 평가 결과가 15mm일 경우 해석은?

1) 양호(fair)
2) 빈약(poor)
3) 정상(normal)
4) 무감각(anesthetic)
5) 보호감각(protective)

663～666. 다음의 사례를 읽고 아래 각 문항에 대해서 가장 가능성 있는 정답을 하나씩 고르시오.

Movement		Rt.	Lt.
상지 앞으로 올리기(FE)	1. 45° 미만	4/4	3/4
	2. 45～90° 미만		
	3. 90～135° 미만		
	4. 135° 이상		
상지 옆으로 올리기(LE)	1. 45° 미만	4/4	3/4
	2. 45～90° 미만		
	3. 90～135° 미만		
	4. 135° 이상		
손바닥 뒷머리로 가져오기(PO)	1. 조금움직임	4/4	4/4
	2. 흉부 위까지		
	3. 머리 쪽에 닿음		
	4. 손바닥이 완전히 닿음		

663 사용된 평가도구는?

1) MFT
2) BBT
3) SCIM
4) SIPT
5) MMDT

664 이 평가의 대상자는?

1) 뇌졸중 환자
2) 척수손상 환자
3) 작업장의 근로자
4) 상지손상이 있는 환자
5) 발달장애가 있는 아동

665 이 평가에 필요한 재료는?

1) 줄자
2) 색연필
3) 농구공
4) 빈 깡통
5) 페그보드

666 위 항목과 더불어 더 평가해야 하는 것은?

1) 조립하기
2) 공 던지기
3) 도형그리기
4) 입방체 옮기기
5) 통에 작은 물건 넣기

667~669. 다음 그림을 보고 아래 각 문항에서 가장 가능성 있는 정답을 하나씩 고르시오.

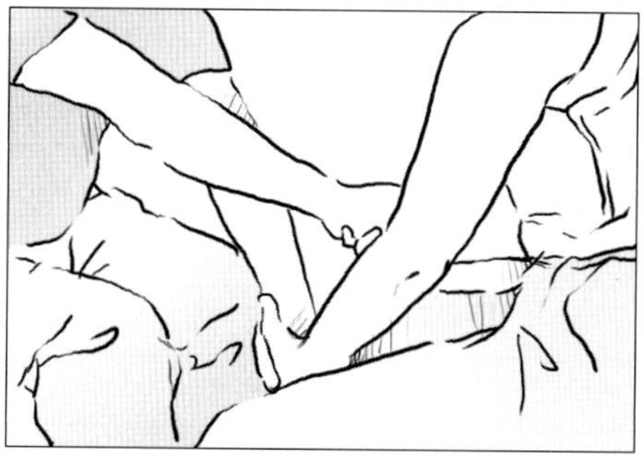
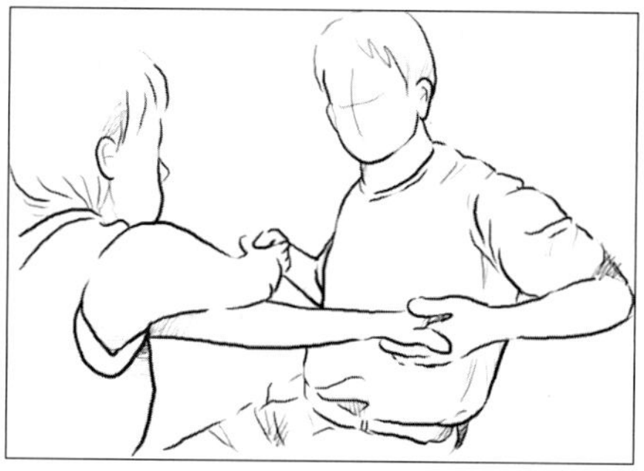

667 위 감각운동 접근법은?

1) NDT
2) PNF
3) Rood
4) CIMT
5) Brunnstrom

668 중재의 내용을 기초로 할 경우 대상자의 회복 수준은?

1) 근긴장이 없다
2) 근긴장이 증가되고 있다
3) 손에 기능이 있고 어깨에는 기능이 없다
4) 어깨에는 기능이 있고 손에는 기능이 없다
5) 복합적인 손의 움직임이 나타나기 시작하였다

669 위 중재의 주된 목적은?

1) 근력 강화
2) 근긴장 억제
3) 교차적 시너지 유발
4) 정상적 운동 패턴 강화
5) 양쪽 상지의 활동 참여

670~671. 다음의 사례를 읽고 아래 각 문항에 대해서 가장 가능성 있는 정답을 하나씩 고르시오.

Name	김○○	Sex	Male
Age	60	Dx	CVA Lt. Hemiplegia
On set	2017.03.02	Dominent hand	Right hand
		Caregiver	며느리
PHx	DM(+), HTN(−), TB(−)		
C.C	왼쪽 어깨에 통증이 있음		
O	1. MMT & ROM (생략) 2. 상지의 기능 • 손을 등 뒤로 가져갈 수 있음 • 팔을 앞으로 들어 어깨 높이 까지들 수 있음 • 팔꿉 관절을 굽힘 시킨 상태로 엎침과 뒤침이 가능함 (생략) 3. 기타 • MMSE : 23점 • Berg balance test : 44점 (생략)		

670 이 남성의 팔 회복 수준은?

1) NDT 2a 단계
2) NDT 2b 단계
3) 브론스트롬 3단계
4) 브론스트롬 4단계
5) 브론스트롬 5단계

671 이 남성에게 CIMT를 적용하고자 한다면 더 필요한 조건은?

1) MMSE 25점
2) 팔꿉관절 굽힘 90도
3) 어깨관절 굽힘 120도
4) Berg balance test 45점
5) Modified Ashworth scale 2점

672~675. 다음 그림을 보고 아래 각 문항에서 가장 가능성 있는 정답을 하나씩 고르시오.

가.

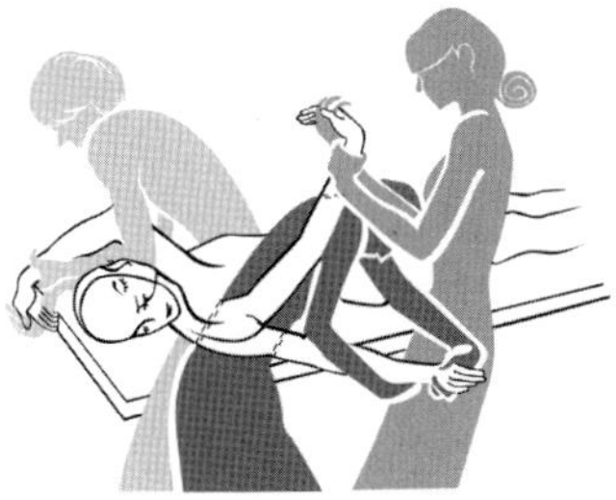

나.

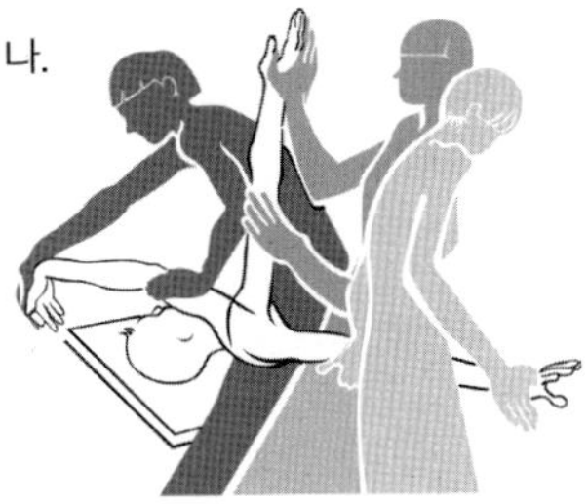

다.

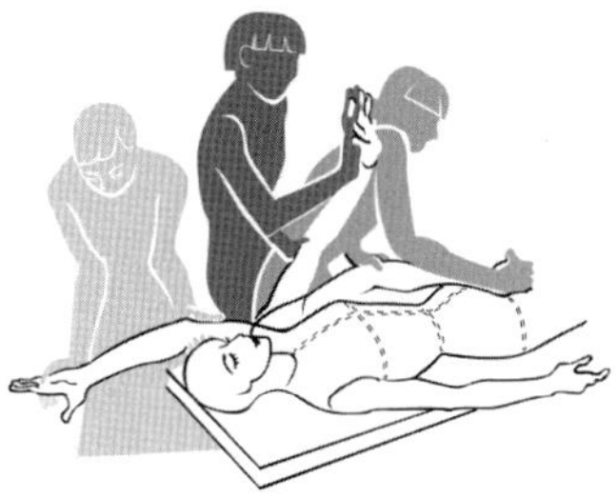

라.

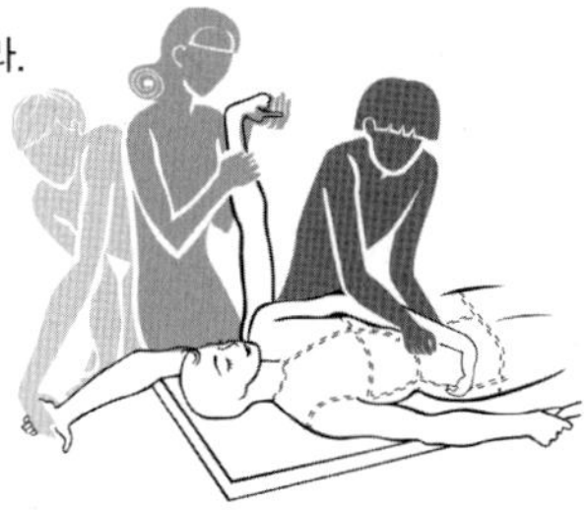

672 위 그림의 중재법은 어떤 종류의 이론의 틀(FOR)인가?

1) 재활적 FOR
2) 발달적 FOR
3) 생역학적 FOR
4) 작업과학 FOR
5) 감각운동 FOR

673 위 그림들 중 D1 패턴만으로 구성된 것은?

1) 가, 나
2) 나, 다
3) 다, 라
4) 가, 나, 다
5) 가, 나, 다, 라

674 '다'에 사용된 패턴의 기능적 사례는?

1) 배영 동작
2) 야구공 던지기 동작
3) 테니스의 포핸드 동작
4) 테니스의 백핸드 동작
5) 오른손으로 왼쪽 머리 빗기 동작

675 위 중재법이 뇌졸중 환자에게 사용되었다면 치료의 목적은?

1) ROM 유지와 통증 예방
2) 지구력 강화와 근력 유지
3) LOM 방지와 수의적 움직임 촉진
4) 운동학습과 고유수용성 감각 제공
5) 근긴장 정상화와 수의적 움직임 촉진

676~679. 다음의 사례를 읽고 아래 각 문항에 대해서 가장 가능성 있는 정답을 하나씩 고르시오.

Area	Item	P	F	R	N/O	Comment
(가)	숟가락을 사용한다	✓				
	집안일을 돕는다				✓	
	손을 씻고 수건에 닦는다				✓	
	옷을 벗는다		✓			양말은 도움이 필요함
	간단한 옷을 입는다				✓	
(나)	적목 4개를 쌓는다	✓				
	적목 6개를 쌓는다				✓	
	수직선 보고 그린다				✓	

676 사용된 평가도구는?

1) E-LAP
2) Bruininks Oseretsky Test
3) Gesell Developmental Scale
4) Peabody Developmental Motor Scales
5) Denver Developmental Screening Test

677 가와 나에 들어갈 내용은?

1) 가는 ADL이며, 나는 인지지각이다
2) 가는 IADL이며, 나는 소운동 적응이다
3) 가는 소운동이며, 나는 인지지각이다
4) 가는 소운동이며, 나는 인지지각이다
5) 가는 개인-사회성이며, 나는 소운동-적응이다

678 위 표의 내용 중 N/O가 의미하는 것은?

1) 잘 수행함
2) 수행기회가 없음
3) 많은 도움이 필요함
4) 전혀 수행할 수 없음
5) 약간의 도움이 필요함

679 이 평가의 하부 항목 중 인형을 사용해야 하는 항목은?

1) 형용사 이해하기
2) 신체 이름 말하기
3) 5개 단어 정의하기
4) 동작언어 이해하기
5) 사물의 용도 말하기

680~681. 다음 그림을 보고 아래 각 문항에서 가장 가능성 있는 정답을 하나씩 고르시오.

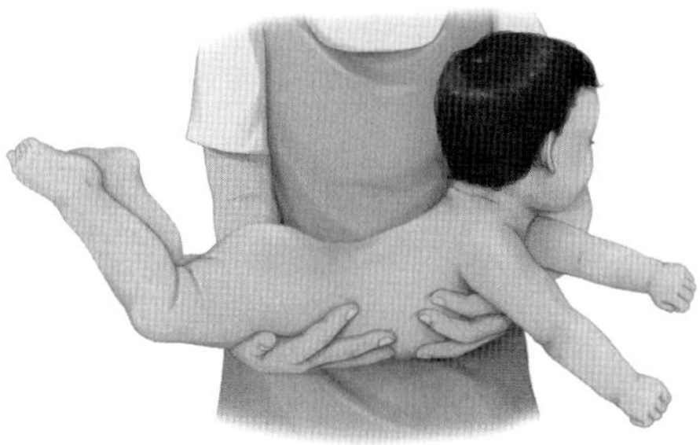

680 평가하고자 하는 것은?

1) Landau reflex
2) Neck on body
3) Flexor withdrawal
4) Protective reaction
5) Flexion righting reaction

681 위 그림의 반응이 정상발달을 보이는 아동들에게 나타나는 시기는?

1) 0~2개월
2) 0~6개월
3) 0~10개월
4) 6개월~2년
5) 6개월~3년

682~685. 다음의 사례를 읽고 아래 각 문항에 대해서 가장 가능성 있는 정답을 하나씩 고르시오.

(생략)

2. 상지 회복단계
   - NDT : 3단계
   - 브론스트롬
     팔 : 4단계
     손 : 4단계
3. 상지 기능 평가

	검사일자	Rt.	Lt.
상지 앞으로 올리기	1) 45도 미만		
	2) 45~90도		
	3) 90~135도	3	3
	4) 135도		
상지 옆으로 올리기	1) 45도 미만		
	2) 45~90도		
	3) 90~135도	3	3
	4) 135도		

(생략)

	검사일자	Rt.	Lt.
잡기	1) Ball을 잡고 있음		
	2) Ball을 놓을 수 있음		
	3) Ball을 집어 올릴 수 있음	3	3
쥐기	1) 연필을 집어 올릴 수 있음		
	2) 동전을 집어 올릴 수 있음		
	3) 바늘을 집어 올릴 수 있음		

(생략)

682 사용된 평가도구의 총점은?

1) 22점
2) 32점
3) 42점
4) 52점
5) 62점

683 사용된 도구의 항목에 해당하는 것은?

1) 조립하기
2) 공던지기
3) 적목 옮기기
4) 깡통 옮기기
5) 입방체 쌓기

684 30초 동안 18개의 페그를 넣었다면 얻게 되는 점수는?

1) 2점 2) 3점 3) 4점
4) 5점 5) 6점

685 위 환자에게 예상되는 상지의 기능은?

1) 시너지가 더 이상 우세하지 않다
2) 측면집기(lateral pinch)가 시작된다
3) 팔을 앞으로 뻗어 머리위로 들어 올릴 수 있다
4) 시너지로부터 벗어난 움직임의 조합이 쉽게 일어난다
5) 팔꿉 관절의 완전 폄 상태에서 엎침과 뒤침이 가능하다

686~688. 다음의 사례를 읽고 아래 각 문항에 대해서 가장 가능성 있는 정답을 하나씩 고르시오.

치료사는 아래의 순서에 따라 중재를 실시하였다
1. 환자의 팔을 아래로 내린한 후 팔꿉 관절을 굽힘 자세로 유지하도록 하였다
2. 치료사는 환자의 위팔과 손목을 지지한 후 주먹 쥐기를 하라고 지시한다
3. 주먹 쥐기를 멈추라고 지시를 한 후 이완 상태에서 손가락 폄 동작을 요구한다
4. 앞 두 단계의 주먹 쥐기와 펴기를 교대로 수행한다

686 위 중재법의 이론가는?

1) Voss 2) Rood 3) Knott
4) Bobath 5) Brunnstrom

687 위 중재의 제목은?

1) 큰 쥐기 연습 2) 손목 고정 증진
3) 자발적 놓기 훈련 4) 굽힘근 이완 훈련
5) 교차적 주먹 쥐기 훈련

688 위 중재가 타당한 대상은?

1) 근긴장이 매우 낮은 환자 2) 손가락 폄이 가능한 환자
3) 손가락 굽힘이 가능한 환자 4) 근긴장이 최대로 증가된 환자
5) 교차적 움직임이 거의 없는 환자

689~692. 다음 사진을 보고 아래 각 문항에서 가장 가능성 있는 정답을 하나씩 고르시오.

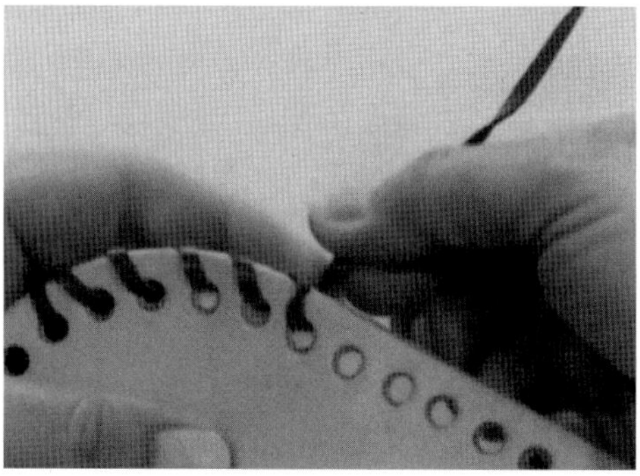

689

위 평가도구의 목적은?

1) 인지 평가
2) 시지각 평가
3) 손의 근력 평가
4) 손의 민첩성 평가
5) 양손의 기능 평가

690

위 평가의 세팅(setting)은?

1) 판과 실을 분리해서 제공
2) 홈질이 한 땀 들어간 판을 제공
3) 홈질이 세 땀 들어간 판을 제공
4) 감침질이 두 땀 들어간 판을 제공
5) 감침질이 세 땀 들어간 판을 제공

691

코도반 방식(Single Cordovan Stitch)으로 한 번의 시범 후 두 번 정도의 시도에 완성하였다. 점수는?

1) 3.4
2) 4.4
3) 4.8
4) 5.4
5) 5.8

692

위 평가 중 감침질(Whipstitch)의 점수 범위는?

1) 3.0 이하
2) 3.0~3.4
3) 3.4~4.4
4) 4.4~5.4
5) 5.4~6.0

693~695. 다음 사례를 읽고 가장 적절한 답을 고르시오.

만 12세, 중학교 1학년 남아

임신 중이나 분만에는 별다른 문제가 없었고, 옹알이, 사회적 미소(social smile) 등 전반적인 발달이 정상적이었다고 한다. 또한 걷기나 말하기는 또래에 비해 다소 빠른 편이었다고 하며, 낯가림이 없고 사람들을 좋아하였다고 한다. 아기 때부터 많이 설치는 편이었고, 3~4세경부터 유치원에 다니기 시작하였는데 행동이 산만하고 한 가지 일에 집중하지 못하였다고 한다. 7세 때 초등학교에 입학하여서는 행동이 매우 산만하여 선생님께 지적을 많이 받았으나 학습능력은 양호하였다고 한다. 초등학교 때부터 친구 집에 가서 밤늦게 돌아오고, 엄마나 다른 사람의 돈을 훔치거나 거짓말을 하여 3학년 때부터 약물치료를 1~2년 받았다고 한다. 치료를 받는 동안에는 행동문제가 두드러지지 않았으나, 치료를 중단한 이후 중학교에 입학해서는 공부를 하지 않으려고 할 뿐 아니라 학교에 가지 않고 게임방에 가서 불량청소년과 어울려 집에도 들어가지 않는 등의 행동문제가 두드러져 병원을 방문하게 되었다고 한다

693 위 사례의 진단은?

1) 지적장애
2) 양극성장애
3) 특정학습장애
4) 자폐스펙트럼장애
5) 주의력결핍 과잉행동장애

694 위 사례에 대한 인지행동주의적 중재방법은?

1) 자기지시를 연습한다
2) 주변의 산만함을 줄여준다
3) 효과적인 방법으로 지시한다
4) 또래와 대화하는 연습을 한다
5) 아동의 긍정적인 행동을 보상해 준다

695 위 사례에서 발생할 수 있는 공존장애로 발생가능성이 가장 높은 것은?

1) 우울장애
2) 불안장애
3) 품행장애
4) 학습장애
5) 해리장애

696~699. 다음의 사례를 읽고 아래 각 문항에 대해서 가장 가능성 있는 정답을 하나씩 고르시오.

▸ MMT

joint	Muscle	Rt.	Lt.
Shoulder	Flexor	P	P
	Extensor	G	G
	Abductor	F−	F−
	Internal rotator	N	N
	External rotator	N	N
Elbow	Flexor	P	P
	Supinator	P	P
	Pronator	N	N
Wrist	Flexor	G	G
	Extensor	N	N
Finger	MP flexor	P	P
	PIP flexor	P+	P+

(생략)

696 어깨관절 굽힘근의 측정 자세는?

1) 선 자세(standing)
2) 앉은 자세(sitting)
3) 배로 누운 자세(prone)
4) 등으로 누운 자세(supine)
5) 옆으로 누운 자세(side lying)

697 위 결과를 얻기 위한 어깨관절의 벌림은?

1) 중력을 이기고 70도까지 들어 올린다
2) 중력을 이기고 100도까지 들어 올린다
3) 중력을 이기고 180도까지 들어 올린다
4) 중력을 제거하고 90도까지 들어 올린다
5) 중력을 제거하고 180도까지 들어 올린다

698 팔꿉 관절에 대한 옳은 설명은?

1) 굽힘근의 평가 자세는 엎드려 누운 자세이다
2) 굽힘근의 평가 자세는 옆으로 누운 자세이다
3) 엎침근의 평가 자세는 어깨관절의 90도 벌림이다
4) 엎침근의 평가 자세는 어깨관절의 90도 굽힘이다
5) 뒤침근의 평가 자세는 팔꿉관절의 180도 굽힘이다

699 손목의 MMT 측정 내용으로 옳은 것은?

1) 대표적인 펌근은 긴손바닥근(palmaris longus)이다
2) 중도의 저항을 이기고 손목을 45도 굽힐 수 있었다
3) MP 굽힘근은 중력을 제거하면 50% 수준의 ROM이 가능하다
4) PIP 굽힘근은 중력을 이기지만 50% 미만의 ROM이 가능하다
5) MP 및 PIP 굽힘근 모두 옆으로 누운 자세에서 측정이 가능하다

700~702. 다음의 사례를 읽고 아래 각 문항에 대해서 가장 가능성 있는 정답을 하나씩 고르시오.

성명 : 이○○ 성별 : 남 연령 : 68세 진단 : (가)

(생략)

3. 인지평가 결과 : (나)
   - ▸ 다른 사람의 도움 없이는 더 이상 지내기 어려움
     - 단, 화장실 사용이나 식사에는 도움이 필요 없음
   - ▸ 자신의 현재 일상생활과 관련된 주요한 사항들을 기억하지 못함
     - 집 주소나 전화번호를 기억하지 못함
     - 손자의 이름을 기억하지 못함
   - ▸ 시간(날짜, 요일, 계절 등)이나 장소에 대한 지남력이 자주 상실됨
   - ▸ 20에서 2씩 거꾸로 빼나가는 것을 수행하지 못 함
   - ▸ 배우자와 자녀의 이름은 잘 기억하고 있음

700 (가)에 들어갈 내용으로 예상되는 것은?

1) TBI 2) CVA 3) 루게릭 병
4) 파킨슨 병 5) 알츠하이머 병

701 인지 평가에 사용된 도구는?

1) CDR 2) GDS 3) K-MAS
4) LOTCA 5) ACLS-5

702 예상되는 (나)의 점수는?

1) 1점 2) 2점 3) 3점
4) 4점 5) 5점

703~705. 다음 그림을 보고 아래 각 문항에서 가장 가능성 있는 정답을 하나씩 고르시오.

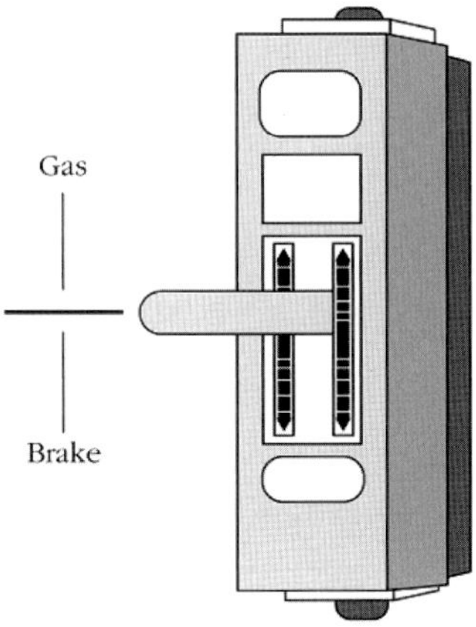

703 위 도구와 가장 관계 깊은 IADL은?

1) 기능적 이동
2) 화장실 위생
3) 의사소통 관리
4) 지역사회 이동
5) 긴급상황 대처

704 이 도구의 사용에 필요한 최소 근력은?

1) 팔꿉과 손 관절의 근력이 MMT 3 이상
2) 팔꿉과 손 관절의 근력이 MMT 3+ 이상
3) 어깨와 팔꿉 관절의 근력이 MMT 3 이상
4) 어깨와 팔꿉 관절의 근력이 MMT 3+ 이상
5) 손, 손목, 팔꿉 관절의 근력이 MMT 3+ 이상

705 위 그림의 장치를 사용하기 위한 동작은?

1) 아래팔의 엎침과 뒤침
2) 손목의 폄과 노쪽 편위
3) 손목 관절의 굽힘과 폄
4) 팔꿉 관절의 굽힘과 폄
5) 어깨 관절의 굽힘과 폄

706~708. 다음 그림을 보고 아래 각 문항에서 가장 가능성 있는 정답을 하나씩 고르시오.

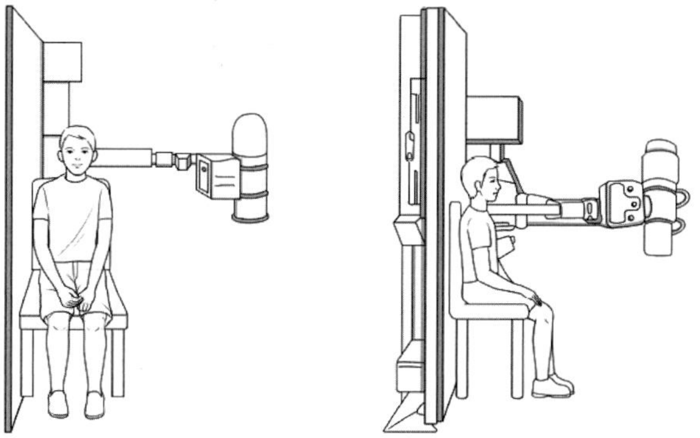

706 위 검사의 목적은?

1) 직업 평가
2) 시지각 평가
3) 식음장애 평가
4) 구음장애 평가
5) 치아 배열 평가

707 위 검사에 필요한 재료는?

1) 소다
2) 탄산
3) 바륨
4) 수은
5) 염화나트륨

708 위 도구의 이름은?

1) PET
2) MRI
3) VFSS
4) FEES
5) Vital steem

709~711. 다음의 사례를 읽고 아래 각 문항에 대해서 가장 가능성 있는 정답을 하나씩 고르시오.

작업치료사 K씨는 초기 뇌졸중 환자인 홍OO씨에게 얼음 덩어리를 이용한 중재를 실시하고 있다. 치료사 K씨는 홍OO씨의 혀와 입술 주변에 얼음을 이용해 빠른 문지르기를 3회 실시하였다

709 예상되는 치료의 목적은?

1) 삼킴 촉진
2) 감각 재교육
3) 입술 퇴거 촉진
4) 턱의 근 긴장 감소
5) 얼굴의 근 긴장 감소

710 사용된 테크닉은?

1) A icing
2) B icng
3) C icing
4) cool pack use
5) prolonged icing

711 위 중재를 대체할 수 있는 테크닉은?

1) 롤링(rolling)
2) 태핑(tapping)
3) 힘줄 압박(tendon pressure)
4) 어프록시메이션(approximation)
5) 장시간의 냉(proloned cooling)

712~714. 다음의 사례를 읽고 아래 각 문항에 대해서 가장 가능성 있는 정답을 하나씩 고르시오.

> 자폐 진단을 받은 10세 남아는 계단을 피하려는 행동이 나타난다. 엘리베이터나 에스컬레이터와 같은 사회적 이동수단을 이용하기 어렵다. 이 아동이 좋아하는 활동은 놀이터에서 모래를 가지고 노는 것이며, 시소를 매우 두려워한다

712 위 남아의 문제는?

1) 촉각 방어
2) 분리 불안 장애
3) 감각 분류 저하
4) 전정감각 입력의 증가
5) 고유수용성감각 입력의 증가

713 위 아동을 위한 치료적 놀이는?

1) 풍선불기
2) 해먹놀이
3) 선 그리기
4) 공 던지기
5) 핑거 페인팅

714 위 아동을 위한 평가로 적절한 것은?

1) Early Coping Inventory
2) School Function Assessment
3) Motor-Free Visual Perception Test
4) Miller Assessment for Preschoolers
5) Developmental Test of Visual Perception

715~716. 다음 사례를 읽고 가장 적절한 답을 고르시오.

50세 여성 A씨는 가쁜 호흡, 떨림, 실신 및 격렬한 두려움과 같은 증상을 호소한다. 이러한 삽화는 집 밖에서만 발생했는데, 그녀는 심장발작으로 죽을까봐 두려워하고 있다. 그녀의 증상 때문에 그녀는 집과 교회나 딸의 집과 같은 그녀가 안전하다고 여기는 장소에만 있게 되었다. 그녀는 최근 가정의 재정적 어려움과 함께 일에 대한 자신의 무능력을 중심으로 부부갈등도 겪고 있다

715 **위 사례의 진단은?**

1) 우울장애
2) 공황장애
3) 특정공포증
4) 범불안장애
5) 사회불안장애

716 **작업치료사는 위 사례를 "유사한 증상을 경험하는 어머니를 모델링하여 학습한 결과"로 해석하였다. 관련된 임상적 접근법은?**

1) 정신분석 접근
2) 고전적 조건형성
3) 조작적 조건형성
4) 사회학습적 접근
5) 인지행동주의 접근

717~718. 다음 사례를 읽고 가장 적절한 답을 고르시오.

30세 남자가 길을 걸을 때 보도블록의 금을 밟지 않으려 노력하고, 손이 오염되었고 생각되어 하루에도 수십 차례 손을 씻는 증상으로 고민하다가 스스로 정신과를 내원하였다. 정신치료 중 무의식적으로 자신이 지은 죄를 씻기 위하여 반복적으로 손을 씻는 행동을 하는 것으로 평가되었다

717 **위 사례의 진단은?**

1) 강박장애
2) 불안장애
3) 우울장애
4) 양극성 장애
5) 신체이형장애

718 **위 사례의 방어기제 특징은?**

1) 부정
2) 해리
3) 분리
4) 취소
5) 반동형성

719~721. 다음 사례를 읽고 가장 적절한 답을 고르시오.

> 54세의 여성 B 씨
> 그녀는 이웃사람들을 의심하고 창문을 부수기도 했다. 입원 당시 복장이 단정치 못하고 더러운 옷을 입고 있었다. 그녀는 불안해 보였고 긴장하고 있었으며 혼란스러워 보였다. 그녀는 조리 있게 말할 수 있었지만 때때로 부적절하였다. 그녀는 환청이 들리고 자신의 음식에 독이 들어 있다고 말하였다. 그녀는 자신이 왜 병원에 입원했는지 알지 못한다고 말했다
> 그녀는 수공예 활동시간에 지각을 하거나 불참하는 이유에 대하여 관심을 보였다. 대화에 반응적이고 적절하였지만, 자신이 준비했어야 하는 도구들을 요구했고, 일일이 따로 지시해 주어야 했으며 계속적으로 도움을 요구했다

719 위 사례의 진단은?

1) 불안장애
2) 우울장애
3) 물질관련장애
4) 조현병 스펙트럼
5) 반사회성 성격장애

720 위 사례에 제시된 평가는?

1) 작업수행력면담
2) 캐나다 작업수행평가
3) Kohlman 생활기술평가
4) 전반적 작업치료평가척도
5) 기능적 일상생활기술 평가

721 위 사례의 행동에서 제시된 문제점은?

1) 표현
2) 독립성
3) 책임감
4) 협응력
5) 비생산적인 행동

722~724. 다음 사례를 읽고 아래 각 문항에서 가장 적합한 정답을 하나씩 고르시오.

▸ 성별/연령 : 여/43세
▸ 진단명 : TBI
▸ 작업치료 평가

LOTCA Ⅱ

하위검사	점수	기록사항
지남력		
1. 장소에 대한 지남력	8	
2. 시간에 대한 지남력	8	
시지각		
3. 물체인식	4	
4. 도형인식	4	
5. 겹쳐진 그림	4	
6. 물체 항상성	4	
공간지각		
7. 자신의 신체 방향성	4	
8. 공간 간계	4	
9. 그림에서 공간 관계	4	
	생략	
사고 조직력(thinking operations)		
20. 구분	5	
21. 조각 비구성	4	
22. 조각 구성	3	
23. 그림 순서	3	
24. 그림 순서		
25. 도형 순서	4	
26. 논리적 질문	3	
주의력과 집중력	4	집중은 잘하였으나 평가시간 부족으로 2번에 나누어 평가함
총점		99점

722 위 평가도구의 운동실행 항목에 해당하는 것은?

1) Symbolic Action
2) Drawing a Clock
3) Plain Block Design
4) Copy Geometric Forms
5) Reproduction of a Puzzle

723 위 환자에게 "의자는 어디에 있습니까? 시계는 어디에 있습니까?"라는 질문했다면 평가항목은?

1) Object Constancy
2) Shape Identification
3) Overlapping Figures
4) Utilization of Objects
5) Objects Identification

724 위 환자의 그림순서(Pictorial Sequence 1) 항목의 수행에 해당하는 것은?

1) 전혀 수행할 수 없었다
2) 줄거리를 잘 말하였고 카드를 정확하게 배열하였다
3) 카드를 잘 배열 하였으나 줄거리는 말하지 못하였다
4) 카드 몇 개를 사용하지만 전체 순서를 제시하지는 못하였다
5) 줄거리를 정확히 말하지 못하였고 카드도 부정확하게 배열하였다

725～726. 다음 사례를 읽고 아래 각 문항에서 가장 적합한 정답을 하나씩 고르시오.

> ▸ 성별/연령 : 남/40세
> ▸ 진단명 : Lt. hemiplegia d/t Lt MCA
> ▸ 작업치료 중재
> 치료사는 환자를 평평한 바닥에 눕히고, 환자에게 바닥에서 고개를 들어 1분 동안 자신의 발가락을 바라보게 하였다. 환자가 머리를 들어 올릴 때 어깨를 같이 들어 올리지 못하도록 치료사는 주의를 주었다. 1분 동안 이완하였다가 2회 더 실시하였다

725 위 환자에게 사용한 중재는?

1) 쉐이커 운동
2) 마사코 메뉴버
3) 멘델슨 메뉴버
4) 리실버만 전략
5) 기도 폐쇄 운동

726 위 중재의 목적은?

1) 호흡 강화
2) 흡인 감소
3) 시각집중 강화
4) 머리조절 촉진
5) 몸통 굽힘근 강화

727~730. 다음 사례를 읽고 아래 각 문항에서 가장 적합한 정답을 하나씩 고르시오.

▸ 성별/연령 : 남/55세

▸ 진단명 : Rt. ACA infarction

▸ 작업치료 평가

MBI(Modified Barthel Index) <평가일 : 2017.10.29>

Item	수행불가	최대 움	중등도 도움	최소 도움	완전 독립	comment	
개인위생	0	1	3	4	5		
목욕	0	1	3	4	5		
생략							
보행	0	3	8	12	15		
의자/침대 이동	0	3	8	12	15		
총점	70 /100점					의존수준	

727 위 진단명을 통해 할 수 있는 과학적 추론은?

1) 상지보다는 하지의 손상이 더 크다
2) 운동 손상보다 시지각 손상이 더 크다
3) 왼쪽보다는 오른쪽 마비가 더 심각하다
4) 지적기능의 문제보다는 실독증의 문제가 더 크다
5) 수용성 실어증보다는 운동성 실어증의 문제가 더 심각하다

728 위 환자의 의존수준은?

1) 약간(mild) 2) 완전(total) 3) 심한(severe)
4) 최소(minimal) 5) 중간(moderate)

729 위 환자에게 예상되는 목욕 수행은?

1) 이동을 위해 감독이 필요하다
2) 목욕, 말리기, 이동 시에 도움이 필요하다
3) 정상 시간보다 3배 이상의 시간이 걸린다
4) 목욕도구 및 용품 준비에 도움이 필요하다
5) 물의 온도 조절 및 안전을 위해 감독이 필요하다

730 위 평가도구의 항목에 해당하는 것은?

1) 치장하기
2) 상의 입기
3) 하의 입기
4) 계단 오르기
5) 사회상호작용

731～733. 다음 사례를 읽고 아래 각 문항에서 가장 적합한 정답을 하나씩 고르시오.

▸ 성별/연령 : 남/5세
▸ 진단명 : Cerebral Palsy
▸ 작업치료 평가

DDST Ⅱ(Denver Developmental Screening Test Ⅱ)

	F	NO	R	기타
Personal social	1	0	1	
Fine motor-adaptive	0	0	0	
Language	3	0	0	주의 2개
Gross motor	0	1	0	
결과	F－4개, N.O－2개, R－1개, 주의 2개			

731 위 아동의 병변이 소뇌일 경우 예상되는 유형은?

1) 실조형 CP(ataxic cerebral palsy)
2) 혼합형 CP(mixed cerebral palsy)
3) 경직형 CP(spastic cerebral palsy)
4) 이완형 CP(flaccid cerebral palsy)
5) 무정위형 CP(athetoid cerebral palsy)

732 위 아동의 평가 결과는?

1) 정상
2) 지체
3) 의심
4) 측정 불가
5) 해석 불가

733 F/NO/R의 의미는?

1) 실패 / 성공 / 거절
2) 성공 / 실패 / 거절
3) 실패 / 기회없음 / 거절
4) 성공 / 기회없음 / 거절
5) 실패 / 기회없음 / 성공

734~736. 다음 사례를 읽고 아래 각 문항에서 가장 적합한 정답을 하나씩 고르시오.

▸ 성별/연령 : 남/40세

▸ 진단명 : Rt. hemiplegia d/t Lt MCA

▸ 작업치료 평가

MMSE-K

Item	score	comment
생략		
4. 주의 집중 및 계산		
100－7＝	2	
5. 언어 기능		
물건 이름 맞히기(볼펜, 시계)	1	
오른손으로 종이를 집어서 반으로 접어서 무릎위에 놓기	3	
오각형 두개를 겹쳐 그리기	1	
"간장 공장 공장장"을 따라 하기	0	
6. 이해 및 판단		
"옷은 왜 빨아서 입습니까?"	1	
"길에서 남의 주민등록증을 주웠을 때 어떻게 하면 쉽게 주인에게 돌려줄 수 있겠습니까?"	1	
총점	16점	

734 위 평가 도구의 총점은?

1) 20점
2) 30점
3) 40점
4) 50점
5) 60점

735 위 평가도구의 결과에 따른 올바른 해석은?

1) 인지장애 없음
2) 약간의 인지장애
3) 중도의 인지장애
4) 경미한 언어장애
5) 매우 심한 인지장애

736 100－7의 수행방법은?

1) 한 번만 수행함
2) 두 번 연속 수행함
3) 세 번 연속 수행함
4) 네 번 연속 수행함
5) 다섯 번 연속 수행함

737～739. 다음 사례를 읽고 아래 각 문항에서 가장 적합한 정답을 하나씩 고르시오.

▸ 성별/연령 : 남/45세
▸ 진단명 : TBI
▸ 작업치료 평가

Item	Score	비고
1. 앉은 상태에서 서기	4	
2. 도움 없이 서 있기	4	
3. 기대지 않고 스스로 앉기	4	
4. 선 상태에서 앉기	3	
5. 의자에서 의자로 이동하기	3	
6. 눈감고 서 있기	4	
7. 양 발 모으고 서 있기	3	
8. 서 있는 자세에서 팔 앞으로 뻗기	4	
9. 서 있는 자세에서 바닥에 있는 물체 집어올리기	4	
10. 서 있는 자세에서 뒤에 있는 물체보기	4	
11. 360도 회전하기	4	
12. 서 있는 자세에서 발판위에 교대로 발 바꾸기	4	
13. 서 있는 자세에서 한발 앞으로 내밀어 지지하기	4	
14. 한 발로 서있기	4	
총점	53	

737 사용된 평가도구는?

1) Neer's test
2) VALPAR test
3) Muphy's test
4) Finkelstein's test
5) Berg balance test

738 위 평가 결과의 올바른 해석은?

1) 위험한 수준이다
2) 조금 위험한 수준이다
3) 매우 위험한 수준이다
4) 중도의 도움이 필요하다
5) 매우 낮은 수준의 위험이다

739 위 평가도구의 총점은?

1) 54
2) 55
3) 56
4) 58
5) 60

740~741. 다음 사례를 읽고 아래 각 문항에서 가장 적합한 정답을 하나씩 고르시오.

▸ 성별/연령 : 남/65세
▸ 진단명 : CVA
▸ 작업치료 평가

COPM(Canadian Occupational Performance Measure)

수행활동	중요도	수행도	만족도
1. 여행	10	1	1
2. 등산	9	4	8
3. 운전	8	1	1
4. 목욕	7	5	5
5. 손녀와 놀아주기	6	2	4
6. 옷 입기	5	5	9
총점		18	28
평점		3	4

740 위 환자에게 가장 의미 있는 작업과 가장 만족스러운 작업의 연결은?

1) 여행－운전
2) 여행－옷입기
3) 옷입기－운전
4) 목욕－옷입기
5) 손녀와 놀아주기－운전

741 위 평가도구의 재평가 방법은?

1) 만족도만 재평가해 기록한다
2) 수행도만 재평가해 기록한다
3) 중요도와 만족도를 재평가해 기록한다
4) 수행도와 만족도를 재평가해 기록한다
5) 중요도, 수행도, 만족도를 모두를 재평가 하고 기록해야 한다

742~744. 다음 사례를 읽고 아래 각 문항에서 가장 적합한 정답을 하나씩 고르시오.

> ▸ 성별/연령 : 여/62세
> ▸ 진단명 : Rt. ACA infarction
> ▸ 작업치료 평가 및 중재
> 1. 브론스트롬 단계(손/팔/다리) : 4/4/2
> 2. NDT 단계 : 3
> 3. 치료 목표
>   • 억제 테크닉을 사용해 상위 운동신경(upper motor neuron) 증상들을 감소시키고자 한다
>   • 촉진 테크닉을 통해 손상된 쪽의 신체를 사용하게 하는 동시에 정상 패턴을 이용해 양측의 협응 능력을 증진시키고자 한다
>   • 보상적 적응도구의 사용은 최소화하며 손상된 쪽의 기능적 사용은 증가시키고자 한다

742 위 환자에게 적용되는 접근법은?

1) NDT
2) PNF
3) Rood
4) CIMT
5) Brunnstrom

743 위 환자를 위해 타당한 중재 사례는?

1) 높이가 낮은 테이블에 물건 놓기
2) 손상된 팔에 체중을 지지하고 직물짜기
3) 잡기 기능 없이 스키틀(skittle) 수행하기
4) 엎침 및 뒤침 동작을 만드는 잡기와 놓기
5) 뒤침 동작과 건측 손가락을 이용한 주사위 집기

744 위 환자에게 예상되는 상지의 기능은?

1) 팔에 시너지가 더 이상 우세하지 않다
2) 팔에 경직(spasticity)의 증가가 특징이다
3) 삼점 쥐기, 구형 쥐기, 원통형 쥐기가 가능하다
4) 약간의 손가락 폄과 엄지의 움직임이 가능하다
5) 팔을 앞으로 뻗어 머리 위로 들어 올릴 수 있다

745~747. 다음 사례를 읽고 아래 각 문항에서 가장 적합한 정답을 하나씩 고르시오.

▸ 성별/연령 : 남/65세
▸ 진단명 : 알코올 의존

Family relation	2남 1녀	Education	고등학교 졸업
Pre-job	공무원	Care giver	개인 간병인
PI	2017년 10월 10일 정신과 외래를 경유하여 입원함. 입원 당시 자신의 입원 사유를 인정하기 어려워하며, 입원 전 가족과 직장동료들의 설득을 받아들이지 않으려고 함. 직장에서 직업능률의 저하, 지각, 무단결석 등의 문제로 더 이상 직업수행이 어렵고, 지방간으로 인한 간기능 악화와 황달 및 복수로 내원하게 됨. 얼굴에는 붉은 반점이 있고, 기억상실, 거친 행동 등의 문제로 일상생활에 지장을 가지고 있음		

745 현재 환자의 상태는?

1) 금단증상이 발생된 상태
2) 금단증상이 나타나지 않는 수준
3) 알코올 사용에 대한 통제력이 상실된 상태
4) 신체적 의존은 있지만 심리적 의존은 없는 수준
5) 알코올을 정기적으로 소비하는 습관을 지닌 수준

746 위 환자를 위해 가장 먼저 해야 하는 의료적 처치는?

1) 각성 촉진
2) 해독 제공
3) 단주동맹 가입
4) 금단증상 유발
5) 알코올 섭취 조절 훈련

747 위 환자를 위한 올바른 재활은?

1) 알코올 양을 점차 감소시켜 나아간다
2) 알코올을 대체할 물질을 개발해 준다
3) 지속적인 유산소 운동을 통해 알코올을 배출시킨다
4) 완전한 금주가 이루어질 때까지 외부와의 접촉을 끊는다
5) 알코올 섭취를 완전히 차단하고 정기적인 단주 모임에 참석한다

748~751. 다음 사례를 읽고 아래 각 문항에서 가장 적합한 정답을 하나씩 고르시오.

▸ 성별/연령 : 여/45세
▸ 진단명 : TBI
▸ 작업치료 평가

Sensory evaluation

Item	Rt.	Lt.	comment
Light touch	+	0	
Pressure	2.83	6.65	
Temperature	+	−	
Sharp & Dull	+S/−D	D/S	

748 가벼운 접촉(light touch)의 결과해석은?

1) 왼쪽은 오직 인식만 가능하다
2) 오른쪽은 오직 인식만 가능하다
3) 왼쪽은 자극의 위치를 알고 인식한다
4) 왼쪽은 자극의 위치를 알 수도 없고 인식할 수도 없다
5) 오른쪽은 자극의 위치를 알 수도 없고 인식할 수도 없다

749 위 환자에게 적용한 Semmes-Weinstein monofilament 막대의 색은?

1) 오른손은 청색, 왼손은 적색
2) 오른손은 녹색, 왼손은 적색
3) 오른손은 녹색, 왼손은 보라색
4) 오른손은 적색, 왼손은 보라색
5) 오른손은 보라색, 왼손은 붉은 줄

750 온도감각 평가를 위해 사용된 도구는?

1) 솜
2) 캘리퍼
3) 시험관
4) Volumeter
5) Boley gauge

751 왼쪽의 Sharp & Dull 검사에 대한 해석은?

1) 무딘 자극에 정확히 반응함
2) 무딘 자극에 반응하지 못함
3) 뾰족한 자극에 정확히 반응함
4) 뾰족한 자극에 반응하지 못함
5) 무딘 자극에 뾰족함을 느낀 후 무딤을 느낌

752~756. 다음 사례를 읽고 아래 각 문항에서 가장 적합한 정답을 하나씩 고르시오.

▸ 성별/연령 : 여/45세
▸ 진단명 : RA
▸ 작업치료 평가

AROM

		Normal Range	Rt	Lt
Wrist	Flexion	0~90°	90°	90°
	Extension	0~70°	70°	70°
	Ulnar deviation	0~35°	35°	35°
	Radial deviation	0~25°	25°	25°
Finger	MP flexion	0~90°	50	50
	PIP flexion	0~100°	−15	−10
	DIP flexion	0~80°	45°	40°
Thumb	MP flexion	0~50°	50°	50°
	IP flexion	0~90°	90°	90°

▸ 작업치료 중재
- 보조기 처방
  - Resting hand splint
- ADL 교육
  - 가사관리
  - 요리
  - 기타
- ROM 운동 및 근력/지구력 운동
  - ROM 운동
  - 근력/지구력 운동

752 위 환자의 유형은?

1) 관절 불안정(joint laxity)
2) 방아쇠 손가락(trigger finger)
3) 후지폼 부종(fusiform swelling)
4) 백조목 변형(swan neck deformity)
5) 단춧구멍 변형(bouttoniere deformity)

753 위 질환에 대한 올바른 설명은?

1) 비대칭적으로 발병한다
2) 남성에게 더 많이 발병한다
3) 조조강직은 30분 이내로 나타난다
4) 병의 과정 중 뼈의 변화는 발생하지 않는다
5) 목관절, 턱관절, 엉덩관절, 무릎관절 등에도 발생한다

754 위 여성에게 적절한 ADL 수행은?

1) 용기의 뚜껑을 열 때는 왼손을 사용한다
2) 손잡이가 보강된 무거운 손잡이를 사용한다
3) 손잡이가 굵은 단검이나 피자 칼을 사용한다
4) 버터 칼 등을 이용한 종이 우유팩 열기는 피한다
5) 용기의 내용물을 휘저을 때는 왼손으로 시계반대방향으로 젓는다

755 위 여성에게 적용할 보조기의 자세는?

1) 엄지의 폄과 모음
2) 손목의 약간 굽힘
3) PIP 관절의 완전 폄
4) MP 관절의 45도 굽힘
5) DIP 관절의 약간 굽힘

756 위 여성이 급성기일 경우 적절한 운동은?

1) 적극적인 PROM 운동
2) 저항 없는 등척성 운동
3) 저항 있는 등척성 운동
4) 저항 없는 등장성 운동
5) 저항 있는 등장성 운동

757～758. 다음 사례를 읽고 아래 각 문항에서 가장 적합한 정답을 하나씩 고르시오.

▸ 성별/연령 : 남/55세
▸ 진단명 : Rt. hemiplegia d/t Lt. MCA infarction
▸ 작업치료 평가

1. MMT & ROM

(생략)

2. ADL Performance : 2차 평가

항목		(가)	(나)	(다)	(라)
****	0	1	3	4	5
****	0	1	3	4	5
****	0	2	5	8	10
****	0	2	5	8	10
****	0	2	5	8	10
****	0	2	5	8	10
****	0	2	5	8	10
****	0	2	5	8	10
휠체어	(마)				
****	0	3	8	12	15
총점	80/100				

757 사용된 평가도구는?

1) FIM
2) MBI
3) Kats Index
4) Kenny Self-Care Evaluation
5) Klein-Bell Activities of Daily Living Scale

758 (가), (나), (다), (라)의 제목은?

1) 2등급, 3등급, 4등급, 5등급
2) 90%도움, 50%도움, 10%도움, 완전독립
3) 최대도움, 중간도움, 최소도움, 완전독립
4) 약간수행, 중간수행, 최대수행, 완전수행
5) 약간의 도움, 중간의 도움, 최대 도움, 수행 못함

759~761. 다음 사례를 읽고 아래 각 문항에서 가장 적합한 정답을 하나씩 고르시오.

▸ 성별/연령 : 남/33세

▸ 진단명 : Rt. hemiplegia d/t Lt. cerebral infarction

▸ 작업치료 평가

MAS(Modified Ashworth Scale)

		Rt	Lt
Shoulder	Flexion	G0	G0
	Extension	G0	G0
Elbow	Flexion	G1+	G0
	Extension	G1+	G0
Wrist	Flexion	G2	G0
	Extension	G2	G0
Finger	Flexion	G0	G0

759 위 환자의 어깨의 근긴장 상태는?

1) 높은 근긴장
2) 저하된 근긴장
3) 약간 높은 근긴장
4) 매우 높은 근긴장
5) 정상적인 근긴장

760 평가의 결과가 G3일 경우 관절의 근긴장도 수준은?

1) ROM 대부분에서 저항이 있다
2) ROM 끝부분에서 약간의 저항이 있다
3) 전체 ROM의 반 이하에서 저항이 있다
4) 폄과 굽힘 모두 강직(rigidity)이 나타난다
5) 수동적으로도 움직이기 힘들 정도의 저항이 있다

761 예상되는 오른쪽 손목 상태는?

1) 굽힘 시 ROM 전체에서 저항이 생긴다
2) 폄 시 30도 미만에서만 저항이 생긴다
3) 폄 시 ROM 끝부분에서만 저항이 생긴다
4) 굽힘 시 35도 미만에서만 저항이 생긴다
5) 굽힘 시 10도 미만에서만 저항이 생긴다

762~764. 다음의 사례를 읽고 아래 각 문항에 대해서 가장 기능성이 있는 정답을 한 가지 고르시오.

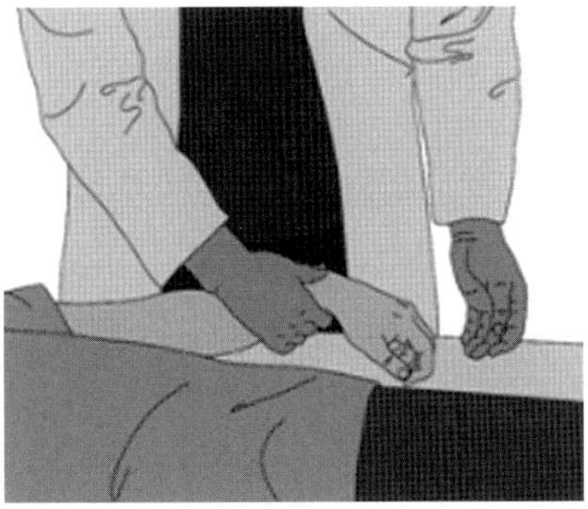

▸ 환자의 자세
- shoulder neutral position
- elbow full extension
- forearm full pronation
- wrist flexion

▸ 치료사의 손
- 한 손으로 먼쪽 아래팔을 지지하고 엄지손가락은 손목 위에 위치한다.

▸ 지시사항
- "손목을 구부려서 천장을 가리켜 보세요."

▸ 움직임
- 손목에서 중력을 이기고 완전한 ROM이 나타난다.

762 예상되는 평가 대상은?

1) RA 환자
2) TBI 환자
3) SCI 환자
4) CVA 환자
5) CRPS 환자

763 위 평가의 결과와 대상 근육은?

1) F－위팔근(Brachialis)
2) G－위팔근(Brachialis)
3) F－긴 손목폄근(Extensor carpi radialis longus)
4) F－짧은 손목폄근(Extensor carpi radialis brevis)
5) G－짧은 손목폄근(Extensor carpi radialis brevis)

764 위 피검자에게 가장 유용한 보조도구는?

1) Cock up splint
2) Dressing stick
3) Built up handle
4) Coated hand limb
5) Resting hand splint

765~767. 다음의 사례를 읽고 아래 각 문항에 대해서 가장 기능성이 있는 정답을 한 가지 고르시오.

항목(item)		Rt.
상지운동	상지 앞으로 올리기(FE)	4
	상지 옆으로 올리기(LE)	4
	손바닥 뒷머리에 닿기(PO)	4
	손바닥 등에 닿기(PD)	4
***	(가)	(나)
	집기(PI)	3
손가락 조작	입방체 옮기기(CC)	0
	페그보드(PP)	0
MFS(100점 환산)		71.5

765 (가)에 들어갈 말은?

1) 잡기(grasp)
2) 그리기(drawing)
3) 던지기(throwing)
4) 조립하기(assembly)
5) 구성하기(construction)

766 (나)의 최소 점수와 최대 점수는?

1) 0점 — 2점
2) 0점 — 3점
3) 0점 — 4점
4) 1점 — 3점
5) 1점 — 4점

767 위 검사도구의 환산 전 총점은?

1) 30점
2) 32점
3) 35점
4) 40점
5) 50점

768~770. 다음의 사례를 읽고 아래 각 문항에 대해서 가장 기능성이 있는 정답을 한 가지 고르시오.

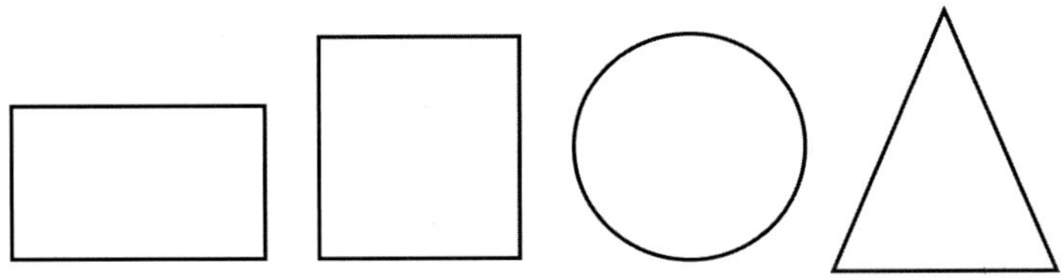

<준비물>

SI cards, Test Booklet

<평가 순서 및 내용>

① 그림이 있는 분리된 8장의 카드를 환자에게 보여준다.

② 검사자가 질문한다.
"이 모양의 이름은 무엇입니까?"

③ 환자가 모양의 이름을 말할 수 없을 경우 'Booklet'의 그림을 지적할 것을 요구한다.
"동그라미는 어디 있습니까?"

④ 만약 평가자가 수용성 언어장애가 있을 경우, 그리고 모양 찾기를 이해하지 못할 경우 유사한 모양의 카드를 제시하고 비슷한 모양을 보드(booklet)에서 찾을 것을 요구한다(similar matching).

⑤ 만약 유사한 모양을 찾지 못할 경우 동일한 모양의 카드 8장을 제시하고 보드에서 찾을 것을 요구한다(exact matching).

768 위 평가에 사용된 도구는?

1) ACL
2) MMSE
3) MMPI
4) MVPT 3
5) LOTCA 2

769 위 평가의 제목으로 타당한 것은?

1) 분류
2) 모양 인식
3) 전경 배경
4) 입체 지각
5) 시각 기억

770 정확한 매치(exact matching)를 통해 몇 개를 찾아내기는 했지만 그 갯수가 4개 미만일 경우 점수는?

1) 1점
2) 2점
3) 3점
4) 4점
5) 5점

771~773. 다음의 사례를 읽고 아래 각 문항에 대해서 가장 기능성이 있는 정답을 한 가지 고르시오.

7세 남아는 음식을 먹기 전 냄새를 맡는 모습이 관찰되며, 평상 시 단맛 또는 탄산에 매우 집착하고 있다. 구멍이나 흔들리는 사물을 지속적으로 쳐다보는 경향이 보이며, 스쿠터보드에 손을 반복적으로 올려놓으며, 비디오테이프와 책을 세워 길을 만들어 혼자 노는 것을 좋아한다. 선 그리기 활동에 있어 부드럽지 못한 수행을 보이며, 칸을 벗어나는 모습을 보인다. 치료 중 치료사와 눈 마주침을 심하게 회피한다.

771 예상되는 아동의 질환은?

1) Rett's Disorder
2) Learning Disorder
3) Developmental Disorder
4) Autism Spectrum Disorder
5) Attention Deficit Hyperactivity Disorder

772 위 아동에게 가장 필요한 검사는?

1) Sensory Profile
2) Bayley Scales of Infant
3) Motor-Free Visual Perception Test
4) Denver Developmental Screening Test
5) Lowenstein Occupational Therapy Cognitive Assessment

773 위 아동의 질환과 같이 발달장애로 사회적응 발달이 지연되지만 언어와 인지 발달이 비교적 정상적인 유사 장애는?

1) Rett's Disorder
2) Learning Disorder
3) Asperger's syndrome
4) Developmental Disorder
5) Attention Deficit Hyperactivity Disorder

774~776. 다음의 사례를 읽고 아래 각 문항에 대해서 가장 기능성이 있는 정답을 한 가지 고르시오.

- Dx : dementia
- GDS : 4단계
- 주요증상
  - 기억력 : 일상생활에 지장이 초래될 만큼 최근 일에 대한 기억장애가 심함
  - 지남력 : 날짜를 잘 모르고 자주 다녔던 길인데도 길을 잃어버림
  - 일상생활 : 간단한 손빨래는 할 수 있으나 세탁기를 돌리거나 리모컨 사용하기 어려워하고 즐겨하던 체스를 전혀 두지 않음
- 작업치료 계획
  - 인지훈련 개별 활동 : 기억의 입력단계에 대한 전략 훈련 실시
  - 인지자극 집단 활동 : 지남력 향상을 위한 현실인식 집단 활동 실시

774 위 환자의 인지장애 수준은?

1) 경미한 인지장애
2) 중증의 인지장애
3) 중등도의 인지장애
4) 후기 중증의 인지장애
5) 매우 경미한 인지 장애

775 치료 계획에 적합한 인지훈련 기법은?

1) 토큰경제
2) 타임아웃
3) 역추적법
4) 시간차 회상기법
5) 오차배제 학습법

776 예상되는 위 환자의 CDR 점수는?

1) 1
2) 2
3) 3
4) 4
5) 0.5

777～778. 다음의 사례를 읽고 아래 각 문항에 대해서 가장 기능성이 있는 정답을 한 가지 고르시오.

- Name : 김○○
- Gender / Age : M / 22
- Dx : Quadriparesis d/t TBI

(중략)

	Lt		Rt	
Writing	N/T		28.85	6
Card turnig	10.78	0	8.23	5
Lifting small, Common Objects	34.13	0	10.25	10
Simulated feeding	1:09.89	0	11.80	10
Stacking Checkers	36.35	0	9.70	5
Lifting Lage, Light Objects	9.30	4	6.03	9
Lifting Lage, Heavy Objects	15.49	0	7.67	7
총점	4		52	

777 사용된 평가도구는?

1) BO test
2) LOTCA 2
3) Manual Function Test(MFT)
4) Jebsen-Taylor Hand Function Test
5) Minnesota Manual Dexterity Test(MMDT)

778 위 평가 중 작은 물건 집어올리기 항목의 수행 순서는?

1) 동전－종이클립－병뚜껑－깡통
2) 동전－병뚜껑－종이클립－깡통
3) 병뚜껑－동전－종이클립－깡통
4) 종이클립－병뚜껑－동전－깡통
5) 종이클립－동전－병뚜껑－깡통

779~780. 다음의 사례를 읽고 아래 각 문항에 대해서 가장 기능성이 있는 정답을 한 가지 고르시오.

38세 홍씨는 사지마비 환자이다. 현재 홍씨는 스스로 먹기 훈련을 실시하고 있다. 훈련 중 휠체어 발판위에 놓여 있는 홍씨의 발이 떨리고, 불수의적으로 위아래로 빠르게 움직이기 시작하고 동시에 팔이 떨리면서 훈련이 중단되었다.

779 홍씨가 보인 증상은?

1) 경직
2) 강직
3) 간질
4) 고혈압
5) 간대성근경련

780 위 증상을 완화시키기 위한 활동은?

1) 훈련을 중단하고 휴식을 제공한다
2) 방을 따뜻하게 하기 위해 실내온도를 올린다
3) 환자를 침대나 매트로 옮겨 편안하게 눕힌다
4) 바른 자세로 교정해주고 환자의 무릎을 눌러준다
5) 과제 수행 시 과도한 힘을 주지 않도록 유도한다

781~782. 다음의 사례를 읽고 아래 각 문항에 대해서 가장 기능성이 있는 정답을 한 가지 고르시오.

척수 손상 환자인 A씨는 상지의 사용이 어려워 조이스틱을 이용한 휠체어 운전이 불가능한 상태이다. 현재 A씨는 흡기와 호기를 이용한 조절장치를 이용하여 전동휠체어를 운전하고 있다. A씨는 손상 초기에 기계식 호흡기에 의지하였으나, 현재는 자가 호흡이 가능한 상태로 호전되었다.

781 예상되는 A씨 척수손상 수준은?

1) C3
2) C4
3) C5
4) C6
5) C8

782 A씨를 기능적으로 이동시킬 때 추천되는 방법은?

1) 독립적인 이동(transfer)
2) 기계적 리프트 이동(lift transfer)
3) 한 명의 도움이 필요한 보드 이동(board transfer)
4) 도움이 필요 없는 독립적인 보드 이동(board transfer)
5) 한 명의 도움이 필요한 서서하는 축 이동(pivot transfer)

783~785. 다음의 사례를 읽고 아래 각 문항에 대해서 가장 기능성이 있는 정답을 한 가지 고르시오.

- 이름 : 이○○
- 성 / 나이 : F / 72
- CDR

항목	Scoring
기억력	0.5
지남력	0
판단력과 문제해결 능력	0.5
사회활동	1
집 안 생활과 취미	1
위생 및 몸 치장	0

783 평가 결과에 따른 전체 CDR 점수는?

1) 0　2) 1　3) 2
4) 3　5) 0.5

784 평가 결과에 따른 CDR-SB(Sum of BOX)를 계산하면?

1) 0　2) 1　3) 2
4) 3　5) 0.5

785 위 평가의 결과의 해석은?

1) 경함　2) 중등도　3) 매우 심함
4) 치매가 아님　5) 치매가 의심스러움

786~788. 다음의 사례를 읽고 아래 각 문항에 대해서 가장 기능성이 있는 정답을 한 가지 고르시오.

작업수행의 문제	중요도	수행도	만족도
옷 입기	6	6	7
농구하기	9	4	3
운전하기	7	4	3
샤워하기	6	6	6
청소하기	8	4	3
Total Score	(A)	(B)	

786 빈칸(A)에 기재되어야할 점수는?

1) 6
2) 9
3) 17
4) 36
5) 7.2

787 빈칸(B)에 기재되어야할 점수는?

1) 4
2) 6
3) 10
4) 24
5) 4.8

788 작업수행 문제 중 치료사가 가장 중점적으로 치료해야 하는 항목은?

1) 농구하기
2) 청소하기
3) 운전하기
4) 샤워하기
5) 라면 끓이기

789~791. **다음의 사례를 읽고 아래 각 문항에 대해서 가장 기능성이 있는 정답을 한 가지 고르시오.**

▸ 이름 : 김○○
▸ 성 / 나이 : M / 6세
▸ Dx : CP

Hand function		Lt.	Rt.	Comment
Grasp	Palmar grasp	+	+	
	Radial grasp	−	+	
	Pincer grasp	−	+	
	Tip pinch	−	+	
	Spherical grasp	−	−	
	Cylindrical grasp	−	−	
	Disk grasp	−	−	
In-hand manipulation	Finger to palm	−	+	
	Palm to finger	−	−	
	Simple rotation	−	−	
	Complex rotation	−	−	
	Shifting	−	−	

789 위 아동의 왼손 발달 수준은?

1) 정상 아동의 0~2개월 수준
2) 정상 아동의 2~3개월 수준
3) 정상 아동의 4~6개월 수준
4) 정상 아동의 7~9개월 수준
5) 정상 아동의 10~12개월 수준

790 위 아동이 오른손으로 수행할 수 있는 활동은?

1) 지우개 연필 돌리기
2) 연필잡고 낙서하기
3) 가위로 직선 자르기
4) 크레용 회전시켜 집어 들기
5) 손 안의 연필 이동시키기

791 위 아동의 오른손 발달 수준은?

1) 정상 아동의 3~6개월 수준
2) 정상 아동의 6~9개월 수준
3) 정상 아동의 9~12개월 수준
4) 정상 아동의 12~15개월 수준
5) 정상 아동의 15~24개월 수준

792~794. 다음의 사례를 읽고 아래 각 문항에 대해서 가장 기능성이 있는 정답을 한 가지 고르시오.

정신과 환자인 K씨는 망상 및 환각 등이 1개월 이상 지속되고 있다. K씨는 (가) 연상활동이 지나치게 빨라 대화가 한 주제에서 다른 주제로 빠르게 진행되고, 사고의 논리성이 없이 앞뒤의 말이 맞지 않고 있다. 또한 (나) 화제를 바꾸려는 노력과 새로운 자극에도 불구하고 떠올랐던 생각이 계속해서 떠올리는 문제와 외계의 현실에 대해 무관심하고 무심하다. 반면, 자신만의 세계를 구축하고 자기중심적 사고를 가지고 행동하려고 한다

792 예상되는 K씨의 진단은?

1) 조현병
2) 공황장애
3) 알코올 중독
4) 알츠하이머병
5) 외상 후 스트레스장애

793 (가)의 문제를 정의한 용어는?

1) 지연(retardation)
2) 우회증(circumstantiality)
3) 사고의 비약(flight of idea)
4) 사고의 박탈(deprivation of thinking)
5) 연상의 이완(looseness of association)

794 (나)의 문제를 정의한 용어는?

1) 실어증(aphasia)
2) 음송증(verbigeration)
3) 보속증(perseveration)
4) 연상(clang association)
5) 고도의 추상적 사고(abstract thinking)

795~797. 다음의 사례를 읽고 아래 각 문항에 대해서 가장 기능성이 있는 정답을 한 가지 고르시오.

> 치료사 : 이번에는 양손을 동시에 사용할 것입니다. 오른손으로 오른쪽 컵에 들어 있는 핀을 들어 올리면서 동시에 왼손으로 왼쪽 컵의 핀을 들어 올리면 됩니다. 이쪽 방향으로 핀을 꽂아 넣으면 됩니다. 양쪽 줄의 가장 위쪽 구멍부터 시작합니다. 아시겠죠?
> 환　자 : 네(시범을 보인 후 시범을 위해 사용된 핀을 제자리로 위치시킨다)
> 치료사 : 자, 지금부터 양손 연습을 위해 몇 개의 핀을 끼워 보도록 하겠습니다
> 환　자 : (연습을 통해 3쌍 또는 4쌍의 핀을 바르게 끼워 넣는다)
> 치료사 : 자, 이제 멈추세요. 연습한 핀을 빼내고 그것들을 원래 자리로 돌려놓겠습니다 (환자는 핀을 컵으로 모두 이동시킨다)
> 치료사 : 제가 '시작'이라고 말할 때 양손을 사용해 가능한 빨리 많은 핀을 구멍에 넣으세요
> 환　자 : 네, 선생님
> 치료사 : 양쪽 줄의 가장 위쪽 구멍부터 시작합니다. 제가 멈추라고 지시할 때까지 최대한 빠르게 수행하세요. 준비! 시작!

795 이 평가 항목의 수행시간은?

1) 20초
2) 30초
3) 60초
4) 양쪽 10개를 모두 넣을 때까지
5) 양쪽 전체 구멍을 모두 채울 때까지

796 이 항목의 점수계산 방법은?

1) 첫 10개의 시간을 측정한다
2) 첫 10쌍의 시간을 측정한다
3) 전체 시간을 측정해 점수로 환산한다
4) 정해진 시간동안 수행한 핀의 개수가 점수이다
5) 정해진 시간동안 수행한 핀의 쌍을 점수로 기록한다

797 이 평가의 조립(assembly) 항목에서 8개를 완성했다면 점수는?

1) 8점
2) 16점
3) 24점
4) 32점
5) 40점

798~800. 다음의 사례를 읽고 아래 각 문항에 대해서 가장 기능성이 있는 정답을 한 가지 고르시오.

- 이름 : 이○○
- 성 / 나이 : M/66
- Dx : Rt. hemiparesis d/t Lt. ACA

item		Rt.	Lt.	Comment
pinch	Tip pinch	−	+	
	Lateral pinch	+	+	
	Three point pinch	+	+	
grasp	Hook grasp	+	+	
	Gross graspasp	+	+	
	Disc grasp	−	+	
	Spherical grasp	+	+	
	Cylindrical grasp	+	+	

798 위 환자의 손 회복 단계(Brunnstrom stage)는?

1) 2단계
2) 3단계
3) 4단계
4) 5단계
5) 6단계

799 위 환자의 진단을 기초로 한 올바른 추론은?

1) 실독증 발생 가능성이 매우 높다
2) Broca 실어증의 발생 가능성이 매우 높다
3) Wernicke 실어증의 발생 가능성이 매우 높다
4) 지적기능의 손상의 발생은 매우 희박하다
5) 상지보다 하지의 손상이 더 클 가능성이 매우 높다

800 위 환자의 팔과 손의 회복단계가 동일하다면 평가 기준에 해당하는 것은?

1) 손을 등 뒤로 가져갈 수 있다
2) 빠른 움직임을 제외하고는 경직이 사라진다
3) 팔을 옆으로 90° 들어 어깨 높이까지 들 수 있다
4) 팔을 앞으로 90° 들어 어깨 높이까지 들 수 있다
5) 팔꿉 관절을 90° 굽힘 시킨 상태로 엎침과 뒤침이 가능하다

801～803. 다음의 사례를 읽고 아래 각 문항에 대해서 가장 기능성이 있는 정답을 한 가지 고르시오.

비디오 투시 삼킴 검사

A. 비정상

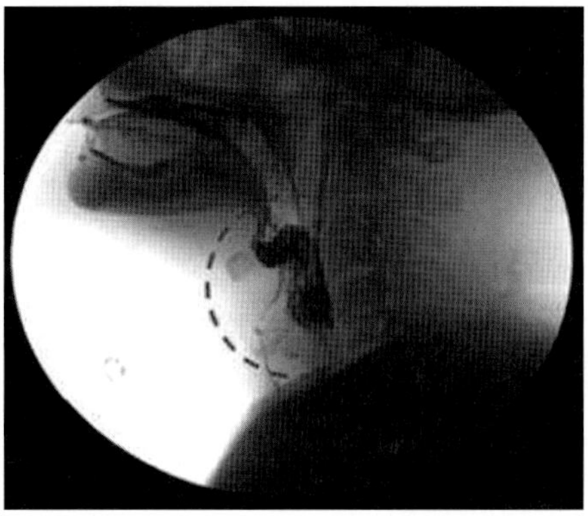

B. 정상

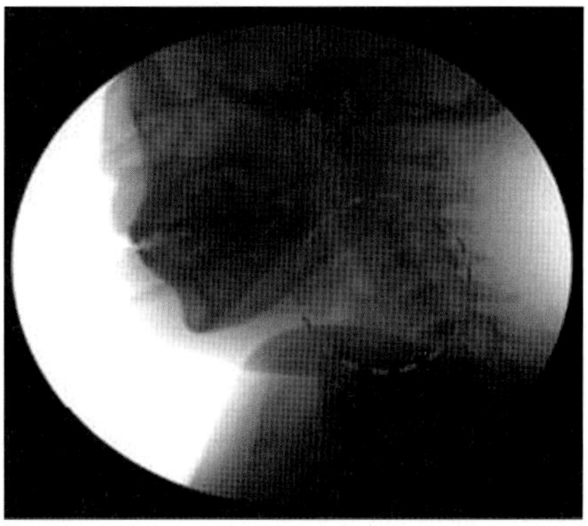

801 A 사진을 바르게 설명한 것은?

1) 구강단계의 문제이다
2) 혀의 조절력 감소가 원인이다
3) 후두계곡에 음식물이 쌓여있다
4) 후두덮개가 매우 강하게 닫혀있다
5) 기도 삽관으로 인한 출혈이 진행되고 있다

802 위 환자(A 사진)가 침상에 돌아가서도 할 수 있는 치료활동은?

1) 쉐이커 기법
2) 발살바 기법
3) 마사코 기법
4) 루이스빌 기법
5) 하임리히 기법

803 위 증상을 지닌 환자에게 연하장애 재활치료를 실시하고자 한다. 의료보험 산정 기준이 되는 것은?

1) 1인의 작업치료사가 1 : 1로 15분 이상 훈련을 실시한 경우에 산정한다
2) 1인의 작업치료사가 1 : 1로 30분 이상 훈련을 실시한 경우에 산정한다
3) 1인의 작업치료사가 1 : 2로 15분 이상 훈련을 실시한 경우에 산정한다
4) 1인의 작업치료사가 1 : 2로 1시간 이상 훈련을 실시한 경우에 산정한다
5) 1인의 작업치료사가 1 : 1로 1시간 이상 훈련을 실시한 경우에 산정한다

804~806. 다음의 사례를 읽고 아래 각 문항에 대해서 가장 기능성이 있는 정답을 한 가지 고르시오.

작업치료 의뢰서					
성명	이○○	성별/연령	M/62	보험유형	의료보험
입원일자	2015.10.10	입원과	재활의학과	병실	302
DX	Lt.hemiplegia d/t MCA infarction				
CC	dependent ADL, hypesthesia				
P.I	2015.9.20. 가족과 등산 중 어지러움을 호소하며 옆으로 쓰러짐 혈전 용해제 투여 2015.10.10. 본원으로 입원				
P.H	HTN : ○ TBC : × DM : × Cardiopulmonary : ○				
General status	Mental Drowsiness Brunnstrom stage : shoulder 3, hand 3				
ADL	보조도구 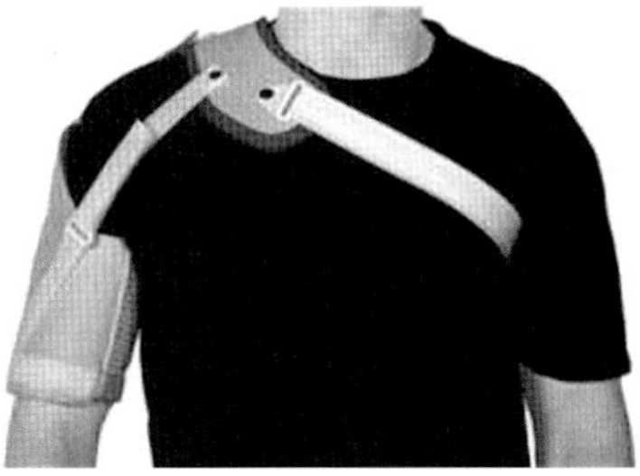 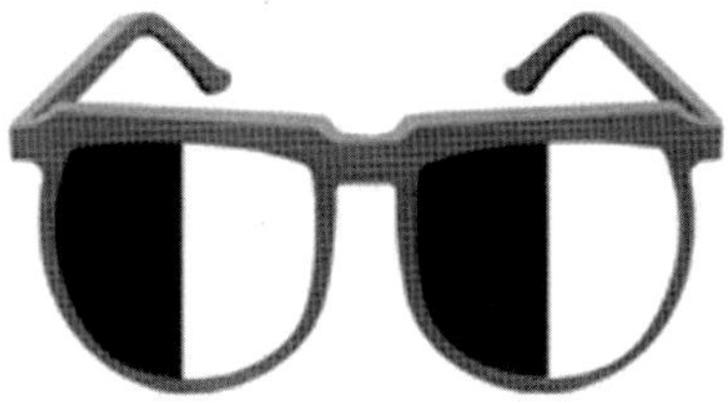				

804 위 환자의 과거 병력을 근거할 경우 가장 주의해야 할 평가는?

1) 부종 측정
2) 통증 측정
3) 감각 검사
4) ROM 측정
5) MMT 측정

805 환자의 주호소(CC)에 부합한 평가는?

1) LOTCA, MBI
2) FIM, MVPT-4
3) MBI, Light Touch
4) Light Touch, MVPT-4
5) MBI, Berg balance test

806 ADL에 사용된 보조도구를 통해 유추할 수 있는 환자의 증상은?

1) 복시, 어깨아탈구
2) 사시, 어깨과긴장
3) 복시, 어깨과긴장
4) 편측무시, 어깨통증
5) 편측무시, 어깨아탈구

807~808. 다음의 사례를 읽고 아래 각 문항에 대해서 가장 기능성이 있는 정답을 한 가지 고르시오.

구분		해석
가벼운 촉각 (Light touch)	0	?
	1	닿았는지 여부를 정확히 구분할 수 있지만 눈을 감았을 때와는 다른 느낌
	2	닿았는지 여부를 일관되게 구분할 수 있으며 얼굴에 닿았을 때와 동일하게 느낌
바늘통각 (Pin-prick)	0	뾰족한 감각과 뭉툭한 감각을 구분함
	1	뾰족한 감각인지를 정확히 구분할 수 있지만 뭉툭한 감각과 비교했을 때 정확히 구분하지 못함
	2	부족한 감각인지를 정확히 구분할 수 있으며 뾰족한 부분이 눈을 감았을 때와 동일하게 느낌

807 해석이 옳은 것은?

1) 바늘통각 0점
2) 바늘통각 1점
3) 바늘통각 2점
4) 가벼운 촉각 1점
5) 가벼운 촉각 2점

808 가벼운 촉각 0점의 해석으로 옳은 것은?

1) 면봉이 닿았는지 닿지 않았는지를 구분하지 못함
2) 면봉이 닿았는지 닿지 않았는지를 정확히 구분함
3) 면봉이 닿았는지 여부를 구분할 수는 없으며 얼굴에 닿았을 때와는 다르게 느낌
4) 면봉이 닿았는지 여부를 구분할 수는 있지만 얼굴에 닿았을 때와는 다르게 느낌
5) 면봉이 닿았는지 여부를 일관되게 구분할 수 있으며 얼굴에 닿았을 때와 동일하게 느낌

809~810. 다음의 사례를 읽고 아래 각 문항에 대해서 가장 기능성이 있는 정답을 한 가지 고르시오.

> 1996년 대전광역시 ○○보육원 앞에 한 아기가 버려져 있었다. 생후 몇 년간 보육원에서는 방치하듯 아동을 두었고, 성장하면서 여러 양부모에 의해 키워졌다. 여러 부모에게 입양된 이유는 아동의 학습능력이 또래 아동에 비해 현저히 떨어졌었고, 과잉 행동을 보이는 이유로 다시 보육원으로 보내졌기 때문이었다

809 예상되는 아동의 근본적인 문제는?

1) 애착장애
2) 학습장애
3) 집중력장애
4) 자폐스펙트럼장애
5) 주의력결핍 과잉행동장애

810 현재 위 아동에게 가장 적절한 형태의 가정은?

1) 대가족
2) 재혼가정
3) 편부모 가정
4) 엄격한 규율이 있는 가정
5) 아이의 욕구와 상호 의사소통에 민감한 가정

811~812. 다음의 사례를 읽고 아래 각 문항에 대해서 가장 기능성이 있는 정답을 한 가지 고르시오.

▸ 성별 / 나이 : 남 / 33세
▸ Hx : 직장에서 야근을 하는 도중 원인불명의 전기사고를 당하여 화상을 입음
▸ 화상의 면적
- 오른쪽 다리의 앞면
- 왼쪽 다리의 앞면 1/2
- 오른쪽 팔의 앞면과 뒷면
- 왼쪽 팔의 뒷면
- 회음부

▸ 화상의 깊이
- 하부조직손상을 동반한 전층
- 화상부위에 탄화지방 및 근육의 노출이 관찰됨

811

위 남성의 화상의 깊이와 너비는?

1) 2도 / 27%
2) 2도 / 28%
3) 3도 / 28%
4) 3도 / 27%
5) 4도 / 28%

812

위 남성에게 돼지 피부를 사용하여 이식을 진행하고자 한다면 이식의 종류와 조건은?

1) 이종이식이며, 7일 이내에 재생피아가 생기지 않을 경우 실시한다
2) 자가이식이며, 7일 이내에 재생피아가 생기지 않을 경우 실시한다
3) 이종이식이며, 14일 이내에 재생피아가 생기지 않을 경우 실시한다
4) 동종이식이며, 14일 이내에 재생피아가 생기지 않을 경우 실시한다
5) 자가이식이며, 14일 이내에 재생피아가 생기지 않을 경우 실시한다

813~815. 다음의 사례를 읽고 아래 각 문항에 대해서 가장 기능성이 있는 정답을 한 가지 고르시오.

▸ 성별 / 나이 : 여 / 69세
▸ Dx : dementia
▸ 주요증상
- 인내, 감정억제, 사고 융통에 있어 저하가 나타남
- 우울, 무감정, 인식 결여로 사회생활이 어려움

▸ GDS : 3단계
▸ 주요증상
- 기억력 : 금방 소개 받은 사람의 이름을 기억하기 어렵고, 책을 읽어도 전에 비해 기억하는 내용이 적음
- 일상생활활동 : 단어나 이름을 금방 떠올리지 못해서 가족이나 친구들이 알아차리기도 함, 귀중품을 엉뚱한 곳에 두거나 잃어버리기도 함
- 지남력 : 처음 가는 낯선 곳에서는 길을 완전히 잃어버리기도 함

▸ 작업치료 중재
- (　　가　　)을/를 기초로 치료 중재를 계획할 예정임
  - 기능적 인지 역량 수준을 단계화 하고 각 단계를 기능적 제한의 정도와 필요한 도움의 정도로 평가함
  - 중재는 제한점에 중점을 두어 환경적 보상을 강조함
  - 국소적 뇌 기능이나 지능이 아닌 수행패턴의 문맥 속에서 관찰되는 정보처리 과정인 기능적 인지에 대한 평가와 중재를 실시함

813 예상되는 위 여성의 치매 유형은?

1) 루이체 치매　2) 혈관성 치매　3) 파킨슨 치매
4) 전측두엽 치매　5) 알츠하이머 치매

814 환자의 증상을 통해 유추되는 CDR 단계는?

1) CDR 0.5　2) CDR 1　3) CDR 2
4) CDR 3　5) CDR 4

815 작업치료 중재에서 (　가　)에 들어갈 용어는?

1) 인지 이론의 틀　2) 인지장애 이론의 틀
3) 운동학습 이론의 틀　4) 인지지각 이론의 틀
5) 시각정보분석 이론의 틀

816~818. 다음의 사례를 읽고 아래 각 문항에 대해서 가장 기능성이 있는 정답을 한 가지 고르시오.

- 이름 / 나이 : 김○○ / 29
- Hx : 승마 활동 중 추락 사고로 정신을 잃어 병원에 후송됨
- 증상
  - 의식을 찾기 전 8일간 기억상실 증세를 보임
  - 환자는 스스로 눈을 뜨고 주변을 탐색하며 통증자극을 주려는 손을 막았고 질문에는 대답을 하긴 하였으나 혼란스러워하는 모습을 볼 수 있었음
  - 과제가 주어지면 집중을 유지하지 못하고 지시에는 애매하게 반응을 함
  - 지남력 문제를 보임

816 위 환자의 Ranchos los amigo level은?

1) 부분적 반응
2) 혼동－적절한 반응
3) 혼동－흥분된 반응
4) 자동적－적절한 반응
5) 혼동－부적절한 반응

817 위 환자의 GCS점수는?

1) 10
2) 11
3) 12
4) 13
5) 14

818 위 환자의 PTA 스케일은?

1) 매우 경함
2) 경함
3) 보통
4) 심함
5) 매우 심함

819~821. 다음의 사례를 읽고 아래 각 문항에 대해서 가장 기능성이 있는 정답을 한 가지 고르시오.

Gender	M	Age	56
Dx	Embolic infarction		
Onset	2017.04.21		
C/C	Dysarthria, Lt. hemiparesis		
P.I.	내원 2일 전부터 발생한 dysarthria로 내원함		
PHx	DM(+), HTN(+), 왼쪽 백내장 OP(2015년, 본원)		
Medication	DM(+), HTN(+)		
Dominant hand	Lt. hand		

819 위 환자의 진단명과 동일한 것은?

1) BPI
2) Rt. CVA
3) Lt. CVA
4) Anterior cod syndrome
5) Posterior cord syndrome

820 위 환자에게 Jebsen Taylor Hand Function 검사를 실시한다면 올바르게 지시사항은?

1) "카드 뒤집기"를 설명할 때 우세손 평가 시 오른쪽에서 왼쪽 방향으로 수행하라고 지시함
2) "깡통 옮기기"를 설명할 때 비우세손 평가 시 왼쪽에서 오른쪽방향으로 수행하라고 지시함
3) "작은 물건 옮기기"를 설명할 때 우세손 평가 시 오른쪽에서 왼쪽방향으로 수행하라고 지시함
4) "먹는 흉내내기"를 설명할 때 비우세손 평가 시 왼쪽에서 오른쪽방향으로 수행하라고 지시함
5) "짧은 문장 쓰기"를 설명할 때 클립보드를 오른쪽에 두고 비우세손과 우세손으로 수행하라고 지시함

821 위 환자에게 예상되는 언어의 문제는?

1) 단어를 따라할 수 없다
2) 문장을 따라할 수 없다
3) 언어를 이해하지 못한다
4) 언어는 유창하지만 발음이 부정확하다
5) 노래는 할 수는 있지만 언어를 구사하지는 못한다

822~823. 다음의 사례를 읽고 아래 각 문항에 대해서 가장 기능성이 있는 정답을 한 가지 고르시오.

항목	Start Level	항목	Start Level
Eating	Level 7	Transfer to Toilet	Level 7
Grooming	Level 3 4 5	Transfer to Tub	Level 7
Bathing	Level 3 4 5	Locomotion	Level 7
Dressing U/E	Level 3 4 5	Staris	Level 5 : 조언 Level 6 : 손잡이 사용
Dressing L/E	Level 3 4 5	Comprehension	1 2 3단계 이해능력에 따라 적용
Toileting	Level 1 2 시작 Level 5 통과 Level 7	Expression	Level 3 4 5
Bladder management	Level 7	Social Interaction	Level 3
Bowel management	Level 7	Problem-solving	Level 2
Transfer to chair	Level 7	Memory	Level 2 or 3

822 위 박스의 기준을 사용해야 하는 도구는?

1) SCIM
2) Wee FIM
3) Kats Index of ADL
4) Kenny Self-Care Evaluation
5) Klein-Bell Activities of Daily Living Scale

823 위 내용이 적용되는 연령은?

1) 0~6개월
2) 6~8개월
3) 8~12개월
4) 12~18개월
5) 18~48개월

824~827. 다음의 사례를 읽고 아래 각 문항에 대해서 가장 가능성이 있는 정답을 한 가지 고르시오.

▸ 성별 / 나이 : 남 / 66세
▸ 진단명 : Rt. hemiparesis d/t Lt. ACA infarction
▸ 평가
• 근긴장도(MAS)
– Rt. U/E : G1+
• Brunnstrom stage
– 팔 : 4
– 손 : 5
• 감각
– 2점구별(two point discrimination) : 12mm
– Semmes-Weinstein monofilament : 2.83 prob

824 위 남성의 진단을 통해 예상할 수 있는 결과로 타당한 것은?

1) 복시 발생 가능성은 매우 높다
2) 지남력 손상 가능성은 매우 낮다
3) 지적능력 손상 가능성은 매우 낮다
4) 운동장애 발생보다는 언어장애 발생 가능성이 더 높다
5) 상지 손상보다는 하지 손상이 더 심각할 가능성이 높다

825 위 남성의 근긴장도 수준은?

1) 폄 및 굽힘에서의 강직이 나타난다
2) 관절가동범위 대부분에서 저항이 나타난다
3) 전체 관절가동범위의 반 이하에서 저항이 나타난다
4) 수동적으로 움직이기 힘들 정도로 저항이 나타난다
5) 관절가동범위의 끝부분에서 약간의 저항이 나타난다

826 위 남성의 팔의 회복 수준은?

1) 경직이 증가되기 시작한다
2) 팔꿉 관절의 완전 폄 상태에서 엎침과 뒤침이 가능하다
3) 팔을 앞으로 90° 들어 어깨 높이까지 들어 올릴 수 있다
4) 팔을 옆으로 90° 들어 어깨 높이까지 들 수 올릴 수 있다
5) 시너지로부터 벗어난 움직임의 조합을 쉽게 수행할 수 있다

827 감각평가 결과가 의미하는 것은?

1) 이점분별 능력이 정상이다
2) 이점분별 능력이 양호(fair)이다
3) 이점분별 능력이 빈약(poor)이다
4) 압박분별 능력이 약간 손상되었다
5) 압박분별 능력이 많이 손상되었다

828~830. 다음의 사례를 읽고 아래 각 문항에 대해서 가장 가능성이 있는 정답을 한 가지 고르시오.

▸ 성별 / 나이 : 여 / 32세

▸ Hx

홍○○씨는 회사 야유회를 가던 중 버스가 전복되면서 척수손상을 입었고, 급성기 치료가 종료된 후 재활의학과로 전과되었다

▸ 의무기록(medical chart)

	감각검사 1		감각검사2	
	Rt.	Lt.	Rt.	Lt.
C5	2	2	2	2
A	2	2	2	2
C7	2	2	2	2
C8	1	2	2	1
T1	2	1	1	0
T2	1	1	1	0

828 위 여성의 감각 수준은?

1) Rt/Lt : C7/C7
2) Rt/Lt : C7/C8
3) Rt/Lt : C8/T1
4) Rt/Lt : T1/C8
5) Rt/Lt : T2/T2

829 환자의 운동수준이 A 수준이라면 key muscle은?

1) 위팔세갈래근
2) 위팔두갈래근
3) 긴노쪽손목폄근
4) 노쪽손목굽힘근
5) 새끼손가락 벌림근

830 위 여성이 감각수준과 운동수준이 같다면 기대되는 오른팔의 최대 운동기능은?

1) 손목 폄
2) 팔꿈치 폄
3) 팔꿈치 굽힘
4) 손가락 벌림
5) 손가락 모음

831～832. 다음의 사례를 읽고 아래 각 문항에 대해서 가장 기능성이 있는 정답을 한 가지 고르시오.

▸ 성별 / 나이 : 남 / 42세
▸ 진단 : 조현병
▸ 클라이언트 정보
- 최근 심한 환청과 편집증적 망상이 심해져 가족의 권유로 본원으로 입원하게 됨
- 명문대를 졸업하여 30대 중반까지는 정상적인 직장 및 결혼 생활을 유지하기도 함

▸ 작업치료 의뢰사유
- 일상생활과 직업 관련 활동의 수행을 평가하기 위해 의뢰함

▸ 주요 호소
- 평소 긴장이 심하며 모든 것들에 대해 의심이 많음
- 피해의식이 매우 강하며 상대방의 생각을 왜곡함
- 수시로 상대방에게 적대적이고 공격적임

831 위 남성의 임상 유형은?

1) 긴장형
2) 잔류형
3) 편집형
4) 파괴형
5) 미분화형

832 위 남성의 진단 기준(DSM-5)에 포함되는 증상만으로 구성된 것은?

1) 조증, 망상
2) 망상, 환각
3) 환각, 우울증
4) 공황장애, 조증
5) 공황장애, 우울증

833～835. 다음의 사례를 읽고 아래 각 문항에 대해서 가장 가능성이 있는 정답을 한 가지만 고르시오.

▸ 증상
- 기도 폐쇄 능력이 늦어짐
- 기도 폐쇄가 잘 되지 않음
- 음식물로 인해 숨 막힘과 기침이 나타남

▸ 치료 순서
1) 숨을 깊게 들이마시고 아주 단단히 참음
2) 숨을 참은 상태에서 삼킴
3) 기침을 하며 숨을 내쉼

833 증상과 가장 관계 깊은 해부학적 구조물은?

1) 혀
2) 인두
3) 후두
4) 식도
5) 후두덮개

834 위 문제가 발생되는 단계와 뇌신경은?

1) 구강 단계－5, 9, 10
2) 인두 단계－5, 9, 10
3) 후두 단계－5, 11, 12
4) 식도 단계－5, 11, 12
5) 구강 준비 단계－7, 9, 12

835 사용된 중재법은?

1) 성문위 삼킴
2) 셰이커 운동
3) 멘델슨 메뉴버
4) 마사코 메뉴버
5) 기도 폐쇄 운동

836~838. 다음의 사례를 읽고 아래 각 문항에 대해서 가장 가능성이 있는 정답을 한 가지 고르시오.

다음은 TBI 환자인 40세 남성의 평가 결과지이다.

subtests		Score	Comment
Orientation	Time	8	
	Place	4	
Perception	Object identification	4	
	Shape identification	4	
	Overlapping figures	4	
	Object constancy	4	

836 사용된 평가도구는?

1) COPM
2) AMPS
3) MMDT
4) MVPT 4
5) LOTCA 2

837 위 결과를 통해 알 수 있는 것은?

1) 시간에 대한 지남력 손상이 있다
2) 장소에 대한 지남력 손상이 있다
3) OI(Object identification)는 약간의 손상이 있다
4) SI(Shape identification)는 중간 정도의 손상이 있다
5) OF(Overlapping figures)는 매우 심한 정도의 손상이 있다

838 OC(Object constancy) 평가에 대한 지시사항은?

1) 의자는 어디에 있나요?
2) 지금 여기는 어디인가요?
3) 바나나는 어디에 있나요?
4) 사진 속에 무엇이 보입니까?
5) 이 모양의 이름은 무엇입니까?

839~840. 다음의 사례를 읽고 아래 각 문항에 대해서 가장 가능성이 있는 정답을 한 가지 고르시오.

뇌졸중 환자인 50대 홍○○씨에게 치료사는 sharp & dull test를 실시하고 있다
치료사 : "지금부터 시야를 가리고 제가 어떤 자극을 홍○○님께 제공할 겁니다. 어떤 느낌이 드시는지 저에게 말씀해 주세요"
홍 씨 : "네, 선생님"
치료사 : (날카로운 자극을 제공하며) "자, 어떤 가요?"
홍 씨 : "좀 뾰족한 것으로 찌르는 느낌이 드네요"
치료사 : (무딘 자극을 제공하며) "자, 이번에는 어떤가요?"
홍 씨 : "글쎄요…. (잠시 지체 후) 처음에는 날카로운 것 같았는데 나중에 무딘 것 같아요. 다시 한 번 해보시겠어요. 선생님"
치료사 : "예, 그럼 한 번 더 해보겠습니다. (무딘 자극을 제공하며) 어떠세요?"
홍 씨 : "비슷한 것 같아요. 선생님"

839 날카로운 자극에 대한 홍 씨의 결과는?

1) S
2) D
3) +S
4) −S
5) −D

840 무딘 자극에 대한 홍 씨의 결과는?

1) S
2) D
3) +S
4) −S
5) −D

841～844. 다음의 사례를 읽고 아래 각 문항에 대해서 가장 가능성 있는 정답을 하나씩 고르시오.

▸ 성별 : 남 ▸ 나이 : 15세
▸ 진단명 : Cerebral palsy ○○○ type

<관찰 행동 분석>

▸ Activity − ○○○

활동을 시작 전 준비 운동으로 손과 어깨를 고정한 후 팔꿈치만 들어올리기를 할 때, 어깨를 올려 팔꿈치를 올리려는 움직임을 보인다. 활동 시 손을 한 번에 가져가지 못하고 좌우로 손이 흔들린다. 안구진탕 증상이 있다. 천천히 움직이며, 사물에 손을 가져갈 때 사물을 응시하다가 다른 곳을 보는 경향이 있다. 잡기가 가능하지만 잘 떨어뜨린다

활동을 수행하기 위해서는 선생님의 도움이 필요하다. 대화에서 말하는 것을 이해하지만, 말을 할 때 끝에 단어만 말하며 옹알이 형식으로 질문에 대답한다

▸ Goal

- 팔꿈치를 들어 올리는 활동을 통해 근육의 긴장도를 증가시켜 활동이 원활하게 진행되도록 돕는다
- 활동을 통해 눈-손 협응을 향상시킨다

841 위 아동의 뇌성마비 유형은?

1) Ataxic
2) Flaccid
3) Athetoid
4) Severe Spasitic
5) Moderate Spastic

842 이 아동에게 가장 적절한 활동은?

1) 루미큐브
2) 퍼즐 맞추기
3) 다트 던지기
4) 구구단 게임
5) 끝말잇기 게임

843 치료사의 접근 방식으로 가장 타당한 것은?

1) 활동을 독립적으로 수행하도록 도움을 주지 않는다
2) 프레스넬 렌즈를 사용하여 안구진탕을 줄이도록 한다
3) 옹알이 형식의 답변을 할 경우 ‘Time out’활동을 실시한다
4) 큰 손잡이가 달린 퍼즐을 준비해 잘 떨어지지 않도록 한다
5) 활동의 난이도를 조절하며 토큰경제법을 이용하여 아동의 활동 참여도를 증가시킨다

844 아동의 강점과 문제점을 올바르게 이야기하는 사람은?

1) 세정 : 아동은 의사소통이 불가능하다는 문제가 있어
2) 찬미 : 아동은 눈-손 협응이 가능하다는 강점이 있어
3) 은희 : 아동의 문제점으로 안구진탕이 있는데 어떻게 눈-손 협응이 가능해?
4) 한석 : 맞아 그래서 잡기도 제대로 못하잖아. 잡기를 못하는 것도 큰 문제야
5) 영지 : 그래도 아동은 치료사의 도움을 받아서라도 활동에 참여할 수 있어서 다행이다

845~846. 다음의 사례를 읽고 아래 각 문항에 대해서 가장 가능성 있는 정답을 하나씩 고르시오.

나는 매일같이 공포와 불안을 느낀다. 이러한 감정은 주차장이나 시장같이 열린 공간이든, 공연장이나 영화관 같이 밀폐된 공간이든 상관없이 찾아온다. 피하려고 했지만 어디에 있든 공포와 불안을 느끼기에 더욱 힘이 든다. 이러한 공포와 불안, 회피반응이 나타난지 벌써 (　　)개월 지났고, 이러한 증상은 나의 일상을 완전히 망쳐버렸다

845 예상되는 질환은?

1) 공황장애
2) 광장공포증
3) 특정공포증
4) 이별불안장애
5) 사회 불안장애

846 위 환자가 진단 기준을 만족시킬 수 있었다면 (　　)에 들어갈 말은?

1) 1개월
2) 3개월
3) 6개월
4) 9개월
5) 12개월

847~849. 다음의 사례를 읽고 아래 각 문항에 대해서 가장 가능성 있는 정답을 하나씩 고르시오.

▸ 성별 / 나이 : 남 / 50세

▸ 의뢰사유 : A씨는 한 달 전 오토바이 교통사고로 척수손상을 입었고, 일상생활훈련을 위해 작업치료실에 의뢰됨

▸ 의무기록(Medical Chart)

운동(Motor)			감각(Sensory)				
				Light Touch		Pin Prick	
Key muscles	R	L		R	L	R	L
손목 폄근	5	5	C5				
손목 굽힘근	1	5	C6	?			
팔꿉 굽힘근	5	5	C7				
팔꿉 폄근	0	5	C8				
손가락 벌림근	0	0	T1				
손가락 굽힘근	0	0	T2				

847 A씨의 척수손상 수준(R/L)은?

1) C5 / C6
2) C6 / C6
3) C6 / C7
4) C7 / C7
5) C8 / C8

848 A씨에게 적합한 일상생활훈련은?

1) RIC 스프린트로 물건 잡기 훈련하기
2) 마우스 스틱으로 컴퓨터 사용 훈련하기
3) 손가락을 이용하여 작은 물건 집기 훈련하기
4) Ball-bearing feeder를 사용하여 식사 훈련하기
5) 휠체어와 높이가 다른 침대로 이동하기 훈련하기

849 위 환자의 ASIA scale이 E일 경우 예상되는 C6 수준의 감각 점수는?

1) 0－0－0－0
2) 0－0－1－1
3) 1－1－1－1
4) 1－1－2－2
5) 2－2－2－2

850~852. 다음의 사례를 읽고 아래 각 문항에 대해서 가장 가능성 있는 정답을 하나씩 고르시오.

▸ 성별 / 나이 : 남 / 38세
▸ 진단명 : Lt. hemiparesis d/t Rt. MCA infarction
▸ 작업치료 평가

1. 근긴장도(MAS) : Lt. U/E G1~G2
2. Hand Function Test

Hand Function	LT
Grasp	+
Release	−
Lateral Pinch	±
Hook Grasp	+
Cylindrical Grasp	−
Spherical Grasp	−

3. ADL : 밥을 먹을 때 숟가락 대신 포크로 먹으려 시도함
칫솔의 뒷면으로 칫솔질을 시도하는 모습이 관찰됨

▸ 근 긴장도 완화를 위한 작업치료 중재
• 두갈래근에 지속적인 신장을 제공함

850 상지 기능을 통해 유추할 수 있는 손의 Brunnstorm 단계는?

1) 2단계
2) 3단계
3) 4단계
4) 5단계
5) 6단계

851 위 환자의 ADL을 볼 때 추가적으로 필요한 평가는?

1) Fugl-Meyer Test(FM)
2) Motor-Free Visual Perception Test-4(MVPT-4)
3) Canadian Occupational Performance Measure(COPM)
4) Arnadottir OT-ADL Neurobehavioral Evaluation(A-ONE)
5) Korean Version of Montreal Cognitive Assessment(MoCA-K)

852 위 환자의 근긴장도를 위해 적절한 Rood 테크닉은?

1) 진동을 제공한다
2) A 아이싱을 제공한다
3) 가벼운 관절 압박을 제공해준다
4) 무거운 관절 압박을 제공해준다
5) 반복적으로 빠른 움직임을 제공해준다

853~855. 다음 사례를 읽고 각 문항에 대해 가장 적절한 것을 고르시오.

- 진단명 : ○○○ 치매
- CDR : 1
- MMSE : 20
- Pre-vocation : 택시운전기사
- P.I : 일시적인 의식상실로 인해 내원
- 보호자 인터뷰 : 아버님께서 얼마 전 집 앞에서 길을 잃으셔서 한참을 헤매셨다는 말씀을 하셨어요. 그때는 그냥 대수롭지 않게 여겼는데 요새 들어서 그 쉬운 길도 운전 못하시겠다고 하시고 앉았다 일어나시거나 누웠다 일어나시면 어지럽다고 하셨어요. 그렇다고 현관문 도어락 비밀번호는 기억 못하지 않으셨어요

853 위 환자의 치매 유형은?

1) 혈관성 치매
2) 루이체 치매
3) 알츠하이머 치매
4) 알코올성 치매
5) 전두측두엽 치매

854 다음 CDR과의 점수 비교로 같은 수준에 해당하는 GDS는?

1) GDS0
2) GDS1
3) GDS2
4) GDS3
5) GDS4

855 위 환자에게 동반될 수 있는 대표적 문제는?

1) 파킨슨병
2) 헌팅톤병
3) 망상적 환각
4) 다발성 경화증
5) 제 I 형 양극성 장애

856~858. 다음 사례를 읽고 각 문항에 대해 가장 적절한 것을 고르시오.

▸ 이름 : ○○○
▸ 나이 / 성 : 54 / F
▸ 진단 : TBI

… (중략)

2. 인지/지각 평가

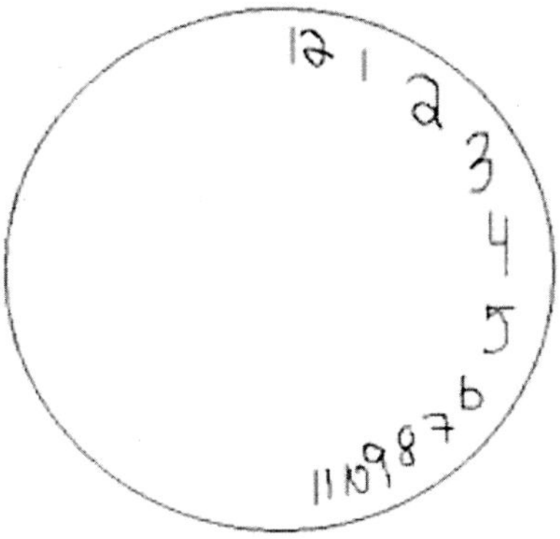

856 위와 같은 항목이 포함되어 있는 평가는?

1) CDR(Clinical Dementia Rating)
2) ACLS(Allen Cognitive Level Scale)
3) SNSB(Seoul Neuropsychologic Screening Battery)
4) MMSE-K(Mini-Mental State Examination-Korean)
5) LOTCA Ⅱ(Loewenstein Occupational Therapy Cognitive Assessment Ⅱ)

857 위 평가 전 먼저 평가되는 항목은?

1) 일상적인 물건 찾기
2) 3단계 명령 시행하기
3) 실수를 인식하는 능력
4) 장소와 시간에 대한 지남력
5) 실수에 대해 수정하는 능력

858 위의 평가 결과로 의심되는 문제를 추가적으로 평가하고자 한다면 가장 타당한 검사는?

1) 알버트검사
2) 전반적 퇴화척도
3) 캐나다 작업수행측정
4) 미네소타 민첩성 검사
5) 후글－마이어 운동기능 평가

859~861. 다음 사례를 읽고 각 문항에 대해 가장 적절한 것을 고르시오.

> 조현병 진단을 지닌 20대 홍씨는 3주전 폭행으로 인해 피해자가 된 이후 재발하였다. 혼미와 흥분 상태가 교대로 나타나고 있으며, 하루 종일 안절부절하며 잠도 자지 않고 식사도 거부하는 상태이다. 난폭한 행동을 하기도 하며, 질문에 대답하지도 않고 질문을 따라 말하기도 한다

859 현재 환자에게 주로 나타나고 있는 문제는?

1) 행동의 장애
2) 지각의 장애
3) 사고내용의 장애
4) 사고표현의 장애
5) 사고과정의 장애

860 위 환자의 조현병 유형은?

1) 긴장형
2) 혼란형
3) 편집형
4) 미분화형
5) 분열정동형

861 현재 환자에게 가장 적절한 치료는?

1) 심리안정치료
2) 의식수준치료
3) 역할 회복 훈련
4) 사회적 기술훈련
5) 대인관계회복훈련

862~864. 다음 사례를 읽고 각 문항에 대해 가장 적절한 것을 고르시오.

▸ 이름 : 김○○
▸ 연령 : 4년 10개월
▸ 성별 : 남
▸ C.C
- 체육수업시간에 또래 아이들과 신체접촉을 피함
- 놀이시간에 모래와 잔디밭을 피함

▸ 발달 과거력
- 구르기(rolling) : 6개월
- 핑거피딩(finger feeding) : 7개월
- 앉기(come to sit) : 10개월
- 혼자 서기(stand alone) : 12개월
- 걷기(walking) : 15개월
- 숟가락 사용(spoon feeding) : 36개월

▸ 감각 정보(sensory history)
- 특정 질감을 지닌 물건을 피하려고 함
- 높은 곳에서 뛰어 내리는 것을 좋아함

862 추가 평가로 가장 타당한 것은?

1) Sensory Profile
2) Baley Scale of Infant Development
3) Peabody developmental Motor Scales
4) Denver Developmental Screening Test
5) Functional Independence Measure for Children

863 위 아동의 발달 과거력에서 지연이 보이는 항목은?

1) 앉기
2) 걷기
3) 구르기
4) 핑거피딩
5) 숟가락 사용

864 위 아동을 위한 치료적 중재 활동으로 가장 타당한 것은?

1) 공 던지기
2) 평형대 걷기
3) 사다리 타기
4) 찰흙 놀이하기
5) 비눗방울 터트리기

865～868. 다음 사례를 읽고 각 문항에 대해 가장 적절한 것을 고르시오.

▸ 성별 / 나이 : 남 / 28세

▸ 의뢰사유 : A씨는 한 달 전 자동차 교통사고로 척수손상을 입었고, 일상생활훈련을 위해 작업치료실에 의뢰됨

▸ Dx : Tetraplegia d/t SCI

▸ 의무기록(Medical Chart)

운동(Motor)		
Key muscles	R	L
손목 폄근	5	5
손목 굽힘근	5	5
팔꿉 굽힘근	5	5
팔꿉 폄근	5	5
손가락 굽힘근	4	3
손가락 벌림근	1	1

▸ (가)

(A)	(B)	(C)	D
운전하기	7	2	1
휠체어 / 변기이동	6	4	1
물품 잡기	3	2	1
컴퓨터 사용하기	2	3	1
보행	5	1	1
등산하기	4	1	1

865 위 환자의 성취 가능한 최대 기능은?

1) 독립적인 서기가 가능하다
2) 보조도구를 사용해 독립적 식사가 가능하다
3) 보조도구 없이 상/하체 목욕이 독립적으로 가능하다
4) 운전 보조도구 없이 일반 자동차의 운전이 가능하다
5) 수동 휠체어를 실외 모든 지형에서 독립적으로 사용할 수 있다

866 위 환자가 진동감각과 위치감각만 손상되고 나머지 감각들이 정상이라면 예상되는 척수손상 증후군은?

1) 말총증후군
2) 뒤척수증후군
3) 앞척수증후군
4) 중앙척수증후군
5) 브라운세카르증후군

867 (가)안에 들어갈 평가도구의 이름은?

1) FIM
2) MBI
3) A-ONE
4) COPM
5) AMPS

868 A/B/C/D에 들어가는 용어는?

1) 문제 결정 / 중요도 / 수행도 / 만족도
2) 문제 결정 / 중요도 / 만족도 / 수행도
3) 문제 결정 / 중요도 / 만족도 / 수행도
4) 중요 항목 / 중요도 / 수행도 / 만족도
5) 중요 항목 / 문제 점수 / 수행도 / 만족도

869~870. 다음 사례를 읽고 각 문항에 대해 가장 적절한 것을 고르시오.

> 2017년 2월 24일 수요일 오후 8시 연습실에서 연습 중이던 A양은 같은 학원의 선배들에게 불려가 무차별적인 폭행을 당했다. 또한 그들은 멈추지 않고 폭행당하는 영상 및 그녀의 얼굴로 편집된 동영상을 보여주며, 그녀에게 비밀로 하지 않을 경우에 대한 경고를 하며 그녀의 얼굴에 핸드폰 플래시를 비췄다고 진술하였다. 그 이후 A양은 카메라 소리 및 플래시에 격렬한 반응을 보이고 있는 상태로 전해지고 있다

869 A양에게 예상되는 진단은?

1) 강박장애
2) 공황장애
3) 정신분열증
4) 의존성 성격장애
5) 외상 후 스트레스성 장애

870 위와 같은 사건을 겪은 A양에게 예상되는 문제로 가장 타당한 것은?

1) 빛을 피하며 밤에만 사회생활을 한다
2) 무력감, 감정표현의 확대, 고독감을 보인다
3) 이전에 즐기던 활동에 대한 흥미는 변함이 없다
4) 대인과의 접촉을 끊고 스트레스를 주는 감정을 스스로 더 준다
5) 피해자에 대한 원망으로 꿈에서는 피해자를 보복하는 꿈을 꾼다

871～873. 다음 사례를 읽고 각 문항에 대해 가장 적절한 것을 고르시오.

- Date : 2018년 3월 21일
- Onset : 2018년 3월 20일
- Birth : 2016년 2월 10일
- Gender : 남
- Dx : MD
- C.C : Proximal muscle weakness, 종아리근육의 가성비대

871 위 아동은 35주에 태어난 조산아동이다. DDST 발달검사를 실시하고자 한다면 연령선은?

1) 1세 10개월 11일
2) 2세 00개월 20일
3) 2세 01개월 08일
4) 2세 01개월 11일
5) 2세 10개월 11일

872 위 아동에게 예상되는 진단명은?

1) 듀센형 MD
2) 베커형 MD
3) 사지대형 MD
4) 얼굴어깨대위팔형 MD
5) 근육긴장퇴행위축형 MD

873 위 질환의 원인은?

1) 원인 모름
2) X 염색체 이상
3) 바이러스 침투
4) 자가면역계 문제
5) 중추신경계 급성염증

874~876. 다음의 사례를 읽고 아래 각 문항에 대해서 가장 가능성이 있는 정답을 하나씩 고르시오.

- ▸ 남 / 58세 / 박○태
- ▸ 작업치료 평가
  - 입술 턱 볼 혀 움직임 : 정상
  - 음식덩이 형성 : 정상
  - 음식덩이 이동 : 정상
- ▸ 기능 : 후두 움직임±, 삼킴반사±, 성대의 움직임 −
- ▸ 특징 : 일반식으로 식사는 가능하나 물이나 국물을 마신 후 기침을 한다
- ▸ 치료 목표 : 구강 식사 교육

874 환자의 연하장애가 일어나는 단계는?

1) 구강단계
2) 인두단계
3) 식도단계
4) 소화단계
5) 구강 준비단계

875 환자의 흡인 감소를 위한 적절한 자세는?

1) 고개를 숙이고 삼킴
2) 누운 자세에서 삼킴
3) 강하게 한 번에 삼킴
4) 고개를 옆으로 기울임
5) 고개를 뒤로 젖히고 삼킴

876 위 환자에게 필요한 식이조절은?

1) 국에 밥을 말아먹는다
2) 부드러운 질감의 음식 위주로 식사를 한다
3) 식사 시 혀의 뒤쪽에 음식을 놓아야 한다
4) 식사 시 혀의 중앙부분에 음식을 놓아야 한다
5) 국물에 점도제를 넣어 점도를 조절하여 먹도록 한다

877～879. 다음의 사례를 읽고 아래 각 문항에 대해서 가장 가능성이 있는 정답을 하나씩 고르시오.

- ▸ 이름 / 나이 : 박○태 / 26세
- ▸ Hx : 오토바이 운전 중 추락 사고로 정신을 잃어 병원에 후송됨
- ▸ 증상
  - 의식을 찾기 전 5시간 동안의 기억상실 증상을 보임
  - 환자는 큰소리로 요청할 때 눈을 뜨고, 꼬집으면 검사자의 손을 밀치고 질문에 대답을 하긴 하지만 혼란스러워하는 모습을 보임
  - 판단과 문제해결이 결여된 로봇과 같은 반응이 나타남

877 위 환자의 PTA(Posttraumatic amnesia) 스케일은?

1) very mild
2) mild
3) moderate
4) severe
5) very severe

878 위 환자의 GCS(Glasgow Coma Scale) 점수는?

1) 11
2) 12
3) 13
4) 14
5) 15

879 위 환자의 Ranchos los amigos scale은?

1) Ⅲ
2) Ⅳ
3) Ⅴ
4) Ⅵ
5) Ⅶ

880~881. 다음의 사례를 읽고 아래 각 문항에 대해서 가장 가능성이 있는 정답을 하나씩 고르시오.

▸ 클라이언트 : 남 / 32세 / 이○성

▸ 진단명 : 자동차 사고로 인한 척수손상

Sensory				
	Light touch		Pin prick	
Key sensory point	R	L	R	L
C2~T2	2	2	2	2
T3	2	2	2	2
T4	2	2	2	2
T5	2	2	2	2
T6	2	2	2	2
T7	2	1	1	2
T8	0	0	0	0

Motor
자유로운 팔과 손의 움직임을 보임

▸ Deep anal pressure : N

880 위 환자의 척수손상 수준은?

1) T4
2) T5
3) T6
4) T7
5) T8

881 환자의 신경학적 수준을 고려할 때 환자에게 부합하는 교육은?

1) 보행 교육
2) 성 기능에 대한 교육
3) 호흡방법에 대한 교육
4) 자율반사부전증에 대한 대처교육
5) 위팔 두갈래근을 이용한 욕창관리 교육

882～884. 다음의 사례를 읽고 아래 각 문항에 대해서 가장 가능성이 있는 정답을 하나씩 고르시오.

▶ 이름 / 나이 : 김◯혁 / 26세
▶ 작업치료 의뢰 사유
- 전자제품 조립라인에서 일하는 김 씨가 직장 복귀를 위해 손의 (　A　)를 평가하기 위해 외래로 작업치료를 의뢰하였다

▶ 평가내용
- "한 구멍에 3개의 핀을 넣어주세요. 동시에 3개의 핀을 집어 최대한 빨리 넣으시면 됩니다. 핀이 떨어지면 (　B　)."

882 (　A　)에 들어갈 내용은?

1) 협응
2) 근력
3) 감각
4) 기민성
5) 관절가동범위

883 (　B　)에 들어갈 내용은?

1) 그만 하겠습니다
2) 주워서 넣으시면 됩니다
3) 10초씩 시간이 추가됩니다
4) 처음부터 다시 시작하겠습니다
5) 신경쓰지 마시고 계속 핀을 꽂아주세요

884 위 평가도구를 점수화 하는 방법으로 옳은 것은?

1) (전체시간 × 1.1) / 2
2) (전체시간 × 1.2) / 2
3) (위쪽 다섯줄 시간+아래 다섯줄 시간) / 2
4) {위쪽 다섯줄 시간+(아래 다섯줄 시간 × 1.1)} / 2
5) {위쪽 다섯줄 시간+(아래 다섯줄 시간 × 1.2)} / 2

885~886. 다음의 사례를 읽고 아래 각 문항에 대해서 가장 가능성이 있는 정답을 하나씩 고르시오.

- 성별 / 나이 : 여 / 67세
- 진단명 : RA
- 작업치료 의뢰 사유 : 보조기 제작, 일상생활 교육
- 작업력 : 밭일을 50년 넘게 지금도 일하고 있음
- 손의 모습

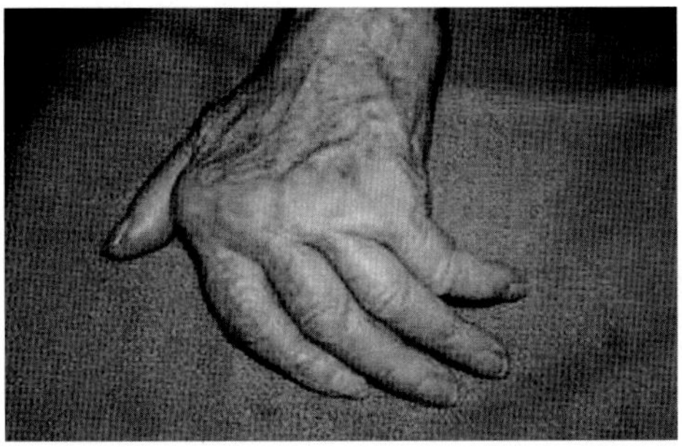

885 위 환자의 일생생활에 대한 적절한 교육은?

1) 병뚜껑을 열 때 왼손을 사용
2) 통증부위를 30분 이상 온찜질
3) 손잡이가 얇고 푹신한 기구를 사용
4) 무거운 짐은 통증이 없는 다른 한 손으로 들기
5) 장바구니나 비닐봉지를 손보다는 아래팔이나 어깨에 걸기

886 위 환자에게 가장 필요한 보조기는?

1) Figure 8 splint
2) Resting hand splint
3) Ulnar deviation splint
4) Long opponence splint
5) Short opponence splint

887~889. 다음의 사례를 읽고 아래 각 문항에 대해서 가장 가능성이 있는 정답을 하나씩 고르시오.

▸ 클라이언트 : 여 / 65세 / 정○은
▸ 사유
- 빙판길에 넘어져 오른쪽 엉덩관절 골절로 진단을 받고 뒤가쪽 THR을 시행

▸ 임상적 관찰
- 보행 보조도구를 사용하고 오른쪽 다리에 10%의 체중지지가 가능

887 위 환자의 자세로 적절한 것은?

1) 엉덩관절 벌림, 모음
2) 엉덩관절 굽힘, 모음
3) 엉덩관절 폄, 안쪽돌림
4) 엉덩관절 벌림, 바깥돌림
5) 엉덩관절 굽힘, 안쪽돌림

888 위 환자의 체중지지는?

1) NWB
2) PWB
3) FWB
4) TTWB
5) 50%WB

889 위 환자에게 필요한 보조도구는?

1) 푹신한 소파
2) 긴 손잡이 구두주걱
3) 일반 가정집 변기의자
4) 낮은 높이의 목욕의자
5) 길이가 짧은 목욕 스펀지

890~892. 다음의 사례를 읽고 아래 각 문항에 대해서 가장 가능성이 있는 정답을 하나씩 고르시오.

▸ 성별 / 나이 : 남 / 32세
▸ 작업치료 의뢰 사유 : 형이 이상한 생각을 가지고 있는 것 같다며 동생에 의해 의뢰되었다
▸ 임상관찰
• 신문에 있는 어떤 문구를 보고 자신한테 전하는 특별한 메시지라고 생각하고 있다
• 자신의 여권에 비밀암호가 있고, 세상을 구하기 위해 그것을 해독해야 한다고 믿고 있다

890 위 환자가 가지고 있는 문제는?

1) 망상
2) 조증
3) 우울증
4) 인지장애
5) 정신분열증

891 위 환자에게 예상되는 증상은?

1) 존재하지 않는 물건이 보인다고 함
2) 자신이 특별한 힘을 가졌다고 느낌
3) 자신을 형편없는 사람이라고 자책함
4) 다른 사람을 향해 적대적이고 공격적인 모습을 보임
5) 친한 사람에게 자신과 어떤 관계인지 계속해서 확인하려고 함

892 위 환자의 치료전략 중 활동선택 전략은?

1) 망상 내용에 대해 동조한다
2) 실생활 활동을 절대 금지한다
3) 개인의 지적 수준에 적합해야 한다
4) 망상에 대해 진실이 아니라고 비판한다
5) 예후가 좋고 치료기간이 짧기 때문에 빨리할 수 있는 활동을 선택한다

893~895. 다음의 사례를 읽고 아래 각 문항에 대해서 가장 가능성이 있는 정답을 하나씩 고르시오.

▸ 클라이언트 : 홍○○ / 남 / 82세
▸ 작업치료 의뢰 사유 : 뇌졸중 후 건망증 증세가 나타나며 없는 사람을 보는 증상이 나타남
▸ 임상관찰
- 아들에게 가끔 다른 사람의 이름을 얘기하거나, 특정 행동을 하면 알아차린다
- 4년 전 부인과 사별을 하였으나 가족들에게 "너희 엄마 곧 시장 갔다 오실 거야"라고 말한다

893 위 환자에게 예상되는 진단은?

1) 망상
2) 우울증
3) 조증
4) 강박장애
5) 혈관성 치매

894 위 환자에 대한 설명으로 옳은 것은?

1) 꾸준한 기능저하가 나타난다
2) 과거에 병력이 없는 경우가 많다
3) 모든 영역에서 기능의 심한 손상을 보인다
4) 일상생활 기능의 변화는 나타나지 않는다
5) 점진적이거나 무질서한 기능저하를 보인다

895 위 환자에 대한 보상전략으로 옳은 것은?

1) 일은 다양하고 복잡하게 실시한다
2) 점점 기능이 좋아지기 때문에 보상전략을 사용하지 않는다
3) 에너지 소모를 최대한 줄이고 해야 할 일을 아침에 몰아서 한다
4) 독립적인 일상생활이 불가능하다면 보호자 또는 간병인에 대한 교육이 필요하다
5) 주변 환경은 항상 어지럽혀서 조금이라도 움직이게 하는 것이 기능향상을 위한 것이다

896~897. 다음의 사례를 읽고 아래 각 문항에 대해서 가장 가능성이 있는 정답을 하나씩 고르시오.

- 이름 / 나이 : 이○○ / 76세
- 진단명 : 길리안바레증후군(Guilliain-Barre' syndrome)
- 과거력 : 당뇨, 고혈압

896 위 환자에게 가장 필요한 평가는?

1) MMT
2) MMSE
3) MVPT
4) GUSS
5) LOTCA

897 위 환자의 특수작업치료 내용으로 옳은 것은?

1) 과거력에 당뇨가 있으므로 찬 음식을 함부로 먹이지 않는다
2) 특수작업치료 시간이므로 15분만 운동을 시키고 보내드린다
3) 과거력에 고혈압이 있으므로 운동 시 혈압에 관한 문제가 발생하지 않도록 주의한다
4) 말초신경계 손상 환자이므로 환자 몸에 손을 대는 상황이 있을시 조심스럽게 접촉해야 한다
5) 말초신경계 손상 환자이므로 빠르게 근력을 증진시키기 위해 무리해서라도 강하게 운동을 한다

898~899. 다음의 사례를 읽고 아래 각 문항에 대해서 가장 가능성이 있는 정답을 하나씩 고르시오.

- 성별 / 나이 : 남 / 63세
- 진단명 : TBI
- 중재 방법
  - (　　　) 끝을 밖으로 약 3/4인치 정도 나오도록 하여 고정시킨 후 삼키기를 시도함
    → 윗니와 아랫니 사이에 (　　　)의 앞쪽을 살짝 물고 있게 함

898 위 환자에게 사용된 중재법은?

1) 성문위 삼킴
2) 멘델슨 메뉴버
3) 마사코 메뉴버
4) 머리 앞으로 젖히기
5) 머리 옆으로 돌리기

899 (　　　)안에 공통으로 들어갈 말은?

1) 혀
2) 얼음
3) 설압자
4) 윗 입술
5) 아랫 입술

900~902. 다음의 사례를 읽고 아래 각 문항에 대해서 가장 가능성이 있는 정답을 하나씩 고르시오.

> 2019년 2월에 교통사고로 경추 골절 진단을 받은 김 씨는 집 근처의 A병원에 입원하여 치료 받기로 하였다. 현재 김 씨는 매트에 앉은 자세에서 팔을 펴서 옆으로 이동할 수 있지만 손가락의 굽힘과 폄 기능은 없다

900 위 환자의 미국 척수손상연합척도(ASIA)는?

1) A
2) B
3) C
4) E
5) 알 수 없음

901 위 환자에게 우선적으로 시행되어야 하는 평가는?

1) MVPT
2) GUSS
3) MMSE
4) LOTCA
5) Sensory Test

902 위 환자의 운동기능 수준은?

1) C5
2) C6
3) C7
4) C8
5) T1

903～905. 다음의 사례를 읽고 아래 각 문항에 대해서 가장 가능성이 있는 정답을 하나씩 고르시오.

▸ 클라이언트
- 성별 / 나이 : 남 / 52세

▸ 작업치료 의뢰 사유
- 재활치료를 위해 병원에 입원하였다

▸ 작업치료 평가내용
- 치료사 : "지금부터 (A)의 관절가동범위 검사를 하려고 합니다. 앉은 자세에서 엉덩관절 90° 굽힘과 무릎관절 90° 굽힘 자세로 있도록 하겠습니다."
  이때 치료사는 (B)을/를 축으로 하고 주의사항으로 반대쪽으로 몸통 가쪽굽힘을 방지하고자 한다

903 (A)에 들어갈 부위는?

1) 목
2) 무릎
3) 어깨
4) 발목
5) 엉덩관절

904 (B)에 들어갈 위치는?

1) 어깨 봉우리
2) 종아리뼈 머리
3) 무릎뼈 정중앙
4) 위앞엉덩뼈가시
5) 넙다리뼈 큰돌기

905 위 검사와 같은 시작 자세의 검사는?

1) 어깨뼈 모음 검사
2) 무릎관절 굽힘 검사
3) 어깨관절 가로 모음 검사
4) 엉덩관절 안쪽 돌림 검사
5) 어깨뼈 내림 및 모음 검사

사례형 문제

906~907. 다음의 사례를 읽고 아래 각 문항에 대해서 가장 가능성이 있는 정답을 하나씩 고르시오.

이 름	김○○
성 별	남자
나 이	68세
우세손	오른손
브룬스트롬 단계	팔 : 3단계 손 : 2단계
PROM	Full
주호소	대화 시 대답은 하시나 질문 내용과 맞지 않는 대답을 하셔서 가족 간의 의사소통에 어려움

906 위 환자에게 부합하는 중재는?

1) 바느질 훈련
2) 단추 끼우기 훈련
3) 공 던지고 받기 훈련
4) 작은 페그를 꽂는 활동
5) 책상에 있는 공을 손으로 잡는 훈련

907 위 환자의 실어증(aphasia) 유형은?

1) 전체 실어증(global aphasia)
2) 명칭 실어증(anomic aphasia)
3) 브로카 실어증(Broca aphasia)
4) 베르니케 실어증(Wernicke aphasia)
5) 연결겉질운동 실어증(transcortical motor aphasia)

908~910. 다음의 사례를 읽고 아래 각 문항에 대해서 가장 가능성이 있는 정답을 하나씩 고르시오.

▸ 성별 / 나이 : 여 / 64세
▸ 일상생활
(A) 음식을 먹을 때 그릇의 왼쪽부분에 있는 음식을 먹지 않는다
(B) 병원로비에 있는 편의점을 찾지 못한다
▸ 환자에게 필요한 평가
• 시지각, 인지 검사
• 일상생활동작 검사

908 (A), (B)를 보고 알 수 있는 환자의 문제점은?

(A) (B)

1) 편측무시, 관념실행증
2) 안구운동, 지리적 지남력
3) 편측무시, 지리적 지남력
4) 편측무시, 공간내 위치기능장애
5) 안구운동, 공간내 위치기능장애(position in space dysfunction)

909 (A)의 문제점을 위한 과제 조정으로 옳은 것은?

1) 단추가 있는 큰 옷을 이용한다
2) 무늬가 화려한 셔츠를 사용한다
3) 방안의 조명밝기를 최대한 밝게 한다
4) 방의 오른편으로 화장대를 옮겨놓는다
5) 옷장에 옷을 색깔별로 나눠서 보관한다

910 (B)의 문제를 평가할 수 있는 도구는?

1) MBI
2) FIM
3) MVPT
4) MMSE-K
5) Behavior inattention test

911～913. 다음의 사례를 읽고 아래 각 문항에 대해서 가장 가능성이 있는 정답을 하나씩 고르시오.

▸ 성별 / 나이 : 남 / 69세
▸ 의뢰사유 : 계속 깜박 잊어버리는 것을 이상하게 느낀 딸이 작업치료를 의뢰하였다
▸ 임상관찰
- 건망증 증상이 심해진다
- 질문에 엉뚱한 대답을 한다
- 물건을 보관한 장소를 자주 잊어버려서 한참 찾는다

911

위 환자의 예상되는 진단은?

1) 치매
2) 섬망
3) 우울증
4) 강박장애
5) 공황장애

912

위 환자에게 예상되는 변화는?

1) 신경섬유다발의 변화는 없다
2) 뇌실의 크기에 대한 변화는 없다
3) 작업적 기능의 변화는 보이지 않는다
4) 상태가 나빠져도 일상생활 기능에 문제가 되지 않는다
5) 지적, 사회적 기능의 진행적이고 심각한 저하를 분명하게 보인다

913

위 환자의 진단 평가도구로 구성된 조합은?

1) LOTCA, Clinical Dementia Rating(CDR)
2) LOTCA, Mini-Mental State Examination(MMSE)
3) Clinical Dementia Rating(CDR), Global Deterioration Scale(GDS)
4) Mini-Mental State Examination(MMSE), Global Deterioration Scale(GDS)
5) Motor-free Visual Perception Test(MVPT), Clinical Dementia Rating(CDR)

914~915. 다음의 사례를 읽고 아래 각 문항에 대해서 가장 가능성이 있는 정답을 하나씩 고르시오.

- ▸ 성별 / 나이 : 여 / 45세
- ▸ 진단명 : 알코올사용장애
- ▸ 클라이언트 정보
  - A씨는 1년 전부터 평소 가족들이 등교하고 출근한 이후 혼자서 술을 즐겼으며 최근 자신이 투자한 주식이 폭락하면서 알코올 섭취량이 늘고 환각증상을 보여 가족들의 권유로 병원에 입원함. '나는 술에 큰 문제가 없어', '나는 취하지 않았어', '마음만 먹으면 언제든지 끊을 수 있어'라고 말하여 가족들을 안심시켰으나 본인 스스로도 술을 끊을지 말지를 고민하고 있음. 본인 스스로도 변화를 원하지만 술을 끊고 어떻게 현실을 견딜지에 대한 두려움이 커서 끊지 못하고 있다고 함
- ▸ 집단치료
  - 과거에 알코올 의존자였거나 현재 의존자인 사람들이 익명의 모임을 가짐
  - 실전지침 : 12단계 촉진 치료

914 사례환자는 동기강화치료 단계 중 어느 단계에 속하는가?

1) 숙고전단계
2) 숙고단계
3) 준비단계
4) 행동단계
5) 유지단계

915 환자에게 적용된 치료는?

1) A.A. 모임
2) ACOA 모임
3) Al-ateen 모임
4) Al-Anon 모임
5) Smart Recovery 모임

916~918. 다음의 사례를 읽고 아래 각 문항에 대해서 가장 가능성이 있는 정답을 하나씩 고르시오.

▸ 성별 / 나이 : 남 / 17세
▸ 진단명 : 지적장애
▸ 클라이언트 정보
- 초등학교 입학 즈음 지적장애 진단을 받음
- 지속적인 훈련을 통해 13세경 옷 입기, 식사하기, 대소변 처리하기 등의 독립적인 수행이 가능해짐
- 집안관리, 청소, 편의점 이용 등은 지시와 감독이 필요함
- 졸업 후 장애인복지관에서 운영하는 제과제빵실에서 반죽한 쿠키를 오븐판으로 옮겨 놓는 직무를 수행할 예정
- 최근 집에서 장애인복지관까지 혼자 대중교통을 이용하여 출퇴근하는 것을 다음의 방법으로 훈련 중임(현재 2단계까지 독립수행 가능)
  - ① 문단속하고 나오기 ② 버스 정류장으로 이동 ③ 버스 번호 확인하기
    ④ 교통카드를 이용하여 요금 지불하기 ⑤ 이동 경로 확인하기
    ⑥ 목적지에서 내리기 ⑦ 장애인복지관까지 걸어오기

▸ 작업치료 평가

BODY POSTURE	
Stabilizes	1 2 3 4
Aligns	1 2 3 4
Positions	1 2 3 4
OBTAINING AND HOLDING OBJECTS	
Reaches	1 2 3 4
Bends	1 2 3 4
Grips	1 2 3 4
Manipulates	1 2 3 4
Coordinates	1 2 3 4
…	…

916 다음 환자에게 사용한 평가도구는?

1) Functional Independence Measure for Children
2) Candian Occupational Performance Measure
3) Bayley scales of infant and toddler development-3
4) DeGangi-Berk test of sensory integration
5) Assessment of Motor and Process Skills

917 환자의 예측되는 지적장애 수준은?

1) 경계선
2) 경도
3) 중등도
4) 고도
5) 최고도

918 대상자의 출퇴근 훈련을 위해 적용하고 있는 응용행동기법은?

1) 행동형성
2) 행동연쇄
3) 차등보상
4) 토큰경제
5) 체계적 둔감화

919. 다음의 사례를 읽고 아래 각 문항에 대해서 가장 가능성이 있는 정답을 하나씩 고르시오.

- 성별 / 나이 : 여 / 35세
- 진단명 : 조현병
- 클라이언트 정보
  - 입원 사유 : 상기 대상자는 음식에 독이 들어있다며 식사를 거부하고 이웃이 자신을 감시한다며 방에 있는 모든 창문과 문을 가린채 외부와의 접촉을 차단한 채 지냄. 이로 인해 일상적인 자기관리가 어렵고 식사거부가 심해 가족의 권유로 입원함

919 환자의 입원사유에서 추론할 수 있는 증상은?

1) 과대망상
2) 관계망상
3) 조종망상
4) 피해망상
5) 자책망상

국시원 공개 예시 문항

01~02. 다음의 사례를 읽고 아래 각 문제에서 가장 적합한 정답을 하나씩 고르시오.

▸ 성별 / 연령 : 남 / 46세

▸ 의뢰사유 : A씨는 두 달 전 교통사고로 척수손상을 입었고, 일상생활훈련을 위해 작업치료실에 의뢰 됨

▸ 의무기록(medical chart)

Motor			Sensory				
				Light touch		Pin prick	
key muscles	R	L	key points	R	L	R	L
팔꿉굽힘근	5	5	C5	2	2	2	2
손목폄근	5	5	C6	2	2	2	2
팔꿉폄근	5	5	C7	2	2	2	2
손가락굽힘근	2	3	C8	1	2	1	2
손가락벌림근	1	1	T1	0	0	0	0
	–	–	T2	0	0	0	0

• 수의적 항문 수축(Voluntary anal contraction)m : No

• 항문감각(Any anal sensation)n : No

01

A씨의 ASIA 신경학적 수준은?

1) C6/C6
2) C6/C7
3) C7/C7
4) C7/C8
5) C8/C8

02

A씨에게 적합한 일상생활훈련은?

1) 마우스 스틱으로 컴퓨터 자판 두드리기 훈련
2) 휠체어와 높이가 다른 의자로 이동하기 훈련
3) 다용도 커프(universal cuff)를 이용한 식사훈련
4) Mobile Arm Support를 사용한 전동휠체어 조작 훈련
5) 팔꿈치관절 잠금자세(elbow locking)를 이용하여 엉덩이 들어올리기 훈련

03~05. 다음의 사례를 읽고 아래 각 문제에서 가장 적합한 정답을 하나씩 고르시오.

▶ 성별 / 연령 : 남 / 66세
▶ 진단명 : Rt. hemiparesis d/t Lt. MCA infarction
▶ 작업치료 평가

- 근긴장도(MAS) : Rt. UE G1~G1+
- Hand function test

Hand function	grasp	release	lateral pinch	3-jaw chuck	cylindrical grasp	spherical grasp
Rt.	+	±	+	−	−	−

▶ ADL

- 국을 먹을 때 숟가락 대신 젓가락으로 먹으려 시도함
- 칫솔로 머리를 빗는 모습이 관찰됨

▶ 근긴장도 완화를 위한 작업치료 중재

- 두갈래근에 지속적인 신장(prolonged stretch)
- 가벼운 관절압박과 느린 문지르기(stroking)

03

위 환자의 상지 기능을 통해 유추할 수 있는 손의 Brunnstrom 단계는?

1) 단계 2
2) 단계 3
3) 단계 4
4) 단계 5
5) 단계 6

04

위 환자의 ADL 양상을 볼 때 추가적으로 필요한 평가는?

1) Fugl-Meyer Test(FM)
2) Manual Function Test(MFT)
3) Behavioral Inattention Test(BIT)
4) Canadian Occupational Performance Measure(COPM)
5) Arnadottir OT-ADL Neurobehavioral Evaluation(A-ONE)

05

위 환자에게 적용된 치료적 중재는?

1) 루드 접근(Rood Approach)
2) 생체역학적 접근(Biomechanical Approach)
3) 신경발달치료(Neurodevelopmental Treatment)
4) 강제유도운동치료(Constraint Induced Movement Therapy)
5) 고유수용성신경근촉진법(Proprioceptive Neuromuscular Facilitation)

06~07. 다음의 사례를 읽고 아래 각 문제에서 가장 적합한 정답을 하나씩 고르시오.

▸ 성별 / 연령 : 여 / 23세

▸ 클라이언트 정보

- 입원 사유 : 상기 클라이언트는 턱이 자꾸 당겨진다고 호소하여 진료 후 약을 복용해 왔으나, 최근 환청이 심해지고 어머니에게 공격적 행동을 보이기 시작하여 본인 의사에 따라 자의로 입원함
- 과거력 : 중3때 처음으로 발병하였는데, 당시 한 달 이상 식사와 수면이 불규칙하고 신경질적이며 모친에게 공격적 행동을 보였음. 고등학교 입학 후 집단 따돌림으로 인해 다음 학기에 자퇴함. 환시증상으로 발병 후 4년간 입·퇴원을 반복하다 지난봄부터 검정고시 공부와 아르바이트를 병행하고 있었음

▸ 작업치료 의뢰사유 : 클라이언트의 일상생활과 학업에 관련된 활동의 수행정도 평가를 위해 담당의사가 의뢰함

▸ 주요 호소 : 초조함과 약 부작용에 대한 분노와 좌절을 호소하며 검정고시에 합격할 수 있도록 도와달라고 함

06

상기 클라이언트의 장애 유형은?

1) 조현병
2) 조울증
3) 공황장애
4) 적응장애
5) 망상장애

07

클라이언트의 작업치료 의뢰사유를 평가하고자 할 때 적절한 평가도구는?

1) 알렌인지수준평가(ACL)
2) 간이정신상태검사(MMSE)
3) 신경정신행동검사(NPI-Q)
4) 캐나다 작업수행측정(COPM)
5) 정신사회적 정신-기능 평가 척도(BASIS-32)

08~10. 다음의 사례를 읽고 아래 각 문제에서 가장 적합한 정답을 하나씩 고르시오.

▸ 성별 / 연령 : 남 / 4세
▸ 진단명 : 뇌성마비
▸ 의뢰사유 : 실내에서의 기능적인 이동
▸ 작업치료 평가
▸ 근긴장도
- 휴식 시 긴장도는 정상에 가까우나 활동 요구 시 증가하고, 근긴장의 동요는 없음
- 하지(LE)가 상지(UE)보다 근 긴장이 높음
- 과제 수행 시 한손을 사용 할 때 다른 손의 근긴장도가 함께 높아짐

▸ 기능수준
- 독립적으로 앉기 : + (습관적으로 W 앉기)
- 독립적 서기 : -
- 독립적인 걷기 : -
- 두 손을 잡아주면 서거나 걷기를 시도 할 수 있으나 무릎과 엉덩이 관절의 굽힘으로 몸이 앞으로 기울어짐

▸ 팔과 손의 기능
- 양손의 잡기, 놓기, 옮기기 가능하며, 기능수준도 양쪽이 유사함

08 아동의 뇌성마비 유형은?

1) 실조형(ataxia)
2) 무정위형(athetosis)
3) 경직형 편마비(spastic hemiplegia)
4) 경직형 양하지마비(spastic diplegia)
5) 경직형 사지마비(spastic quadriplegia)

09 과제수행시 아동의 상지에서 관찰되는 반사(반응)는?

1) 모로반사(Moro reflex)
2) 정위반응(righting reaction)
3) 연합반응(associated reaction)
4) 긴장성미로반사(tonic labyrinthine reflex)
5) 비대칭성긴장성목반사(asymmetrical tonic neck reflex)

10 실내에서의 아동의 기능적인 이동을 돕고자 할 때 적절한 보행 보조도구는?

1) 단발 지팡이(mono cane)
2) 네발 지팡이(quad cane)
3) 편측 보행기(hemi-walker)
4) 팔꿈치 목발(forearm crutch)
5) 후방지지 보행기(posterior control walker)

11~12. 다음의 사례를 읽고 아래 각 문제에서 가장 적합한 정답을 하나씩 고르시오.

▸ 성별 / 연령 : 남 / 8세
▸ 진단명 : 학습장애
▸ 작업치료 평가
1. 선생님과의 면담 : 아동은 읽기, 쓰기와 같은 학습기술의 어려움을 보이고 과제 수행시 쉽게 좌절한다고 보고함
2. 임상관찰
   - 근긴장도가 다소 낮아 앉은 자세 및 다양한 활동시 자세조절에 어려움을 보임
   - 평균대 걷기 활동시 균형을 잃고 자주 떨어짐
   - 복와위 신전(prone extension)자세를 적절하게 유지하지 못함
   - 움직이는 물건을 따라 눈동자를 적절하게 추적하지 못함

11

위 아동의 임상관찰 시 발견된 문제를 확인하기 위한 표준화된 도구로 적절한 것은?

1) Gross Motor Function Measur
2) Touch Inventory for Elementary School
3) Assessment of Motor and Process Skills
4) Pediatric Evaluation of Disability Inventory
5) Bruininks-Oseretsky Test of Motor Proficiency

12

임상관찰에서 어려움을 보이는 감각처리기능을 향상시키기 위한 활동은?

1) 풍선 불기
2) 그네 타기
3) 종이 접기
4) 모래 놀이
5) 그림 그리기

13~15. 다음의 사례를 읽고 아래 각 문항에 대해서 가장 가능성이 있는 정답을 한 가지 고르시오.

▶ 증상
- 구개반사(palatal reflex) 저하
- 앞쪽 구개활(anterior faucial arch)의 감각 저하
- 음식물을 씹는 동안의 숨 막힘과 잦은 기침
- 삼킨 후 발성 시 탁한 목소리

▶ 치료법
- 바로 누운 자세에서 고개를 들어 발끝을 쳐다보는 운동을 반복 실시

13

환자의 증상을 고려하였을 때 손상이 의심되는 뇌신경은?

1) CN 5 : 삼차신경
2) CN 7 : 안면신경
3) CN 10 : 미주신경
4) CN 11 : 더부신경
5) CN 12 : 설하신경

14

위 증상들은 어느 단계의 문제인가?

1) 구강 전 단계와 구강기 단계
2) 구강기 단계와 인두기 단계
3) 인두기 단계와 식도기 단계
4) 구강 전 단계와 인두기 단계
5) 구강기 단계와 식도기 단계

15

위 치료에 해당하는 방법은?

1) 온도촉각자극(thermal tactile stimulation)
2) 혀－유지기법(Masako's maneuver)
3) 중복삼킴(multiple swallowing)
4) 두부거상운동(Shaker's exercise)
5) 멘델슨법(Mendelsohn's maneuver)

16~19. 다음의 사례를 읽고 아래 각 문항에 대해서 가장 가능성이 있는 정답을 한 가지 고르시오.

▸ 다음은 척수 손상 ASIA A C6 45세 남성인 최○○ 씨와의 면담을 통해 작성 중인 평가 결과지이다

1 단계 A 자기관리		중요도
개인관리(옷 갈아입기, 목욕 위생처리 등)	도움 없이 밥 먹기	7
기능적 이동(옮기기, 실내/실외의 이동)	자동차로 옮겨 앉기	5
사회생활활동(교통수단의 이용, 쇼핑 금융기관 이용)	온라인 쇼핑하기	4

사례형문제

16 상기 평가에 사용되는 평가도구는?

1) COPM
2) Interest checklist
3) MBI
4) Katz index
5) Occupational questionnaire

17 다음 단계에 해야 할 적합한 질문은?

1) 앞으로 얼마나 더 잘하고 싶으세요?
2) 현재 어느 정도 수행하고 있으세요?
3) 어떤 보조 도구가 필요하세요?
4) 현재 수행에 대해 어느 정도 만족하세요?
5) 도움이 어느 정도 필요하세요?

18 최○○ 씨의 우선순위를 고려하여 치료적 목표를 설정할 때 필요한 보조도구는?

1) Touch screen
2) Long handle spoon
3) Sliding transfer board
4) Joystick
5) Universal cuff

19 최○○ 씨의 기능적 이동을 객관적으로 평가하기 위해 적합한 도구는?

1) FIM(functional independence measure)
2) SCIM(spinal cord independence measure)
3) MBI(modified barthel index)
4) AMPS(assessment of motor and process skills)
5) A-ONE(Arnadottir OT-ADL neurobehavioral evaluation)

20~22. 다음의 사례를 읽고 아래 각 문항에 대해서 가장 기능성이 있는 정답을 한 가지 고르시오.

좌측 중대뇌동맥 경색으로 중환자실에 입원 중인 오○○ 씨와 작업치료사와의 평가 내용 중 일부이다.
치료사 : 오○○ 씨 안녕하세요?
오 씨 : …….
치료사 : (손을 쥐어주며) 제 말이 들리면 제 손을 꽉 쥐어 보세요.
오 씨 : (손을 꽉 잡는다)
치료사 : 두 번 꽉 쥐어 보세요.
오 씨 : (손을 두 번 꽉 잡는다)
치료사 : 제 말이 맞으면 한 번 꽉 쥐고, 틀리면 두 번 꽉 쥐어 보세요.
이해하셨으면 손을 한 번 꽉 쥐어 보세요.
오 씨 : (손을 한 번 꽉 잡는다)
치료사 : 이곳은 어디인가요? 병원인가요?
오 씨 : (손을 한 번 꽉 잡는다)
치료사 : (옆에 있는 부인을 가리키며) 이 사람은 부인인가요?
오 씨 : (손을 한 번 꽉 잡는다)

20

상기 평가 내용만으로 알 수 있는 오○○ 씨의 장애는?

1) 편측 무시
2) 지남력 장애
3) 주의력 결핍
4) 실행 장애
5) 기억력 장애

21

오○○ 씨에게 나타날 수 있는 증상은?

1) 언어 장애
2) 비언어적 기억력
3) 신체 무시
4) 질병인식 부인증
5) 지리적 지남력 장애

22

상기 평가 후 작업치료 차트에 기록해야 될 내용은?

1) 체위 변경 주기
2) 혈전용해제 투입량
3) 의사 소통 방법
4) 동공 반사 여부
5) 파악 반사 여부

23~25. 다음의 사례를 읽고 아래 각 문항에 대해서 가장 가능성이 있는 정답을 한 가지 고르시오.

23세 최○○ 씨는 스키 사고로 인한 흉추 5,6번 골절, 신경학적 손상수준은 흉수 6번, ASIA-A로 진단받은 남성이다. 작업치료 시행 중 갑자기 두통, 안면홍조, 호흡 곤란 및 가슴에 통증을 호소하여 즉시 작업 활동을 멈추고 의료진에게 보고하였다. 혈압 측정 결과 148/85mmHg로 평소보다 증가되어 있었다

23

환자에게 나타난 증상은?

1) 경직
2) 요로 감염
3) 폐활량 감소
4) 기립성 저혈압
5) 자율신경반사 기능장애

24

치료사의 대처방안은?

1) 기침 유도
2) 피부 홍반을 확인
3) 조이는 것을 제거함
4) 다리를 들어 올려 줌
5) 침대로 이동하여 눕힘

25

기대할 수 있는 환자의 최대 기능수준은?

1) 도움 없이 상의 입고 벗기가 가능하다
2) 침대 이동을 위한 보조도구가 필요하다
3) 독립적으로 자동차에 타고 내릴 수 있다
4) 장하지보조기를 착용하여 독립적인 보행이 가능하다
5) 단하지보조기를 착용하여 독립적인 보행이 가능하다

26~29. 다음의 사례를 읽고 아래 각 문항에 대해서 가장 가능성이 있는 정답을 한 가지 고르시오.

▸ Occupational profile

- Gender / Age : M / 54세
- Dominant hand : Rt. Hand
- Dx. : Lt. hemiplegia d/t Pontine infarction
- ChiefComplain : 왼손에 쥔 물건이 무엇인지 보지 않으면 모르고, 작은 물건 집기가 어려워요

subtest	item	Rt.	Lt.
Grasp	Cylindrical grasp	+	+
	Power grasp	+	+
	Hook grasp	+	±
Pinch	Three jaw chuck	+	+
	Lateral pinch	+	+
	Tip pinch	+	±
Manipulation	In-hand manipulation	+	±

▸ Physical Status

- Range of motion : Full ROM
- Manual Muscle Test : Grossly G / F+
- MAS(Modified Ashworth scale) : G0 / G0
- Hand function(Intact : +, Impaired : ±, Absent : −)

▸ Perceptual and cognitive funtion

- MVPT

	Rt(15)	Lt(21)
response behavior	24	12
performance behavior	13	3
processing time		

- FIM(functional independence measure) 76/126점

▸ Plan

- 2주간, 하루 6시간 이상 보조기로 오른손의 사용을 제한하고 집중적인 왼손 활동을 실시한 후 재평가

26 환자의 주 호소를 고려하여 추가적으로 필요한 손 기능 평가는?

1) 9-hole peg test
2) Box and block test
3) Moberg pick up test
4) Purdue pegboard test
5) Minnesota manual dexterity test

27 평가결과에 따른 주된 문제를 해결하기 위한 활동은?

1) 스펀지 물 짜기
2) 비누로 거품 내기
3) 책장 빠르게 넘기기
4) 종이의 모서리 부분 찢기
5) 동전 집어 저금통에 넣기

28 환자에게 적용된 치료기법은?

1) 강제유도운동치료(CIMT)
2) 감각통합치료(SI)
3) 신경발달치료(NDT)
4) 고유감각신경근촉진법(PNF)
5) 루드접근법(Rood approach)

29 상기 환자의 의심할 수 있는 지각인지 장애는?

1) 행위상실증
2) 환측무시
3) 시야장애
4) 장기기억장애
5) 좌우구별장애

30~31. 다음의 사례를 읽고 아래 각 문항에 대해서 가장 가능성이 있는 정답을 한 가지 고르시오.

▶ 이름 : 김○○ 성별 : 남 연령 : 8세
▶ 진단명 : 뇌성마비, 오른쪽 편마비
▶ 지적수준 : 정상
▶ 기능수준
- 독립적 보행이 가능하나 비대칭적 움직임이 관찰됨
- 오른쪽 상지기능 : 뻗기(reaching), 잡기(grasp), 놓기(release)가능
- 일상생활 활동 시 주로 왼손사용
- Modified Ashworth scale(MAS) : 0.5

▶ 부모의 욕구 : 일상생활에서 오른손을 적극적으로 사용하길 원함

30

아동의 상지기능을 고려할 때 다음 목표는?

1) 체간조절
2) 오른쪽 어깨의 안정성
3) 팔꿉관절의 폄
4) 오른쪽 손안 조작기술
5) 아래팔의 엎침(pronation)

31

부모의 욕구와 아동의 기능을 고려한 중재 방법은?

1) 루드 접근법(Rood approach)
2) 보이타 치료(Vojta approach)
3) 감각 통합 치료(sensory integration)
4) 윌버거 프로토콜(Wilbarger protocol)
5) 강제 유도 움직임 치료(constraint induced movement therapy)

32~34. 다음의 사례를 읽고 아래 각 문항에 대해서 가장 가능성이 있는 정답을 한 가지 고르시오.

▶ 3세 된 뇌성마비 아동
- 근 긴장도 : 상지보다 하지가 높음
- 상지 기능 : 오른쪽 팔은 내측 돌림과 엎침(internal rotation & pronation)
- 우세손 : 왼손
- 자세관찰 : W자 모양으로 앉고(W sitting), 다리를 펴고 앉기를 시키면 체간을 구부리고(round back), 체중이 엉덩이 뒤쪽에 놓임. 왼쪽에서 오른쪽으로 밀 때 옆으로 쓰러짐
- 중재 : 벤치에 앉아 레고 블록을 한 손을 사용하여 왼쪽에서 오른쪽으로 옮겨 담게 함

32

예상되는 뇌성마비 분류는?

1) 경직형 사지마비(quadriplegia)
2) 경직형 편마비(hemiplegia)
3) 경직형 양하지마비(diplegia)
4) 실조형(ataxia)
5) 무정위형(athetoid)

33

중재를 통해서 직접적으로 향상될 수 있는 기능은?

1) 체중 이동
2) 양측 협응
3) 반사 통합
4) 좌우 구별
5) 항중력 움직임 촉진

34

관찰을 통해서 기록할 수 있는 자세 반응은?

1) 정위 반응(righting reaction)
2) 보호 반응(protective reaction)
3) 연합 반응(associated reaction)
4) 대칭성 긴장성 목 반사(symmetry tonic neck reflex)
5) 비대칭성 긴장성 목 반사(asymmetry tonic neck reflex)

35~38. 다음의 사례를 읽고 아래 각 문항에 대해서 가장 가능성이 있는 정답을 한 가지 고르시오.

▸ 환자 정보

- 이름 : 조○○
- 나이/성별 : 15세/남
- 진단명 : 급성기 정신분열병(조현병)
- 약물 치료상황 : 세로켈 900mg
- 학교상태 : 고등학교 1학년 휴학 중
- 입원경로 : 응급실 경유 강제입원
- 정보제공자 : 부, 모

▸ 주 호소

- 사회적 위축 : 학교에 가지 않으려하고 하루 종일 컴퓨터, TV, 핸드폰 게임에 몰두하며 보냄. 최근 2개월 동안 친구들을 전혀 만나지 않고, 방에서 잘 나오지 않으며 고립된 생활을 함
- 일상생활 : 밥을 거의 먹지 않고, 씻지도 않는 등 개인위생을 유지하지 못함. 새벽4~5시에 자고 오후 3시쯤 일어남
- 공격행동 : 부모에게 야단을 맞아 화가 나면 위협적으로 유리를 깨거나 핸드폰을 부수는 등 폭력적 행동을 보임
- 환각 : 나지도 않는 입냄새로 인해 괴로워함
- 망상 : 피가 몸 속으로 들어가 썩어 냄새가 난다고 믿음. 사람들이 자신에 대해 '욕한다', '수군댄다'고 함

35

위 환자에 대한 작업치료 초기면담 시 적절한 것은?

1) 학교의 교과과정과 진도를 묻는다
2) 병원 내 핸드폰 사용규칙에 대해 설명한다
3) 환자의 주요 관심사에 대하여 질문한다
4) 부모의 입장에 대해 설명한다
5) 입냄새가 나지 않는다는 사실을 상기시킨다

36

위 환자에서 나타나는 망상의 종류는?

1) 자책망상(delusion of self-accusation)
2) 관계망상(delusion of reference)
3) 빙의망상(delusion of possession)
4) 질투망상(delusion of jealousy)
5) 허무망상(delusion of delusion)

37

위 환자의 현재 시점에서의 작업치료 목표로 적절한 것은?

1) 구강 청결
2) 피해망상 감소
3) 자기 통제능력 향상
4) 환취 증상 감소
5) 학업 복귀

38 **위 환자에게 적절한 작업 활동은?**

1) 점토 반죽하기
2) 요리하기
3) 비디오 게임
4) 뜨개질
5) 비즈공예

39~40. 다음의 사례를 읽고 아래 각 문항에 대해서 가장 가능성이 있는 정답을 한 가지 고르시오.

▸ 환자 정보
- 박 씨는 65세로 좌측 엉덩관절에 골절상으로 엉덩관절 치환술(total hip replacement)

▸ 신체적 기능 수준
- 하지의 근력 : 전반적으로 F−
- 하지의 ROM : 약간의 관절가동범위 감소
- 한발서기 : 불가능

▸ 클라이언트의 일상생활활동 우선순위
- 하의 입기 도움 필요
- 신발 신기 도움 필요

39 **일상생활 훈련에 대한 설명으로 옳은 것은?**

1) 변기 높이를 높여 앉기
2) 엉덩관절 안쪽 돌림으로 걷기
3) 엉덩관절을 굽혀서 양말을 신기
4) 다리를 교차한 상태로 침대에 눕기
5) 골반을 전방경사(anterior tilting)로 앉기

40 **이 환자에게 우선적으로 제안해 줄 보조도구는?**

1) 긴 구두주걱
2) 상지 지지하는 보행기
3) 변기 높임 의자
4) 안전 바
5) 미끄럼 방지타일

41~43. 다음의 사례를 읽고 아래 각 문항에 대해서 가장 가능성이 있는 정답을 한 가지 고르시오.

▸ 환자 정보
- 67세 고졸 여성, 배우자와의 사이에 1남 2녀를 두었으며, 현재 다세대주택의 2층에서 배우자와 둘이서만 거주하고 있다

▸ 입원 사유
- 1년 전부터 평소 사용하는 물건의 위치, 전화번호 등을 자주 잊어버리고 6개월 전부터는 계산능력 저하로 쇼핑 시 어려움이 있다
- 환자는 기운이 없고 무엇을 하고 싶은 의욕도 없다고 한다
- 가스레인지에 음식을 올려놓고 불 끄는 것을 종종 잊어버린다
- 배우자는 아내를 대신하여 집안일을 하는 데 많은 시간을 보내며, 아내에게 잘하라고 다그쳐도 제대로 못하는 상황에 대해 답답하여 고함을 지를 때가 많고 짜증이 많이 난다고 호소한다

▸ 평가 결과
- MMSE = 21/30
- 임상치매평가단계(CDR) : 1점으로 경미한 지속적인 건망증이 있다
- 지남력에 경미한 손상이 있다

▸ 치료활동
- 모자이크 만들기 : 견본을 보고 대부분의 활동을 수행할 수 있다

41

위의 사례에서 보호자가 보이는 병의 인정단계는?

1) 부인
2) 분노
3) 우울
4) 타협
5) 수용

42

위 사례에 대한 치료를 계획할 때 가장 먼저 추천할 수 있는 일상생활 보조도구는?

1) 야간 조명등 설치
2) 형광색으로 장소 표시
3) 목욕의자
4) 칸막이 약상자
5) 타이머

43

위 환자의 치료활동을 고려할 때 알렌인지수준(Allen cognitive level)은?

1) 1단계
2) 2단계
3) 3단계
4) 4단계
5) 5단계

해설 및 정답

사례형 문제 해설

01 ⑤

Jebsen-Taylor Hand Function test 사례

작은 물건 집어 올리기(picking up small object) : subtest #3

① 대상자의 전방 테이블 끝에서 5" 떨어진 곳 1 파운드의 빈 커피 캔을 놓음
② 2개의 1" 종이클립(수직으로), 2개의 일반크기 병뚜껑(각 1" 직경이며 뚜껑의 안쪽면이 위를 향하게), 2개의 미국 동전을 비우세손 쪽에 수평적으로 정렬함
  • 캔에서 동전이 가장 가까우며 클립이 가장 멀리 떨어져 있음
③ 각각은 대략 2" 씩 떨어져 있음
④ "시작"이라는 말과 동시에 시간을 측정하며, 마지막 물체가 캔 안에 떨어지는 소리가 들릴 때까지 초를 측정함
⑤ 우세손도 반복함
⑥ 우세손의 정열은 앞서 서술된 내용의 거울상처럼 배치함(반대로 배치)
⑦ 우세손 쪽의 캔을 제외한 나머지 물체를 재위치시킴

02 ③

입체지각 손상이므로 손으로 만져서 구별할 수 있는 물건을 시각 차단 후 훈련해야 한다.

03 ③

상위운동신경 손상으로 인한 시너지 형태

• 어깨뼈 : 내림(depression), 퇴거(retraction)
• 어깨관절 : 모음(adduction), 안쪽돌림(internal rotation)
• 팔꿉관절 : 굽힘(flexion)
• 아래팔 : 엎침(pronation)
• 손목 : 굽힘(flexion), 자뼈 편위(ulnar deviation)
• 손가락 : 굽힘(flexion), 엄지 모음

04 ②

운동 : 2점, 언어 : 2점, 눈 뜨기 : 2점

[표 1] 참조

[표 1]

평가자의 테스트(examiner's test)		환자의 반응(patient's response)	점수
눈 뜨기 (eye opening)	자발력 (spontaneous)	스스로 눈 뜨기	4
	말하기 (speech)	큰소리로 질문하면 눈 뜨기	3
	통증 (pain)	꼬집을 때 눈 뜨기	2
		눈을 뜨지 못함(무반응)	1
운동 반응 (best motor response)	명령 (commands)	단순 명령에 따르기	6
	통증 (pain)	꼬집을 때 평가자의 손에서 벗어나기(away) 위해 당김	5
		꼬집을 때 벗어나기(away) 위해 특정 신체 부위를 당김	4
		통증에 대해 부적절하게 신체를 굽힘시킴(decerebrate posturing) – 굽힘반응	3
		꼬집을 때 신체는 폄된 자세로 강직(rigid)됨 – 폄 반응	2
		꼬집을 때 운동 반응이 없음	1
언어 반응 (verbal response : talking)	말하기 (speech)	적절한 대화를 수행하며 자신이 누구인지, 어디에 있는지, 그리고 연도와 달을 정확히 말함	5
		혼동과 지남력 장애는(confused & disoriented) 없는 듯 보임	4
		검사자가 말을 이해할 수는 있지만 그 내용이 상식에서 벗어남	3
		검사자가 이해할 수 없는 소리를 냄	2
		소리를 내지 못함	1

05 ④

MBI 이동(transfer) 점수 기준

0점	① 이동(transfer)에 참여할 수 없으며, 두 명의 보조자가 필요함기계적 장치가 있을 수도 또는 없을 수도 있음
3점	② 이동에 참여할 수 있지만, 모든 면에서 한 사람의 최대 도움이 필요함
8점	③ 이동시 한 사람의 도움이 필요함 도움은 이동의 특정 부분에 필요함
12점	④ 안전에 대한 신뢰 확보(confidence measure) 또는 감독을 위해 한 사람의 대기가 필요함 • sliding board 놓기, 발판(footrest) 제거, 휠체어 위치시키기, 브레이크 잠그기 등에 도움을 제공함 • 최소의 도움이 필요함
15점	⑤ 환자는 안전하게 침대에 접근하며, 브레이크를 잠그기, 발판(footrest) 올리기, 안전하게 침대로 이동하기, 눕기, 침대 가장자리에 앉기, 휠체어 위치 바꾸기, 안전하게 뒤로 이동해 휠체어로 가기 등을 할 수 있음 • 환자는 모든 면에서 독립적임 • 환자의 이동 방법이 걷기(walking)일 경우 − 서기(standing position)가 가능함 − 일반 의자에 접근하기, 앉기, 일어나기가 가능함 − 침대에서 의자로 이동하기가 가능함 − 안전하게 수행함 • 욕조 또는 샤워실에 들어가고 나올 수 있음 • sliding board, lift, grab bar 또는 특정 시트(special seat)를 사용할 수 있음 • 일반적인 시간보다 더 많은 시간이 걸리지만 3배를 넘지는 않음

06 ②

가래 낀(gurgly) 것 같은 목소리가 나타나는 경우
- 삼킴반응이 지연된 결과로 발생됨
- 음식물이 모여 있으므로 발생됨
- 감소된 후두 닫힘(closure)으로 인해 발생됨
- 기타

07 ③

쉐이커 운동
- 상부 식도 조임근이 잘 안 열리거나 후두 상승이 감소되어 흡인이 발생하는 환자에게 효과적임
- 목뿔위 근육의 근력을 강화시키고, 상부 식도조임근의 개방을 증진시킴
- 방법
  - 평평한 바닥이나 침대에 누움
  → 바닥에서 고개를 들어 1분 동안 자신의 발가락을 바라봄
  → 머리를 들어올릴 때 어깨를 같이 들어올리지 않도록 주의해야 함
  → 1분 동안 이완하였다가 2번 더 시행함

08 ⑤

'Semmes-Weinstein monofilament' 스케일 해석

색(color)	해석(interpretation)	범위(marking)
녹색 (green)	정상(normal)	1.62~2.83 marking
청색 (blue)	감소된 'light touch'	3.22~3.61 marking
보라색 (purple)	감소된 '보호감각'	3.84~4.31 marking
적색 (red)	상실된 '보호감각'	4.56~6.65 marking
붉은줄 (red lined)	측정불가	> 6.65 marking

09 ③

MBI 먹기(Feeding)

0점	① 모든 면에서 의존적이며 먹여주어야 함 • 조력자가 음식을 퍼서 입으로 가져오면 환자는 오직 음식을 씹고 삼키기만 함 • 관을 통한 식사에 최대의 도움이 필요함 − 음식 넣기(pouring), 연결하기(connecting), 정리하기(purging), 비율 조절하기(regulating)와 같은 과정의 도움
2점	② 먹기 도구(예 : 스푼)를 다룰 수 있지만, 특정 사람들에게는 식사 시 적극적인 도움이 필요함 • 환자는 입으로 음식물을 가져올 수 있지만, 조력자가 식사도구(utensil)에 음식물을 담아주어야 함
5점	③ 감독 하에 스스로 먹기가 가능함 • 우유와 설탕을 차에 타기, 소금과 후추 치기, 버터 바르기, 접시 옮기기, 또는 기타 준비 활동들에 있어 조력자가 필요함 • 환자는 음식을 담아 입으로 가져오고 먹음 • 조력자의 도움 − 용기 열기, 따르기, 마시기 등에 도움이 필요함 − 고기 자르기에 도움이 필요함 − cuff, 보조기, 의치 / 의지(prosthesis) 등의 도움이 필요함 • 준비(set up)가 필요함 • 큐, 조언, 감독을 위한 대기(standby) 상태가 필요함 − 목 막힘(choking), 급히 먹기 등의 가능성 때문

8점	④ 차려진 탁자의 음식을 독립적으로 먹기 • 예외적인 도움 – 고기 썰기, 우유팩 열기, 병뚜껑 열기 등은 제외함 • 보통 식사 시간보다 더 많은 시간이 걸림 • 안전에 대한 고려가 필요함 – 이유 : 삼킴의 질적 수준 또는 변형된 음식물의 구성(밀도) 때문 – 조력자의 도움은 필요하지 않음
10점	⑤ 음식물이 손이 닿는 범위 내에 있을 경우 접시 또는 탁자에 있는 음식을 혼자 먹을 수 있음 • 필요할 경우 환자는 보조 장치를 착용해야 함 • 음식 자르기, 소금과 후추 치기, 버터 바르기 등을 할 수 있음 • 환자는 스푼, 포크, 일반 컵, 유리컵, 긴 빨대, 적응 도구들, 커프(cuff) 등을 사용할 수 있음 • 용기 열기, 음료수 따르기, 고기 자르기 등을 위험 없이 할 수 있음 • 도움은 필요하지 않음

10 ③

AMPS

1. 개요
   1) Anne G. Fisher
      • 개발자
      • 작업치료사(콜로라도 대학교 작업치료과)
   2) 표준화된 검사
      • 102,366명을 대상으로 표준화 검사를 실시한 평가도구
      • 국제적으로 표준화된 평가도구
      • 관찰을 통한 ADL 및 IADL 평가
   3) ADL의 질적 수준을 평가
      • 개인의 ADL 업무수행의 질적 수준을 평가하는 표준화된 유일한 평가도구임
      • 작업치료 대상자의 작업수행의 질과 작업수행 능력을 동시에 평가함
      • 작업수행의 질을 '운동기술 및 처리기술'로 평가함
   4) 혁신적인 관찰 평가도구(innovative observational assessment)
      • 노력 정도(effort), 효율성(efficiency), 안전성(safety), 독립성 정도를 평가함
      • 16가지 ADL 운동 기술(motor skills)과 20가지 ADL 처리기술(process skill) 항목이 있음
2. AMPS 과제
   1) 항목
      • 커피 끓이기, 우유 따르기, 계란 삶기, 샌드위치 만들기, 탁자에 차 올려놓기, 바닥 쓸기, 접시 닦기, 진공청소기 사용하기 등 총 85개의 과제(AMPS 6판)
   2) 과제의 예
      • 디저트준비 : 음료수, 토스트와 커피, 시리얼, 음료수, 계란요리, 프렌치토스트, 샌드위치, 샐러드 등
   3) 음식준비
      • 인스턴트라면, 볶음밥, 야채볶음 등
   4) 가사관리
      • 집안청소, 침대시트 갈기, 빨래, 식사준비 등
   5) PADL
      • 옷 입기, 양치질, 치장하기 등

11 ③

감각평가 점수

Light Touch	• 0점 : 면봉이 닿았는지, 닿지 않았는지를 구분하지 못함 • 1점 : 닿았는지 여부를 정확히 구분할 수는 있지만 얼굴에 닿을 때와는 다르게 느낌 • 2점 : 닿았는지 여부를 일관되게 구분할 수 있으며 얼굴에 닿았을 때와 동일하게 느낌
Pin-Prick	• 0점 : 뾰족한 감각과 뭉툭한 감각을 구분하지 못함 • 1점 : 뾰족한 감각인지 뭉툭한 감각인지를 정확히 구분할 수 있지만 핀의 뾰쪽한 부분이 얼굴에 닿았을 때와는 다르게 느낌 • 2점 : 뾰족한 감각인지 뭉툭한 감각인지를 정확히 구분할 수 있으며 핀의 뾰쪽한 부분이 얼굴에 닿았을 때와 동일하게 느낌

12 ①

C6 환자의 사용이 적합한 운전도구는 3-pin

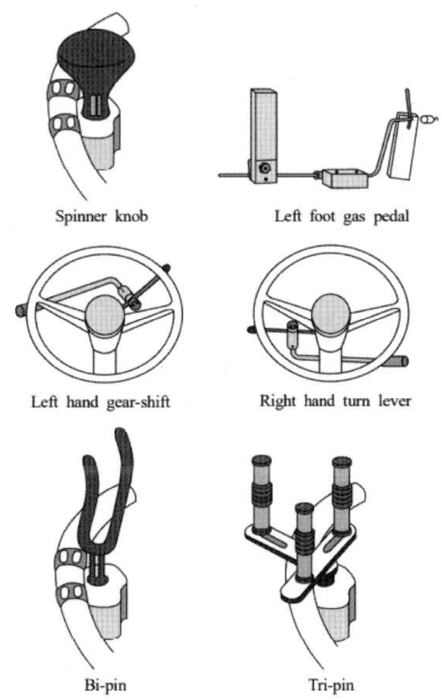

13 ③

FIM 이동(transfer) 점수

No helper -독립	• 7점 : 완전 독립(complete independent) - 보행이 가능할 경우(if walking) → 일반 의자에 다가가 앉기, 의자에서 일어나기 → 침대에서 의자로 이동하기 → 안정하게 수행함 - 휠체어를 사용할 경우 → 침대 또는 의자에 접근하기 → 브레이크 잠그기, 발판 올리기, 팔걸이 제거 → 선 자세에서 축을 이용해 돌기(standing pivot), 미끄러져 이동하기, 다시 휠체어로 돌아오기 - 안전하게 수행함 • 6점 : 부분 독립(modified independent) - 보조기 및 의지를 포함한 보조 도구의 사용 → sliding board, lift, grab bar, special seat, chair, brace, crutch - 시간이 좀 더 걸리거나 안전성에 대한 고려가 필요함
helper -의존	• 5점 : 지도 감독 또는 준비 - 조언이 필요한 경우로 옆에서 지켜보며 큐를 주거나 격려해 주어야 함 - 'sliding board' 놓아주기, 발받침 제거(moving foot rests) 등의 준비가 필요함 • 4점 : 단순 보조(minimal contact assistance) - 이동하기의 75% 이상의 과정을 수행함 • 3점 : 중간 보조(moderate assistance) - 이동하기의 50~74%의 과정을 수행함 • 2점 : 최대 보조(maximal assistance) - 이동하기의 25~49%의 과정을 수행함 • 1점 : 완전 보조(total assistance) - 25% 이하의 이동하기 과정을 수행함

14 ②

Autonomic dysreflexia

원인 및 증상	• 척수손상 레벨이 $T_{4\sim6}$ 이상(above)일 경우에 나타남 • 어떤 자극에 대해 자율신경계의 반사적 작용(reflex action)이 나타나는 것 - 방광의 팽창, 분변 덩어리(fecal mass), 직장의 활동(manipulation), 방광 변성(irritation), 온도 및 통증에 의한 자극, 내장 팽창(distension) 등이 원인이 됨 • 증상 : 두통(headache), 짜증(anxiety), 발한(perspiration), 홍조(flushing), 오한(chill), 코 막힘(nasal congestion), 돌발 고혈압(paroxysmal hypertension), 서맥(bradycardia) 등이 나타남
예방 및 응급처치	• 환자를 재빨리 기립자세(upright position)로 만들어 줌 • 탄력 붕대, 복대 등을 제거함 • 소변 배출을 확인함 • 혈압을 수시로 체크함

15 ④

몸통의 고정이 필요한 body jacke이 필요하다. halo vast는 목 부위의 고정이 필요할 때 사용된다.

16 ②

통증, 부종으로 인한 관절보호 운동이 필요함

17 ②

손과 손가락 전체를 보호할 수 있는 보조기가 필요함

18 ③

Median Nerve

1) 신경 지배
   (1) 아래팔 및 수부(forearm & hand)의 굽힘근(flexor)이 신경 지배
   (2) 손의 눈(eye of the hands)'이라 불림
      • 엄지, 검지, 중지의 바닥면 감각 지배 때문
2) 관련 근육
   (1) pronator teres(forearm pronation)
   (2) palmaris longus
   (3) flexor carpi radialis(wrist flexion)
   (4) index and middle fingers의 flexor digitorum profundus(DIP flexion)
   (5) flexor digitorum superficialis(PIP flexion)
   (6) flexor pollicis longus(thumb의 IP flexion)
   (7) pronater quadratus
   (8) abductor pollicis brevis(thumb의 abduction)
   (9) opponens pollicis(thumb opposition)
   (10) flexor pollicis brevis의 superfical head
   (11) 1st, 2nd lumbricals
3) 감각(sensory) 분포
   (1) 엄지, 검지, 중지의 바닥 면(volar surface)+약지의 노뼈 측 1/2(radial half)
   (2) 검지, 중지의 후면(dorsal surface)+약지 PIP 관절 노뼈 측 1/2(radial half)

19 ⑤

CTS : carpal tunnel syndrome

• 손목굴(carpal tunnel)을 지나는 정중신경(median nerve)에 압박이 가해져 발생됨
• 초기 증상은 무감각 또는 엄지(thumb), 검지(index), 중지

(middle finger)에 따끔거리는(tingling) 느낌이 발생하는 것임
• 정중신경과 관련된 운동기능에 약화가 오며, 엄지의 맞섬(opposition)에 장애가 발생됨

20 ③

다발성 경화증(Multiple Sclerosis, MS)

1) 발병
  (1) 중추신경계의 'myelin sheath'를 손상시킴
    ① 진행성 신경학적 손상
    ② 중추 신경계에 다발적으로 출현됨
  (2) 여성에게 호발
2) 임상적 양상
  (1) 초기
    • 감각이상, 복시, 한쪽 눈의 시각 결손, 피로, 정서불안, 사지의 감각손실, 삼차신경통 등
  (2) 진행기(advanced stage)
    ① 하지 및 상지의 마비, 구음장애(dysarthria), 심각한 시각장애, 운동실조, 강직, 안구진탕, 인지손상 등
    ② 우울증

21 ⑤

MS 치료

<table>
<tr><td>치료의 초점</td><td colspan="2">• 염증의 악화 및 예방 : ADL 수행시 냉조끼(cooling jacket)의 착용이 필요함
• 면역 시스템 반응을 저하시킴</td></tr>
<tr><td rowspan="3">약물 치료</td><td colspan="2">• 증상의 완화 및 관리를 위해</td></tr>
<tr><td>항염증 약물의 사용</td><td>Prednisone, Methylprednisolone</td></tr>
<tr><td>강직 치료약물의 사용</td><td>aclorfen, dantrolene, diazepam 등</td></tr>
</table>

22 ①

전치와 대치

전치(displacement)	• 정서적 감정이 원래의 대상에서 다른 대상을 향해 표현되는 것 • 전치되는 대상은 원래 대상보다 덜 위협적인 대상이 선택됨 예) – 소아의 말 공포는 아버지에 대한 공포가 전치된 것 – 손 씻는 것 같은 강박증상, 상징화 등도 전치의 한 종류
대치(substitution)	• 욕구불만으로 생긴 긴장을 감소시키기 위해 원래 대상과 비슷하고 사회적으로 용납되는 다른 대상으로 만족하는 기전 예) 꿩 대신 닭

23 ②

인지행동치료

개인의 신념을 바꾸기 위해서 자동적 사고 및 전형적인 인지왜곡을 확인하고 변화시키는데 초점을 둠

24 ②

배회

목적 없이 어슬렁거리며 돌아다니는 현상

25 ⑤

동작감지 알람 설치는 배회 방지를 위한 보상적 중재가 된다.

26 ③

각 항목의 수행도를 더한 후 항목 수로 나눈다 $(6+7+2)/3=5$

27 ③

주호소가 가스벨브 잠그는 것을 깜빡하는 것이기 때문에 가스 자동 차단장치의 설치가 필요하다.

28 ④

QUEST

저자	• DeMatteo, C 외. 1992
대상	• 18개월~8세까지 뇌성마비 아동
내용	• 운동 패턴과 손 기능 평가 • 4개 영역을 평가 – 분리된 동작 – 쥐기 패턴 – 보호적 폄 반응 – 체중지지

29 ⑤

건포도 집기가 안 되므로 집기 능력 향상을 위해 작은 나무토막 집어 옮기기가 적절하다.

30 ⑤

혀 아래쪽과 안쪽을 눌러줌으로써 혀의 근긴장을 감소시킬 수 있다 내밀기 반사를 억제함

31 ②

[표 2] 참조

32 ③

[표 3] 참조

33 ①

Sensory Profile

1) 목적
  • 매일의 일상 상황에서 감각정보처리 과정을 평가하기 위

[표 2] STNR

	대칭성 긴장성 경반사 1 (STNR : symmetrical tonic neck reflex 1)	대칭성 긴장성 경반사 2 (STNR 2)
검사 자세	• 네발기기 자세 또는 검사자의 양 무릎 위에 엎드린 자세	• 네발 기기 자세 또는 검사자의 양 무릎 위에 엎드림
검사 자극	• 머리를 숙이게 함	• 머리를 뒤로 제침
음성 반응	• 양측 팔이나 다리에 변화가 없음	• 양쪽 팔과 다리에 아무런 변화가 없음
양성 반응	• 양측 팔이 굽힘 또는 굽힘근 긴장의 증가 • 양측 다리는 폄되거나 폄근 긴장의 증가	• 양쪽 팔이 폄되거나 폄근의 긴장이 증가 • 양쪽 다리가 굽힘하거나 굽힘근의 긴장이 증가
기타	• 양성반응은 생후 4~6개월까지는 정상 • 생후 6개월 이후에 양성반응이 나타나면 이는 반사의 성숙이 늦어짐을 의미함	• 양성반응은 4~6개월까지는 정상 • 생후 6개월 이후에 양성반응이 나타나면 이는 반사의 성숙이 늦어짐을 의미함

[표 3] 무정위형(athetoid type)

구분	세부 유형	내용
지능		• 경직형 뇌성마비에 비하여 지적수준이 높은 편임 • 청각 및 언어장애가 함께 나타나기도 함
근 긴장도		• 출렁임(동요)과 긴장 정도에 따라 다양한 유형으로 분류함
분류	경직형 (athetosis with spasticity)	• 근 긴장도 – 정상~과긴장 사이에서 요동(fluctuation)이 나타남 – 가까운 쪽(proximal)에서는 경직이 나타남 – 먼쪽(distal)에서는 무정위형 움직임이 나타남 • 자세 및 ROM – 주로 사지마비 형태를 보임 – 양측에 심한 비대칭성이 나타남 – 척추측만증이 나타남 – 골반, 무릎, 팔꿈치 관절 등에서 과도한 ROM이 나타남 • 동작 – 순차적 동작의 수행이 어려움 – 부드러운 동작의 수행이 어려움 – 정중선 유지가 어려움 – 섬세하며, 선택적인 움직임이 어려움 • 원시반사 및 균형 – 긴장성 경반사(TNR), 긴장성 미로반사(TLR)가 나타나지만 전형적이지는 않음 – 균형반응이 존재하지만 유용하지 않음 • 기타 – 머리조절의 어려움으로 언어장애와 삼킴장애가 발생하기도 함 – 지적장애는 적으며 청각장애를 동반하기도 함 – 정서불안이 있을 수 있음
	긴장성 경련형 (athetosis with tonic spasm)	• 근긴장도 – 굽힘근과 폄근에 예측불가능한 근긴장도가 저긴장(low tone)~고긴장(high tone) 사이에서 요동이 나타남 – 조절이 불가능한 극도의 긴장성 경련은 먼쪽(distal)에서 주로 나타남 • 자세 및 ROM – 사지마비 혹은 편마비 형태로 나타남 – 척추측만증이 주로 나타남 – 골반탈구와 무릎관절 및 엉덩관절 구축이 같이 나타날 수 있음 • 원시반사 및 균형 – 강한 비대칭성 경반사(ATNR), 대칭성 경반사(STNR), 긴장성미로반사(TLR)이 나타남 – 균형반응은 거의 없음 • 기타 – 흡인(aspiration)으로 인한 연하곤란 – 심한 언어장애

해서 그리고 기능적 수행에 있어서 감각체계의 영향을 알아보기 위한 검사
2) 대상 : 3~10세
3) 내용
(1) 다양한 감각에 대한 아동의 반응을 125개의 질문으로 구성된 질문지에 보호자가 답변함
(2) sensory processing, modulation, behavior & emotional responses로 구성

34 ①

소리를 줄여주는 보상적 중재가 필요함

35 ④

특정학습장애

읽기장애(impairment in reading)
• 지능이 정상임 • 지각장애가 없고 정상적 수업을 받는데도 글자를 인지하지 못함 • 느리게 또는 부정확하게 글을 읽음 • 철자를 빼먹거나 더하거나 왜곡해서 읽음 • 글을 읽는 속도도 느리며 읽은 글에 대한 이해력도 떨어짐 • 흔히 언어발달장애의 병력에 선행되기도 함 • 쓰기표현장애도 흔히 읽기장애와 연관됨 • 대개 7세경에는 확실히 드러남
쓰기표현장애(impairment in written expression)
• 나이, 지능지수, 학력을 고려하여도 예상 외로 쓰기능력에 장애가 있음 • 초등학교 초기부터 생각한 것을 글로 쓰는 데 문제를 지님 - 단어나 문장으로 표현하는 데 문제가 나타남 - 2학년 때부터 간단한 문장을 쓸 때에도 문법을 틀리게 사용함 - 단어선택이 부족하거나 잘못되고 철자법도 부정확함 - 글 쓰는 솜씨도 서투름 • 대부분 산수 외의 다른 과목의 학교성적에 문제가 생김 - 절망감이 생겨 만성 우울장애에 빠지기도 함 - 학교거절증, 무단결석, 주의력장애, 행동장애가 함께 오기도 함
수학장애(impairment in mathematics)
• 학력, 지능지수를 고려하여도 예상 외로 산술능력에 장애가 있는 것 • 대체로 8세가 되면 확실하게 나타남 • 숫자를 세고 더하고 빼는 등의 기본적인 수의 개념이 나이에 비해 현저하게 떨어짐 - 다른 분야에서는 정상적인 지적 기능을 나타냄 • 수학장애 발생 분야 - 언어능력 : 산술용어를 이해하고 산술기호로 바꾸는 것을 못함 - 지각능력 : 기호를 인지하고 이해하며 뒤섞인 수를 배열할 수 있는 능력이 부족함 - 수리능력 : 덧셈, 뺄셈, 곱셈, 나눗셈을 기본적인 계산방식대로 잘 하지 못함 - 주의력 능력 : 계수를 정확하게 복사하고 계산 기호를 따르는 것을 잘 하지 못함

36 ④

MVPT 항목
(1) Visual discrimination(시각구별)
(2) Form constancy(형태 항상성)
(3) Visual memory(시각 기억)
(4) Visual closure(시각 폐쇄)
(5) Spatial orientation(공간방향)
(6) Figure ground(전경배경)

37 ⑤

치료적(remedial) 접근법을 통해 직접 문제를 해결할 수 있으며, 재활적 접근법을 통해 보상법을 사용할 수 있다. 실수를 바로 알려주는 것은 치료적 접근법이다.

38 ④

움켜잡기 반사는 손에 나타나는 신생아부터 나타나는 반사이다. 란다우 반사 : 6~10개월, 낙하산 반사 : 3~4개월, 양서류 반응 : 생후 6개월, 보호 폄 밀기반사 : 생후 6개월

39 ③

영아의 목욕
• 목욕은 영아에게 스트레스를 줄 수 있음
• 따뜻한 물은 안정감을 제공함
• 포대기에 싼 영아를 따뜻한 물이 담긴 욕조에 어깨부터 넣어야 함
• 얼굴부터 깨끗한 물로 씻어줌
  - 신체의 한 부분을 벗겨 목욕을 시키고 헹군 후 젖은 천으로 다시 감싸주는 방식으로 목욕시킴
  - 따뜻한 물에 젖은 담요는 영아를 진정시키는 효과가 있음

40 ③

촉각방어
• 평범한 촉각 자극에 대해서 과도하게 반응
• 가장 일반적으로 관찰되는 감각 통합의 문제
• 가벼운 접촉(light touch)은 더 어려움을 주는 감각
• 민감함(irritants)에 대한 일반적 반응에는 산만함(distractibility), 쉬지 못함(restlessness), 화(anger), 화를 표출, 공격성(aggression), 두려움, 감정적 스트레스 등이 있음
• 타인과의 접촉을 피함
• 특별히 민감한 부위는 얼굴, 배, 손바닥 면, 하체임

41 ③

뇌졸중 환자의 조기재활을 위해 신경학적 회복 시기 중 상지 운동기능의 변화를 측정 및 기록하기 위해 개발된 뇌졸중 상지 기능 검사(Manual Function Test; MFT)이다. 상지운동 중 손바닥 등에 닿기(PD), 장악력 중 집기(PI), 손가락 조작 중 입방체 옮기기(CC)와 페그보드(PP) 항목을 평가 중이다.

42 ①

클라이언트 정보에서 청각적 이해 능력은 좋으나 말이 유창하지 못한 것은 운동성 실어증(브로카 실어증 Broca's aphasia)의 증상이다. 이마엽의 아랫니마이랑 (Brodmann 44, 45) 손상과 관련이 있고, 청각적 이해력은 좋으나 발음이 느리고 불분명, 전보언어가 특징이며 말을 따라하는 것에 어려움이 있다.

43 ①

A는 바닥/시트 너비(Seat width)이다. 측정 방법으로는 편안하게 앉은 자세에서 측정하며, 엉덩관절 또는 허벅지의 가장 넓은 부위를 가로질러 측정한다. 측정 후 1~2인치를 더한다.

44 ②

자동차 핸드 컨트롤러는 손잡이 형태로 생긴 가속·제동 장치로, 전방으로 밀면 브레이크, 후방으로 잡아당기면 엑셀로 작용한다. 하지절단환자 및 하반신마비 환자에 적용할 수 있어 ASI A L3 환자에 적합하다.

45 ④

보호자 면담을 통해 친구들이 가까이 있으면 자리를 피하거나 밀치고, 줄서기를 싫어하는 것을 보아 감각과반응으로 촉각방어를 의심할 수 있다.

46 ①

보호자 면담을 통해 체육수업 참여를 거부하고 친구들처럼 놀이터에서 노는 것을 즐거워하지 않고, 줄넘기를 수차례 시도하였으나 수행하지 못하고 여전히 가위질이 서툴고 힘들어하는 것을 보아 발달성 협응장애(Developmental coordination disorder; DCD)를 의심해 볼 수 있다. 발달성 협응장애는 협응된 운동기술의 획득과 수행이 아이의 연령과 지능수준에 비해 현저히 떨어지고 운동기술 결함으로 연령에 적합한 일상생활활동을 수행하는 것이 지속적으로 문제가 된다.

47 ④

Bruninks-Oseretsky test of motor proficiency은 만 4세 0개월부터 21세 11개월까지를 대상으로 개인의 다양한 운동기술 능력과 소근육과 대근육 운동기술을 평가하도록 구성되어있으며 운동 손상의 진단을 뒷받침하고 아동들의 다양한 운동장앵와 발달장애를 평가할 수 있어 아동에게 추가적으로 실시해야 하는 평가이다.

48 ③

화상의 깊이		손상조직	증상
표면 화상	1도 화상	표피	홍반, 건조 물집없음 중등도의 통증
표면 일부 화상	2도 화상	표피와 진피상층	홍반, 물집, 심한 통증
깊은 일부 화상	2도 화상	표피와 진피	홍반, 물집, 심한 통증, 압각 정상, 가벼운 촉각에도 심한 통증 호소
전층 화상	3도 화상	표피와 진피의 신경종말	창백, 건조, 모세혈관 응고, 가벼운 촉각 소실, 통증없음
피부밑 화상	4도 화상	하부조직 손상을 통반한 전층화상	화상부위의 탄화지방, 힘줄 및 근육 노출

49 ②

손 화상 시 조직 치유과정에서 근육의 단축, 관절강직(Joint sriffness)의 발생 위험이 커 갈퀴막공간 구축 즉, 갈퀴손이 합병증으로 나타날 수 있다. 치료방법으로는 흉터관리, 스트레칭, 마사지, 기능적 활동과 운동이 있다.

50 ①

CDR 0.5	
기억력	경하지만 지속적인 건망증; 사전의 부분적인 회상만 가능함 : "양성 건망증"
지남력	시간에 대한 경미한 장애가 있는 것 외에는 정상임
판단력과 문제해결능력	문제해결능력, 유사성, 상이성 해석에 대한 경미한 장애

51 ②

인지 장애 이론의 틀 Piaget의 인지발달단계를 기반으로 구성된 이론으로써 인지장애는 뇌의 구조적 변화로 기인된 감각운동 기반 행동의 제한이며 이는 일상적인 과제행도에서 손상을 유발한다. 기능적 인지 역량 수준을 6단계 연속체로 분류하고 각 단계의 기능적 제한 정도와 필요한 도움, 보상기술을 적용한다. 통상은 정신적 질환을 지닌 사람에게 적용되었으나 최근에는 인지적 제한을 지닌 뇌손상이나 치매환자에게도 적용된다.

52 ③

점수	평가기준
7	가족, 치료사 등 타인과 적절한 관계형성
6	대부분의 상황에서 적절한 관계를 유지하나 가끔은 조절능력을 잃음
5	스트레스 상황이나 익숙하지 않은 환경에서는 감독이 필요함
4	우울증 증상이나 비정상적인 행동이 1~2회/일 정도 발생하는 경우

3	비정상적인 행동이 3～5회/일 나타나는 경우
2	일상생활의 25～49%에서 제재가 필요함
1	단체 행동이 어려운 경우, 폭력적인 행동을 보이는 경우

53 ③

Self care 항목에서 22/42점을 획득하였다. 옷의 앞뒤를 구분하지 못하고 침대 위의 옷을 찾지 못하였고, 흰색 식판의 쌀밥을 보고도 밥이 없다고 하는 것을 보아 Motor free Visual Perception Test을 사용하여 운동기능을 사용하지 않고 시지각 능력을 평가하여야 한다. MVPT-3의 하위검사 항목에는 시각적 구별, 형태항상성, 시각적 단기기억, 시각완성, 공간적 방향, 전경배경, 시각완성 2, 시각적 단기기억 2이 있다.

54 ①

루이체 치매는 전체 치매의 10% 정도를 차지하고, 루이체 물질이 피질에 쌓여 인지 장애를 유발하며 초기부터 인지 장애 기복이 심하다. 주의집중과 시공간 능력 저하가 두드러지고, 떨림, 스텝핑 걸음, 자세 문제, 움직임 장애, 환시와 환각의 증상을 보인다.

55 ④

단계	활동목표
1단계 평행집단	집단활동에 대한 안정감, 즐거운 경험
2단계 과제집단	긍정적 체험, 도구재료를 통한 교류
3단계 자기중심적 협동집단	사회적 행동습득(자기주장, 욕구충족), 타인의 감정예측
4단계 협력집단	집단 내 소속감 체험
5단계 성숙집단	사회적 역할, 상호 정서적 요구 배려 행동 습득

56 ②

- 센터에서 신체활동도 하셔서 혼자 위험하지 않을 정도로 다닐 수 있었으면 하는 것이 보호자의 요구이다.
- 그렇기 때문에 앉았다 일어서고 걷는 동적 균형을 확인하여 낙상 위험도를 예측할 수 있는 일어서서 걷기검사(Timed up & go test)가 적합하다.

57 ③

Phalen's test, Carpal compression test는 정중신경 손상을 검사하는 특수검사로 두 검사 결과 양성 반응이 나온 것을 보아 정중신경 손상을 의심할 수 있다.

58 ②

Phalen's test, Carpal compression test는 정중신경 손상을 검사하는 특수검사로 두 검사 결과 양성 반응이 나온 것을 보아 CTS(Carpal Tunne; Syndrome)을 의심할 수 있고, 오른 손의 저림과 통증이 환자의 주호소 이므로 손목을 고정하여 손의 기능적 자세를 유지를 도와 손목과 손의 통증을 완화시킬 수 있는 Cock-up Splint가 가장 필요하다.

59 ②

색	해석	범위
녹색	정상	1.62～2.83
청색	감소된 'light touch'	3.22～3.61
보라색	감소된 'protective sensation'	3.84～4.31
적색	상실된 'rotective sensation'	4.56 ～ 6.65
붉은줄	측정불가	> 6.65

60 ①

척수 손상 환자에게 중요한 기능을 반영하고 중요성에 따라 항목 가중치를 주어 척수손상환자의 일상생활 수행력을 효율적으로 평가하기 위해 개발된 Spinal Cord Independence Measure(SCIM)은 호흡에 대한 항목이 있다.

61 ③

척수손상환자의 운동기능에 대한 신경학적 손상 수준을 결정할 때는 손상부위 근력이 3 이상이면서 바로 상부 척수적 중심근육의 근육이 정상이어야 하므로 환자의 수준은 C8/C8이다.

62 ⑤

C7～8 수준의 환자는 평평한 곳에서는 독립적으로 이동이 가능하며 평평하지 않은 곳은 독립적 또는 약간의 도움이 필요하다. 클라이언트가 감독하에 휠체어-변기 이동을 위해 필요한 중재활동은 상지근육 및 관절가동범위 운동이다.

63 ②

무정위형 뇌성마비는 뇌기저핵의 손상으로 나타나며, 비정상적으로 흔들리는 것 같은 근긴장으로 많은 불수의적인 움직임이 나타난다. 또한, 자세를 똑바로 유지시키는 데 필요한 정위반응, 균형반응이 결여되어 자세가 불안하고, 지능은 비교적 높은 편이다. 발음 및 호흡근의 조절 장애로 언어장애가 나타나며 침흘림, 말더듬장애, 먹기 장애 등 구강문제가 나타나지만 구축이 거의 없는 것이 특징이다.

64 ⑤

고긴장으로 인해 혀 내밀기(tongue thrust)가 나타나므로 혀 중심에 손가락이나 숟가락을 놓고 리드믹하게 아랫방향으로 압박을 제공하는 사용하여야 한다.

65 ⑤

환자의 주호소가 왼손에 쥔 물건이 무엇인지 보지 않으면 모르고, 작은 물건 집기가 어려고, Lt. hand manipulation Impaired 하므로 동전을 집어 저금통에 넣기활동이 적합하다.

66 ⑤

강제유도운동치료(Constrained Induced Movement Therapy; CIMT)는 건측을 깨어있는 시간의 90% 동안 사용하지 못하도록 제한하는 동시에 환측에 강도 높은 연습과 과제 반복을 통해 손상 상지의 사용을 유도하는 2주간의 재활 프로그램이다. 손상이 적은 쪽 또는 건측의 사용억제를 통한 환측의 강제적 사용으로 환측의 행동형성을 통한 훈련방법이다.

67 ③

클라이언트 정보에서 불안할 때 마다 손을 꽉 지는 것은 고유수용성 감각과 가장 관계가 깊다.

68 ⑤

간단한 지시를 따르지만 복잡한 지시는 어려워하고 산만하며 환겨이 바뀌면 익숙한 활동이 어려운 것을 보아 Rancho Los Amigo Scale 5단계이다. 그렇기 때문에 간단한 잼샌드위치 만들기 활동이 작업치료 중재로 적절하다.

69 ⑤

관념실행증은 사물의 이름을 상징화하고 관련된 움직임의 개념을 형성하여 순서적으로 형상화하는 능력이 손상된 것을 말한다. 행동 특징으로는 일의 순서가 바르지 못하거나 단계가 빠지고 2가지 이상의 단계를 함께 수행하며 도구에 대한 개념이 바르지 못하다. 칫솔을 빗으로 사용하는 것을 보면 관념실행증을 의심할 수 있다.

70 ②

허리가 굽힘된 상태로 장시간의 정적자세를 취하거나 반복적인 허리 굽힘, 정상적인 허리 커브의 유지 없이 들어올리기 및 나르기를 하면 스트레스가 발생하기 때문에 요통 환자는 무릎과 엉덩관절을 굽히고 허리를 곧게 펴서 일상생활활동을 실시해야한다.

71 ①

성대내전모음운동(Vocal cord adduction exercise)는 후두 근육의 기능을 증진시켜 기도의 폐쇄를 강화하는 방법으로 몸통을 곧게 세우고 앉은 상태에서 두 팔로 책상을 밀거나 당기며 가능한 크고 일정한 소리로 '아'라고 10회 외친다. 혈압 조절이 어려운 환자에게는 금기이다.

72 ③

한가지 음식 또는 맛에 대한 집착과, 손을 반복적으로 스쿠터 보드에 올려 놓는 상동적인 행동, 눈 마주침을 심하게 회피하는 것으로 보아 자폐스펙트럼 장애가 의심된다. 그렇기 때문에 자폐아동 진단을 위해 Childhood Autistic Rating Scale; CARS를 추가적으로 실시해야한다.

73 ①

만 2세가 되어도 걷지 못하고, 척추 앞굽음증, 종아리 부위가 성비대, 넙다리근막긴장근과 아킬레스 힘줄의 단축, Gower's sign은 모두 듀센 MD(Duchenne's MD)의 특징이다.

74 ②

현재 2~3m 정도 독립보행이 가능하지만 쉽게 피로해지는 것을 보아 독립적 기능 유지를 위해 에너지 보존에 대한 교육이 필요하다.

75 ④

모든 항목이 파킨슨병의 증상단계에 따른 치료중재에 해당한다.

76 ②

PD의 단계별 증상(by Hoehn and Yahr)

단계	임상적 증상
1단계	• 편측(unilateral) 손의 휴식 시 진전(resting tremor)이 나타남 • 기능적 손상은 없음 • 글씨쓰기 시 글씨가 매우 작음 – 'micrographia'라고 함 • 빠른 손의 움직임(쥐기와 펴기) 시 약간의 강직(rigidity)이 나타남
2단계	• 증상의 진행이 나타남 • 양측의 운동장애가 나타남 • 보통 초기 진단 후 1~2년의 기간에 해당됨 • 양측으로 강직과 진전이 나타남 • ADL은 아직 독립적임 • 자세는 약간 굽어지기 시작함 – 엉덩관절(hip)과 무릎관절의 굽힘이 동반됨 • 보행은 아직 독립적임
3단계	• 정위반응(righting reactions)과 평형반응(equilibrium reactions)이 느려짐 • 균형감(balance)의 손상이 발생됨 – 서서하는 일을 수행하기 어려움
4단계	• 일상생활의 수행에 현저한 장애가 나타남 • 아직 보행은 가능함 – 운동조절은 매우 감소된 상태임
5단계	• 마지막 단계가 됨 • 휠체어(W/C) 사용 및 침상생활 • 대부분의 자조활동(self-care activity)을 타인에게 의존하게 됨

77 ②

손상조직이 표피와 진피 상층이므로 깊이에 따른 분류는 표면 일부화상이다.

78 ②

한 쪽 다리가 차지하는 비율이 18%이므로 한쪽다리(18%)와 한 쪽 다리의 뒷면(9%)을 더한 비율은 27%이다.

79 ①

다리에서 발생하는 변형자세는 엉덩관절 모음 무릎의 굽힘 발바닥 굽힘이므로 무릎을 펴고 발등 굽힘을 하고 엉덩관절을 벌려주는 것이 바람직하다.

80 ④

Duchenne's type

- X-liked 열성 유전질환으로 남성에게 나타남(성 염색체 질환)
- 목 굽힘근에서 먼저 나타나고 골반, 팔이음대 근육으로 진행
- 종아리근육의 과비대가 특징임
- 지적장애 약 1/3에서 많이 발생함

81 ②

가우어 징후

듀센형의 초기증상으로 눕거나 앉아 있다가 일어날 경우 몸을 굴리거나, 손으로 무릎이나 허벅지를 짚으면서 일어나며, 일어서서는 배를 앞으로 내밀고 서 있는 모습 취함

82 ①

NLI 란?

- 운동 수준, 감각 수준 두 부분을 고려하여 최종적으로 나타나는 환자의 신경학적 수준이다. Key Muscle이 없는 T Level 경우 정상 감각(Light Touch, Pin-Prick)인 곳으로 평가한다.
  → 환자의 감각 수준 : T2 / T2
  → NLI : T2 / T2
- complet : 감각 / 운동 완전손상 의미
- incomplet : S_4~S_5을 포함한 손상수준 이하의 감각 존재 / 운동 완전손상 의미

83 ⑤

기립성 저혈압(Orthostatic Hypotension)

- T6 이상의 손상 시 발생
- 원인 : 척수상부 교감신경 손상으로 인한 압력 조절력 감소와 하지마비로 인한 하지 근육의 수축력 상실
- 환자를 기립 하거나 너무 빨리 체위를 바꿀 때 생기는 현상임
- 증상 : 어지럼증, 오심과 의식불명
- 조치 : 빨리 기댈 수 있는 환경을 만들어야 함, 휠체어일 시 다리를 들어 올린 채로 등을 기울어야 함, 복부 복대나 다리를 붕대로 감기, 색전증 방지를 위한 스타킹 사용 등이 완화에 도움이 됨

84 ③

- SCIM-3 : 계단 이동하기(Stair Management)
  - 점수 척도

	점수	해설
완전독립	3점	• 다리로 걸어서 최소 3계단 이상 오르내리기 독립적으로 수행
보조도구 특별한 세팅	2점	• 보조도구(난간, 목발, 지팡이 등) 사용하여 독립적으로 최소 3계단 이상 오르내리기 가능 • adss : assist device and special setting
부분적 도움	1점	• 부분적인 도움 또는 감독
완전의존	0점	• 완전한 도움 • 엉덩이로 계단을 올라가거나 휠체어를 이용하여 계단 오르기와 내려가기를 한다면 '0점'

- SCIM-3 : 이동하기 : 바닥 – 휠체어(Transfer : Ground-Wheelchair)
  - 점수 척도

	점수	해설
완전독립	1점	• 보조도구를 사용하거나 사용하지 않거나 독립적으로 바닥에서 휠체어로 이동함
완전의존	0점	• 옮겨 앉는데 도움이 필요

85 ③

정신분열증

말을 통해 드러나는 사고가 매우 무질서하고 이상하다. 사고가 어느 대상에서 다른 것으로 옮겨갈 때 논리적인 관계가 명확하다. 환각은 보편적인 증상으로 나타나는데 환청이 빈번하다. 감정이나 느낌을 표현하는 능력이 저하된다. 다른 사람들과의 상호작용 등 일상생활에 대한 동기가 저하된다.

86 ③

정신분열증의 양성증상으로 환각, 망상, 연상이완, 무질서한 말과 행동 등이 있다.

87 ②

앞대뇌동맥

- 이마엽, 마루엽, 바닥핵, 뇌들보 손상
- 마비 : 상지보다 하지에 더 심한 마비가 찾아옴
- 판단력과 통찰력 감소
- 뇌들보 앞부분 손상 시 상지 실행증 발생함
- 자발적 움직임이 감소하는 무의지증
- Grasp reflex, Sucking reflex 발생

88 ②

U/E D2 Flexion

자세	• 어깨뼈 : 올림(elevation)+모음(AD)+돌림(R) • 어깨관절 : 굽힘(F)+벌림(AB)+바깥돌림(ER)
자세	• 팔꿉관절 : 굽힘(F) 또는 폄(E) • 아래팔 : 뒤침(S) • 손목 : 노뼈쪽 폄(E) • 손가락 : 폄(E)+벌림(AB) • 엄지 : 폄(E)
기능적 활동의 예	• 오른손으로 오른쪽 머리 빗기 • 테니스 서브 시 라켓 들어올리기 • 수영의 배영 동작(back stroke)

89 ②

MFT

- 손을 등에
  - 조금 움직임 : 1점 / 동측 둔부에 닿음 : 2점 / 손가락, 손등이 척추에 닿음 : 3점 / 손바닥이 완전히 닿음 : 4점
- Pinch Grasp
  - 연필 : 1점 / 동전 : 2점 / 바늘 : 3점
- 입방체 운반
  - 1개~2개 : 1점 / 3개~4개 : 2점 / 5개~6개 : 3점 / 7개~8개 : 4점
- Pegboard
  - 1개~3개 : 1점 / 4개~6개 : 2점 / 7개~9개 : 3점 / 10개~12개 : 4점 / 13개~15개 : 5점 / 16개 이상 : 6점

90 ②

브룬스트롬 회복 단계

단계	현상
1단계	이완성의 단계로 수의적 운동이 없다.
2단계	경직이 나타나면서 공동운동, 약간의 수의적인 운동이 나타난다.
3단계	경직이 가장 강한 단계로 환자는 고동운동을 수의적으로 할 수 있다.
4단계	경직이 서서히 감소되면서 공동운동으로부터 분리된 동작이 가능하다.
5단계	팔, 다리에 공동운동이 소실되면서 수의적인 동작이 수행 가능하다.
6단계	경직이 없어지고 개별적인 관절운동이 회복되어 정상에 가까워진다.

91 ④

위 환자의 상태는 현재 왼쪽을 무시하는 편측무시 상태이다.

- LOTCA : 지남력과 지각능력, 시각운동조직력, 사고력을 평가하여 작업치료를 위한 기초선을 설정하고 목표를 계획하며 클라이언트의 변화를 모니터링 함
- 알렌인지평가 : 인지장애 이론을 근거로 하며 일상적으로 많이 사용하는 도구를 이용하여 환자의 기능적 인지 수준을 평가하기 위한 도구임
- Fugl-Meyer : 브룬스트롬에 6가지 회복수준에 따른 운동기능 평가
- Box & Block test : 대동작, 민첩성 측정 및 장애인의 직업 전 평가

92 ④

업무와 관련되어서 평가내용을 보아 인간공학에 대한 설명이다.

93 ⑤

- 30분에 1분씩 휴식갖기 : 지속적인 자세 유지 감소시키기 위함
- 자동 스테이플러 : 접촉에 대한 스트레스를 줄이기 위함
- 손잡이를 적절한 재질로 감싸거나 장갑을 착용 : 추위나 차가운 것에 대한 노출 감소
- 모니터를 자주 옮겨서 고개를 돌려 볼 수 있게 하기 : 지속적인 자세 유지를 감소시키기 위함

94 ③

힘을 사용해서 당기거나 미는 것 혹은 무거운 물건을 드는 것에 대한 것은 신체적 에너지 요구에 대한 설명이다.

95 ②

3세 : 수직선, 수평선 및 원 그리기가 가능하다.

96 ①

종이에 낙서를 할 수 있는 연령으로 10~12개월 아동이 가능하다.

97 ③

원 모양 종이를 자를 수 있는 아동의 연령은 3.5~4세로 최소 연령으로는 4세에 해당된다.

98 ⑤

① 4~5개월 : 미성숙한 손바닥 잡기(ulnar palmar grasp)
② 5~6개월 : 손바닥 잡기(palmar grasp)
③ 6~7개월 : 노쪽 손바닥 집기(radial palmar grasp)
④ 8~9개월 : 노쪽 측면 잡기(radial distal grasp)
⑤ 9~10개월 : 삼 점 쥐기(three-jaw chuck)

99 ③

운동수준이 3 이상인 가장 아래 분절인 동시에 바로 위 분절이 5여야 하므로 운동수준은 C7/C7 감각수준도 두 감각이 모두 2점인 지점이여야 하므로 C7/C7이다.

100 ①

팔꿉굽힘근	C5
손목폄근	C6
팔꿉폄근	C7
손가락굽힘근	C8
손가락폄근	C8

101 ②

기립성저혈압에 대한 조치사항으로 몸을 눕히고 다리를 들어 올리고 압박스타킹이나 복대를 착용하는 것이다.

102 ③

C7 환자의 경우 팔꿈치 폄의 기능을 이용하여 독립적으로 이동판을 이용해 이동이 가능하다.

103 ⑤

근 긴장도의 변화가 낮은 긴장에서 정상 긴장으로 변화 하는 것과 무릎외반이 일어나는 것을 보아 순수 무정위 운동이라는 것을 알 수 있다.

104 ②

순수 무정위 운동은 비자발적 꿈틀거리는 움직임이 나타나고 근위보다는 원위에 이런 움직임이 심하고, 낮은 경직을 보이며 연하장애와 청각 상실이 동반하기도 한다.

105 ②

목욕하기에서 가슴 한 부위만 닦을 수 있기 때문에 1점, 옷 입고 벗기에서 2점으로 총 3점이다.

106 ③

환자에게 나타나는 증상은 관념운동실행증이며 LOTCA 평가도구를 통해 평가할 수 있다.

107 ①

브론스트롬 단계를 통해 상지에 비해 하지 기능의 소실이 큰 상태이며, 사회적 상호작용의 두드러진 소실을 보이고 있다. 이러한 증상을 토대로 앞대뇌동맥의 손상과 관련이 있다는 것을 알 수 있다.

108 ③

보호자에 의해 보고된 주관적인 사실이므로 Subjective에 기록해야 한다.

109 ③

- NWB : non weight bearing 0%
- TWB : toe-touch weight bearing 10%
- WBAT : weight-bearing at tolerance 견딜 수 있을 만큼
- PWB : partial weight bearing 50%
- FWB : full weight bearing 100%

110 ③

뒤가쪽 절개 THR환자는 상당기간 엉덩관절 90° 이상 굽힘, 안쪽돌림, 모음을 제한해야 한다. 그러므로 높이를 올린 의자, 리쳐, 긴 손잡이 신발주걱, 엉덩관절이 모아지지 않도록 엉덩관절 벌림 웨지를 이용한다.

111 ①

계단을 올라갈 때는 건측, 계단을 내려갈 때는 환측+지팡이, 욕조에 들어갈 때는 환측, 침대에서 내려올 때는 건측발이 먼저 닿도록 한다. 지팡이를 사용할 때는 손상 반대쪽인 건측으로 지지하여 근육과 관절의 부담을 줄일 수 있다.

112 ①

샤케어기법은 바닥에 누운 상태에서 고개를 들어 후두상승과 반지인두조임근의 개방을 촉진시켜 조롱박오목에 남은 음식의 잔류량을 감소시킬 수 있다.

113 ⑤

샤케어기법은 누운 자세에서 고개를 들어 1분간 자신의 발가락을 보는 운동으로 1분 운동, 1분 휴식으로 총 3회 실시한다.

114 ②

샤케어 운동은 후두상승과 반지인두조임근의 이완을 위한 치료기법인데 멘델슨기법 또한 후두상상과 반지인두조임근 이완을 돕기 위한 활동으로 샤케어기법과 같은 목적으로 시행할 수 있다.

115 ③

환자의 경우 눈뜨기 반응－언어자극에 대한 눈뜨기 3점, 언어반응－신음소리 2점, 운동반응－통증자극에 대한 목적있는 움직임으로 5점으로 총 10점

3～8점 : severe, 9～12점 : moderate, 13～15점 : mild

116 ④

환자의 근긴장도 MAS의 경우 오른쪽과 왼쪽 모두 G3으로 수동적인 움직임이 불가능할 정도로 강직이 나타난다. 그러므로 강직을 줄이기 위한 anti spastic splint가 적절하다

117 ④

환자는 현재 일상생활에 완전의존 상태이며, 언어반응에 신음소리정도 낼 수 있고, 손기능 평가는 수행이 불가능하다. 그러므로 Bedside swallow evaluation 검사는 환자의 의식이 명확하지 않아도 할 수 있기 때문에 가장 적절하다.

118 ①

환각은 외부 현실과 일치하지 않는 감각 경험이다. 환각이 있는 사람은 존재하지 않는 사람들을 보고 듣고, 느끼고 냄새를 맡고 맛을 느낀다. 일반적인 환각은 목소리가 들리고 동물이나 사람 또는 빛이 보인다고 한다.

119 ②

환각은 환청이 가장 흔하지만, 환시 또한 일반적이며 벽이 움직이거나 거울 속 사람이 보인다고 함

120 ④

혀의 오른쪽 부분의 운동조절능력 감소로 인해 혀를 내밀기가 잘 안되며 내밀었을 때 오른쪽으로 치우치는 현상이 나타난다.

121 ①

인두수축의 감소로 인해 인두에 잔여물이 남는 문제점이 발견 시 인두에 중력을 제거하기 위해 옆으로 누워 고개를 아래로 하는 방법을 사용한다.

122 ⑤

① 음식의 질감을 변형 시 음식을 안전하게 먹을 수 있다면 VFSS 촬영을 할 필요는 없다.
② 음식을 삼킴 후 기침 유도를 통해 흡인을 확인할 수 있다.
③ 퓨레보다 더 진하고 부드러운 음식을 제공해준다.
④ 음식물을 머금다가 무증상 흡인이 유발될 수 있다.

123 ④

뒤가쪽 접근법으로 수술한 사람의 안정적인 골반의 위치는 굽힘, 벌림, 바깥돌림이다.

124 ③

① FWB → full weight bearing 100%
② NWB → Non-weight bearing 0%
③ PWB → partial weight bearing 30%
④ TTWB → toetouch weight bearing 10~15%
⑤ 50%WB → 50% weight bearing 50%

125 ④

리쳐는 바지를 입을 때 주로 사용, 발을 닦을 때 긴 손잡이 목욕스펀지를 사용하며, 신발을 신을 때 엉덩관절의 안쪽돌림을 방지하기 위해서는 긴 손잡이 구두주걱을 사용한다.

126 ④

하지보다 상지 손상이 더 강하나 경우는 중심척수 증후군에 해당된다.

127 ④

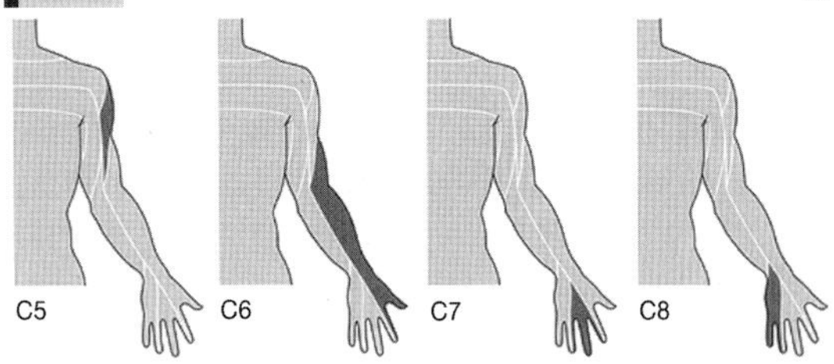

128 ②

Halo vest는 경추부위(목)를 안정화시키기 위한 고정(immobilization) 장치이다.

129 ⑤

중심척수 증후군

- 가장 흔하며 척수 중심부의 파괴로 회색질 및 백질이 모두 손상됨
- 퇴행성 경추증이 있는 노령층에서 과도한 폄에 의해 발생됨
- 소아에서는 굽힘 손상에 의해 발생됨
- 노인에게 주로 발생함

130 ①

감각검사에서 자신경 지배부위인 touch pressure, two point discrimination 수치가 손상인 반면 노신경과 정중신경의 감각부위는 정상이다.

131 ⑤

Wartenberg's test는 손바닥을 책상위에 대고 검사자가 손가락 사이를 벌려준 후 모으도록 했을 때 모을 수 있는지를 확인하면서 자신경의 기능상태를 확인할 수 있다.

132 ④

ROM검사결과 반지손가락과 새끼손가락에서 hyper extension이 일어나고 있기 때문에 MP blocking splint가 필요하다.

133 ②

평가자의 테스트 (examiner's test)		환자의 반응 (patient's response)	점수
눈 뜨기 (eye opening)	자발력 (spontaneous)	스스로 눈 뜨기	4
	말하기(speech)	큰소리로 질문하면 눈 뜨기	3
	통증(pain)	꼬집을 때 눈 뜨기	2
		눈을 뜨지 못함(무반응)	1

134 ②

[표 4] 참조

135 ②

- 통증에 대해 눈을 뜸 : 2점
- 통증에 대해 굽힘 반응이 나타남 : 3점
- 이해할 수 없는 신음 소리를 냄 : 2점(→ 총 7점)

136 ②

강한 빛에 눈을 깜박거림, 소리나는 쪽으로 돌아보는 행동은 3단계 부분적 반응에 대한 설명이다.

137 ①

MMT 평가에서 C5, C6 지배하는 어깨세모근, 위팔두갈래근, 손목폄근의 근력이 저하된 것을 보아 에르브마비임을 알 수 있다.

[표 4]

평가자의 테스트(examiner's test)		환자의 반응(patient's response)	점수
언어 반응 (verbal response : talking)	말하기(speech)	적절한 대화를 수행하며 자신이 누구인지, 어디에 있는지, 그리고 연도와 달을 정확히 말함	5
		혼동과 지남력 장애는(confused & disoriented) 없는 듯 보임	4
		검사자가 말을 이해할 수는 있지만 그 내용이 상식에서 벗어남	3
		검사자가 이해할 수 없는 소리를 냄	2
		소리를 내지 못함	1

138 ⑤

어깨 굽힘과 폄의 맨손근력검사를 시행하기 위해 중력이 감소된 자세를 취해야하므로 옆으로 누운 자세가 적합하다.

139 ⑤

어깨 근력이 P 수준이므로 중력에 대항하여 머리위로 팔을 올리거나 측면 의자에 놓은 페그를 잡아 책상위로 옮겨 꼽기 샌딩보드 밀기, 유리창 위에서 아래로 닦기 등은 환자의 기능수준에서 수행할 수 없는 활동이다.

140 ①

전반적인 생활 동기가 저하되어 있으며 대인관계가 단절되고 부정적인 사고장애도 관찰되는 우울증 환자이다.

141 ②

행동치료의 목적으로 복약이라는 목표에 반응을 이끌어내기 위해 강화물을 제공하는 토큰경제 방법이다.

142 ③

우울증 삽화

1) 가벼운 우울증 삽화 : 횟수, 심한 정도, 포괄성, 기간 등에서 우울증의 기준을 충족시키기 어려운 가벼운 상태를 의미함
2) 정서적으로 우울하며 슬픈 느낌을 가짐
3) 자신감이 없고 삶에 대한 의욕이 없으며 피곤해 함
4) 일하기를 싫어하며 혼자만 있으려고 함
5) 평소 해오던 일을 수행하는 데 어려움을 느낌
6) 생활의 재미나 즐거움을 느끼지 못함
7) 매사를 짐이 되는 듯 여기며 평소 해오던 직업을 포기하려고 함
8) 사고는 몇몇 주제에만 국한됨
9) 질문에 대한 답변이 매우 느리고, 가능한 한 최대로 압축하여 대답함
10) 많은 경우 미래의 실패에 대한 불안, 거절, 보복에 대한 우려 때문에 무슨 일이든 쉽게 결정을 못하고 우유부단함
11) 신체증상이 현저하게 나타나기도 함
12) 체중감소, 식욕부진, 소화장애, 변비, 가슴답답함, 두통, 수면장애, 쇠약상태 등을 호소함
13) 건강염려증이 생기고 자신이 신체장애 때문에 우울하다고 믿음

143 ④

전측두엽치매는 전두엽과 전반측두엽이 먼저 침범하는 유형으로 초기의 성격변화, 부적절한 행동과 대인관계의 어려움이 두드러진 특징이며 이후 판단력의 저하와 동기상실 무감동증의 증상을 보인다.

144 ②

절차기억은 의식적인 노력없이 회상이 가능한 것으로 신체 행위나 기술, 조작과 관련된 기억이다.

145 ②

알렌인지수준 3단계 환자는 활동을 순서화 하는 것이 되지 않기 때문에 여러 단계의 시범을 보이거나 스스로 계획하여 활동을 수행하는 것, 타인과 협력하여 과제를 완수하기는 어렵다. 3단계 환자는 한 단계 한 단계 치료사가 활동에 대한 시범을 보이며 진행해야 한다.

146 ⑤

[표 5] 참조

147 ⑤

브라운세카르 증후군(Brown Sequard Syndrome)

- 원인 : 흉기에 찔리거나 총기로 인한 송상으로 척수의 한쪽면 손상 시 발생함
- 증상
  - 동측 : 손상된 수준 이하 동측 운동기능의 마비, 고유수용성 감각의 소실
  - 반대 측 : 통각/온도감각 소실

148 ③

spinothalamic tract

통증과 온도감각을 전달하는 신경로

149 ④

Decubitus Ulcers

- 신체의 감각이 떨어지고 한 자세에서 오래 유지될 경우 피부약화로 인하여 욕창이 발생한다. 심하면 궤사까지 진행됨
- 호발부위 : 엉치뼈, 두덩뼈, 팔굽관절, 발뒤꿈치의 뼈 돌출부분 등

[표 5] Clinical Dementia Rating(CDR)

	CDR 0	CDR 0.5	CDR 1	CDR 2	CDR 3
기억력 (Memory)	기억장애가 전혀 없거나 경미한 건망증이 때때로 나타남	경하지만 지속적인 건망증; 사건의 부분적인 회상만 가능; "양성 건망증"	중등도의 기억장애; 최근 것에 대한 기억장애가 더 심함; 일상생활에 지장이 있음	심한 기억장애; 과거에 반복적으로 많이 학습한 것만 기억; 새로운 정보는 금방 잊음	심한 기억장애; 부분적이고 단편적인 사실만 보존됨
지남력 (Orientation)	정상	시간에 대한 경미한 장애가 있는 것 외에는 정상	시간에 대해 중등도의 장애가 있음; 사람과 장소에 대해서 검사상으로는 정상이나 실생활에서 길 찾기에 장애가 있을 수 있음	시간에 대한 지남력은 상실되어 있고 장소에 대한 지남력 역시 자주 손상됨	사람에 대한 지남력만 유지되고 있음
판단력과 문제해결 능력 (Judgment and Problem solving)	일상생활의 문제를 잘 해결하고 사업이나 재정문제도 잘 처리함; 과거에 비해 판단력은 아직 좋음	문제해결능력, 유사성, 상이성 해석에 대한 경미한 장애	문제해결능력, 유사성, 상이성 해석에 대한 중등도의 장애; 사회생활에 대한 판단력은 대부분 유지되어 있음	문제해결, 유사성, 상이성 해석에 심한 장애; 사회생활에서의 판단력이 대부분 손상됨	판단이나 문제해결이 불가능함
사회활동 (Community Affairs)	직장생활, 물건사기, 자원봉사, 사회적 활동 등에서 보통수준의 독립적 기능이 가능함	이와 같은 활동에 있어서의 장애가 의심되거나 약간의 장애가 있음	이와 같은 활동의 일부에 아직 참여하고 있고 언뜻 보기에는 정상활동을 수행하는 것처럼 보이나 사실상 독립적인 수행이 불가능함	집 밖에서 독립적인 활동을 할 수 없으나 외견상으로는 집 밖에서도 기능을 잘 할 수 있어 보임	집 밖에서 독립적인 활동을 할 수 없고 외견상으로도 가정을 떠나 외부에서는 정상적인 기능을 할 수 없어 보임
집안생활과 취미 (Home and Hobbies)	집안생활, 취미생활, 지적인 관심이 잘 유지되어 있음	집안생활, 취미생활, 지적인 관심이 다소 손상되어 있음	집안생활에 경하지만 분명한 장애가 있고, 어려운 집안일은 포기된 상태임. 복잡한 취미나 흥미(예를 들어 바둑)는 포기됨	아주 간단한 집안일만 할 수 있고, 관심이나 흥미가 매우 제한됨	집안에서 의미 있는 기능 수행이 없음
위생 및 몸치장 (Personal Care)	정상		가끔 개인위생에 대한 권고가 필요함	옷 입기, 개인위생, 개인 소지품의 유지에 도움이 필요함	개인위생과 몸치장의 유지에 많은 도움이 필요하며, 자주 대소변의 실금이 있음

• 조치 : 체중부하 및 체위 변화 피부관찰 및 점검 등

1단계	표피조직 정상 : 30분 내로 사라지지 않는 홍반
2단계	피부조직 부분손상 : 표·진피 손상, 마찰·물집·균열
3단계	피부와 피하조직까지 침범 : 피부전체 소실
4단계	근막, 근육, 뼈조직, 관절 인대 등까지 침범

150 ①

전반적인 근긴장도가 정상에 가까우며 독립적인 앉기와 보행이 가능하지만 보행 시 넓게 벌리고 걷는 ataxia gait 패턴을 보이고 근긴장도에 동여가 없으므로 실조형으로 예상된다.

151 ②

실조형은 비협응 움직임으로 인해 해드포인트 사용이 어렵고, 안구진탕으로 안구조절은 적절하지 않다. 언어인식장치 또한 구음장애로 부적합하며 무거운 연필은 실조형 아동에게 나타나는 떨림을 제어할 수 있으므로 가장 적절한 보조도구이다.

152 ⑤

손바닥을 빠르기 뒤집는 교대움직임은 길항반복움직임으로 이를 수행하지 못하는 길항반복운동불능증(dysdiadochokinesia)이다.

153 ④

점진적 연수마비(Progressive bulbar palsy)
- 침범 부위 : 피질 연수로와 뇌간의 운동핵 침범
- 증상 : 눌어증, 연하곤란, 얼굴과 혀근육의 약화

154 ③

- ALS 2단계 특징
  - 특정 근육에서 중증도 근약화 모습 관찰 / 계단 오르기, 팔 올리기, 단추 채우기 등 활동에 어려움이 나타남
  - 치료로는 구축 방지를 위한 스트레칭, F+ 이상의 근육 강화 운동 진행함
- ALS 4단계 특징
  - 손의 부종, 어깨 통증이 나타남 / 휠체어에 의존하여 생활하며 하지근의 심각한 약화가 나타남
  - 약간의 일상생활활동을 수행할 수 있으나 쉽게 피로한 모습 관찰됨

155 ④

잘 나타나지 않는 증상
- 안구운동 장애
- 방광 및 직장의 장애
- 감각의 장애
- 욕창
- 인지 장애

156 ③

Brunnstrom의 운동회복 단계
- 팔 5단계 : 공동작용으로부터 벗어난 복합적인 움직임이 나타남
  - 팔을 Forward horizontal 90도 정도 올림
  - 팔꿈치를 90도 굽힌 상태에서 엎침과 뒤침이 가능함
- 다리 5단계 : 엉덩관절을 펴고 선 자세에서 무릎 굽힘이 가능함
  - 엉덩관절과 무릎이 펴지면서 발목의 등쪽굽힘이 가능함

157 ③

Brunnstrom의 운동회복 단계
- 손 4단계 : 손 전체로 gross grasp 가능함 / 손가락을 이용한 lateral prehension 패턴이 나타남
  - 적은 범위이나 손가락의 폄과 엄지의 움직임이 가능함

158 ④

강제유도운동치료(Constrained induced movement) 기법

건측을 2주 동안 깨어있는 시간의 90% 동안 사용하지 못하도록 제한하는 동시 환측에 강도 높은 연습, 과제 반복을 통하여 손상된 상지의 사용을 유도하는 재활 프로그램임
- 건측 사용억제를 통한 환측 강제적 사용
- 환측의 행동형성을 통한 훈련

159 ③

WMFT(Wolf Motor Function Test)
- 뇌졸중 or 뇌손상으로 인한 편마비 환자의 기능 측정을 위해 개발된 도구
- CIMT의 치료 효과 검증으로 사용됨
- 15가지 항목을 통해 상지와 손의 관절움직임, 통합적이고 기능적인 사용에 대해 평가
  - 측면으로 탁자 위 or 상자 위에 팔 올려놓기, 팔꿈치 측면 펴기, 장기말 쌓기, 카드 뒤집기, 수건 접기, 바구니 들기, 모래주머니 끌어당기기 등

160 ③

Parkinson's Disease
- 성인에게 발생하는 가장 흔한 퇴행성 신경계 장애임
- 흑질의 도파민성 뉴론의 감소로 인하여 바닥핵 내에서 활동이 감소되어 발생됨
- 전형적인 증상 : 떨림(tremor) / 강직(Rigidity) / 운동완만증(Bradykinesia)
- 임상적 특징 : 무동증 / 운동완만증 / Festinating gait / Freezing / Masked face

161 ①

PD의 단계별 증상(by Hoehn and Yahr)

단계	임상적 증상
1단계	• 편측(unilateral) 손의 휴식 시 진전(resting tremor)이 나타남 • 기능적 손상은 없음 • 글씨쓰기 시 글씨가 매우 작음 – 'micrographia'라고 함 • 빠른 손의 움직임(쥐기와 펴기) 시 약간의 강직(rigidity)이 나타남
2단계	• 증상의 진행이 나타남 • 양측의 운동장애가 나타남 • 보통 초기 진단 후 1~2년의 기간에 해당됨 • 양측으로 강직과 진전이 나타남 • ADL은 아직 독립적임 • 자세는 약간 굽어지기 시작함 – 엉덩관절(hip)과 무릎관절의 굽힘이 동반됨 • 보행은 아직 독립적임
3단계	• 정위반응(righting reactions)과 평형반응(equilibrium reactions)이 느려짐 • 균형감(balance)의 손상이 발생됨 – 서서하는 일을 수행하기 어려움
4단계	• 일상생활의 수행에 현저한 장애가 나타남 • 아직 보행은 가능함 – 운동조절은 매우 감소된 상태임
5단계	• 마지막 단계가 됨 • 휠체어(W/C) 사용 및 침상생활 • 대부분의 자조활동(self-care activity)을 타인에게 의존하게 됨

162 ④

- 식사하기 : 8점
  - 고기를 자르거나 김치 자르기 혹은 생선 바르기, 우유단지나 병뚜껑을 열 때 외에는 차려진 식탁에서 독립적으로 식사를 할 수 있음. 다른 사람이 옆에 있을 필요가 없음
  - 정상인보다 식사시간이 오래 걸림. 음식을 잘 삼키게 하기 위해 배려가 필요하고, 음식을 가려 먹여야 할 경우가 있으나 더 이상의 도움은 필요치 않음
- 목욕하기 : 3점
  - 샤워나 목욕을 위해 이동하거나 씻고 말리는 데 도움이 필요함. 환자 상태나 질환 등으로 목욕을 완벽하게 할 수 없는 것을 포함함
  - 샤워나 목욕 또는 씻기/말리기를 위해서 이동 시 도움이 요구됨. 욕조에 앉기, 비누칠하기, 수건으로 닦기, 수건세척, 팔다리를 씻을 때 도움이 요구됨. 환자는 힌트, 유도 또는 감독을 필요로 함
- 의자 침대 이동 : 3점
  - 이동하는 데 환자가 참여하기는 하지만, 이동 동작의 전 과정에서 한 명의 최대한의 도움이 필요함

163 ①

U/E D1 Flexion	Flexion-Adduction-External Rotation / Supination, Radial deviation, Wrist flexion, Finger Flexion & Adduction
U/E D1 Extension	Extension-Abduction-Internal Rotation / Pronation, Ulnar deviation, Wrist extension, Finger extension & Abduction
U/E D2 Flexion	Flexion-Abduction-External Rotation / Supination, Radial deviation, Wrist extension, Finger extension & abduction
U/E D2 Extension	Extension-Adduction-internal Rotation / Pronation, Ulnar deviation, Wrist flexion, Finger flexion & adduction

164 ④

A-one(Arnadottir OT-ADL Neurobehavioural Evaluation)

- 저자 : Gudron Arnadottir, MA, BMROT
- 형식 : performance-based rating scale and cheklist
- 목적 : 신경생리학적 손상이 있을 경우 일상생활활동 수행에 어떤 문제를 야기하며, 그런 문제들은 뇌피질 손상 부위와 어떻게 관련이 있는지를 알아보기 위함
- 대상 : 16세 이상으로 뇌피질 손상에 의한 기능이상 자
- 영역 : functional independence scale과 neurobehavioral impairment scale로 나뉨
- 결과 측정
  - functional independence scale : 옷 입고 벗기(dressing), 몸치장과 위생(grooming and hygiene), 이동 및 거동(transfer and mobility), 먹기(feeding), 의사소통(communication)영역으로 0(완전의존)~4(독립수행)로 채점함
  - neurobehavioral impairment scale은 클라이언트의 중추신경계(central nervous system) 기능이상을 관찰하는 영역으로 실행증(apraxia), 공간 무시(spatial neglect) 등의 행동을 관찰함. 점수는 0(기능장애 없음)~4(CNS 기능장애로 수행이 어려움)

165 ④

- Ⅹ신경 손상
  - 기침이 잘 안됨
  - UES Opening Decrease
  - 발성 시 탁한 소리가 남(목소리 손상)
  - Larynx elevation decrease
- Ⅻ신경 손상
  - Speech Coordination(Articulation & Dysarthria)
  - Tongue Strength, ROM Decrease
  - Tongue Motion-Protrusion, lateralization

166 ⑤

성대 내전 운동

- 성대 폐쇄가 어려워 거친 소리 또는 떨리는 소리를 내는 환자에게 적절함
- 방법
  - 상체를 곧게 펴고 두 팔로 책상을 밀면서 "아"를 가능한 크고, 일정한 소리로 지속적으로 발성함(10회)
  - 상체를 곧게 펴고 두 팔로 책상을 당기면서 "아"를 가능한 크고, 일정한 소리로 지속적으로 발성함(10회)
  - 숨을 깊이 마신 상태에서 숨을 멈추고 아래로 누르듯 가슴에 힘을 주어 "아" 하고 크고, 강하게 발성함
  - 앉거나, 서거나, 누운 자세에서 손바닥을 마주 대고 양쪽 손바닥을 서로 밀면서 힘을 주어 "아" 하고 크고, 강하게 발성함

167 ②

NLI란 운동 수준, 감각 수준 두 부분을 고려하여 최종적으로 나타나는 환자의 신경학적 수준이다.

- 환자의 운동 수준 : C7 / C7
- 환자의 감각 수준 : C6 / C6
- NLI : C6 / C6

168 ①

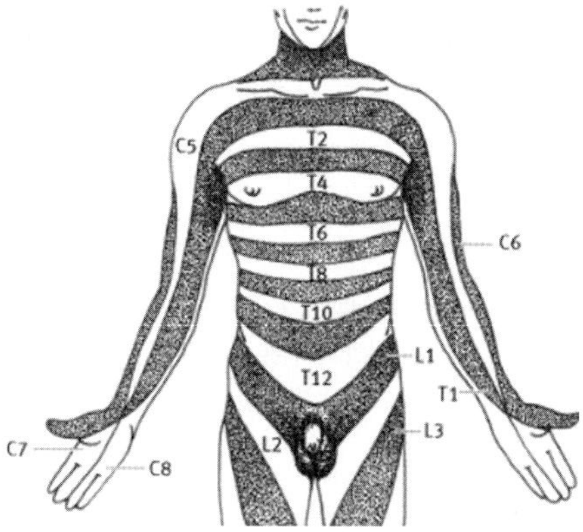

169 ④

건고정 쥐기

C6 이상이며 팔목 폄근이 MMT F+ 이상의 경우에 가능하다.

170 ⑤

MBI에서 식사하기 점수는 0, 2, 5, 8, 10 순서이며 숟가락을 이용해 식사가 가능한 환자는 중등도의 도움(5점)이 필요한 환자로 분류된다.

171 ④

사례의 환자는 쥐고 놓기는 가능하나 손가락의 개별적인 운동이 어렵다고 했으니 5단계 환자이다.

1단계	• 손의 기능이 전혀 없음
2단계	• 큰 잡기(gross grasp)가 시작됨 : 최소의 손가락 굽힘을 이용한 잡기
3단계	• 큰 잡기 및 갈고리(hook) 잡기가 가능해짐 : 놓기는 불가능함
4단계	• 큰 잡기가 존재함 • 측면 쥐기(lateral prehension)의 발달이 이루어짐 • 약간의 손가락 폄 및 엄지의 움직임이 가능함
5단계	• 삼점 쥐기(palmar prehension), 구형 쥐기(spherical grasp), 원통형 쥐기(cylindrical grasp), 그리고 놓기(release)가 가능함
6단계	• 모든 종류의 쥐기가 가능함 • 각각의 손가락 움직임이 가능함 • 수의적 폄 시 완전한 ROM이 가능함

172 ③

FIM에서 소변가리기 4점

• 소변가리기의 75% 수행 가능
• 1주에 1∼2번 정도 실수 발생

173 ①

보편적인 GBS환자들은 말초신경계 질환으로 신체적인 문제가 주증상이다. MMT를 제외한 나머지 평가는 인지, 시지각, 연하 평가이다.

174 ⑤

GBS 환자는 주증상으로 근력약화가 나타나고 그걸 개선하기 위해 근력운동을 많이 하게 된다. 하지만 고혈압이 합병증으로 있는 경우 혈압관리가 중요시 된다.

175 ④

LOTCA(Lowenstein Occupational Therapy Cognitive Assessment)의 Symbolic Action 항목이다.

176 ③

Symbolic Action

방법	검사자는 환자에게 질문함(요구함) • "당신이 어떻게 이를 닦는지 보여 주세요" – 대상자는 모든 활동을 보여줌 – 칫솔에 치약 짜기부터 입으로 가져와 칫솔질하기까지 • "어떻게 열쇠로 문을 열 수 있습니까?" • "어떻게 칼로 빵 한 덩어리를 자릅니까?" • "어떻게 전화를 사용합니까?" – 검사자에게 모든 과정을 보여줌 – 수화기를 들어 귀로 가져와 번호 누르기
점수	① 1점–각각의 정확한 대답에 점수를 줌 • 최소 수행–1점 • 최대 수행–4점 ② '거울 행동(mirroring)'은 중요하지 않음 • 전체 점수는 '거울 행동'과 '반대(contralateral) 모방' 모두를 포함함 • 이 평가는 실행을 평가하는 것임 – 좌우 구별 평가가 아님

177 ②

사례의 환자는 조현병환자로 망상, 환상, 병적 사고, 괴이한 행동 등의 증상을 보이며 보다 체계적인 망상적 사고를 하는 경우 편집형으로 분류된다.

178 ④

생각이 정리가 안 되어 말의 연관이 없고 무의미한 말을 나열하는 것으로 보아 사고형식 장애의 일종인 '지리멸렬'이 정답이다.

179 ④

조현병 환자의 초기 면담 시 망상에 대하여 동조하거나 직접적으로 비난하면 안 되며 주의를 돌려 좋아하거나 하고 싶은 일에 대하여 이야기를 한다.

180 ⑤

손에서 자발적인 쥐기가 조금씩 나타나는 시기로 손가락으로 큰 쥐기를 유도할 수 있는 활동을 제공한다.

181 ④

베르니케 실어증은 발화는 잘하나 이해가 어려운 실어증을 의미한다.

182 ②

특정한 촉감을 싫어하며 상대와의 신체접촉을 꺼려 손잡기 같은 활동을 싫어하는 것이다. 따라서 편식도 촉각방어로 나타나는 것이라 추측할 수 있다.

183 ④

감각방어 문제가 두드러지는 아동에게는 SP 검사를 실시해야 한다.

184 ⑤

촉각에 대해 민감하거나 방어적인 태도를 보이거나 높아진 각성을 조절하기 위해서는 고유수용성 감각을 제공하여야 한다.

185 ②

손가락 벌림(finger abduction)의 주동근

- 등쪽 뼈사이근(dorsal interossei)
- 새끼벌림근(abductor digiti minimi)

186 ④

등급

- 5 : 저항을 이기며 나아가지는 못하나 저항을 제거하면 스프링처럼 튕겨 돌아옴
- 4 : 약간의 저항을 이기고 수행함
- 3 : 완전한 AROM을 수행함
- 2 : 부분적으로 AROM을 수행함
- 1 : 촉지 시 수축이 느껴짐
- 0 : 수축 활동을 촉지할 수 없음

187 ③

사진은 universal cuff이다. C6 환자부터 적용한다. C5 환자의 경우 손목을 고정하는 보조도구와 함께 사용될 수 있다.

188 ⑤

C6 level의 key muscle은 extensor carpi radialis(Longus & brevis)이다.

189 ①

테노데시스(tenodesis) / 건고정 / RIC 스플린트

- 잡기 능력이 상실된 것을 보상할 수 있는 쥐기가 나옴
- long finger flexor의 힘줄 고정(tenodesis)을 이용
- '손목 폄과 동시에 손가락 굽힘' + '손목 굽힘과 동시에 손가락 폄'
- SCI C6 이상의 기능을 지닌 환자 중 근력이 F+ 이상인 경우 적용함

190 ①

ACA의 증상

- 반대쪽(contralateral) 하지(L/E)의 약화(weakness)가 특징임
- 일반적으로 상지보다 하지의 손상이 더 큰 것이 특징임
- 실행증, 정신적 변화, 원시 반사(primitive reflexes), 요실금 등이 나타남
- 지적 기능의 손상이 나타남
  - 혼동(confusion), 의지 상실(abulia), 느려짐(slowness), 산만함(distractibility), 판단력 손상, 통찰력 손상, 보속증(perseveration), 기억상실(amnesia), 지남력 상실(disorientation) 등이 나타남
  - 이마엽에 혈액을 공급하기 때문에 지적기능의 손상이 발생함
- 하지의 감각 손상이 나타남
- 요실금이 나타남
- 보행장애가 나타남 : 'ataxia'가 특징임
- 주 손상 부위는 이마엽 및 마루엽이 됨

191 ③

브론스트롬의 손 기능 회복

단계	내용
1단계	• 손의 기능이 전혀 없음
2단계	• 큰 잡기(gross grasp)가 시작됨 : 최소의 손가락 굽힘을 이용한 잡기
3단계	• 큰 잡기 및 갈고리(hook) 잡기가 가능해짐 : 놓기는 불가능함
4단계	• 큰 잡기가 존재함 • 측면 쥐기(lateral prehension)의 발달이 이루어짐 • 약간의 손가락 폄 및 엄지의 움직임이 가능함
5단계	• 삼점 쥐기(palmar prehension), 구형 쥐기(spherical grasp), 원통형 쥐기(cylindrical grasp), 그리고 놓기(release)가 가능함
6단계	• 모든 종류의 쥐기가 가능함 • 각각의 손가락 움직임이 가능함 • 수의적 폄 시 완전한 ROM이 가능함

192 ⑤

4~5단계의 회복을 보이는 환자의 활동

1) 회복 상태
   - 시너지로부터 벗어나 수의적 움직임이 나타나기 시작함
2) 치료 목표
   - 새롭고 보다 복잡한 움직임 패턴 수행하기

- 시너지로부터 벗어나기

3) 치료 내용
- 팔꿉관절의 호(arc) 운동
  - 팔꿈치 굽힘을 만들기 위해 호를 그리는 운동을 실시함
  - 스케이트보드(skate board), 파우더 보드(powder board) 등을 이용함
  - 두 가지 형태의 움직임이 교차적으로 반복됨
    - 어깨관절 수평모음(horizontal adduction)+아래팔 엎침(forearm pronation)+팔꿉관절 굽힘(elbow flexion)
    - 어깨관절 수평벌림(horizontal abduction)+아래팔 엎침(forearm pronation)+팔꿉관절 폄(elbow extension)

193 ⑤

[표 6] 참조

194 ③

PTA

손상 후 기억 상실	기간 정도(severity)
5분 이하	매우 경함(very mild)
5~60분	경함(mild)
1~24시간	보통(moderate)
1~7일	심함(severe)
1~4주	매우 심함(very severe)
4주 이상	극도로 심함(extremely severe)

195 ②

비대칭성 긴장성 경반사(asymmetrical tonic neck reflex, ATNR)

검사자세	• 바로 눕힌 자세에서 머리는 중앙에 위치함 • 양측 상지와 하지를 펴시킴
검사자극	• 머리를 한쪽으로 돌림
음성반응	• 양쪽 상지 및 하지에 아무런 반응이 없음
양성반응	• 얼굴 쪽(머리를 돌린 쪽)의 팔과 다리 폄 또는 폄근의 긴장 증가 • 머리뒤쪽(반대쪽)의 팔과 다리 굽힘 또는 굽힘근의 긴장 증가
기타	• 양성반응은 생후 4~6개월까지는 정상 • 생후 6개월 이후에 양성반응이 나타나면 이는 반사의 성숙이 늦어짐을 의미함

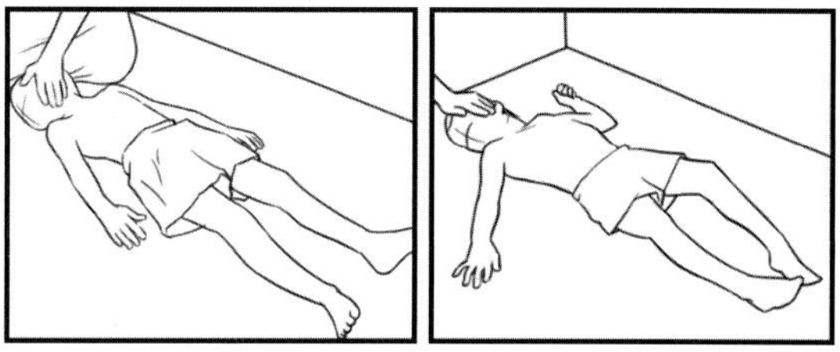

음성반응 / 양성반응

196 ②

뇌간(Brain stem) 수준의 반사로 생후 4~6개월에 나타난다.

197 ①

① 연합반응 : 뇌간 수준

② 목정위반사 : 중뇌 수준

[표 6]

레벨(level)	설명(description)
Ⅰ	• 무반응 : 자극에 무반응함
Ⅱ	• 일반화된 반응 : 자극에 대해 반응의 일관성이 없으며, 불특정적인 반응을 보이며, 목적적 반응이 없음
Ⅲ	• 국부적 반응 : 자극의 종류와 직접 관련된 반응을 보이지만 일관성이 없으면 지체를 보임
Ⅳ	• 혼동 및 동요 : 과장된(heightened) 반응, 심한 혼동, 공격적일 수도 있음
Ⅴ	• 혼동－부적절 : 단순 명령에는 조금 반응하지만 복합 명령에는 혼동을 보임－심한 주의산만을 보임
Ⅵ	• 혼동－적절 : 보다 목적 있는 반응을 보이지만 '큐(cue)'가 필요함
Ⅶ	• 자동－적절 : 로봇 같은 반응, 판단 및 문제해결 능력이 결핍됨
Ⅷ	• 목적적－적절(보조자의 대기가 필요) － 익숙한 업무에 대한 반응이 적절함 － 약간의 인지손상으로 인해 타인의 요구, 타인의 시각, 계획변경 등을 인식하기 위해 보조자의 도움이 필요함
Ⅸ	• 목적적－적절(요구 시 보조자의 대기가 필요) － 익숙한 상황에서 효율적인 반응을 보이지만 문제를 예측하거나 수행을 수정하는데 큐(cue)가 필요함, 낮은 '위기극복 내성'을 보일 수 있음
Ⅹ	• 목적적 및 적절(변형된 독립) － 다양한 업무에 적절한 반응을 보이지만 좀 더 시간이 걸리거나 휴식이 필요할 수 있음 － 인지적 보상전략에 있어 독립적이며, 요구에 따라 업무를 수정할 수 있음

③ 양서류반응 : 중뇌 수준
④ 란다우반응 : 중뇌 수준
⑤ 폄밀기반사 : 척수 수준

198 ④

상지 앞으로 올리기(FE)

1) 지시
   "팔을 앞으로 올리세요. 팔꿈치를 펴고 할 수 있는 높이까지 올려보세요."
2) 측정
   - 어깨관절의 굽힘 각도를 측정함
     - 시작 시 약간의 팔꿉관절 굽힘(약 60°)과 어깨관절의 굽힘(약 45°)은 허락함
     - 등은 기댈 수 없음
   - 측정기준
     - 1점 : 어깨관절 굽히기 운동을 약간만이라도 한 경우
     - 2점 : 어깨관절 굽힘 각도가 45° 이상, 90° 미만인 경우
     - 3점 : 어깨관절의 굽힘 각도가 90° 이상, 135° 미만일 경우
     - 4점 : 어깨관절 굽힘 각도가 135° 이상일 경우

199 ②

페그보드(PP)

1) 검사도구의 배치
   - 페그보드를 환자 정면에 위치시킴(먼 방향을 향하게 위치시킴)
   - 보드의 용기에 각 20개의 페그를 넣어 둠
2) 지시(오른손일 경우)
   - "오른쪽 용기의 페그를 오른손을 이용해 하나씩 집어 맨 위에 위치함 구멍에 차례로 끼우세요. 페그를 떨어뜨렸을 경우 그것을 줍지 말고 새 페그를 집어서 끼우세요. 페그는 반드시 한 번에 하나씩 집으세요. 자, 그러면 연습을 시작해보겠습니다."
   - 페그를 제자리에 다시 넣고 검사를 시작함
   - "오른손을 책상 위에 올려놓으세요. 제가 시작이라고 말하면 그만이라고 말할 때까지 최대한 빨리 페그를 구멍에 넣으세요."
3) 측정
   - 30초 동안 넣은 페그의 수를 계산함
   - 측정기준
     - 1점 : 1~3개
     - 2점 : 4~6개
     - 3점 : 7~9개
     - 4점 : 10~12개
     - 5점 : 13~15개
     - 6점 : 16개 이상

200 ④

상지 옆으로 올리기(LE)

1) 지시
   "팔을 옆으로 올려보세요. 팔꿈치를 펴고 할 수 있는 한 최대로 높이 올려보세요."
2) 측정
   - 어깨관절의 벌림 각도를 측정한다. 시작할 때 약간의 폄굽힘(60° 정도)과 어깨관절의 굽힘(45° 정도)은 허락한다.
   - 측정 기준
     - 1점 : 어깨관절의 벌림 운동이 약간 있을 경우
     - 2점 : 어깨관절의 벌림 각도가 45° 이상, 90° 미만인 경우
     - 3점 : 어깨관절 벌림 각도가 90° 이상, 135° 미만인 경우
     - 4점 : 어깨관절 벌림 각도가 135° 이상인 경우

201 ③

보조는 필요하지 않으나 경직, 호흡 가빠짐 등에 의한 안전성을 위해 감독이 필요한 경우는 최소 도움에 해당한다.

- 8점

202 ⑤

Ambulation 수행

독립적인 보행은 가능하고 50m 이상 감독 도움 없이 걸을 수 있는 것은 완전 독립으로 15점이다.

203 ③

Chair / Bed Transfer 수행

- 안전과 자신감 부여를 위해 감독이 필요함
  → 최소 도움 : 12점에 대한 설명임
- 총점은 87점임

204 ④

총점은 87점이다.

분류	MBI 총점	도움의 수준	주당 필요한 도움의 시간
1	0~24	완전	27.0
2	25~49	중함	23.5
3	50~74	보통	20.0
4	75~90	경함	13.0
5	91~99	최소	<10.0

205 ⑤

- 왼팔 : D_2 굽힘
- 오른팔 : D_1 굽힘

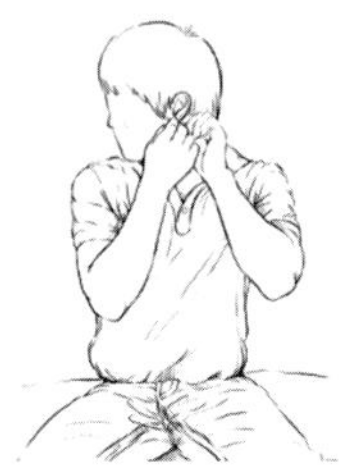

206 ⑤

비대칭적 패턴(asymmetric patterns)

- 짝을 이루는 사지는 동시에 편측을 향한 움직임을 보임
- 몸통의 돌림을 촉진시킴
  - 양손의 접촉이 있음
  - 패기(chopping)와 들기(lifting)

207 ①

Multiple Sclerosis

- 원인 : 중추신경계 백색질의 플라그 형성으로 인해 탈수초화가 나타나는 진행적 퇴행성 질환(말이집 손상)
- 발생률 : 20세~45세 사이로 많이 발생되고 여성에게 더 높게 발생됨
- 임상증상 : 이상감각/복시증 및 한쪽 눈의 시력손실, 피로, 감정이상, 사지의 감각손실이 나타남

208 ③

Multiple Sclerosis의 환자들은 작은 활동에도 많은 피로감을 호소하기 때문에 에너지 보존에 대한 교육과 일의 단순화 법칙을 교육하여 일상생활을 할 수 있게 해야 된다.

209 ②

전형적 분류

재발 완화형	가장 일반적인 형태이며 증상의 재발 이후 부분적, 완전한 회복이 발생함. 증상 발현 사이에 안정기를 가진 형태임
일차 진행형	발병 후 처음부터 뚜렷한 재발이나 완화 없이 점진적으로 진행되는 형태임
이차 진행형	처음에는 재발 완화형으로 시작하나 일정 기간 불규칙한 재발과 이장을 반복하면서 신경계 손상이 축적되어 재발 후 회복정도가 줄어들거나 마치 만성 퇴행성 질환의 양상으로 지속적인 약화만 보이는 형태임
진행 재발형	뚜렷하게 신경학적 기능이 악화되는 기간이 있음. 증상이 재발되는 사이에도 병이 지속적으로 진행되는 형태임

비전형적 분류

양성형	1~2차례 재발에서 회복 후 악화되지 않고 경미한 장애가 남거나 회복됨
악성형 (급성진행형)	발병 후 급격히 악화되어 심한 장애를 발생시킴. 조기에 사망하는 형태임

210 ④

Anterior Cerebral Artery

- 뇌들보 앞부분 손상 시 상지에 실행증 발생
- 상지보다는 하지 쪽에 마비가 더 심하게 나타남
- 마비 측 감각 저하가 나타남
- 이마엽 손상으로 인하여 요실금 발생
- 판단력과 통찰력 감소
- 우반구 손상으로 인하여 공간지각능력에 문제가 생겨 편측무시가 발생함

211 ①

근 긴장이 낮은 상태이므로 근 긴장도를 올리는 기법을 사용해야 한다. 태핑을 제외한 나머지 기법은 근 긴장도 억제기법이다.

212 ③

위 환자는 NDT 1단계의 환자이다.

① 양손 노젓기 활동 : 브룬스트롬 2~3단계 접근법
② 건측 상지 고정하기 : CIMT 접근법
③ 양손을 사용한 컵 쌓기 : 손상된 상지를 활동에 참여시키기로 1단계 중재의 내용
④ 마비된 상지를 이용한 공 던지기 : 5단계 수준의 활동
⑤ 마비된 상지를 이용한 스케이트보드 밀기 : 2a 단계의 활동

213 ⑤

Amyotrophic Lateral Sclerosis

- 운동피질 내에 운동신경원이 선택적으로 파괴되는 진행성 퇴행 질환임. 이로 인하여 Upper Motor Neuron, Lower Motor Neuron의 불규칙적 조화 발생됨
- 원인 : 글루타민 과다, 중금속 독성, 자가면역체계 이상, 유전 등
- 전형적인 증상
  - 상위운동 신경원 : 과반사증, 바빈스키징후, 간대성 경련
  - 하위운동 신경원 : 근 약화, 근 위축, 휴식 시 근 섬유다발수축
- 임상적 특징 : 운동신경만 침범하므로 감각의 문제는 없음. 정상임
  - 인지 / 언어 : 후기까지 보존되나 3%~5% 정도 발생할 수 있음
  - 조음곤란 / 혀 근육 위축 / 얼굴 근육 연축, 목젖 움직임 제한 등 발생함
- 진행 과정
  - 초기 : 팔, 다리, 입 및 인두 근육 약화가 편측으로 발생함. 발목이 쳐져서 자주 넘어지고 물건을 떨어뜨리며 말을 얼버무림
  - 중기 : 근 위축, 체중감소, 경직, 근 경련, 근섬유다발수축이 양측성, 전신성으로 진행됨. 걷기, 옷 입기 등의 일상생활활동의 제한이 두드러짐
  - 말기 : 삼킴장애, 갈비뼈사이근과 가로막 근육 마비로 호흡이 어려워져 관을 통해 영양을 공급받고 호흡기를 사용함

214 ④

ALS 단계

단계	증상
Ⅰ	• 부분적 근 약화 발생 • 손끝이 서툴러짐 • 보행 가능함 • 독립적 ADL 수행
Ⅱ	• 특정 근육에서 중증도의 근 약화 발생 • 계단 오르기, 팔 올리기, 단추 채우기 등 ADL 수행 감소됨
Ⅲ	• 특정 근육의 심각한 약화 • 장거리 보행 시 피로감을 느낌 • 독립적 ADL 수행 능력이 보통 정도로 감소함
Ⅳ	• 어깨 통증과 손의 부종이 나타나는 Hang-ing-arm 증후군 발생함 • 휠체어의 의존함 • 하지의 심한 약화 발생 • ADL 수행 시 쉽게 피로를 느낌
Ⅴ	• 운동성 부족으로 인한 피부 손상 • 하지의 심각한 약화 발생 • 휠체어 의존 생활
Ⅵ	• 침상생활 • 완전 의존적인 ADL • 심한 피로감

215 ③

ALS 6단계 환자

- 침상생활, 완전 의존적인 ADL의 삶을 수행한다.
- 환자를 위해 사용할 수 있는 보조도구로는 대체보완 의사소통 도구나 호흡기 등이다.

① 전동 휠체어 : 4단계 때 사용하는 보조도구임
② 욕실 안전 보조도구 : 3단계 때 사용하는 보조도구임
④ Ankel Foot Orthosis : 2단계 때 사용하는 보조도구임
⑤ Mobile Arm Supports : 4단계 때 사용하는 보조도구임

216 ①

NLI(Neurological level of injury)

운동 수준, 감각 수준 두 부분을 고려하여 최종적으로 나타나는 환자의 신경학적 수준이다.

- 환자의 운동 수준 : C8 / T1
- 환자의 감각 수준 : C7 / C7
- NLI : C7 / C7

217 ④

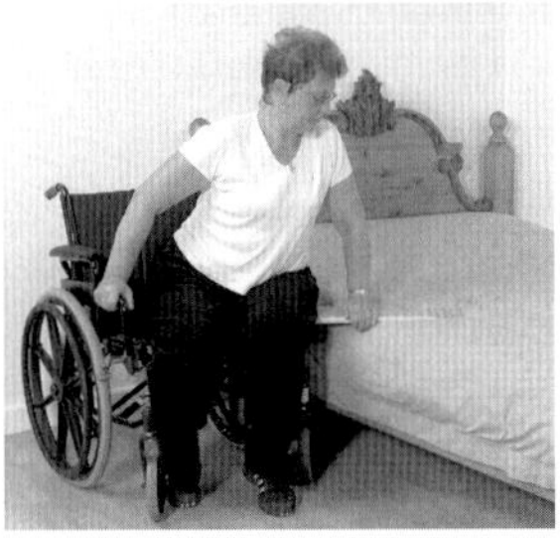

218 ④

- 중지손가락 : C7
- 새끼손가락 : C8
- 팔꿈치 : T1
- 젖꼭지 : T4
- 배꼽 : T10

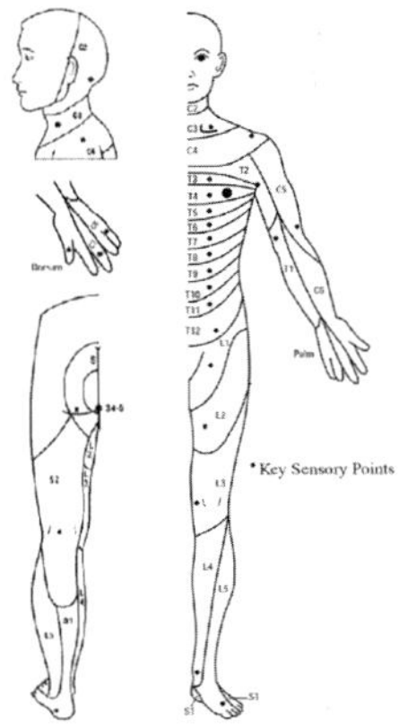

219 ③

도구 구성(equipment required)

- Purdue Peyboard test(Model#3020)
  - 매뉴얼(instruction manual)
  - 1개 테스트 판(1test board)
  - 핀, 콜라, 와셔(pins, collars, washers)
  - 점수지(score sheets)
- 높이 30인치 이상의 평가 테이블
  - 대상자는 테스트 수행 내내 앉아 있어야 함
- 초를 잴 수 있는 초시계(stopwatch) 또는 시계

220 ②

하부 항목별 측정시간

- 오른손(30초)
- 왼손(30초)
- 양손(30초)
- 오른손+왼손+양손(Note : 실제로 평가하지 않음 : 수학적인 점수 합산)
- 조립(60초)

221 ⑤

점수의 예

- 대상자가 8개의 완전한 조립을 만들었을 경우
- 8(개수) × 4(부분) = 32점

222 ②

눈 뜨기 점수

자발력(spontaneous)	스스로 눈 뜨기	4
말하기(speech)	큰소리로 질문하면 눈 뜨기	3
통증(pain)	꼬집을 때 눈 뜨기	2
	눈을 뜨지 못함	1

223 ④

운동반응 점수

명령(commands)	단순 명령에 따르기	6
통증(pain)	꼬집을 때 평가자의 손에서 벗어나기(away) 위해 당김	5
	꼬집을 때 벗어나기(away) 위해 특정 신체 부위를 당김	4
	통증에 대해 부적절하게 신체를 굽힘시킴(decerebrate posturing)	3
	꼬집을 때 신체는 펴된 자세로 강직(rigid) 됨(decerebrate posturing)	2
	통증(pain) 꼬집을 때 운동 반응이 없음	1

224 ④

심각도

- 3~8 : 심각함
- 9~12 : 중등도
- 13~15 : 경미함

225 ⑤

손상 후 기억 상실(PTA)	기간 정도(severity)
5분 이하	매우 경함(very mild)
5~60분	경함(mild)
1~24시간	보통(moderate)
1~7일	심함(severe)
1~4주	매우 심함(very severe)
4주 이상	극도로 심함(extremely severe)

226 ②

SCIM

급성 및 만성 SCI 환자의 ADL를 평가하는 도구이다.

227 ④

실외이동(100m 이상)

전반적인 도움이 필요하다.	0
전동 휠체어가 필요하다. 또는 수동일 경우 조작 시 부분적 도움이 필요하다.	1
수동 휠체어를 이용해 독립적으로 이동한다.	2
보행 시 감독이 필요하다(보조기 유무와 관계없음).	3
워킹프레임이나 목발로 보행한다(swing gait).	4
목발이나 두 개의 지팡이로 보행한다(reciprocal walking).	5
한 개의 지팡이로 보행한다.	6
하지 보조기만 사용해 보행한다.	7
보조기 없이 독립적으로 보행한다.	8

228 ②

Watson' Test(와트슨 검사)

- 자극 : 검사자의 엄지를 손목관절 손바닥면의 손배뼈 거친면에 위치시킨 후, 피검자의 손목관절을 굽히면서 자쪽으로 치우침
- 이상반응 : 먼쪽 노뼈의 부분탈구가 확인되며 통증을 동반하기도 함

229 ③

Watson' Test(와트슨 검사)의 목적

손배반달인대 손상으로 인한 손배반달뼈(Scapholunate) 안정성 검사

230 ①

연합반응(associated reactions)

검사자세	• 바로 눕힘
검사자극	• 어떤 물건을 한 손으로 꼭 잡게 함 • 편마비인 경우 – 정상 손에 물체를 꽉 쥐도록 함
음성반응	• 아무 반응 없거나 신체의 다른 부위에서 근긴장 증가가 없음
양성반응	• 반대편 상지나 또는 신체의 다른 부위에서 근긴장이 증가함
기타	• 양성반응에 또 다른 비정상적인 반사작용이 나타나면 반사의 성숙이 늦어짐을 의미함

231 ⑤

뇌간 수준의 반사이다. 목 정위반사, 미로 정위반사, 시각 정위반사, 몸통 정위반사는 중뇌 수준의 반사이다.

232 ①

RA 환자의 관절보호 원칙과 필요한 보조도구이다.

사례형 문제

활동	보조기구
옷 입기 (dressing)	• 옷 입기 스틱(dressing stick) • 구두주걱(shoe horn) • 양말 신기 보조도구(sock aid) • 단추걸이(button hook) • 지퍼 채우기(zipper pull) • 탄력 신발 끈(elastic shoelaces)
화장실 (toileting)	• 높은 변기 시트(raised toilet seat) • 손잡이(grab bars) • 손잡이가 연장된 뒤처리 위생도구(extended perineal hygiene aid)
먹기 (feeding)	• 손잡이가 두껍거나 긴 주방도구(built-up or extended-handle utensils) • 가벼운 T형 손잡이 컵(lightweight T-handled mug)
기타	• 막대형 문고리(doorknob levers) • 스피커 폰(speaker phone)

233 ③

RA 환자는 작은 관절의 무리한 사용을 피해야 한다.

234 ②

조조강직은 진단 기준이다. RA의 경우 1시간 이상 OA의 경우 30분 이내이다.

235 ⑤

Rett 장애

- X-linked dominant가 유전으로 나타남
- 정신지체 증후군으로 여아에서만 발견
- 의사소통, 운동, 사회성 영역의 기능저하가 대개 만 1세 이후에 시작
- 자폐증과 유사한 증상들과 이 갈기(teeth grinding), 언어소실, 과호흡증, 불규칙한 호흡, 손의 상동행동 등 보임
- 나이가 들면서 보행실조가 진행
- 척추만곡증, 간질 등이 동반

236 ①

레트증후군(Rett syndrome)

생후 6~12개월까지는 정상적으로 발달한다. 즉 운동능력, 머리둘레, 신체성장이 정상 범위에 속한다. 이후 심각한 퇴행현상을 보인다. 6~24개월 사이에 점진적으로 뇌장애(encephalopathy)가 발생하면서 두뇌성장이 감퇴되면서 뇌가 작아진다(microcephaly). 부분적 또는 전반적으로 언어기능이 손상되는데, 이미 배워서 습득한 말을 하지 못하게 되어 수용성, 표현성 의사소통장애가 온다. 운동기술을 잃고 목적성 손 운동이 소실되고, 특징적인 손을 비틀거나 손가락을 핥거나 물어뜯거나 손으로 쓰는 것 같은 상동운동(hand-writing stereotypy)이 나타난다. 그리고 불규칙적인 호흡, 과호흡증, 무호흡 등의 호흡기계 증상 등이 나타나기 시작한다. 정신운동지체와 더불어 사회적 발달, 놀이발달이 중지되나 사회적 관심은 유지된다. 4세경에는 ataxia 및 apraxia 등 운동실조를 보인다. 이어 흔히 choreoathetoid movement가 나타난다. 척추측만증(scoliosis)이 많이 동반된다. 대개 고도의 정신지체가 동반된다. Rett 장애아의 60~75%에는 뇌전증이 동반된다. 질병이 경과되면 근육긴장도(muscle tone)가 증가하여 근육강직이 일어나 약 10년이 지나면 대부분 휠체어를 사용하게 된다. 또한 말도 할 수 없게 된다. 이처럼 Rett 장애가 전형적 자폐장애와 다른 점은 생후 6개월 이후에 심각한 발달, 성장장애를 보이고, 특징적인 손 운동이 있고, 언어능력이 완전히 소실되고 호흡기계 증상이 있다는 점이다.

237 ④

레트증후군(Rett syndrome)

1965년 Rett가 22명의 여아를 보고하였다. 아직까지는 7개월에서 24개월 사이 여아에서만 발견되는 장애이다. DSM-5에서는 이를 자폐증 스펙트럼 장애로 통합되었다. Rett 장애의 정확한 원인은 밝혀지지 않았다 여아에서만 발생하고 일란성 쌍둥이에서는 일치율이 100%라는 증례보고로 보아, 유전적 원인이 강하게 시사된다.

238 ③

균형의 제한이 있는 상태이고 독립적인 보행이 가능하여 Hoehn and Yahr scale 3단계에 해당한다.

PD의 단계별 증상(by Hoehn and Yahr)

단계	증상
1단계	• 편측(unilateral) 손의 휴식 시 진전(resting tremor)이 나타남 • 기능적 손상은 없음 • 글씨쓰기 시 글씨가 매우 작음 – ‘micrographia’라고 함 • 빠른 손의 움직임(쥐기와 펴기) 시 약간의 강직(rigidity)이 나타남
2단계	• 증상의 진행이 나타남 • 양측의 운동장애가 나타남 • 보통 초기 진단 후 1~2년의 기간에 해당됨 • 양측으로 강직과 진전이 나타남 • ADL은 아직 독립적임 • 자세는 약간 굽어지기 시작함 – 엉덩관절(hip)과 무릎관절의 굽힘이 동반됨 • 보행은 아직 독립적임
3단계	• 정위반응(righting reactions)과 평형반응(equilibrium reactions)이 느려짐 • 균형감(balance)의 손상이 발생됨 – 서서 하는 일을 수행하기 어려움

4단계	• 일상생활의 수행에 현저한 장애가 나타남 • 아직 보행은 가능함 – 운동조절은 매우 감소된 상태임
5단계	• 마지막 단계가 됨 • 휠체어(W/C) 사용 및 침상생활 • 대부분의 자조활동(self-care activity)을 타인에게 의존하게 됨

239 ③

환자의 도파민 수치가 하락하여 레바도파를 복용하고 있으며 무표정, 삼킴장애, 운동감소 등의 증상을 보이는 파킨슨 병이다. 점차 보행이 점차 빨라지며 좁은 보폭을 보이는 것은 가속 보행이다.

240 ③

- 환자의 균형능력이 저하되어 슬리퍼보단 미끄럼 방지 양말을 신어야 한다.
- 복도의 손잡이는 80cm 높이가 적합하다.
- 떨림으로 인해 안정감을 줄 수 있는 무게감 있는 도구가 필요하다.
- 의자는 무겁고 견고한 의자가 필요하다.
- 두꺼운 발 매트에 걸려 넘어질 수 있으므로 얇은 흡착형 매트를 사용하거나 사용하지 않는 것이 좋다.

241 ③

저혈압이 나타나고 있는 증상은 T6 이상의 SCI 환자에게서 흔히 나타나는 기립성저혈압이다. BP체크 결과 정상혈압보다 저하된 상태가 관찰되었다.

242 ②

기립성 저혈압에 대한 올바른 조치사항은 몸을 눕히고 다리를 들어 올리며 압박스타킹이나 복대를 착용시킨다.

243 ②

tenodesis splint 사용기준

손목 폄의 근력이 최소 F+(3+) 이상이 될 경우

244 ⑤

C_5	• 고도의 기술을 지닌 장비를 통해 독립적 이동이 가능함 • 독립적 전동 휠체어의 사용 및 약간의 수동 휠체어의 사용이 가능함 – 수동 휠체어 : 카펫이 없는 실내의 평평한 바닥에서 운전이 가능함 • 필요한 장비 : 'long opponens splint'
C_6	• 휠체어 – 전동 : 모든 지면에서 독립적임 – 수동 : 실내에서 독립적이지만 실외에서는 의존적임 – 코팅된 핸드림(hand rim)이 필요함 • 의사소통 : 보조도구를 사용하므로 독립적임 • 'typing aid, telephone holder, page turner' 등을 사용함 • 'tenodesis 스플린트(RIC 스플린트)'의 사용이 가능함 • 테노데시스(tenodesis) 잡기가 가능함

245 ⑤

- Birth Weight : 2500g 이상으로 출생
- Low Birth Weight : 1500~2500g으로 출생
- Very Low Birth Weight : 1000~1500g으로 출생
- Extrimely Low Birth Weight : 1000g 미만으로 출생
- Ultra Low Birth Weight : 750g 미만으로 출생

246 ①

- 생활연령 : 출생이후 실제연령
- 교정연령 : 영아가 조산인 경우 조산아가 아니라 정산아로 태어났을 때 몇 살인가 의미
- 재태연령 : 영아가 자궁에서 지낸 총 수

247 ⑤

- 밝은 조명보단 희미한 조명으로 수면을 유도한다.
- 지속적인 백색소음은 영아에게 스트레스를 줄 수 있다.
- 핸들링이나 처치가 아무리 경미하다 해도 영아는 고통스럽게 지각될 수 있다.

NICU의 조명	• 최소 1~60fc 정도의 범위가 적당함 • 전체 조명을 어둡게 유지하는 것이 바람직함 • 미숙아의 눈을 실내등으로부터 보호해 주어야 함 • 빛을 차단하기 위해 커버를 사용할 수 있음 • 만삭 수준의 신생아에게는 적절한 빛과 시각적 자극이 필요함 • 수면을 취하기 위해 희미한 조명이 필요함 • 영아의 홍채는 충분히 수축하지 못하기 때문에 실내조명으로부터 자신을 보호할 수 없음
치료적 자세	• 개요 : 미숙아를 위해 굽힘, 쌓여짐, 정중선 유지 등이 필요함 • 치료적 자세의 효과 – 활동 의존성(activity-dependent) 발달 ◦ 중추신경계의 발달은 임신의 마지막에 일어남 → 피질층의 형성, 신경로의 조직화 및 전문화 등
치료적	– 굽힘(flexion)과 대칭(symmetry) 자세의 강화

자세	◦ 자궁 내에서 강화됨 – 태아의 능동적 폄(extension)의 발달 ◦ 자궁의 벽으로 인해 폄 자세에서 굽힘 자세로 다시 돌아오게 됨 – 치료적 자세 없는 신생아 ◦ 늘어짐(flat), 비대칭적 머리 자세가 나타남 ◦ 하지가 벌림(abduction) 및 바깥돌림 상태 나타남 ◦ 자발적으로 정중선으로 모임 및 굽힘 자세로 돌아가지 못함

248 ③

Glasgow Coma Scale

눈 뜨기	큰소리로 말할 때 눈 뜬다. / 3점
운동 반응	간단한 명령을 따른다. / 6점
언어 반응	검사자가 말을 이해할 수 있지만 내용이 상식을 벗어난다. / 3점
총 점수	12점

249 ③

Post-Traumatic Amnesia

PTA 기간	심각성(Severily)
5분 이하	매우 경미(Very Mild)
5분에서 60분	경미(Mild)
1시간에서 24시간	중증도(Moderate)
1일에서 7일	심각(Severe)
1주에서 4주	매우 심각(Very Severe)
4주 이상	극도로 심각(Extremely Severe)

250 ①

Rancho Los Amigo 인지기능 4단계

4단계	• 혼돈되고 흥분된 상태 • 정보처리 능력이 현저히 감소된 상태로 과장된 활동을 보임 • 현실과 동떨어져 자신의 내적 혼동에 우선적으로 반응함 • 자주 별스런 행동을 하고 그 환경에 맞지 않게 행동함 • 자극을 제거한 후에도 자극에 대해 울음을 터트리거나 비례해서 소리를 지르며 공격적 행동을 보임 • 치료에 직접적으로 협조하지는 못하며 말하는 것이 종종 환경과 맞지 않음

251 ②

Middle Cerebral Artery

- 뇌혈관 질환의 가장 일반적인 원인임
- 팔과 얼굴, 혀가 심하게 마비가 발생됨(광범위한 편마비 발생함)
- 손상된 쪽을 향해 머리와 목이 현저히 기울음
- 좌반구 손상 시 : 실어증 및 숫자 계산 하는데 어려움이 있을 수 있음
- 우반구 손상 시 : 질병 부인, 편측 무시, 지각 결손, 시공간적 결손, 보속증과 같은 지각 결손 발생함

252 ②

Dynamometer

- 손의 악력을 측정하는 기계
- 목적
  - 손으로 쥐는 힘 측정
  - 손의 마비나 기능 저하 정도 측정
  - 손 기능을 요하는 직무에 대한 수행 가능성 파악
- 측정 자세
  - Sitting Position / Elbow : 90° Flexion / Forearm : Neutral Position / Wrist : 0°～30° Extension / Ulnar deviation : 15°
- 3회 연속 측정(측정 간 1분 정도 휴식) / 3회 측정치의 평균값으로 결과치 환산함

253 ④

MFT

목적	뇌졸중 환자의 조기 재활치료의 신경학적 회복의 시기에 있어 상지운동기능의 변화를 측정하고 기록하기 위해
대상	뇌졸중 환자
검사시간	약 10분
구성	• 영역 및 항목 : 3영역 8항목 32개 소검사로 구성됨 – 상지운동 4항목 – 장악력 2항목 – 손가락 조작 2항목 • 하위검사 : 32개
점수	• 득점 – 각 하위검사가 가능한 경우 1점 – 각 하위검사가 불가능한 경우 0점 • 총점 – 최고점 : 32점 – 환산 점수 ◦ 32점을 100점으로 환산함 ◦ 획득한 총점에 3.125를 곱함

254 ③

깊이	증상 및 조직	회복기간	흉터발생
표면 (Superficial) : 1도	• 피부가 붉음(홍반) • 수포(blister) 없음, 약간의 통증 발생 • 표피 외층(superficial epidermis)	3～7일	없음
표면일부 (Superficial partial thickness and donor sites) : 2도	• 피부가 붉음(홍반), 축축함(wet) • 수포 있음, 통증이 심함 • 표피(epidermis)	2주 미만	가능성 낮음
깊은 일부 (Deep partial thickness) : 2도	• 피부가 붉음(홍반), 통증이 심함 • 일반적으로 터지는 물집(손과 발) • 표피(epidermis)와 진피(dermis)	2주 이상	가능성 큼
전층 (Full thickness) : 3도	• 피부의 창백함 • 엉켜진 모세 혈관 • 가벼운 접촉(light touch)에 감각 없음 • 표피(epidermis)와 진피(dermis)	장시간	발생
피부밑 (Subcutaneous) : 4도	• 하부손상이 발생됨		발생

255 ②

Nine of Rule

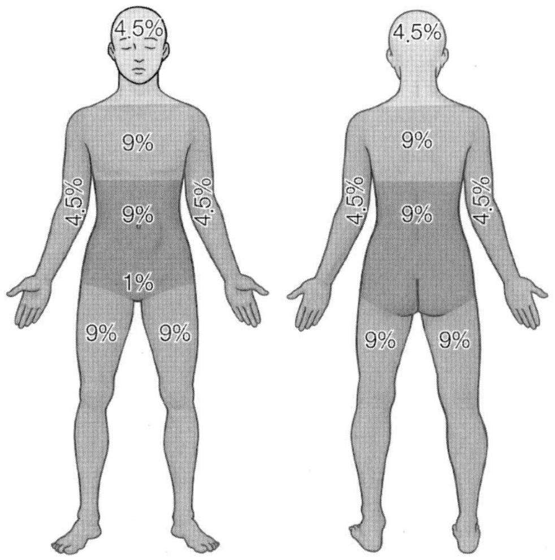

256 ③

화상 후 특정 신체 부위를 위한 신체변형 예방 자세

- 목 : 약간 폄시킨 상태로 중립 위치
- 흉부와 복부 : 몸통 폄, 어깨를 뒤로 당김
- 겨드랑이 : 어깨관절 90°～100° 벌림
- 팔꿈치와 아래팔 : 팔꿈치의 폄, 아래팔 중립
- 손목과 손 : 손목의 30° 폄, 엄지손가락의 벌림과 폄, MP관절의 50°～70° 굽힘, IP관절 폄
- 엉덩관절과 대퇴부 : 중립위치, 엉덩관절의 10°～15° 바깥돌림
- 무릎과 하퇴부 : 무릎의 폄(약간의 화상이 있을 시 굽힘)
- 발목과 발 : 중립위치에서 0°～5° 발등 굽힘
- 귀와 얼굴 : 압박을 예방

257 ④

C7은 이상감각 부위이고, C8은 무감각이다.

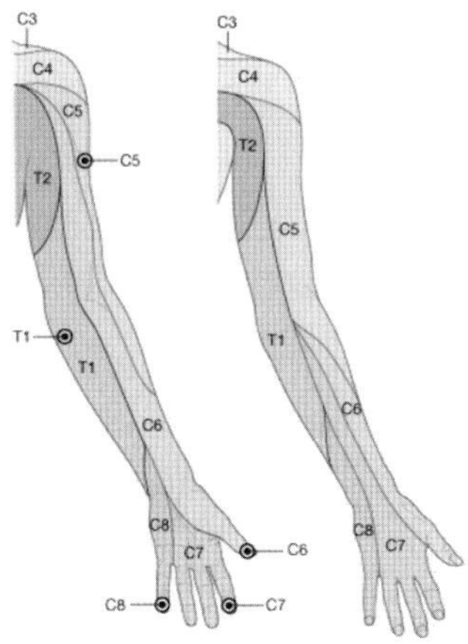

258 ④

NLI

운동 수준, 감각 수준 두 부분을 고려하여 최종적으로 나타나는 환자의 신경학적 수준이다.

- 환자의 운동 수준 : C6 / C6
- 환자의 감각 수준 : C6 / C6

259 ③

SCIM-3(Spinal Cord Independence Measure)

- 척수손상 환자에게 사용되는 기능평가도구
- 기능의 중요성에 따라 점수에 가중치를 두어 척수 손상 환자의 재활 평가에 효과적일 수 있도록 고안한 평가도구
- 척수 손상에 의한 하지 마비 혹은 사지마비 환자들의 기능적 변화를 평가하기 위한 것
- FIM과 비교하여 기능적 변화에 따른 민감도를 평가하기 위한 것임
- 대상 : 모든 척수 손상환자
- 방법 : 직접적인 관찰과 면접

- 점수화 : 하위 검사 점수
  - 자조관리, 호흡과 괄약근 조절, 이동성에 대해 각각 하위 점수를 계산함
  - 전체 점수(총점 : 100점)
  - 3가지 하위 검사의 점수를 더함

260 ⑤

외상 후 스트레스장애

구분	내용
개념	• 외상을 입으면서 심한 감정적 스트레스를 경험하였을 때 나타나는 장애 • 생명을 위협하는 재난이 발생하였을 당시에 받은 충격에 의해 발병함 • 사례 – 전쟁 및 자동차, 기차, 비행기 등의 교통수단으로 인한 사고 – 산업장에서의 사고, 폭행, 강간, 테러 및 폭동 – 홍수, 폭풍, 지진, 화산폭발 등
임상양상	• 위협적이었던 사고에 대한 반복적 회상이나 악몽에 시달리는 등 외상경험을 재경험 – 외상을 상기시키는 것들을 지속적으로 회피하려 함 – 상기에 대한 반응을 마비시키려 하며 지속적으로 과민상태에 있음 • 관민과 더불어 우울, 불안, 일상생활에 대한 집중곤란, 흥미상실, 대인관계에서 무관심하고 멍한 태도, 짜증, 잘 놀람, 수면장애 등을 보임

261 ③

경과 및 예후

- 증세는 사건이 발생한지 얼마 후에 나타나기 시작함
  - 대개 1주후부터 나타남
  - 30년이 지난 후에도 나타날 수 있음
- 증상은 시간에 따라 유동적임
  - 스트레스가 있을 때 악화됨
- 회복
  - 30%가 회복하며, 40%는 경한 증상을, 20%는 중등도 증상을 겪음
  - 10%는 증상이 변하지 않거나 악화됨

262 ③

구분	내용
목적	뇌졸중 환자의 조기 재활치료의 신경학적 회복의 시기에 있어 상지운동기능의 변화를 측정하고 기록하기 위해
구성	• 영역 및 항목 : 3영역 8항목 32개 소검사로 구성됨 – 상지운동 4항목 – 장악력 2항목 – 손가락 조작 2항목 • 하위검사 : 32개

263 ②

입방체 옮기기

- 5초 후 옮겨진 적목의 수를 계산함
- 측정기준
  - 1점 : 1～2개
  - 2점 : 3～4개
  - 3점 : 5～6개
  - 4점 : 7～8개

264 ⑤

페그보드 점수

- 30초 동안 넣은 페그의 수를 계산함
- 측정기준
  - 1점 : 1～3개
  - 2점 : 4～6개
  - 3점 : 7～9개
  - 4점 : 10～12개
  - 5점 : 13～15개
  - 6점 : 16개 이상

MFT는 뇌졸중 환자의 조기재활을 위해 신경학적 회복 시기 중 상지 운동 간의 변화를 측정, 기록하기 위해 개발되었으며 CC보드는 입방체 옮기기에만 사용이 된다.

265 ③

- 목욕하기 4점 : 물 온도를 맞추거나 이동 시 안전을 위하여 감시가 필요하다.
  - 목욕하는 데 정상인에 비해 3배 이상의 시간이 소요된다. 목욕기구, 목욕물, 세제 등을 준비하는 데 도움이 필요하다. 이동을 위해 재촉이나 감독이 요구된다.
- 보행 12점 : 독립적인 보행이 가능하지만 도움 없이 50m 이상을 보행할 수 없거나, 위험한 상황에서는 안전을 위하여 감독이 필요하다.
  - 보행에 시간이 오래 걸리고 힌트나 재촉이 필요하다.

266 ③

대칭적 패턴이다. 양쪽 상지의 D2 Flexion이 나타난다.

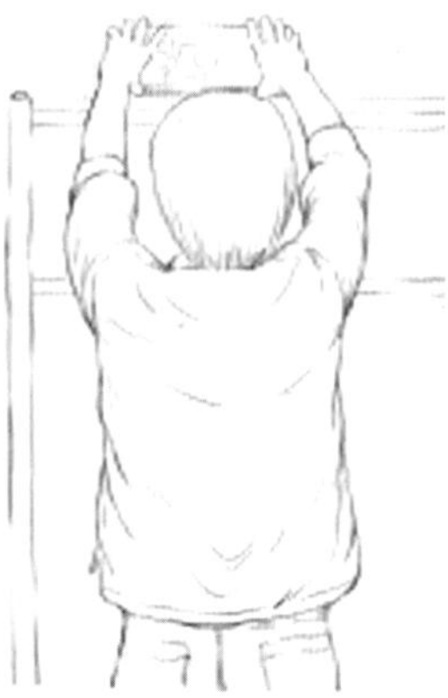

267 ③

AMPS(Assessment of Motor and Process Skills)

- 대상 : 3세 이상 / 질환·질단 관계없이 사용
- 평가영역
  - 운동기술 : 과제, 물체, 환경과 상호작용하고 움직이는 기술 / 신체자세, 물체 획득과 유지, 물건이동, 수행지속
  - 처리기술 : 일상적 과제 완수를 위해 방법적으로 행동을 관리, 수정, 보완 / 지식, 시간과 공간 조직화, 적응
- 척도 : 4점 척도
- 평가방법 : 과제 친숙도, 생활환경 고려하여 2~3가지의 평가 과제 선정

268 ③

COPM(Canadian Occupational Performance Measure)

- 목적
  - 작업수행의 문제점을 파악하고 클라이언트의 우선순위를 결정함
  - 작업수행의 중요도, 수행도, 만족도 평가
  - 치료를 통한 클라이언트의 작업수행에 대한 인식 변화를 측정함
- 평가대상 : 모든 질환, 모든 연령대의 클라이언트에게 적용 가능
- 평가방법 : 현재의 문제결정 / 우선순위(중요도)결정 / 점수화 / 재평가 순으로 진행함

269 ①

C6 환자에게 가장 필요한 보조도구는 손가락을 대신할 수 있는 Typing aid이다.

② Mouth sticks : C4 수준 환자에게 적용
③ Overhead sling : C4~5 수준 환자에게 적용
④ Long handle spoon : 척수손상 환자에게 적용하지 않음
⑤ Cock up wrist splint : C5 환자에게 적용

270 ④

SCIM-3(Spinal Cord Independence Measure)

- 척수손상 환자에게 사용되는 기능평가도구
- 기능의 중요성에 따라 점수에 가중치를 두어 척수 손상 환자의 재활 평가에 효과적일 수 있도록 고안한 평가도구
- 척수 손상에 의한 하지 마비 혹은 사지마비 환자들의 기능적 변화를 평가하기 위한 것
- FIM과 비교하여 기능적 변화에 따른 민감도를 평가하기 위한 것임
- 대상 : 모든 척수 손상환자
- 방법 : 직접적인 관찰과 면접
- 점수화 : 하위 검사 점수
  - 자조관리, 호흡과 괄약근 조절, 이동성에 대해 각각 하위 점수를 계산함
  - 전체 점수(총점 : 100점)
  - 3가지 하위 검사의 점수를 더함

271 ②

Sterognosis

촉각, 인지, 고유수용감각을 이용하여 물체를 알아내는 능력임
예) 주머니 속에 있는 동전을 10원, 50원, 100원을 구별함

272 ③

- 정의
  - 정중신경 및 자신경 손상이 있는 사람에게 유용한 검사방법
  - 기능적 감각을 위한 테스트이며, 입체지각능력은 형태 및 일상생활 속에 사용하는 물건들을 만지는 감각으로서 지각하거나 이해하기 위한 능력
  - 촉각능력, 섬세한 잡기, 피부의 감각 되먹임을 포함하고 있으며, 주변 수용체 및 인지 기능에 의지
- 대상 : 기능적 감각에 문제가 있는 환자
- 점수화 : 시각적 보상이 있을 때와 없을 때, 오른손과 왼손의 시간 비교

273 ④

단계	내용
1단계	• 손의 기능이 전혀 없음
2단계	• 큰 잡기(gross grasp)가 시작됨 : 최소의 손가락 굽힘을 이용한 잡기
3단계	• 큰 잡기 및 갈고리(hook) 잡기가 가능해짐 : 놓기는 불가능함
4단계	• 큰 잡기가 존재함 • 측면 쥐기(lateral prehension)의 발달이 이루어짐 • 약간의 손가락 폄 및 엄지의 움직임이 가능함
5단계	• 삼점 쥐기(palmar prehension), 구형 쥐기(spherical grasp), 원통형 쥐기(cylindrical grasp), 그리고 놓기(release)가 가능함
6단계	• 모든 종류의 쥐기가 가능함 • 각각의 손가락 움직임이 가능함 • 수의적 폄 시 완전한 ROM이 가능함

274 ④

알츠하이머형 치매

구분	내용
증상의 시작	• 서서히 일정하게 점진적으로 진행함
초기	• 기억장애만 유일한 증세 – 무감동, 일관성 결여, 사회교류로부터의 은둔 등 미묘한 인격변화가 올 수 있음
중간기	• 갖가지 지각장애가 두드러지게 나타남 • 행동이나 인격이 더 명확히 영향을 받음
후기	• 완전히 말이 없어지고 주의력이 결여됨 • 지적 능력의 상실 : 기억력, 판단력, 추상적 사고 • 기타 고유 피질 기능의 장애와 인격 및 행동의 변화가 나타남

	• 점차 완전히 자신을 돌볼 수 없는 상태가 되어 사망하게 됨

275 ②

Stage 3	• 초기 Alzheimer's disease로 정의함 • 특징 – 직업 수행에 문제를 인식함 – 근심(anxiety)이 발생 : 증상을 자각하게 되므로 발생함 – 다음의 기억력 장애가 발생 : 하나 또는 그 이상 ◦ 낯선 지역에서의 길 잃기 ◦ 동료들이 낮은 수행을 알게 됨 ◦ 가까운 사람들의 이름 또는 단어 기억의 장애 ◦ 읽은 책에 대한 내용의 재기억의 어려움 ◦ 새로 소개받은 사람의 이름을 기억하기 어려움 ◦ 물건을 잃어버림 ◦ 집중력(concentration)이 영향을 받음
Stage 4	• mild Alzheimer's disease • 특징 – 일반적으로 익숙한 얼굴을 재인식하는 데 문제가 없음 – 지역의 이름을 기억하고, 시간과 사람에 대한 지남력이 있음 – 재정관리 파티의 계획 등과 같은 복잡한 활동에 도움이 필요함 – 지난 일의 기억, 지난 사건들 기억에 어려움이 있음 – 집중하기(concentrating)와 돌아다니기(travelling)에 어려움이 있음
Stage 5	• moderate stage • 도움 없이 살기 어려움 • 적절한 의복(proper attire) 선택에 도움이 필요함 • 시간에 대한 지남력에 문제가 생김 • 현재 삶의 중요한 정보의 기억하기가 어려움 – 가족이나 가까운 주변 사람들에 대한 정보는 기억함

276 ③

CDR 점수의 해석

- 0 : 치매 아님(none)
- 0.5 : 치매의심(questionable)
- 1 : 경도(mild)
- 2 : 중등도 치매(moderate)
- 3 : 심한 치매(severe)
- 4 : 매우 심함(profound)
- 5 : 말기 치매(terminal)

277 ③

정중신경 손상은 엄지두덩근육의 위축으로 맞섬 동작을 하기 어렵다.

278 ②

정중신경 손상으로 나타나는 대표적인 변형 중 하나인 원숭이손(ape hand)이다.

279 ②

한 쪽 다리를 뒤로 뻗으며 집어 올리는 방법은 척추 중립을 유지하여 허리를 안정화시킨다.

280 ⑤

환자의 일상생활기능은 평가하였고, 증상에서 실행증, 인지, 지각, 시지각, 사고조작력 등에 문제가 보이므로 이를 전반적으로 평가할 수 있는 도구가 필요하다. DTVP-2는 아동의 시지각 평가도구이다.

281 ②

- 옷을 입을 때 소매 구멍 속으로 팔을 정확히 집어넣지 못함 : 공간장애
- 손상측에 옷을 입지 않으려고 함 : 신체편측무시
- 눈으로 보지 않으면 단추를 제대로 끼우지 못함 : 입체지각장애
- 옷을 입는 내내 수행을 지속하지 못하고 다른 일을 하려고 함 : 집중력장애

282 ④

그림은 마비측으로 고개를 돌려 턱 당기기 자세로 편측 인두마비로 인한 인두 삼킴에 지연을 보이는 환자에게 유용한 자세이다.

283 ⑤

그림은 마비측으로 고개를 돌려 턱 당기는 자세로 편측 인두마비로 인하여 인두 삼킴에 지연을 보이는 환자에게 유용한 자세이다.

284 ①

80 이상의 지능지수로 경계선이기는 하지만 지적장애에 해당하지 않는다. 학습능력은 현저히 떨어지며 특히 수학은 지능지수와 2표준편차 이상의 차이를 보이므로 학습장애 중 산술장애로 보는 것이 적절하다.

285 ④

지적 기능이 발달과정에 있는 학령기 아동으로 관리 여부에 따라 지능발달은 영향을 받을 수 있다. 특히, 현재 지능지수는

85점의 경계선으로 지능이 저하될 경우 지적장애로 발전할 가능성이 있다.

286 ②

학습장애에 흔히 동반될 수 있는 집중력저하를 위한 집중력 훈련이 도움이 될 수 있다. 집단 프로그램은 자존감을 저하시킬 수 있고 악력훈련이 필요한 근거는 찾아보기 어려우며, 단순 퍼즐 훈련은 현재 가장 문제가 되는 산술과 쓰기 학습지수 향상에 효과를 기대하기 어렵다.

287 ④

전반적인 증상은 뇌손상에 의한 것으로 판단된다. 발병 연령이 7세이므로 미성숙한 뇌에 발생하는 뇌성마비는 진단될 수 없다. 수두증은 의심할 수 있지만 삼킴 관련 반사기능과 명료하지 못한 의식 수준 등을 미루어 보아 외상성 뇌손상이 가장 적절하다.

288 ③

치료사는 삼킴장애 재활치료 시 구강 섭취에 있어 무증상 흡인(silent aspiration)의 여부를 확인해야 하며, 위험을 대처할 수 있는 인지기능을 의식상태와 함께 반드시 확인하고 직접 구강치료 여부를 결정해야 한다.

289 ③

Sensory profile 결과 기록 중 청각, 시각, 전정감각, 촉각, 여러 감각, 구강감각 정보를 요약하는 영역은 감각 처리(Sensory Processing)이다.

290 ⑤

C. 전정감각 과정에 문제가 확인되었으며 아동의 행동양상으로 보아 조용하고 활동이 적으며 놀이터에서 중력과 관련된 특정 놀이기구를 꺼리는 모습으로 보아 전정감각을 피하는 중력불안을 호소하는 것으로 추정할 수 있다. 옷을 자주 갈아입는 행동과 D. 촉각적 과정에 문제로 촉각 방어도 의심할 수 있지만 보기에 제시되지 않았다.

291 ③

위 아동은 전정양측통합(vestibular-bilateral integration)에 문제를 호소할 가능성을 의심해볼 수 있다. 네발기기의 경우 양측을 교대로 움직이는 양측 협응이 요구되는 활동으로 영향을 미칠 수 있는 지표로 볼 수 있다. 그 외에도 구름사다리를 잘 이용하지 못하는 것도 관련성이 있다고 볼 수 있다.

292 ④

유 씨는 우울삽화와 조증삽화를 교대로 보이는 양극성 장애를 의심해볼 수 있다.

- 우울삽화 : 불면, 우울증 호소, 자주 소변이 자주 마려움(우울증을 호소하는 사람에서 소변곤란 증상이 관찰됨)
- 조증삽화 : 처음 보는 사람과 악수, 요구하지 않는 사람에게 사인, 대화의 지속이 어려움, 물건을 던지는 난폭행동

293 ②

- 우울삽화 : 불면, 우울증 호소, 자주 소변이 자주 마려움(우울증을 호소하는 사람에서 소변곤란 증상이 관찰됨)
- 조증삽화 : 처음 보는 사람과 악수, 요구하지 않는 사람에게 사인, 대화의 지속이 어려움, 물건을 던지는 난폭행동

294 ②

- G0 : 근긴장도의 증가가 없음
- G1 : 관절가동범위 끝 부분에서 약간의 저항
- G1+ : 관절가동범위 반 이하에서 저항
- G2 : 관절가동범위 대부분에서 현저한 근긴장, 수동적 움직임 가능
- G3 : 수동적 움직임 어려울 정도의 저항
- G4 : 강직 현상

295 ④

일상생활은 독립적으로 가능하다고 서술되어 있으므로 일상생활평가는 제외, 발음, 기억력의 문제를 호소하므로 MMSE-K로 평가한다.

296 ①

환자는 의사소통과 기억력 문제를 호소하였다. 모든 일상생활활동은 독립적으로 가능하므로 보조도구는 필요 없으며, 손의 긴장도가 G2 이상이므로 핀이나 작은 물건을 집는 활동은 어려울 것으로 예상된다.

297 ③

위 내용은 작업치료 초기 인터뷰에 환자의 흥미, 필요성, 기대하는 작업을 확인하고 이에 대한 중요도, 수행도, 만족도를 측정하는 COPM의 평가 과정이다.

298 ⑤

① 표준 점수와 비교 : COPM은 치료효과를 확인하는 평가로 표준 점수가 없다.
② 5가지 과제 선택 : 과제 선택은 대상자가 결정한다.
③ 중요수준 결정 순서 : 중요도 점수를 먼저 결정하고 이에 따라 과제를 선택해야 한다.
④ 광수의 흥미 : 흥미, 필요, 기대를 모두 고려해야 한다.
⑤ 10점 점수 : COPM은 10점 만점으로 점수를 기입한다.

299 ③

MVPT 결과에서 왼쪽 편측무시(neglect) 소견 보이기 때문에 neglect에 대한 추가적인 평가가 필요하다. 손목과 손의 근력이 Trace이기 때문에 MFT는 시행할 필요가 없다.

300 ⑤

고유수용성 감각이 손상되었으나, 통각이나 온도감각은 정상

소견을 보였다.

301 ④
8점 : 다른 사람이 옆에 있을 필요 없이 감독 또는 준비가 필요한 경우, 고기 자르거나 김치 자르기 혹은 생선 바르기, 우유팩이나 병뚜껑을 열 때 외에는 차려진 식탁에서 독립적으로 식사를 할 수 있는 단계이다.

302 ③
neglect를 보이는 환자이기 때문에 환측에 감각 자극을 위한 환경수정을 하는 것이 적절하다. 환측 손목, 손의 근력이 Trace이기 때문에 다양한 상지과제 수행은 어렵다.

303 ③
CDR은 치매임상평가척도로 중등도의 기억장애로 최근 일에 대한 기억장애가 심하고, 시간에 대한 중등도의 장애도 있어서 실생활에서 장애가 있을 수 있는 단계는 CDR 1이다.

304 ②
GDS 3 경미한 인지장애
- 새로이 소개 받은 사람의 이름을 기억하기 어려울 수 있음
- 책을 읽어도 예전에 비하여 기억하는 내용이 적을 수 있음
- 단어나 이름이 금방 떠오르지 않는 것을 주위에서 알아차리기도 함
- 귀중품을 엉뚱한 곳에 두거나 잃어버린 적이 있을 수 있음
- 낯선 곳에서 길을 잃은 적이 있을 수 있음

305 ②
환자는 치매 초기로서 스스로 활동을 계획하고 학습하도록 하는 인지관리가 필요하다. 즉 치매 초기에는 반복되는 일상생활에서 시간에 대해 인지할 수 있도록 시간과 관련된 활동을 시행하는 것이 적절하다.

306 ①
sensory profile은 위 아동이 보이는 일상생활에서의 감각정보처리 과정을 평가하는 데 적절하다.

307 ①
Wilbarger brushing protocol(DPPT)
- 감각방어 치료 중재방법으로 적절하다.
- 예민한 감각을 배제하는 것은 보상적 방법이다.

308 ②
아동은 촉각방어를 보이는 아동이므로, 촉각자극이 덜한 큰 브러시를 사용하는 것이 아동에게 도움 될 것이다.

309 ①
- 4.31 : 보호감각 감소
- D : 날카로운 자극을 둔하다고 함
- 둔한 자극에 반응하지 못함(−D)
- 둔한 자극을 날카롭다고 함(S)

310 ④
선 자세 평가
- Normal : 3분 이상 자세를 유지시킬 수 있음
- Good : 3분 내지 2분 이상 자세를 유지할 수 있음
- Fair : 1분 정도 자세를 유지할 수 있음
- Poor : 약간의 자세를 만들 수 있으나 오래 유지하지 못하여 쓰러짐
- Zero : 최대 도움이 필요

311 ②
2a단계 : 팔의 기능은 약간 있으나 손의 기능은 없음

312 ①
2a단계(팔의 기능은 약간 있으나 손의 기능은 없음)에서 가능한 활동은 중력을 제거한 상태에서 어깨와 팔을 주로 사용하는 활동이다.

313 ②
아동은 근 긴장도가 높기 때문에 일상생활을 할 때 muscle tone control이 가장 중요한 핵심이다. 아동을 부모의 무릎에 prone position을 하는 것은 근 긴장도를 낮출 수 있는 방법이다.

314 ③
아동의 인지발달 연령은 17개월, 운동발달 연령은 11개월이므로, 이 발달연령에서 가능한 기능은 손바닥 쥐기와 놓기이다.

315 ②
MBI에서 25∼49는 중함에 해당한다.

316 ⑤
- 보행 : 지속적 도움
- 옷입기 : 최소 도움
- 개인위생 : 최소 도움
- 대변조절 : 최소 도움

317 ⑤
meningitis로 인한 delirium에서 증상이 시작되었으므로, 기질성 정신장애이다.

318 ①
visual hallucination : 아무도 없는데 “가, 이 자식아!”라고 소리를 지름

319 ⑤
- 매일 밤 일기를 작성하게 한다. → every day memory
- 정해진 시간에 알람을 통해 해야 할 일을 하고 체크리스트 항목에 맞게 작성 → self-care
- 같은 그림이 그려진 카드를 두 개씩 준비하여 뒤집어 놓고

한 번에 두 개씩 뒤집어 같은 그림을 찾는다. → sustained attention

320 ③

브론스트롬 4단계

- 팔을 안쪽 수평방향으로 90° 정도 올릴 수 있다.
- Gross grasp이 가능하고, Lateral prehension이 나타난다.

321 ①

공잡기와 연필집기가 가능하나, wrist와 forearm의 움직임이 부족하여 컵잡기만 가능하다.

322 ③

도구(equipment required)

- Purdue Peyboard test(Model#3020)
  - 매뉴얼(instruction manual)
  - 1개 테스트 판(1test board)
  - 핀, 콜라, 와셔(pins, collars, washers)
  - 점수지(score sheets)
- 높이 30인치 이상의 평가 테이블
  - 대상자는 테스트 수행 내내 앉아 있어야 함
- 초를 잴 수 있는 초시계(stopwatch) 또는 시계

323 ③

치료사의 지시

만약 평가도중 핀을 떨어뜨렸다면 그것을 줍기 위해 멈추지 마세요. 그냥 컵 속의 다른 핀을 집어 올려 계속 진행하세요.

324 ③

Purdue Pegboard Test

- 항목 및 결과 측정
  - 오른손(right hand) : 30초
  - 왼손(left hand) : 30초
  - 양손(both hands) : 30초
  - 오른손+왼손+양손(right+left+both) : 점수 합산
  - 조립(assembly) : 1분

325 ④

점수 계산

- 대상자가 8개의 완전한 조립을 만들었을 경우
  - 8(개수)×4(부분)=32점
- 만약 1분 후 정확한 위치에 추가 부분이 있을 경우 역시 조립 점수에 포함됨
  - 핀과 첫 번째 와셔에서 멈췄을 경우 2점을 더해줌

326 ②

- key muscle : elbow flexors(C5), wrist extensors(C6), elbow extensors(C7)
- 환자는 incomplete SCI, ASIA C이므로, 손상부위 이하에 운동기능이 fair 미만이다.

327 ①

eating, dressing, grooming 등을 할 때 universal cuff가 제한된 hand function을 보완해줄 것이다.

328 ④

- 식사 하는 동안 감독이 필요하다(5점).
- 고기는 작게 잘라주어야 식사가 가능하다(5점).
- 보조기를 착용할 때 약간의 도움이 필요하다(5점).
- 컵으로 마시기와 접시의 음식물을 독립적으로 먹기가 가능하다(7점).

No helper－독립

- 7점 : 완전 독립(complete independent)
  - 접시의 음식을 떠먹기, 컵으로 마시기 등을 식탁(또는 밥상)에서 일반적인 식사 방식으로 수행할 수 있음
  - 스푼, 포크를 사용하여 음식을 입으로 가져가고, 씹으며, 삼킴
- 6점 : 부분(또는 변형된) 독립(modified independent)
  - 보조기구가 필요함(빨대, 스포크(spork), rocking knife 등)
  - 평소보다 긴 식사 시간이 필요하거나 먹기 쉽게 만든 음식(또는 비벼놓은 음식 등)이 필요함
  - 안전에 대한 고려가 있어야 함
  - 비경구적 투여 또는 위 절개 후 음식투여(parenteral or gastrostomy feeding) 등 영양섭취를 다른 방식에 의존하고 있는 환자
  - 스스로 음식을 섭취할 수 있음

Helper－의존

- 5점 : 지도 감독 또는 준비(supervision or set up)
  - 조언이 필요하며 옆에서 감독하며 큐(cue)를 주거나 격려해 주어야 함
  - 보조기를 착용함에 있어 준비가 필요함
  - 고기를 잘라주거나 물을 따라주는 등의 도움이 필요함
- 4점 : 최소 보조(minimal contact assistance)
  - 식사하기의 75% 이상의 과정을 수행함
- 3점 : 중간 보조(moderate assistance)
  - 식사하기의 50～74%의 과정을 수행함
- 2점 : 최대 보조(maximal assistance)
  - 식사하기의 25～49%의 과정을 수행함
- 1점 : 완전 보조(total assistance)
  - 25% 이하의 식사 과정을 수행함
  - 다른 영양섭취 방법에 의존하는 경우(스스로 식사를 하지 못함)

329 ④

6점(현재)－4점(과거)＝2점(점수차)

옷 입기(dressing)－상의

보조기 및 의지를 착용 또는 미착용상태에서 상의를 입을 수 있음

No helper – 독립

- 7점 : 완전 독립(complete independent)
  - 옷장에서 옷을 꺼내 입고 벗을 수 있음
  - 목부터 입는(pull over) 옷, 앞을 여미는(front opening) 옷, 브래지어 등을 입을 수 있음
  - 지퍼, 단추, 똑딱단추를 열고 풀 수 있음
- 6점 : 부분 독립(modified independent)
  - 벨크로, 보조기, 의지 등의 특별한 장치가 필요
  - 평소보다 긴 시간이 걸림
  - 안전에 대한 고려가 필요함

330 ---------- ②

FIM 평가지

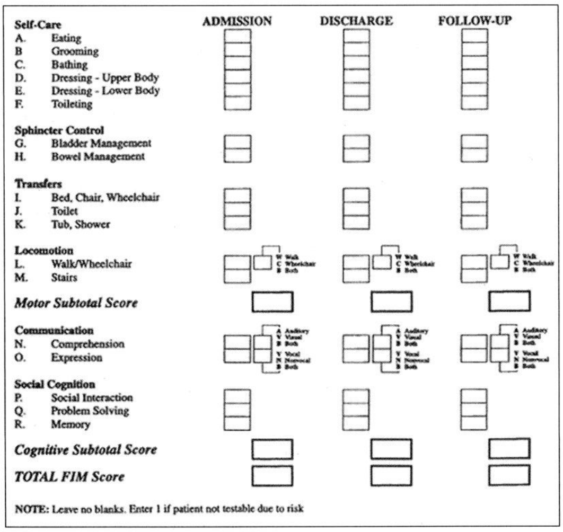
Self-Care
A. Eating
B Grooming
C. Bathing
D. Dressing - Upper Body
E. Dressing - Lower Body
F. Toileting
Sphincter Control
G. Bladder Management
H. Bowel Management
Transfers
I. Bed, Chair, Wheelchair
J. Toilet
K. Tub, Shower
Locomotion
L. Walk/Wheelchair
M. Stairs
Motor Subtotal Score
Communication
N. Comprehension
O. Expression
Social Cognition
P. Social Interaction
Q. Problem Solving
R. Memory
Cognitive Subtotal Score
TOTAL FIM Score
ADMISSION DISCHARGE FOLLOW-UP
NOTE: Leave no blanks. Enter 1 if patient not testable due to risk

331 ---------- ②

FIM의 사회인지 부분

Social Cognition
P. Social Interaction
Q. Problem Solving
R. Memory

332 ---------- ②

- 큰 소리로 말하면 눈을 뜸 : 3점
- 간단한 움직임 명령을 따를 수 있음 : 6점
- 질문에 대답을 하지만 적절하지 않고 여기가 학교라고 말함 : 4점

333 ---------- ③

Ⅴ : 혼돈–부적절한 반응. 간단한 지시에는 반응을 보이지만 복잡한 지시에는 혼돈된 양상을 보이며, 지남력의 손상이 있다. Ⅳ 단계까지 공격성이 나타난다.

334 ---------- ④

'이야기를 하는 동안 침을 흘리고 물을 먹으면 기침을 한다.'라는 것으로 식도기에 문제가 있거나 물기 반사가 있거나 구강에 잔여물이 있을 것이라는 것을 알 수 없다. 오렌지 주스는 물과 마찬가지로 흡인을 일으킬 수 있으며, 숨을 참고 음식을 삼킨 후 기침을 하게 하는 것은 'Supraglottic swallow technique'으로 음식이 기도로 넘어가는 것을 예방하는 치료방법이다.

335 ---------- ②

조산, 백질연화증, 까치발 등의 설명으로 뇌성마비로 예상할 수 있다.

336 ---------- ③

미세 손협응, 사회성은 발달 지연을 보이지 않으나 운동발달 측면에서 지연을 보이므로 스스로 앉고, 잡고 서기 위해 몸통 조절 훈련부터 시행해야 함. 감각통합과 호흡에 문제가 있는지 언급되어 있지 않다.

337 ---------- ①

시작 : 망설임 없이 행동을 시작하거나, 다음 단계를 시작함

338 ---------- ③

주 1~2회 실수하는 경우에 3점이다.

339 ---------- ⑤

현재 나이가 8세 6개월이므로, 경증~중간 자폐, 중도 및 최중도 정신지체에 해당한다. ①, ②, ③의 경우 오답임을 쉽게 추정할 수 있다.

340 ---------- ③

제시된 답가지 중 중재를 위해 우선되어야 하는 것은 지시따르기 향상이다.

341 ---------- ②

수행할 퍼즐 수를 높이므로 난이도를 높인다.

342 ---------- ①

ASIA Scale sensory 평가

- Light Touch Appreciation : 목적은 spinal cord injury시 spinal tracts의 transmission of information
  - Method : cotton(면봉), cotton ball로 1cm 이내를 문지른다.
  - Grading : 0-Absent, 1-Impaired, 2-Normal, NT-not testable(평가 못함)
- Sharp / Dull Discrimination(Pin Prick) : 목적은 spinal cord injury 시 spinal tracts의 transmission of information
  - Method Sharp : 끝이 예리한 핀을 가지고 key sensory points를 찔러본다.
  - Dull : 끝이 뭉툭한(둥그런) 핀을 가지고 key sensory points를 찔러본다.
  - Grading : 0-Absent, 1-Impaired, 2-Normal, NT-not testable(평가 못함)

- Deep Anal Sensation : Incomplete SCI 환자만 평가. deep anal 수준은 S4-5, Grade는 없고, present(있음)와 absent(없음)로만 표기

343 ④

ASIA Scale sensory 평가에서 Light Touch Appreciation은 cotton(면봉)의 cotton ball로 1cm 이내를 문지르는 방식으로 평가한다.

344 ④

① 관계망상 : 주변의 일이 자기 자신과 관련되고 있다는 망상
② 강박행동 : 불합리한 줄 알면서 특정 행동을 반복하는 욕구에 반항하지 못함
③ 조종망상 : 자신이 타인에 의해 또는 미지의 존재에 의해 조종당한다는 망상
④ 가성환각 : 실제로는 들리지 않지만 소리가 나는 것으로 인식
⑤ 진성환각 : 아무도 없는 방에서 실제 소리를 듣고 현실로 인식

345 ②

①, ③, ④, ⑤의 증상들은 음성증상에 해당된다.

정신분열증

- 음성증상 : 사고내용이 빈곤해지며, 의용감퇴, 사회적 위축, 우울, 고립, 무표정 등의 증상
- 양성증상 : 겉으로 드러나는 괴이한 증상 환청이나 환시 같은 감각의 이상, 비현실적이고 기괴한 망상 같은 생각의 이상, 그리고 생각의 흐름에 이상이 생기는 사고 과정의 장애

346 ②

MBI 항목

- 개인위생
- 스스로 목욕하기
- 식사
- 화장실가기
- 계단오르기
- 옷입기
- 대변조절
- 소변조절
- 보행 또는 휠체어
- 의자 / 침대 이동

347 ④

기준 및 등급

의존 수준(dependency level)	MBI 총점
완전(total)	0～24
심한(severe)	25～49
중간(moderate)	50～74
약간(mild)	75～90
최소(minimal)	91～99

348 ④

[표 7] 참조

349 ④

[표 8] 참조

350 ③

Vital Stim의 전극 부착 위치이다.

351 ①

금기대상

- 심장에 심박동 조절 장치가 부착되어있거나 체내에 전극을 삽입한 환자
- 지방이 과다하게 많은 조직부위
- 무감각한 피부를 가진 환자
- 개방성 상처
- 발작

352 ④

치료방법

- 목 근육에 어른은 4개, 어린이는 2개의 전극을 붙이고 20～30mA의 전류를 보냄

[표 7] 결과 해석

12점	• 환자는 보행에 독립적이나 도움 없이 50m까지 갈 수 없음, 또는 위험한 상황에서의 안전과 확인을 위해 감독이 필요함 – 환자는 큐와 격려가 필요함 – 거리를 완수하는데 보다 많은 시간이 걸림
15점	• 환자는 필요 시 보조기(brace)를 착용할 수 있어야함(잠그기와 풀기를 포함) – 서기 자세로 일어날 수 있음, 앉을 수 있음 – 보조도구 사용을 위해 적절한 위치에 도구를 놓을 수 있음 – 목발, 지팡이, 워커(walkerette)를 사용할 수 있음 – 도움이나 감독 없이 50m를 걸을 수 있음 – 복도(corridor)를 따라 앞뒤로 걸을 수 있음 – 안전, 낙상, 길 잃음에 대한 고려는 없음 – 워커(walker), 지팡이, 의수족, 보장구, 특별 구두 등을 사용하여 독립적인 보행을 함 – 만약 환자가 보행을 할 수 없거나 휠체어 교육을 훈련받는다면 보행점수를 측정하지 않음

[표 8] MBI 점수

항목(item)	1. 수행 못함	2. 최대의 도움	3. 중도의 도움	4. 최소의 도움	5. 완전독립
개인위생	0	1	3	4	5
스스로 목욕하기	0	1	3	4	5
식사	0	2	5	8	10
화장실가기	0	2	5	8	10
계단오르기	0	2	5	8	10
옷입기	0	2	5	8	10
대변조절	0	2	5	8	10
소변조절	0	2	5	8	10
보행	0	3	8	12	15
또는 휠체어	0	1	3	4	5
의자/침대 이동	0	3	8	12	15

- 턱 올리기, 적게 마시기, 작게 씹기 등 안전한 삼킴 연습을 함께 함
- 1시간씩 일주일에 2~5회, 2~3주간 실시

353 ⑤

cock up 스플린트이며, CTS으로 인한 정중신경 손상 시 적용될 수 있다.

354 ④

스플린트 제작 시 주의해야 하는 해부학적 구조물이다. 자뼈의 붓돌기(ulnar styloid)는 압력을 받는 부분이므로 충분한 공간을 확보해야 한다.

355 ①

손목의 움직임을 제한하는 보조기이다.

356 ①

손목의 처짐이 발생하는 C5 환자에게 적절하다.

357 ①

총점

수행도와 만족도의 총점을 구한 후 문제수로 나눔으로 총점을 기록함

358 ③

클라이언트에게 각 활동들이 얼마나 중요한지를 10점 척도를 통해 먼저 평가함

359 ①

중요도 평가

- 클라이언트에게 각 활동들이 얼마나 중요한지를 10점 척도를 통해 평가함
- 다섯 개의 중요한 문제를 클라이언트가 선택함

360 ③

CIMT 대상자 선정을 위해 'Berg balance test', MMSE, ROM 평가, 'Modified Ashworth scale'의 점수가 필요하다.

361 ①

0 또는 1점일 경우 대상이 된다.

362 ③

MMSE

- 사용목적 : 인지 검사, 치매 선별 검사
- 검사항목 : 지남력, 기억력, 주의집중, 계산, 기억회상, 시공간 구성능력, 언어능력
- 결과 해석
  - 전체 문항을 점수로 계산
  - 대답을 거부하는 문항이 많으면 해석이 부적절함
  - 30점 만점
    - 24점 이상 : 정상으로, 인지기능 장애의 손상이 없음을 의미함
    - 19~23점 : 치매 의심 및 경도의 인지기능 장애를 의미
    - 18점 이하 : 치매 및 분명한 인지기능 장애를 의미

363 ④

CIMT(CIT) 프로그램에 사용되는 대표적인 평가도구

- WMF(Wolf motor function test)
- MAL(Motor activity log)

364 ⑤

치료사는 지남력을 장소, 시간, 사람 순서로 질문하여 확인하고 있다. 환자는 장소와 사람에 대한 지남력이 손상된 것으로 판단된다.

365 ④

위 사례에서 치료사는 지남력을 평가하고 있으며 장소와 사람에

대한 지남력 장애를 의심해볼 만한 행동이 관찰되었다. 또한 언어적 의사소통에 어려움이 있어 눈 깜빡임으로 대화를 하며 언어를 사용하지 못하는 것으로 보아 실어증이나 구음장애와 같은 언어를 표현하지 못하는 문제가 있을 것으로 의심할 수 있다. 하지만 실행증을 의심해볼 수 있는 행동은 관찰되지 않았다.

366 ················· ①

2~5번의 인지평가도구는 평가과정에서 언어적 의사표현이 필요하지만 1번의 평가의 경우 언어 표현 없이 언어이해와 비언어적 수행만으로 평가할 수 있다.

367 ················· ⑤

Semmes Weinstein Monofilament

- 구성 : 플라스틱 손잡이 막대에 20개(monofilament)
- 범위
  - 1.65~6.65prob 범위
  - 정상 범위(normal fingertip sensitivity) : 2.44~2.83
- 적용 방법
  - 'monofilament'를 피부와 수직으로 적용하고 'monofilament'가 구부러질 때까지 적용함
  - 피부가 창백해질 때까지 적용하면 안됨

368 ················· ③

손바닥 엄지부터 약지 1/2까지의 피부 감각은 정중신경이 지배한다.

369 ················· ④

정중신경이 지배하는 부분의 보호감각이 상실되었으며, 줄로 표시된 영역(오른손)의 경우는 보호감각이 감소된 곳이다.

370 ················· ①

범위별 사용방법

- 1.65~2.83 : 세 번 통통 튀겨줌
- 3.22~4.08 : 구부러질 정도로 3번 적용
- 4.17~6.65 : 한 번 적용

371 ················· ①

쉐이커 운동(Shaker exercise)

- 목적
  - 상부식도 조임근(upper esophageal sphincter)이 잘 열리도록 도와줌 → 삼키고 난 후 음식 잔류량을 감소시킴
  - 후두 상승이 감소되어 삼킨 후 흡인(Aspiration)이 발생하는 환자에게 적절함
  - 목뿔뼈(Hyoid bone) 위 근육의 근력을 강화시킴
- 대상
  - 상부식도 조임근(upper esophageal sphincter)의 이완이 잘 되지 않는 경우
  - 후두 상승이 감소되어 삼킴 후 흡인(Aspiration)이 발생하는 경우
  - 음식을 삼킨 후 조롱박 오목(pyriform sinus)에 잔류량이 많은 경우

372 ················· ①

쉐이커 운동(Shaker exercise)

- 목적
  - 상부식도 조임근(upper esophageal sphincter)이 잘 열리도록 도와줌 → 삼키고 난 후 음식 잔류량을 감소시킴
  - 후두 상승이 감소되어 삼킨 후 흡인(Aspiration)이 발생하는 환자에게 적절함
  - 목뿔뼈(Hyoid bone) 위 근육의 근력을 강화시킴
- 대상
  - 상부식도 조임근(upper esophageal sphincter)의 이완이 잘 되지 않는 경우
  - 후두 상승이 감소되어 삼킴 후 흡인(Aspiration)이 발생하는 경우
  - 음식을 삼킨 후 조롱박 오목(pyriform sinus)에 잔류량이 많은 경우

373 ················· ③

- 운동은 하루에 3번 6주 동안 시행하는 것이 추천됨
- 대부분의 환자들은 운동하는 동안 과도한 힘을 주어 숨을 쉬지 않는 경우가 존재함
  → 효과적인 운동을 위해 운동을 하면서 편안히 숨 쉬는 것을 잊지 말아야함

374 ················· ③

Purdue Pegboard Test의 구성

- 오른손(30초)
- 왼손(30초)
- 양손(30초)
- 오른손+왼손+양손(Note : 실제로 평가하지 않음 : 수학적인 점수 합산)
- 조립(60초)

375 ················· ②

시간 구성

- 오른손(30초)
- 왼손(30초)
- 양손(30초)
- 조립(60초)

376 ················· ④

오른손 점수는 30초 동안 꽂은 핀 개수의 총합이다.

377 ················· ④

Purdue Peyboard test

- 매뉴얼(instruction manual)
- 1개 테스트 판(1test board)
- 핀, 콜라, 와셔(pins, collars, washers)
- 점수지(score sheets)

378 ③

겨냥이상(dysmetria)

- 측정 방법
  - 손가락으로 코 접촉하기(touching the finger to the nose)
  - 테이블 위의 물체 닿기
- 능동적으로 움직일 때 목표점 도달에 필요한 'ROM 판단 능력'을 평가함
  - 움직임의 거리, 범위 판단을 평가함

379 ①

일반적으로 겨냥이상의 문제는 소뇌가 원인이다.

380 ⑤

방법

- 시간 기록
  - 초로 기록
  - 시작부터 대상자가 마지막 페그(peg)를 넣을 때까지 또는 평가가 중단될 때까지
- 수행의 중단
  - 5분 후에 중단됨
- 두 번째 점수
  - 각 수행동안 발생한 '떨어진 핀(drop)'의 개수를 말함
- 세 번째 점수
  - 각 수행 동안 구멍에 정확하게 위치된 페그의 개수를 말함
  - 우세손 수행 후 비우세손 수행 : 각 3회 수행
  - 세 가지 점수 : 총 시간, 떨어진 페그의 총 개수, 보드에 정확히 위치한 페그의 총 개수

381 ②

두 줄을 수행해야 하며, 핀의 총 개수는 10개이다.

382 ①

섬망

전신감염, 수술 후 상태, 대사 장애, 저산소증, 저혈당증, 전해질 불균형, 간장 또는 신장질환, 티아민 결핍, 약물중독 및 금단, 고혈압성 뇌증후군 등의 요인으로 급성으로 의식의 혼탁, 언어장애, 각성장애, 정신운동성 활동 장애 등을 보인다.

383 ⑤

지남력 손상에 대한 물리적 배경변화에 대한 설명이다. 범주화, 심상법, 덩어리화는 기억전략이다.

384 ①

- 독립적인 목욕이 가능한 최소 레벨은 $C_{7\sim8}$이다.
- 독립적인 상의입기가 가능한 최소 레벨은 C_6이다.
- RIC 스플린트 사용이 가능한 최소 레벨은 C_6이다.
- 실외에서 수동 휠체어의 사용이 가능한 최소 레벨은 T_1이다.

385 ⑤

- 손목의 고정이 요구되므로 'long opponens splint'가 필요하다.
- 다음은 보조기와 그것을 사용할 수 있는 대상의 연결이다.
- mouth stick : SCI $C_{3\sim4}$
- thumb spica : 수부손상
- rocking knife : 편마비 환자
- tenodesis splint : SCI C_6
- long opponens splint : SCI C_5

386 ⑤

SCI C_5의 경우 손에 있는 모든 감각을 상실하며, C_5의 피부분절(dermatome)은 어깨와 위팔 부분이다.

387 ④

- 홍길동 씨는 2층집에 거주한다. : S
- 홍길동 씨는 밤마다 통증을 호소한다. : S
- 홍길동 씨의 목표는 독립적인 글씨쓰기이다. : P
- 홍길동 씨의 오른쪽 팔꿈관절 굽힘근은 5점이다. : O
- 홍길동 씨의 가장 큰 문제는 손의 기능이 없다는 것이다. : P

388 ④

ALS는 현재까지 원인을 모른다.

389 ③

ALS 환자에게 잘 나타나지 않는 증상

- 안구운동 장애
  - 안구운동에 필요한 근육들이 파괴되지 않기 때문임
  - 눈꺼풀과 안구의 움직임으로 의사 표현을 할 수 있음
- 방광 및 직장의 장애
  - 장애가 거의 일어나지 않음
  - 배설에 필요한 방광 및 직장의 근육들이 파괴되지 않음
  - 소·대변을 원할 때 도움을 받아 해결할 수 있음
- 감각의 장애
  - 장애가 거의 일어나지 않음
  - 시각, 청각, 후각, 미각, 촉각 등의 기능이 유지됨
- 욕창 : 욕창은 잘 발생하지 않음
- 인지장애 : 의식과 오감은 마지막 순간까지 정상이며, 지능에도 문제가 없음

390 ⑤

눈동자의 움직임과 눈꺼풀을 이용한 의사소통 기술의 개발이 필요하다.

391 ③

ALS를 루게릭병이라 부른다.

392 ①

과음, 과식 증상과 하며 관련된 문제행동이 유발되는 것으로 보아 구강기의 욕구만족 및 좌절로 인한 심리적 고착이 의심됨

393 ②

1, 3, 4, 5번의 증상들은 음성증상에 해당되는 고립, 우울, 위축, 의욕감퇴 등에 해당되며 2번은 괴이한 망상과 같은 양성증상에 해당한다.

정신분열증

- 음성증상 : 사고내용이 빈곤해지며, 의욕감퇴, 사회적 위축, 우울, 고립, 무표정 등의 증상
- 양성증상 : 겉으로 드러나는 괴이한 증상 환청이나 환시 같은 감각의 이상, 비현실적이고 기괴한 망상 같은 생각의 이상, 그리고 생각의 흐름에 이상이 생기는 사고 과정의 장애

394 ⑤

경직이 없어져 젓가락 사용과 같은 어려운 움직임을 시도하지만 tip pinch와 같은 동작이 되지 않아 정상으로 보기는 어려우므로 5단계에 해당됨

- stage 1 : 발병 직후의 이완성 단계로 전체 사지의 수의적 운동이 불가능함
- stage 2 : 경련성이 서서히 발달하면서 연합반응이나 기본적 사지공동운동이 나타나 약간의 수의적 운동이 가능
- stage 3 : 경련성이 가장 강한 단계로 환자는 공동운동을 수의적으로 할 수 있음
- stage 4 : 경련성이 서서히 감소되면서 공동운동으로 부터 분리된 몇 가지 수의적 운동이 가능해짐
- stage 5 : 기본적인 사지공동운동이 상실되어 가면서 좀 더 어려운 동작들을 수행 할 수 있음
- stage 6 : 경련성이 없어지고 개별적인 관절운동이 회복되어 협조운동이 정상에 가까워짐

395 ⑤

①~④ 모두 ADL 평가이며 ⑤만이 기본적 일상생활활동 평가도구이다.

396 ②

비정상적인 도구사용이 관찰되는 것으로 보아 ideational apraxia를 의심해볼 수 있다.

- ideational apraxia : 활동을 위한 적절한 움직임 순서 계획의 문제를 보이는 실행증으로 일상에서 비정상적 도구 사용이 특징이다. 일상적인 도구도 사용이 어렵다.
- dressing apraxia : 옷 입기의 복잡한 지각과제 시 효과적인 운동계획 형성이 어려움 실행증
- ideomotor apraxia : 언어 지시에 따른 행동이나 시각적 모방행동의 손상이 특징이다. 의식적인 운동계획의 이행에 문제로 익숙한 일상의 도구 사용을 정확히 수행할 수 있는 실행증
- constructional apraxia : 2차원 도는 3차원 공간 내 구조화 능력에 문제를 보이는 실행증
- limb-kinetic apraxia : 피아노치기, 키보드 치기와 같은 상지를 이용한 복잡한 기술수행 시 타이밍과 순서 조직화에 어려움을 보이는 실행증

397 ①

A는 노신경, B는 자신경, C는 snuffbox, D는 guyon's canal이다.

398 ②

guyon's canal을 지나는 자신경이 손상된다.

399 ②

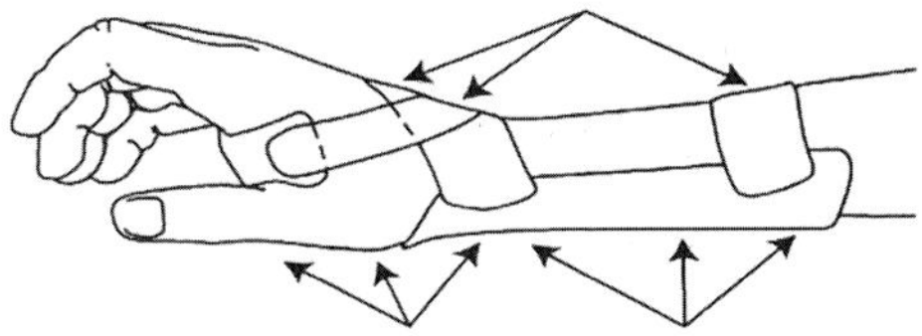

400 ②

온도-촉각 자극

- 전구개활 부위에 차가운 것을 반복하여 문질러 줌으로써 인두 삼킴을 유발하는 간접적인 치료 전략임
- 삼킴 시작의 속도를 증가시키지만 기도 흡인과 음식물의 인두 잔류량을 감소시키지는 않음
- 단기적으로는 긍정적 효과가 있음
- 장기적 효과는 분명하지 않음

401 ①

후두의 움직임을 손으로 느낄 수 있음

치료사의 손

- 집게손가락은 아래턱 앞쪽에, 세 번째 손가락은 목뿔뼈에, 네 번째 손가락은 턱과 목뿔뼈에 위치한 방패 연골과 반지 연골에 각각 위치시킴
- 혀가 음식덩이를 뒤쪽으로 움직이기 위해 움직임이 시작되는 시기를 감지하여 구강 통과 시간을 확인하는 데 도움을 줌

402 ③

성문위 삼킴

- 개요 : 자발적으로 성대를 닫는 기술을 사용하여 진성대 수준에서 기도를 닫음으로써 삼키기 전과 삼키는 동안 흡인 위험을 감소시킴
- 적용
  - 음식/액체 섭취 없이 시행
    - 숨을 깊게 들이마시고 아주 단단히 참는다. (기관절개술을 한 사람인 경우 숨을 참은 상태에서 기관절개관을 가볍게 막는다)
    - 숨을 참은 상태에서 삼킨다.
    - 기침을 하며 숨을 내쉰다.

    → 매번 삼킬 때 1에서 3단계를 반복한다.
  - 음식/액체 섭취를 통해
    - 숨을 깊게 들이마시고 아주 단단히 참는다.
    - 소량의 음식이나 한 모금의 음료를 입에 넣는다.

◦ 숨을 참은 상태에서 삼킨다.
◦ 기침을 한다.
◦ 숨을 들이쉬기 전에 다시 한 번 삼킨다.
◦ 숨을 내쉰다.
→ 매번 삼킬 때 1에서 6단계를 반복한다.

403 ⑤

적용 대상

- 기도 폐쇄 능력이 저하되거나 지연된 환자
- 후두암으로 인해 성문위 후두절제를 한 환자
- 방사선 치료로 기도 폐쇄가 잘 되지 않는 환자

404 ⑤

하임리히 메뉴버(복부밀기)

환자가 기도가 막혀서 숨을 전혀 쉴 수 없는 기도가 폐쇄가 생겼을 경우

- 하임리히 메뉴버(heimlich maneuver)를 즉시 시행해야 함
- 음식이 나올 때 까지 복부의 횡경막 아래 부분을 밈
- 만약 살이 쪘으면 가슴 밀기를 사용함
- 환자의 숨이 막히는지, 기도가 막혔는지 확인함

405 ④

환자가 기도가 막혀서 숨을 전혀 쉴 수 없는 기도가 폐쇄가 생겼을 경우 사용하는 중재법이다.

406 ③

방법

- 환자를 앉히거나 서게 하고, 환자 뒤에 서서 환자의 가슴을 팔로 감싸 안음
- 한쪽 손은 주먹을 쥐고 흉골의 아래 끝과 배꼽 사이의 복부에 엄지손가락을 댐
- 다른 쪽 손으로 복부에 있는 주먹을 빠르게 위쪽으로 다섯 번 밀어 올림
- 주먹이 복부의 가운데 정확하게 있는지 확인함
- 환자의 기도가 막혀 있는지를 다시 평가함
- 막힌 것이 깨끗해지지 않거나 무의식이 되면 미는 것을 중단해야 함
- 응급 생명 구조팀의 도움을 받아야 함

407 ②

BBT

- 목적 : 상지의 대운동 협응기능을 측정하기 위해
- 특징
  - 빠르고 간편하게 실시할 수 있음
  - 1분간 측정하여 결과를 얻음

408 ④

BBT는 적목을 이용하는 검사이다.

409 ③

1분 뒤 멈추라는 지시를 내린 후 적목의 개수를 측정한다.

410 ①

준비

1) 박스(box)를 열어 놓음
2) 분리대(partition)를 세워 신체의 중심에 놓음
3) 박스의 위치는 표준 테이블의 끝선에 놓음
4) 대상자는 박스를 마주보고 앉음 : 표준 높이의 의자
5) 평가자는 대상자의 정면에 앉음

평가시행

1) 우세손을 먼저 평가함 : 적목의 개수는 150개
2) 평가자는 다음과 같이 말함
   "당신의 우세손을 이용해 한 번에 한 개씩 가능한 빨리 적목을 집어 박스의 다른 쪽으로 옮기세요. 옮긴 후에는 그것을 놓으세요. 그리고 반드시 당신의 손가락이 분리대(partition)를 넘어야 합니다. 제가 어떻게 하는지 보여 드리겠습니다."
3) 평가자는 3개의 적목을 같은 방향으로 이동시킴
4) 다음 평가자는 대상자에게 같은 방식으로 옮길 것을 요구함
5) 시범이 다 끝난 후 적목들을 제 위치로 이동시킴
6) 평가자는 다음과 같이 말함
   "만약 당신이 한 번에 두 개의 큐브를 집게 되더라도 그것을 하나로 간주할 것입니다. 당신이 테이블이나 바닥에 적목을 떨어뜨리게 된다면 신경쓰지 말고 그대로 진행하세요. 그것을 집기 위해 시간을 낭비하지 마세요. 그리고 당신의 손가락이 분리대를 넘어가지 않는다면 그것은 개수에 포함하지 않습니다. 시작 전 당신에게 15초의 연습시간을 제공할 것입니다. 질문이 있습니까? 자, 그럼 당신의 손을 박스의 옆에 내려놓으세요. 시작할 때 제가 '준비, 시작.'이라고 말할 것입니다."
   - 15초간 연습을 실시함
     - 초시계를 이용하여 15초가 종료되면 "그만 하세요."라고 말함
     - 만약 어떤 문제점이 발생되었다면 연습을 통해 그것을 수정해줌
   - 연습 후 적목들을 시작한 위치로 옮겨 놓음
     - 적목은 무작위로 배치함(섞음)
   - 다음과 같은 지시사항을 알려줌
     - "이 평가는 정확도를 요구합니다. 지시사항은 연습 전과 동일합니다. 가능한 빨리 수행하세요. 준비(3초 대기), 시작"
     - "멈추세요(1분 뒤)."
     - 옮겨진 적목의 개수를 기록함
       ◦ 만약 대상자가 한 번에 두 개 이상의 큐브를 옮겼거나 대상자의 손가락 끝이 분리대를 넘지 않았다면 총점에서 그것을 빼줌

411 ③

이 산식의 경우 1년을 월로 넘겨주므로 12를 더해야 하며, 년에서는 1을 빼주면 완성된다.

412 ④

	2002	14	
Date of Test	2003	2	17
	year	month	day
Date or Birth	1993	8	5
	year	month	day
Chronological Age	9	6	12
	year	month	day*

* 날짜가 15일을 초과할지라도 반올림하지 말라

413 ⑤

MVPT 3의 형태 항상성(form constancy)

- 환경, 위치, 크기가 달라도 물체와 형태가 같은 것으로 인식하는 것
- 지시어 : 맨 위 그림을 가리키며 "이걸 보세요."
  아래 열 그림을 가리키며 "자, 이것과 같은 것을 찾아보세요. 작거나 크거나 진하거나 돌아간 그림도 괜찮습니다."

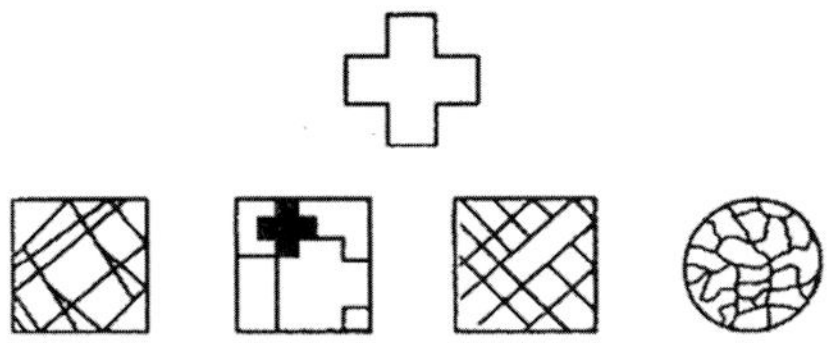

414 ④

강제유도 치료(Constraint-induced movement therapy)

- 약화되거나 마비된 상지의 사용을 증가시키기 위해 설계된 중재법
- 인류 / 영장류에서 겉질지도재구성 과정(Cortical map re-organization process)의 속도를 증가시킬 수 있다고 여겨짐
- 치료의 기초
  - 역동적 시스템 이론의 원리
  - 운동조절 습득을 위한 과제지향적 접근법

415 ⑤

적합한 대상자 기준

- 첫 번째 발병이고, 최근 1년 내에 뇌졸중 발병이 없었던 뇌졸중 환자
- 최근에 치료적 중재를 받은 적 없음
- BBT(Berg Balance Test)의 점수가 44점 이상이거나 균형 문제로 보호자의 도움이 항상 필요한 클라이언트가 이동성에 보조도구가 요구되어 균형에 제한이 있는 경우
- 손상 팔의 능동 관절가동범위가 어깨 굽힘과 벌림 45°, 팔꿉 굽힘과 폄 90°, 손목 폄 20°, 손가락 폄 10°
- MMSE점수가 최소 22점 또는 다른 인지검사에서 인지에 결함이 없음
- 움직임 또는 기능에 방해되는 병적 상태가 없음
- MAS에 의해 측정된 강직이 제한적임(0에서 1범위)
- 가정프로그램으로 도움이 가능한 개인

416 ②

MMSE점수가 최소 22점 이상이어야 하며, 다른 인지검사에서 인지의 결함이 없어야 한다.

417 ②

바닥/시트의 깊이(seat depth)

목적	• 체중을 허벅지에서 무릎까지 고르게 지지되도록 하기 위해 – 적절한 근 긴장을 유지시킴 • 몸무게를 전체 다리를 통해 분산시키기 위해 • 욕창 예방 • 몸 전체를 통해 최적의 근긴장을 유도
측정	• 엉덩이 뒤에서 무릎 뒤쪽(오금)까지의 거리를 측정한 후 2인치를 뺌 – (back of the buttock~popliteal fossa)−2인치
체크	• 오금(popliteal fossa) 부위와 시트의 앞부분이 닫는지를 확인함
고려사항	• 양쪽의 다리 길이가 틀릴 경우 – 시트의 깊이는 양쪽이 달라져야 함

418 ①

너비는 2인치를 더하며, 깊이는 2인치를 뺀다.

419 ①

등 높이(back height)

목적	• 물리적, 기능적 요구에 맞는 등 지지를 위해 – 높이가 낮으면 기능은 증가됨 – 높이가 높으면 지지(support)가 증가됨
측정	• 몸통 전체 지지의 경우 – 시트에서부터 어깨 윗부분까지 측정 • 최소 지지의 경우 – 등 끝부분이 팔의 움직임을 방해해서는 안 됨 ◦ 피부의 변성, 어깨뼈의 움직임 방해, 신체 정렬 어려움
체크	• 환자의 상체가 앞이나 뒤로 기울어지는지 확인 – 등이 너무 높거나 전방으로 기울어져 있으면 앞으로 기울어짐 – 등이 너무 낮을 경우 뒤로 기울어짐
고려사항	• 등 높이가 조절 가능한 종류 – 보통 4인치 범위 • 요추부에 지지물 사용이나 기타 지지물의 사용

420 ⑤

측정 자세

- 어깨관절 모음(shoulder adduction)

[표 9] MBI 점수

항목(item)	1. 수행 못함	2. 최대의 도움	3. 중도의 도움	4. 최소의 도움	5. 완전독립
개인위생	0	1	3	4	5
스스로 목욕하기	0	1	3	4	5
식사	0	2	5	8	10
화장실가기	0	2	5	8	10
계단오르기	0	2	5	8	10
옷입기	0	2	5	8	10
대변조절	0	2	5	8	10
소변조절	0	2	5	8	10
보행	0	3	8	12	15
또는 휠체어	0	1	3	4	5
의자/침대 이동	0	3	8	12	15

• 중립 돌림(neutrally rotation)
• 팔꿉관절 90° 굽힘(elbow 90° flexion)
• 아래팔의 중립(forearm neutral position)
• 손목 관절 0~30° 폄(wrist extension)
• 자뼈 편위 0~15°(ulnar deviation)
• 의자 또는 서서(standing)

421 ②

왼손 쥐기 평균값은 110.5 파운드이다. 왼손 쥐기 표준편차가 16.2이다. 30세 남성이 더 강한 쥐기 능력을 가졌다. 25~29세의 경우 오른손 측정 결과의 범위는 78~158파운드이다.

422 ④

0	근 긴장도 또는 저항의 증가가 없음
1	관절가동범위의 끝부분에서 약간의 저항을 느낌
1+	전체 관절가동범위의 반 이하에서 저항을 느낌
2	관절가동범위 대부분에서 저항을 느낌
3	수동적으로 움직이기 힘들 정도로 저항을 느낌
4	폄 및 굽힘에서의 강직(rigidity)이 나타남

423 ③

1단계	• 손의 기능이 전혀 없음
2단계	• 큰 잡기(gross grasp)가 시작됨 : 최소의 손가락 굽힘을 이용한 잡기
3단계	• 큰 잡기(gross grasp) 및 갈고리(hook) 잡기가 가능해짐 : 놓기는 불가능함
4단계	• 큰 잡기(gross grasp)가 존재함 • 측면 쥐기(lateral prehension)의 발달이 이루어짐 • 약간의 손가락 폄(extension) 및 엄지(thumb)의 움직임이 가능함
5단계	• 삼점 쥐기(palmar prehension), 구형 쥐기(spherical grasp), 원통형 쥐기(cylindrical grasp), 그리고 놓기(release)가 가능함
6단계	• 모든 종류의 쥐기가 가능함 • 각각의 손가락 움직임이 가능함 • 수의적 폄 시 완전한 ROM이 가능함

424 ⑤

[표 9] 참조

425 ③

[표 10] 참조

426 ④

• 라 : 왼손용 기어
• 바 : 왼발용 가스 페달

427 ①

손의 사용이 가능한 C8 환자에게 가의 스피너 손잡이가 적절하다.

428 ②

손의 기능이 없는 사지마비 환자에게 적용하는 Bi-pin이다.

429 ⑤

손목의 처짐을 예방하는 보조기가 사용되었으므로 경수 5번 손상 환자이다.

430 ②

보조도구를 이용하는 접근법은 재활적 또는 보상적 접근법이다.

[표 10] MBI

의존 수준(dependency level)	완전(total)	심한(severe)	중간(moderate)	약간(mild)	최소(minimal)
MBI 총점	0~24	25~49	50~74	75~90	91~99

431 ④

FIM 점수

No helper 독립	• 7점 : 완전 독립(complete independent) – 접시의 음식을 떠먹기, 컵으로 마시기 등을 식탁(또는 밥상)에서 일반적인 식사 방식으로 수행할 수 있음 – 스푼, 포크를 사용하여 음식을 입으로 가져가고, 씹으며, 삼킴 • 6점 : 부분(또는 변형된) 독립(modified independent) – 보조기구가 필요함(빨대, 스포크(spork), rocking knife 등) – 평소보다 긴 식사 시간이 필요하거나 먹기 쉽게 만든 음식(또는 비벼놓은 음식 등)이 필요함 – 안전에 대한 고려가 있어야 함 – 비경구적 투여 또는 위 절개 후 음식투여(parenteral or gastrostomy feeding) 등 영양섭취를 다른 방식에 의존하고 있는 환자 • 스스로 음식을 섭취할 수 있음

MBI 점수
[표 9] 참조

432 ④

각 항목에서 4+4+4+3+3+2+2+1=23

433 ③

옷입고 벗기 영역은 10점 만점으로 중등도 도움의 경우 5점이다.

434 ③

고유 수용성 감각에 대한 중재방법을 고르는 문제이다. 무게 구분은 고유수용성 감각 중재에 해당한다.

435 ②

턱의 안정성이 낮은 저긴장 아동이므로 아래턱에 안정성을 제공하여 음식물의 흘림과 저작을 도와야 한다.

436 ②

저긴장으로 인한 턱의 안정성 부족이 원인이다.

437 ④

Rood의 촉진 테크닉으로 근긴장을 촉진하는 중재법이다.

438 ⑤

• 실독증의 발생은 PCA의 증상이다. 운동성 실어증의 발생은 MCA upper trunk의 증상이다.
• 수용성 실어증의 발생은 MCA lower trunk의 증상이다. 인지의 장애는 ACA의 전형적 증상이다. ACA 손상 시 일반적으로 상지보다 하지의 손상이 더 크다.

439 ⑤

클라이언트 중심의 평가로 환자의 문제를 확인하고 중요도를 평가한 것이다.

440 ①

좌변기의 높이를 높여야 하는 경우는 THR 시행 후이다. 옷 입기 시 RIC 스플린트를 사용하는 경우는 SCI 환자이다. 상의를 벗을 때는 왼쪽(건측) 팔을 먼저 벗어야 한다. 계단을 오를 때는 왼쪽(건측) 다리를 먼저 계단에 올린다.

441 ①

1차 평가 후 중요도, 수행도, 만족도, 총점을 얻을 수 있으며, 2차 평가 후 수행도의 변화와 만족도의 변화를 얻을 수 있다.

442 ③

Lt. visual field deficit + hemi-inattention = visual neglect

443 ③

왼쪽 시각 무시로 인해 신체 왼쪽을 종종 무시한다.

444 ④

시각무시가 있을 경우 무시하지 않는 쪽에 폐색 방법을 쓸 수 있다.

445 ②

athetoid type 뇌성마비

머리의 움직임에 따라 몸통과 사지의 움직임이 영향을 받는다.

446 ②

바닥핵 손상 시 아세토이드형 뇌성마비가 발생할 수 있다.

447 ④

생체역학 이론의 틀

신경근육기능장애로 적절하고 자동적인 근육활동을 통한 자세를 유지할 수 없을 때 적용

448 ⑤

무정위형 뇌성마비의 중재목표

자세 근긴장도의 균형증진, 자세반사 증진, 관절가동범위 중간 범위에서 양측 대칭적 움직임 증진 등

449 ①

① 손 사용 시 팔꿈치를 테이블에 고정하여 근위부 고정하기 위해 랩보드 사용
② 원통 쥐기가 가능한 아동으로 universal cuff가 정답은 될 수 없음
③ 협응장애 시 긴 손잡이는 부적절
④ 변형된 도마 : 아동의 연령에서 칼을 사용하는 요리는 부적절
⑤ 마우스스틱 : 아세토이드형 뇌성마비아동에게는 부적절

450 ⑤

환자는 왼쪽을 잘 보지 않으며, MVPT에서 왼쪽점수가 현저히 떨어지는 것으로 보아 hemi neglect 유추해 볼 수 있다.
①, ②, ③, ④는 왼쪽으로 자극을 주는 시지각 훈련들이다.
⑤ 방의 배치 문제로 문, TV, 전화기는 환경의 자극물이 될 수 있도록 환자의 환측에 배치한다.

451 ①

②, ③, ④는 hemi neglect로 인해 나타날 수 있는 문제이다.
⑤ 손의 조작능력 저하로 시간이 지연될 수 있다.
① 저시력 문제로, 가장 거리가 멀다.

452 ①

위 환자는 hemi-neglect가 보이는 환자로 ②, ④는 inattention 평가이다. ③ attention평가도구이고, ⑤ 역시 인지평가로 추가로 할 수 있다.
① 60세 이상 환자의 치매평가로 이 환자에겐 적절하지 않다.

453 ④

Transitions 이행

대화를 방해하지 않고 주제를 바꾸거나 유사하게 관련된 주제로 대화를 부드럽게 바꾸는 능력이다.

454 ③

날마다 하는 기본적인 활동이 아니라 클라이언트의 가치와 신념을 강화하는 정신적, 상징적인 행동을 의식이라고 한다.

455 ④

Global Deterioration Scale

- 1점 : 인지장애 없음
- 2점 : 매우 경미한 인지장애
- 3점 : 경미한 인지장애
- 4점 : 중등도의 인지장애
- 5점 : 초기 치매
- 6점 : 중기 치매
- 7점 : 말기 치매

456 ①

- 환각 : 외부의 자극이 실제로 없음에도 마치 외부에서 자극이 들어온 것처럼 지각하는 것
- 환시, 환청, 환청, 환취, 환미, 운동환각, 신체환각

457 ②

3점 : 1일 1~2회 미만으로 실수

458 ③

③ 최대도움의 일상생활 수준이 아니 완전 도움의 일상생활수준이다.

K-MBI 의전도와 도움의 양

- 0~24점 – 완전 의존(Total dependency level)
- 25~49점 – 중함 의존(Maximal dependency level)
- 50~74점 – 보통 의존(Moderate dependency level)
- 75~90점 – 경함 의존(Mild dependency level)
- 91~99점 – 최소 의존(Minimal dependency level)

459 ②

① 인지기능 수준이 저하된 환자에겐 쉽고 단순한 과제에서부터 복잡한 과제로 단계를 중재를 실시한다.
② 오른손 기능약화로 왼손을 이용한 한 손 테크닉으로 일상생화훈련을 실시한다.
③ 양쪽 상지가 아닌 쪽 상지에 감각자극을 제공한다.
④ K-MMSE 최소 22점 이상인 환자에게 CIMT를 적용한다.
⑤ 컴퓨터 인지재활에서 다양한 훈련이 아닌 쉽고 단순한 인지재활을 실시한다.

460 ④

① 1단계에서 – 2단계 – 3단계 순서로 지시 따르기를 실시한다.
② 실어증 환자에게 질문할 때 느리고 단순한 용어를 사용한다.
③ 환자가 낯설지 않도록 익숙하고, 친근한 환경에서 분위기를 조성한다.
⑤ 지남력 훈련은 사람 → 장소 → 시간 순서로 한다.

461 ④

침상에서 돌아누운 자세로 삼킴 훈련은 구강암 환자에게 우선적으로 사용되는 방법이로, 침상에서 돌아누운 자세에서 치료는 앉기 자세가 불가능할 경우를 제외하고는 많이 사용되지 않는다.

462 ②

① 깍지를 낀 후 머리위로 올리기는 통증을 유발할 수 있다.
③ 위 환자는 90° 이상으로 올려도 통증을 호소하므로 실시하기 어렵다.
④ 양측으로 노 저어 교차적인 시너지 운동은 브론스트롬 2~

3단계에서 실시한다.
⑤ 견관절의 통증 없는 범위로 관절가동범위 운동을 실시한다.

463 ②

- 위 환자는 물 형태는 흡인이 되어, 점도가 낮은 음식은 어려우며, 중간 정도의 음식도 삼킴 반사가 지연되어 훈련하긴 어렵다. 충분한 응집력이 있는 점도가 높은 음식으로 훈련한다.
- 점도가 낮은 음식은 물, 커피, 차, 우유, 과일주스, 아이스크림, 젤라틴 등이다.
- 중간 정도의 점도 음식은 밀크셰이크, 토마토주스, 요거트, 크림 스프
- 점도가 높은 음식은 바나나와 혼합된 유동식, 과일과 혼합된 유동식, 감자와 혼합된 크림 스프, 죽 등

464 ②

② 치료사가 환자가 섭취하는 음식의 양을 결정해 주어야 한다.

구강섭식의 원칙

- 구강 준비 단계에서 음식물 음식하기와 다가가기는 중요한 일면이 됨
- 신체적 기능이 가능할 때 스스로 먹기가 허용되어야 함
- 스스로 먹기가 불가능할 때 치료사는 환자에게 매회 먹기 좋은 음식을 선택하게 하므로 능동적 참여를 유도해야 함
- 가능한 정상적인 환경을 제공해 줌
- 치료사는 지속적으로 환자의 자세를 평가해야 함
- 치료사는 환자가 섭취하는 음식의 양을 결정해 주어야 함
- 음식물 삼키기 후 환자가 목소리를 평가해야 함
- 치료사는 먹기와 관련된 환자의 기술 레벨 및 수행 정도를 수시로 확인해야 함
- 식사 중 흡인의 증후를 지속적으로 모니터해야 함
- 영양상태에 대한 주의 깊은 관찰이 필요함

465 ②

- 감각은 the last intact level로 결정한다. : 가쪽위관절융기 $-C_5$
- 운동은 fair 이상인 level로 결정한다. : 팔굽치 폄근(elbow extensor) $-C_7$

466 ⑤

손가락 굽힘근을 사용할 수 없는 $C_7 \sim C_8$ 환자에게는 Wrist driven flexor hinge splint 사용이 잡기 기능 수행을 위해 필요하다.

467 ④

준비물	• Test Booklet(page 20)
방법	• 검사자는 환자에게 'booklet'에 그려진 디자인을 보여줌 – 하나의 원, 하나의 사각형, 2개의 삼각형 모양이 조합된 디자인 • 검사자의 지시 – "이 디자인 옆에 모형을 구성해보세요." • 만약 환자가 실패할 경우 환자에게 다시 지시함 – "이번에는 디자인 위에 모형을 구성해보세요."
점수	• 1점 – 환자는 모형을 재현할 수 없음 • 2점 – 환자는 오직 디자인 위에만 모형을 구성함 • 3점 – 환자는 정확하게 모형을 구성하나 시행착오가 있음 • 4점 – 환자가 잘 수행함

468 ⑤

467번 해설 참조

469 ③

467번 해설 참조

470 ②

조립 항목이다. 다음은 항목과 시간이다.

- 오른손(30초)
- 왼손(30초)
- 양손(30초)
- 오른손 + 왼손 + 양손(합산)
- 조립(60초)

471 ③

Purdue Pegboard Test

저자	• Joseph Tiffin, 1948
목적	• 손가락, 손과 팔의 대움직을 평가 • 소운동 기민성의 평가 및 기본 자료 제시
대상	• 제한 없음

472 ③

대상자가 8개의 완전한 조립을 만들었을 경우

- 8(개수) × 4(부분) = 32점

473 ⑤

지속적인 적응과 보상적 접근이 필요하다.

474 ④

Duchenne's MD

- 가장 심하며, 가장 일반적인 MD
- X염색체의 문제로 인해 발생
- 남아에게만 발생 : 3,500명 중 1명
- 증상
  - 2~6세 사이에 계단 오르기 및 일어나기 어려워짐
  - 잘 흔들리고 넘어짐
  - 'pseudohypertorphy muscle'이 발생됨

475 ②

- 손목의 폄 기능이 있는 C_6 환자에게 RIC splint의 적용이 가능하다.
- MAS는 $C_{4\sim5}$ 환자에게 적용한다.
- Button hook는 쥐기가 가능한 경우 사용한다.
- Swivel spoon은 떨림 또는 LOM이 있을 경우 사용한다.
- Rocking knife는 한 손을 사용해야 하는 환자에게 주로 적용한다.

476 ①

- 팔꿈치를 폄시킬 수 있다. $-C_7$
- 손목 굽힘을 만들 수 있다. $-C_7$
- 엄지손가락을 굽힐 수 있다. $-C_8$
- 주먹 쥐기와 펴기가 가능하다. $-C_8$

477 ③

C6

- 식사
  - 자르기(cutting)를 제외한 모든 면에서 독립적임
  - 보조도구의 사용 또는 사용 없음
- 이동(transfer)
  - 평평한 곳 : 약간의 도움으로 또는 독립적인 이동이 가능함
  - 평평하지 않은 곳(uneven) : 의존적임
- 옷입기
  - 상지는 독립적이지만, 하지는 의존적임
  - 'loop, dressing stick, button hook, velcro closure' 등이 필요함
- 치장(grooming)
  - 약간의 도움 또는 독립적임
  - 'U-cuff', 변형된 핸들 등을 사용함
- 목욕
  - 상체는 독립적이지만, 하체는 의존적임
  - 'bench, chair' 등을 사용함
- 휠체어
  - 전동 : 모든 지면에서 독립적임
  - 수동 : 실내에서 독립적이지만 실외에서는 의존적임
  - 코팅된 핸드림(hand rim)이 필요함
- 의사소통 : 보조도구를 사용하므로 독립적임
- 'typing aid, telephone holder, page turner' 등을 사용함
- 'tenodesis 스플린트(RIC 스플린트)'의 사용이 가능함
- 테노데시스(tenodesis) 잡기가 가능함
- 운전이 독립적임(리프트 달린 밴 등의 보조 장치 필요)
- 대·소변 관리하기(bladder and bowel) : 약간 또는 완전 의존적임

478 ④

황반변성으로 인한 저시력 문제

- 가벼운 휠체어 – 근력 약화 시, 이동성 편의
- 텔레비전 자막 – 청력 문제 시
- 서랍에 이름표 붙이기 – 인지적 문제 시
- 큰 활자로 된 전화기 – 저시력 문제 시
- 잠자기 전 액체 섭취 줄이기 – 요실금 문제 시

479 ④

저시력으로 인해 바늘공예를 수행하기 가장 어렵다.

480 ③

가위 보행

고관절 내전, 경미한 내회전 상태로 까치발로 걷는 보행

481 ⑤

강제 유도 움직임 치료를 통해 오른손 사용을 제한하여 학습된 미사용을 감소시킨다.

482 ③

시간, 장소, 사람 모두 양성반응

483 ⑤

Middle Cerebral Artery(MCA; 중간대뇌동맥)

- 뇌졸중의 가장 일반적인 원인
- 반대쪽 팔, 얼굴, 혀 등의 편측마비, 감각장애, 반대쪽 반맹증을 일으킨다.

우세대뇌반구 손상	• 실어증 • 손상이 있는 쪽을 향해 머리와 목의 심한 편위가 있다.
비우세반구 손상	• 질병인식불능증(anosognosia) • 편측무시(unilateral neglect) • 수직 지각 손상(vertical perception) • 시공간 장애(visual spatial) • 보속증(perseveration)

484 ④

발음장애(dysarthria)와 언어장애(실어증, aphasia)에 대한 언급이 없다.

485 ⑤

치료사는 자세변경을 통해 흡인의 위험성을 최소화 하는 보상적 접근 방법을 설명하였다.

486 ③

골반은 전방으로 기울이게 해야 근긴장 조절 및 원시반사 억제에 유리하다.

487 ⑤

근육위축가쪽경화증(루게릭병)은 운동신경세포만 선택적으로 사멸하는 질환으로 대뇌 겉질의 위운동신경세포(upper motor neuron, 상위운동신경세포)와 뇌줄기 및 척수의 아래운동신경

세포(lower motor neuron) 모두가 점차적으로 파괴되는 특징이 있다. 임상 증상은 서서히 진행되는 사지의 약화 및 위축으로 시작하고, 병이 진행되면서 결국 호흡근 마비로 수년 내에 사망에 이르게 되는 치명적인 질환이다. 보통 50대 후반부터 발병이 증가하며, 남성이 여성에 비해 1.4~2.5배 정도 더 발병률이 높다.

488 ③

근육위축가쪽경화증은 혀와 인두, 후두의 기능 소실로 흡인, 음식물 흘림, 덩어리 형성의 어려움을 가지므로 걸쭉한 식이를 제공해서 식괴를 만들기 쉽게 해준다.

489 ①

6단계는 거의 말기로 침대에 누워서 생활을 하게 되므로 구축을 방지하기 위한 수동적 관절 운동, 욕창 관리 등이 필요하다.

490 ②

정상적인 지능, 오른쪽으로 뒤뚱거리는 걸음, 오른 사용 시 비정상 굽힘 패턴, 오른쪽 상하지의 높은 근긴장 등으로 미루어 보아 뇌성마비에 의한 오른쪽 편마비가 가장 적절한 진단이다.

491 ⑤

오른손은 원통형 쥐기 수준만 가능하며, 왼손은 그림 그리기와 붓 사용까지 가능한 수준이다. 포크와 숟가락을 이용한 식사는 왼손으로 가능하다. 자크와 양말을 오른 손 고정과 왼손 사용으로 가능하지만 신발끈 묶기는 오른 손 사용의 문제가 있어 가장 수행하기 어려운 활동이다.

492 ④

오른손 단독사용 시 완전히 뻗을 수 있고 손목굽힘이 약간 관찰되는 수준으로 원통형 쥐기는 가능하므로 손을 이용한 집기 활동 중 상대적으로 사용이 편한 노측 잡기를 목표로 하는 것이 적당하다. 양측 손을 함께 사용 시 주먹이 쥐어지는 것으로 보아 손끝의 긴장이 높은 수준으로 손안조작은 어려울 것으로 판단된다.

493 ③

파킨슨병의 단계를 정의하는 도구이다.

494 ③

- 혀의 기능이 감소되므로 덩어리가 조절이 안 되므로 묽은 죽은 더 적합하지 않음
- 손 기능이 나빠지므로 단추 대신 벨크로 사용
- 호흡 운동보다는 발성과 안면 운동 프로그램 시행

495 ④

담요로 김밥말기 놀이를 통한 고유수용성감각 등록이 위 아동의 움직임 조절에 향상에 도움을 제공할 수 있다.

496 ②

고유수용성 감각문제로 인한 행동조절에 어려움이 있는 경우 시각을 통한 의식적 행동조절이 보상적으로 사용될 수 있다.

497 ⑤

감각통합에 대한 총체적인 확인이 필요하므로 Degangi-Berk Test의 사용이 가장 적절하다.

498 ④

전방으로 기울어진 벤치와 전반으로 콘을 이동하는 활동이 체중의 전방 이동을 유도한다. 항중력 움직임 향상을 위한 수준은 현재 아동의 수준보다 낮은 수준에서 필요할 것으로 사료된다.

499 ②

상지와 비교하여 하지의 근긴장도 변화가 심하고, 양손에 모두 손상이 있다. 고개 조절은 가능하므로 경직형 양지 마비가 가장 적절하다. 무정위형이나 실조형을 의심할 수 있는 증상은 없다.

500 ④

왼손을 이용한 활동 시 오른손의 주먹 쥐는 움직임을 통해 연합반응을 관찰할 수 있다.

501 ②

선생님이 요구한 읽기 활동을 이행하지 못하였고 지능이 정상이며 추가적으로 학습지수와 지능검사를 실시한 것으로 보아 학습장애를 의심할 수 있다. 지능지수가 75점인 것으로 보아 지적장애 범주에는 포함되지 않는 것으로 판단된다.

502 ③

학습장애의 진단을 위해 평균에서 2표준편차 이상 차이나는 학습지수를 기준으로 한다.
지적장애와의 감별 진단을 위해 학습지수가 지능지수보다 2표준편차 이상 차이 남을 기준으로 한다. 학습장애는 진단을 위한 기준점이 존재하지 않는다.

503 ②

환상통

사지의 환상통은 절단에 의해 신체 입력이 차단되어도 뇌에 감각이 존재해서 나타나는 것으로 상지 절단에서 가장 크게 나타나며 타는 듯한 느낌, 찌르는 듯한 불쾌감을 느낀다.

504 ③

탄력붕대로 감기

환상통, 부종, 민감도를 감소시키기 위해 절단단을 단단히 압박해서 탄력붕대로 감아준다.

505 ②

구강 준비 단계

음식물을 흐르지 않게 입술로 잘 잡고 있고 입속에서 응집된 덩어리로 만드는 시기는 구강 준비 단계이다.

506 ③

삼킴 근육 운동

구강준비단계의 문제이므로 볼근육, 입술, 혀의 움직임을 촉진하는 치료가 필요하다.

507 ①

푸딩

삼키기 편하고 응집성이 있는 식괴가 요구된다.

508 ③

- MMT상에서 우측 일차운동겉질 손상을 추정할 수 있다.
- 소뇌손상환자는 협응력은 감소되지만, 근력감소가 없는 것이 일반적이다.

509 ④

입체인지지각손상이 있으므로, 치료사가 물건을 손에 쥐는 것을 보조해 주더라도 눈을 가린 상태에서 종이클립과 열쇠를 구분할 수 없다.

510 ⑤

MMSE 30점으로 인지손상은 없는 것으로 추정되며, MVPT-3에서 시지각 손상을 의심할 수 있다.

511 ④

제시된 자료와 다섯 개의 답가지 중에서는 좌측운동장애, 시지각장애, 좌측감각장애, 우측 어깨통증 순으로 나열하는 것이 가장 적절하다.

512 ⑤

합리화

본인이 술을 마시는 이유를 일 때문에 받는 스트레스가 원인이라고 변명을 한다.

513 ②

COPM

스스로를 표현하고 감정 조절을 촉진하고 주도적 행동을 유도하고 취미, 여가 활동에 대한 참여를 높이기 위해 COPM 실시

514 ①

하지가 뻣뻣하고 가위 패턴이 나타나는 것은 경직형이다.

515 ⑤

비대칭성 긴장성 경반사

머리를 돌리는 쪽의 상/하지는 폄 패턴, 반대측은 굽힘 패턴이 더 강해져서 양측 활동, 대칭적 활동에 어려움을 겪는다.

516 ⑤

비대칭성 긴장성 경반사를 억제하고 앉기 균형 훈련을 함께 할 수 있다.

517 ④

물건 두드리기, 로션에 집중적인 관심 등의 이상행동이 관찰되고 치료사의 시선을 피하는 눈맞춤 어려움 등의 행동으로 보아 자폐성 장애가 가장 적절함

518 ③

물건 두드리기, 로션을 좋아함, 정전기 나는 물건 만지기 등의 행동으로 보아 촉각 추구행동이 의심됨

519 ⑤

촉각추구행동의 감소를 위한 볼풀에서 활동을 유도하는데 음식에 대한 관심을 활용한 ⑤가 적절함

520 ①

① 삼킴 이후 일정시간이 지나고 나서 기침이 나타나는 것으로 보아 인두기 잔여물이 기도로 흘러들어감을 알 수 있음
② 구강 넘침의 근거를 찾아볼 수 없음
③ 상부식도 괄약근의 기능저하 증상을 찾아볼 수 없음
④ 기침반사가 나타나는 것으로 보아 무증상 흡인 위험성 없음
⑤ 구개활과 혀의 기저부 자극 시 과민반응으로 보아 구역반사 항진 의심됨

521 ③

인후두의 운동에 문제가 있으므로 설인신경(CN Ⅸ) 또는 미주신경(CN Ⅹ)손상이 의심됨

522 ⑤

손가락으로 후두거상을 돕는 방법인 멘델슨법을 사용하였다.

523 ②

School function assessment는 학교생활을 배경으로 하는 과제 수행을 평가하는 도구이다.

524 ⑤

Bruininks-Oseretsky Test of Motor Proficiency는 글씨쓰기 평가도구이다.

525 ④

①은 발달평가로 발달 수준을 평가, ②는 학교에서의 수행, ③은 작업수행, ⑤는 사회성의 수준을 확인하는 평가로 과제 수행에 어려움을 야기하는 원인에 대한 해답을 찾기 어렵다. 하지만 Sensory profile에서 감각 문제가 확인된다면 글씨쓰기, 체육활동 등에 어려움의 원인으로 추정할 수 있다.

526 ③

집으로 돌아가 일상생활에서 가장 중요한 작업을 확인하고 수행도 만족도를 COPM을 통해 확인할 수 있다.

527 ④

최○○ 씨는 neglect증상이 의심된다. DTVP는 시지각 발달 검사, Clock drawing test는 인지기능 검사이다. Dynavision은 시지각 기능을 평가할 수 있지만 neglect는 평가할 수 없고 MVPT도 시지각 기능을 평가할 수 있지만 neglect 여부를 진단할 수 없다. The bells test는 neglect를 검사하기 위한 평가이다.

528 ⑤

AMPS평가에서 독립적인 생활이 가능한 운동기술 기준점은 2점 처리기술 기준점은 1점이다. 따라서 운동기술 1.05 처리기술 0.05가 향상되어야 이 기준을 만족할 수 있다.

529 ④

고유수용성 민감도 : 관절과 근육의 움직임에 대한 반응

530 ①

손과 발바닥에 촉각방어를 보임

531 ④

촉각방어 감소를 위해 다양한 경험 제공

532 ③

- Allen cognitive level test : 성인 인지 기능 평가
- Motor-Free Visual Perception Test-3 : 시지각 평가
- Bayley Scale of Infant Development-III : 1～42개월 아동의 발달 평가
- Erhardt Developmental Prehension Assessment : 아동의 손기능 평가
- Bruininks-Oseretsky Test of Motor Proficiency-2 : 4세～21세 발달 평가

533 ④

아동이 가장 발달이 지연된 영역이 대근육 운동 부분이다. 엄마, 아빠 정도 말하는 것은 발달이 늦은 것으로 보이지 않으며 그 외의 부분은 언급되어 있지 않다.

534 ③

Key Muscle

- C_5 : 팔꿉굽힘근
- C_6 : 손목폄근
- C_7 : 팔꿉폄근
- C_8 : 손가락굽힘근

535 ④

- 독립적인 대소변 관리 : T_1 이하
- 젓가락으로 라면 먹기 : T_1 이하
- 보행기 이용하여 걷기 : T_{10} 이하
- 독립적으로 상의 입기 : C_6 이하
- 독립적으로 샤워하기 : T_1 이하

536 ③

굽힘과 폄 공동 움직임이 복합된 움직임이 가능한 단계인 4단계이다.

537 ①

①은 4단계에 적합한 활동이나, ②, ③, ④, ⑤는 모두 1～3단계에 해당하는 중재법이다.

538 ②

- 정상 : CDR 0
- 치매의심 : CDR 0.5
- 경도 : CDR 1
- 중등도 : CDR 2
- 고도 : CDR 3～5

539 ①

- 0.5점 : 경하지만 지속적인 건망증
- 5점 : 의미 있는 기억 기능이 전혀 없음
- 1점 : 최근 것에 대한 기억장애가 더 심함
- 3점 : 부분적이고 단편적인 사실만 보존됨
- 2점 : 과거에 반복적으로 많이 학습한 것만 기억

540 ⑤

두-점 분별 Two-point Discrimination

- 정적분별검사, 동적분별검사 있음
- 순서
  - 손가락과 엄지의 패드부분에만 실시함
  - 5mm로 시작함
  - 적절한 반응이 계속될 때까지 두 점 간의 간격 늘려감
  - 두점 거리가 15mm가 넘으면 검사를 중단함
- 점수
  - 10번의 자극에서 7번을 맞히면 적절한 반응임
- 도구
  - Disk-Criminator, Boley 게이지 등

541 ②

분류	거리
• 정상(Normal)	• 1～5mm
• 양호한(Fair)	• 6～10mm
• 어려운(Poor)	• 11～15mm
• 보호감각(Protective)	• 한 점으로 지각
• 무감각(Anesthetic)	• 지각 불가

542 ④

위 평가 과정은 환자에게 익숙한 2가지 과제를 수행하는 동안 수행기술과 처리기술을 측정하는 AMPS 평가 과정이다.

543 ③

AMPS평가과정에서 환자에게 익숙한 환경을 설정한 이후 반드시 과제 약속(과제에서 세부단계 수행방법 약속)을 해야 한다. 치료사는 이 과정 없이 바로 과제를 시작하였다.

544 ①

AMPS 평가에서 과제수행에 방해가 되는 원인 중 너무 멀거나, 너무 가까운 위치에 의한 결과는 "Positions"에서 채점한다.

545 ③

항목들의 구성으로 보아 Sensory profile의 결과 기록이다.

546 ①

G.낮은 지구력, F.구강 감각 예민, G.낮은 긴장도, J.감정적 반응에서 전형적 수행을 보인다.

C.전정감각 과정, D.촉각적 과정, I.활동수준 항목에서 어려움이 있는 것으로 미루어 보아 감각 추구문제가 있을 수 있다.

547 ④

청각과 촉가처리과정에 어려움으로 활동수준에 문제를 보이는 아동으로 높은 곳에 올라가며 산만한 행동 양상을 보일 가능성이 높다.

548 ①

망상장애의 유형(색정형, 과대형, 질투형, 피해형, 신체형) 중 피해망상에 해당한다.

549 ⑤

① 치료관계 형성에 시간이 걸림. 강요는 금물

②, ③ 동조나 비판은 피해야 한다.

④ 일반적으로 외래치료가 효과적

550 ③

학습장애의 특징

- 학업 및 학습과제 수행에서의 장애 : 읽기, 쓰기, 말하기, 산수, 운동 및 지각, 사고 등의 학습과제에서 장애를 보인다.
- 불균형적인 지적 성장 : 한 개인의 지적능력이 고르게 성장하지 못하고 몇몇 하위능력들은 정상적인 순서와 비율로 발달하나 다른 몇몇 능력들은 발달지체를 보인다.
- 한 가지 이상의 기본적인 심리과정상의 문제 : 주의과정, 지각과정, 기억과정 및 사고과정에 어려움이 있다.
- 신경학적 기능상의 장애 : 중추신경계의 기능결손, 뇌손상, 미소대뇌장애 등이 문제의 원인일 수 있다.
- 정신지체, 감각장애(시각, 청각), 교육적 문화적 결손, 심한 정서장애로 인해 학습문제를 나타낼 경우 제외된다.

551 ①

웩슬러 지능검사

언어성－동작성 수행의 차이, 요인점수 간의 수행차이를 밝힐 수 있다.

552 ③

5점 : 지도 감독 또는 준비(supervision or Set up)

- 조언이 필요하며 옆에서 감독하며 큐(cue)를 주거나 격려해 주어야 함
- 보조기를 착용함에 있어 준비가 필요함
- 고기를 잘라주거나 물을 따라주는 등의 도움이 필요함

553 ④

왼쪽 상지에 운동기능이 거의 없는 환자로 보바스 stage 1단계에 해당한다.

④ 깍지 끼고 앉은 자세에서 체중이동을 연습하는 것으로, 환자의 일상생활수행도 향상을 위해 필수적이다.

554 ②

- 100－7－7－7－7은 주의력 장애를 검사하는 항목이다.
- 오각형 따라 그리기를 정확히 수행했으므로, 편측무시가 있다고 볼 수 없다.

555 ④

팔과 손의 움직임은 가능하지만, opposition이 가능하지 않으므로 3단계이다.

556 ④

5＋5＋3＋1＋1＋2＋2＋1＋1＋1＝22

557 ③

4점, 중등도의 인지장애

558 ①

lateral pinch는 가능하나, tip pinch나 palmar pinch가 어려운 환자로 thumb spica 적용이 유용할 것이다.

559 ⑤

- 뒤로 걷기 : 11～13개월
- 허리를 굽혔다 바로서기 : 9개월～

560 ②

아동의 소동작 발달수준 : 13～15개월 수준(블록 2개 쌓기)

① 2.5～3세

② 8～9개월부터 가능

③ 18～24개월

④ 3～3.5세

⑤ 3.5～4세

561 ①

25～50% 정도 수행(팔 끼우기)시 2점이다.

562 ②

Choose

필요한 장난감을 선택할 수 있다.

563 ④

① Allen cognitive level test : 인지 평가
② Motor-Free Visual Perception Test : 시지각 평가
③ Miller assessment of preschoolers : 2세 이상 발달 평가
④ Bayley scales of infant and toddler development : 영유아 발달 평가
⑤ Loewenstein Occupational Therapy Cognitive Assessment : 인지, 지각 평가

564 ⑤

한쪽 상지를 뻗었을 때 반대쪽에 굽힘 패턴이 나타나고 중심선으로 상지를 모으기 어렵다.

565 ⑤

NDT는 기능적 활동을 방해하는 운동요소를 분석하고 정상적인 운동발달 촉진을 원칙으로 움직임을 촉진하고 근긴장도를 조절하는 치료이다.

566 ⑤

치료적 핸들링을 통해 근긴장도 조절을 하여 움직임의 다양한 패턴을 경험하도록 하고 동적인 움직임의 기회를 제공한다.

567 ⑤

Approaches/starts

사회적 맥락 안에 상대에게 다가가고 상호작용을 시작하는 능력, 악수를 청하고 인사를 하거나 말을 건네는 능력

568 ③

과제 수행에 필요한 도구 및 재료 선택에는 문제가 없음

569 ②

- 환자의 진단명이나 병력에 대한 제시가 없지만 이 상황 안에서는 치료사에게 인사를 하지 않았고 본인이 어질러놓은 것을 정리하지 않았음
- 감정을 상황에 맞게 상대방에게 적절히 표현하는 기술훈련과 문제가 생겼을 때 해결할 수 있는 기술을 훈련하는 사회기술훈련이 가장 적합함

570 ③

대비민감도가 감소하였으므로 조명의 밝기, 선명도를 우선 확인함

571 ⑤

시력은 문제가 없지만 대비민감도에 문제가 있으므로 집안 환경의 선명도, 대비도를 높게 함

572 ④

실행능력 평가 도구

4개의 과제 수행을 통해 과제 시작, 실행, 완성에 대해 평가

573 ⑤

직장에 복귀하기 위한 준비 프로그램 실시

574 ⑤

강제유도운동치료

- 뇌성마비, 발달장애 가능
- 깨어있는 시간의 90% 이상, 혹은 수정된 것은 하루 5시간 적용
- MMSE 24점 이상
- 손목 능동 폄 10도 이상이면 가능

575 ④

- 무정위형＝느린비틀림운동형
- 불수의적, 비조절적인 움직임이 특징
- 기저핵 손상

576 ⑤

아동의 전반적인 대동작, 소동작 발달을 평가하기 위한 도구

577 ⑤

Tongue thrust 증상, 혀의 수축이 잘 되지 않으므로 깊은 압력을 아래쪽으로 제공하여 자극한다.

578 ②

강직, 가면 얼굴, 구부정한 자세, 보행시 질질 끌며 걷는 걸음 등이 파킨슨병의 특징이다.

579 ③

파킨슨병의 특징으로 강직이 있다.

580 ②

도파민 분비와 관련 있는 흑색질 치밀부 병변

581 ①

소동작 활동에 점점 어려움을 겪으므로 쉽게 활동할 수 있도록 도와준다.

582 ⑤

"검사자의 손에서 환자의 코까지 빠르게 반복할 때 어려움을 느낀다. 아래팔의 엎침과 뒤침을 느리게는 가능하나 빠른 수행은 어렵다. 바둑알을 손바닥에서 손가락으로 보낼 때 속도가 지연된다."에서 협응 저하를 의심할 수 있다.

583 ①
대운동과 감각에 문제가 없으나, 협응 장애가 있는 경우 소뇌 손상을 의심할 수 있다.

584 ④
MBI에서 최소도움에 해당한다.

585 ②
척수의 중심부가 파괴되는 central cord syndrome(Schneider syndrome)이다. 하지보다 상지의 마비가 특징이다.

586 ③
통증과 온도 감각을 전달하는 신경로는 spinothalamic tract이다.

587 ②
목을 보호하기 위해 목보호대가 필요하다.

588 ④
사지에 모두 침범이 의심되는 증상이 관찰되며, 근 긴장도가 하지에서 강하고 체간과 고개조절이 가능한 것으로 보아 경직형 양지마비로 판단된다.

589 ③
- fair : 1분 이상 앉은 자세유지
- good : 2분 동안 앉은 자세 유지

590 ⑤
현재 아동의 인지기능으로 보아 순서의 기억에 문제가 확인되며, 시지각 기능에도 문제가 예상됨 따라서 시각이나 청각 단서는 도움이 되지 않음. 서서 입는 방법이나 단추사용방법은 균형능력과 손기능을 고려하면 어려운 단계로 판단됨. 백워드 체이닝은 순서 기억, 시지각 기능을 보완하여 균형과 손기능을 고려할 수 있는 가장 적절한 방법으로 판단됨

591 ⑤
LOTCA의 Orientation for Time(OT)이다.

592 ④
Orientation for Time(OT)
- 점수
  - 환자가 각각 정확한 대답을 했을 때 2점을 줌
  - 환자가 객관식으로 정확하게 대답했을 경우 오직 1점만을 줌
    - 최소 수행 : 1점
      → 정확한 대답을 못했거나 객관식에 의한 정확한 대답이 1개일 경우
    - 최대 수행 : 8점
      → 객관식의 질문이 필요하지 않고 모든 질문에 정확하게 대답했을 경우

593 ①
중대뇌동맥(MCA) upper trunk 경색은 실행증, 감각손실, 편측무시 증상 등이 동반된다. 중대뇌동맥(MCA) lower trunk 경색은 베르니케 실어증, 시공간 장애, 시야 손상 등의 증상이 동반된다.

594 ④
왼쪽 손에 감각 기능의 모두 손상된 상태이며, 왼쪽 활동에서 실행증이 관찰되는 것으로 미루어보아 잡기 시 저하된 감각기능이 어둔한 잡기와 놓기 어려움의 문제를 야기하는 것으로 추론할 수 있다.

595 ②
편측무시 증상으로 보여지나 왼손에 대한 인식 불능에 의한 편측무시 증상으로 몸 편측무시가 가장 적절한 증상으로 추론됨; 편측무시 평가는 MVPT에 response behavior에서 왼쪽이 현저히 낮은 반응을 보이는 것으로 확인할 수 있음. 시각 편측무시 증상도 본문의 차트에서 의심할 수 있지만 문제어서 요구하는 증상의 원인은 몸 편측무시가 가장 적절함

596 ⑤
dynavision 훈련은 편측무시 증상에 효과적일 뿐만 아니라 저하된 균형능력의 향상에도 도움이 될 수 있다. 반면 검사지나 페그보드를 활용한 편측무시 훈련의 경우 시각적 편측무시 훈련만 가능하다.

597 ③
인두 이동 시간의 지연이 원인이다.

598 ⑤
온도자극(냉)은 삼킴을 촉진한다.

599 ③
경직은 관찰되지 않으며 근육약화가 관찰되는 것으로 미루어 보아 말초성 근육이완 증상을 보이는 질환으로 추정가능하다. 듀센 근이영양증의 경우 보통 20세에 사망하며 전신 근육이완이 진행되므로 위 평가결과는 척수손상이 가장 적절하다.

600 ④
척수손상환자의 손상수준을 명확히 하기 위해 감각평가를 실시해야 한다. 이 결과를 바탕으로 ASIA scale과 손상 레벨을 확인할 수 있다.

601 ①
완전 척수손상 C_8 수준의 환자로 추정되며 침대와 휠체어에서 기능적 이동을 위해 상지 근력 강화가 필요하다. 특히 상지로 체간을 조절할 수 있는 푸쉬업 훈련이 적절하다.

602 ⑤

완전 척수손상 C_8 수준의 환자는 힘든 집안일, 복잡한 식사준비 정도를 도움이 필요하며, 가벼운 식사준비나 집안청소는 독립적으로 가능하다.

603 ③

소뇌손상 시 거리조절이상, 운동실조증, 근육협응장애, 안구진탕 등의 증상이 동반될 수 있다. 휴식기떨림, 무도형 운동, 가속보행은 기저핵 손상 증상이며, 경직은 대뇌겉질 손상 증상이다.

604 ③

오른쪽과 정면을 바라보는 시야에서 복시가 관찰되지 않으며 왼쪽 눈의 문제인 것으로 보아 왼쪽 눈이 오른쪽을 바라본 채로 고정되어 있는 형태로 보인다. 뇌신경 손상은 이완성마비를 보이므로 왼쪽 눈을 왼쪽으로 당겨주는 가쪽곧은근을 담당하는 갓돌림신경의 손상에 의한 증상으로 추정할 수 있다. 그리고 갓돌림신경은 교차되지 않고 같은쪽 안구의 가쪽곧은근을 지배하므로 왼쪽 갓돌림신경의 손상으로 추론할 수 있다.

605 ③

FIM	• 5점 : 지도 감독 또는 준비(supervision or set up) – 조언이 필요한 경우로 감독을 하며 큐(cue)를 주거나 격려해 줌 – 필요한 장치를 준비해 주므로 만족스런 배변패턴을 유지시켜 줌 – 인공 항문 환자의 배변 조절에 지도가 필요함 – 경우에 따라 대변 사고(occasional bowel accident)가 있음 ◦ 월 1회 이하 • 4점 : 단순 보조(minimal contact assistance) – 배변 기구 사용을 돕기 위한 약간의 보조가 필요 – 하제 또는 관장제, 외부장치 등을 이용하여 만족할만한 배변패턴을 유지시켜 줌 – 대변관리의 75% 이상의 과정을 수행할 수 있음 – 경우에 따라 대변 사고(occasional bowel accident)가 있음 ◦ 주 1회 이하
MBI	• 5점 : 옷 관리, 이동하기, 손 씻기 시 도움이 필요함 – 감독 및 도움의 필요 ◦ 손 씻기, 옷 고쳐 입기, 지퍼 올리기와 내리기, 이동 시 도움이 필요함 • 8점 : 정상적인 화장실 가기를 위해 안전을 위한 감독이 필요함 – 실내용 변기(commode)가 야간에 사용될 수 있음 ◦ 변기를 비우고 세척하는 데 도움이 필요함 – 안전을 위해 감독이 필요함 ◦ 화장지 건네주기와 같은 초기 준비가 필요함 – 실내용 변기는 밤에만 사용함 – 변기의 위치를 알려주는 큐(cue)와 격려(prompt)가 요구될 수 있음

606 ④

605번 해설 참조

607 ③

완전 척수손상 환자의 경우 규칙적인 소변배출과 음식 섭취량 조절이 필요하다. 이러한 규칙적인 방법에도 불구하고 방광에 소변이 차있는 경우 자율신경 과반사로 인해 혈압이 상승하고 두통, 안면홍조, 호흡곤란, 가슴통증 등 관련 증상이 나타난다.

608 ⑤

상지의 모든 기능을 사용할 수 있으며 체간조절은 제한이 있지만 가능한 수준이다. 따라서 보행 수준은 어려우나 대부분 이동은 가능하다.

609 ⑤

개인위생 4점+목욕 1점+식사 8점=총합 13점

610 ②

COPM은 작업수행의 중요도, 수행도, 만족도를 평가할 수 있다.

611 ④

사례에서 평가하고자하는 수행기술과 처리기술을 평가하고 일상생활독립수준을 그래픽 리포트로 제시할 수 있는 AMPS가 가장 적절한 평가이다.

612 ①

65세 이상 노인의 수단적일상생활활동과 여과활동 등의 사회참여 수준을 측정하기 위해 개발된 K-ACS를 이용해 전화통화하기의 참여수준을 평가할 수 있다. 그 외 평가들은 기본적 일상생활활동 평가도구이다.

613 ④

눈뜨기 4점+운동반응 4점+언어반응 3점=총 11점

614 ②

Level Ⅳ. 혼동, 흥분(Confused, agitated)

- 활동
  - 고조된 상태를 보임
  - 정보처리 능력은 매우 저조함
- 현실과 분리된 내적혼동 상태를 보임
- 현재의 환경에 대해 기괴(bizarre)하고 목적 없는 행동을 보임

- 울기, 소리 지르기, 공격적 행동, 구속에 대한 탈출의 시도 등
- 부적절한 언어, 작화증(confabulation)이 나타남
- 전반적으로 집중력(gross attention)이 짧음
- 현재 사건에 대한 인식이 없으며, 단기 기억의 결핍이 있음
  - 과거의 기억에 반응하기도 함
- 도움 없이는 자조활동(self-care)을 수행할 수 없음
- 신체장애가 없을 경우에는 운동활동의 수행이 가능함
  - sitting, reaching, ambulating(걷기) 등
  - 목적 있는 활동은 아님

615 ①

① 경수 6번 재활 목표
② 경수 8번 재활 목표
③ 경수 8번 재활 목표
④ 흉수 1번 재활 목표
⑤ 경수 4번 재활 목표

616 ③

기립성 저혈압으로 인한 어지럼증

- 예방 및 응급 처치
  - 예방은 복대, 다리 붕대, 색전 방지용 스타킹, 약물 등의 사용
  - 앉기 지구력 및 활동 수준을 향상시킴
  - 재빨리 휠체어를 뒤로 기울이거나 눕혀 증상이 사라질 때까지 유지함

617 ②

면담을 통해 환자의 일과, 흥미, 역할과 관련한 항목들의 수행도, 만족도, 활동 우선순위에 대해 알 수 있다.

618 ⑤

- 오른쪽 손을 이용하여 양치질, 식사 가능함
- 그 외 활동은 도움을 받아야 가능함

619 ④

향후 스스로 생활하기 위한 훈련을 하면서 Wrist driven hand orthosis를 착용하고 훈련을 하면 일상생활의 독립성을 향상시킬 수 있다.

620 ④

- 손 3단계
  - 큰 잡기(gross grasp) 및 갈고리(hook) 잡기가 가능해짐 : 놓기는 불가능함
- 팔 4단계
  - 경직(spasticity)의 감소가 나타나기 시작함
  - 시너지로부터 벗어나는 움직임의 조합(combination)이 가능해짐

621 ③

하지 4단계

- 앉은(sitting) 자세에서 무릎관절 굽힘을 90° 이상 수행함
- 바닥 면에서 발을 뒤로 끌어당길 수 있음(sliding backward)
- 바닥 면 위에서 발등굽힘(dorsiflexion)이 가능함
- 무릎관절이 90°까지의 굽힘이 가능함

622 ③

손의 5단계

삼점 쥐기(palmar prehension), 구형 쥐기(spherical grasp), 원통형 쥐기(cylindrical grasp), 그리고 놓기(release)가 가능하다.

623 ①

CIT(= CIMT) 사용을 위한 6가지 기준(일반적 기준)

- 과거 1년 뇌졸중(CVA) 병력이 이전에 없었으며, 처음으로 뇌졸중 병력을 가지는 대상
- 최근 치료적 중재가 없었던 클라이언트
- 'Berg balance test'에서 44점 이상의 점수를 받은 클라이언트, 또는 균형의 문제를 보호자가 항상(full time) 이동 시 도움을 제공하는 클라이언트(보조도구의 사용이 필요함)
- 대상자의 손상된 상지의 기능이 요구됨(AROM이 가능)
  - shoulder flexion : 45°
  - shoulder abduction : 45°
  - elbow flexion : 90°
  - elbow extension : 90°
  - wrist extension : 20°
  - MCP extension : 10°
  - IP extension : 10°
- 심각한 인지 손상이 없어야 함
  - MMSE 점수가 최고 22점 이상이어야 함
  - 기타 다른 형태의 인지 평가에서 큰 문제가 없어야 함
- 이동이나 기능에 부정적인 영향을 미칠 수 있는 기 존재하는 'co-morbidity'들이 없어야 함
- 강직(spasticity)의 문제가 없음
  - 'Modified Ashworth scale'을 사용할 경우 0 또는 1점이어야 함
- 홈 프로그램을 도울 수 있는 인적자원이 있어야 함

624 ④

대상 환자는 심각한 인지 손상이 없어야 한다. 기준은 MMSE 점수가 22점 이상이어야 한다.

625 ④

'Berg balance test'에서 44점 이상의 점수를 받은 클라이언트, 또는 균형의 문제를 위해 보호자가 항상(full time) 도움을 제공하는 클라이언트가 대상이 된다.

626 ③

건측 손을 구속할 수 있는 슬링(sling), 장갑(mitt) 등을 이용한다.

627 ⑤

Eerb's palsy

- 정의
  - 'brachial plexus root'의 5~6번에 병변이 발생하는 것
- 증상
  - 몸쪽 쪽의 근육 마비 및 위축(atrophy)이 특징
    - deltoid, brachialis, biceps, brachiordialis
  - 임상적으로 팔이 힘없이 흔들리며 달려 있는 양상이 나타남
  - 손이 안쪽으로 돌림되어 있음(inward rotation)
  - 기능적 움직임이 매우(extremely) 제한됨
    - 어깨의 사용이 어려움

628 ②

- 리본 묶기가 가능하다. : 6세
- 감독 없이도 옷을 입고 벗을 수 있다. : 5세
- 양말을 신을 때 약간의 도움이 필요하다. : 3세 미만
- 뒤 지퍼를 올리기가 독립적으로 가능하다. : 6세
- 큰 단추는 풀 수는 있지만 잠그기는 어렵다. : 3세 미만

나이(년)	옷 입기 기술
1	• 옷 입기에 협조할 수 있음 • 신발, 양말을 벗을 수 있음 • 팔을 소매에 넣으며 다리를 바지에 넣을 수 있음
2	• 단추가 풀어진 코트를 벗을 수 있음 • 신발 끈이 없는 신발 또는 풀려진 신발을 벗을 수 있음 • 바지 벗기를 도울 수 있음 • 셔츠의 팔 구멍을 찾을 수 있음
2½	• 허리에 고무줄이 있는 바지를 벗을 수 있음 • 양말 올리기를 도울 수 있음 • 앞이 열린 코트나 셔츠를 입을 수 있음 • 큰 단추를 풀 수 있음
3	• 최소 도움으로 풀오버(pullover) 셔츠를 입음 : 앞이 막힌 형태의 상의 • 끈이 없는 신발을 신을 수 있음 • 양말을 신을 수 있음(뒤집어 신을 수 있음) • 독립적으로 바지를 내릴 수 있음 • 트랙을 따라 재킷의 지퍼를 올리고 내릴 수 있음 • 풀오버 셔츠를 벗기 위해 도움이 필요함 • 앞쪽의 큰 단추를 채울 수 있음
3½	• 옷의 앞면을 찾을 수 있음 • 앞에 있는 스냅(snap) 또는 후크(hook)를 채울 수 있음 • 재킷의 지퍼를 올리고 내리며, 지퍼를 분리시킬 수 있음
4	• 벙어리장갑을 착용할 수 있음 • 3~4개의 단추를 연속해서 채울 수 있음 • 신발 또는 벨트를 잠글 수 있음 • 옷 입기에 감독이 필요함
4	• 독립적으로 풀오버 종류의 옷을 벗을 수 있음 • 신발이나 벨트를 풀 수 있음 • 재킷의 지퍼를 채울 수 있음 • 정확히 양말을 착용할 수 있음 • 신발을 신을 수 있지만 끈 묶기에 도움이 필요함 • 신발 끈 묶기가 가능함 • 옷의 앞뒤를 구별할 수 있음
4½	• 고리가 있는 벨트를 맬 수 있음
5	• 매듭을 풀고 묶을 수 있음 • 감독 없이 옷을 입을 수 있음
6	• 뒤에 지퍼가 있는 옷을 입을 수 있음 • 리본 묶기를 할 수 있음 • 뒤의 단추를 잠글 수 있음 • 뒤의 스냅을 잠글 수 있음

629 ①

MFT

1) 목적
   - 뇌졸중 환자의 조기 재활치료의 신경학적 회복의 시기에 있어 상지운동기능의 변화를 측정하고 기록하기 위해
     - 증상 발생 후 기간과 MFT 점수를 쌍곡선으로 나타낼 수 있음
     - 초기 단기간의 기능수준 변화와 이후 기능회복 수준을 예측할 수 있음
2) 구성
   - 영역 및 항목 : 3영역 8항목 32개 소검사로 구성됨
     - 상지운동 4항목
     - 장악력 2항목
     - 손가락 조작 2항목
   - 하위검사
     - 32개
3) 점수
   - 득점
     - 각 하위검사가 가능한 경우 1점
     - 각 하위검사가 불가능한 경우 0점
   - 총점
     - 최고점 : 32점
     - 환산 점수
       - 32점을 100점으로 환산함
       - 획득한 총점에 3.125를 곱함

630 ①

뇌졸중 환자의 상지 회복을 평가하는 도구이다.

631 ②

필요 품목

각도계, 공, 동전, 바늘, 연필, CC보드, 적목, 페그보드, 페그, 초시계

632 ④

타이핑을 보조하는 마우스 스틱이다.

633 ①

C3~4 수준의 의사소통 보조도구이다.

634 ④

C3~4 환자의 기능

- 독립적인 호흡이 가능함
- 어깨뼈의 올림(scapular elevation)이 가능함
- 전동 휠체어 : 턱이나 호흡으로 조절하여 사용함
- 의사소통 : 마우스 스틱(mouthstick), ECU 등을 이용해 컴퓨터를 사용함

635 ④

시야결손(VFD)이므로 전체단어를 보지 못하는 것이 가장 큰 문제가 된다. 28을 23으로 읽는 것이 대표적 사례이며, 글자보다는 숫자 읽기를 더 어려워한다.

636 ③

hemi inattention이므로 시각집중과 시각탐색을 집중 훈련해야 한다.

637 ②

VFD이므로 손상된 시야 쪽으로 자극물을 제공하는 시야훈련이 필요하다.

638 ③

시트 너비 측정

- 편안하게 앉은 자세에서 측정
- 엉덩관절 또는 허벅지(thigh)의 가장 넓은 부위를 가로질러 측정
  - 측정 후 1~2인치를 더함

639 ②

시트 깊이 : 엉덩이 뒤에서 무릎 뒤쪽(오금)까지의 거리를 측정한 후 2인치를 뺌

640 ⑤

팔걸이 높이 측정 시 팔꿈치까지의 거리를 측정 후 1인치를 더한다.

641 ④

압박 또는 견인에 의해 관절에 주어지는 자극에 저항하는 고유수용성 감각 방어를 보인다.

642 ⑤

균형 감각이 저하된 아동은 균형을 잡기 위해 corner sitting으로 옷을 입는다.

643 ①

레슬링 활동은 heavy work, 다양한 움직임, 관절의 견인과 누르기에 도움이 되는 활동으로 위 아동에게 필요하다.

644 ③

호일이나 키친타월을 이용한 패턴 만들기이다.

645 ②

Resting pan 또는 Resting hand 스프린트이다.

646 ⑤

Resting hand splint 관절 자세

- 약간의 손목 폄 : 0~20°
- PIP 및 DIP 관절의 굽힘 : 10~30°
- MP 굽힘 : 20~30°
- 엄지의 MP 및 IP 관절 : 약간의 굽힘
- 엄지 : 폄 및 벌림

647 ②

위 아동은 눈 맞춤의 결여와 DDST 발달 평가 상 사회성 및 언어의 심각한 지연을 보이기 때문에 CARS(아동기 자폐증 평정척도) 추가 평가를 통해 더 명확한 정보를 얻을 필요가 있다.

648 ①

위 아동의 DDST 평가 결과 상 소근육 운동이 3세 7개월이기 때문에 동그라미 자르기(3세 6개월~4세)가 가능하다. 칼 사용하기(6세), 십자가 그리기(4~5세), 삼각형 그리기(5~6세), 곡선 그리기(5세)이다.

649 ④

위 아동은 sensory profile 평가 결과 상 촉각의 민감함을 보이기 때문에 겉옷을 입기 전에 속옷을 입혀서 상표에 대한 촉각적 예민함을 줄여준다.

① 옷 세탁 시에 냄새가 나지 않는 섬유 유연제를 사용하는 것이 좋다.
② 살짝 스치는 촉각 자극보다는 눌러주는 감각이 더 좋다.
③ 움직임을 하는 데 시각이 도움이 될 수 있도록 거울 앞에서 옷을 입는 것이 좋다.
⑤ 민감한 아동은 최대한 같은 시간과 장소에서 훈련하는 것이 좋다.

650 ③

radial nerve이며, 손상될 경우 손목 하수가 나타난다.

651 ⑤

median nerve이다. 손상 시 엄지와 검지 사이의 거리를 유지해 주는 Thumb stabilization splint가 필요하다.

652 ⑤

내재근인 벌레근의 손상이 MP의 굽힘을 손상시킨다.

653 ⑤

VFSS 결과, 인두단계에서 보이는 문제로 삼킴 후에 양쪽 pyriform sinus에 잔여물이 남아있는 경우이다.

654 ③

턱의 안정성이 적은 저 긴장 아동이기 때문에 아래턱에 안정성을 지지하여 음식물의 흘림을 막아 준다.

655 ⑤

그림으로 짐작해보면, 몸통의 안정성이 부족해 보이고 특히 head upright가 안되기 때문에 flaccid CP이다.

656 ②

위 환자는 C6 수준의 SCI 환자이기 때문에 shoulder flexion이 가능하다. elbow extension(C7), wrist flexion(C7), finger abduction(T1), finger extension(C8)이다.

657 ⑤

위 환자는 C6 수준이기 때문에 옷 입기나 치장할 때 dressing stick, button hook, velcro closure, universal cuff가 필요하다. mobile arm support(C4-5), power lift with ling(C4-5), mouth stick(C3-4), long opponens splint(C5)이다.

658 ④

C6 수준에서는 상지 옷 입기는 독립적, 하지는 의존적이고, transfer는 편평한 곳에서는 약간의 도움이 필요하거나 독립적이지만, 편평하지 않은 곳에서는 의존적이다. 치장하기는 약간의 도움 또는 보조도구를 이용하여 가능하며, 목욕하기는 상체는 독립적이나 하체는 의존적이다.

659 ④

정적 이점구별 검사의 기준은 10번 중 7번 이상 답할 경우이다.

660 ②

정적 이점구별 검사는 5mm에서 시작해서 15mm까지 진행한다.

661 ②

정적 이점구별 검사는 5mm에서 시작해서 15mm까지 진행한다.

662 ②

분류	거리
정상(Normal)	1～5mm
양호한(Fair)	6～10mm
어려운(Poor)	11～15mm
보호감각(Protective)	한 점으로 지각
무감각(Anesthetic)	지각 불가

663 ①

뇌졸중 환자의 상지운동기능 평가 도구인 MFT이다.

664 ①

뇌졸중 환자의 상지운동기능 평가 도구이다.

665 ⑤

필요한 도구

각도계, 공, 동전, 바늘, 연필, CC 보드, 적목, 페그보드, 페그, 초시계

666 ④

나머지 항목

항목	내용
손바닥을 등으로(PD)	• 약간 움직임 • 손이 같은 쪽 측전부에 닿음 • 손가락, 손등이 등줄기에 닿음 • 손바닥이 등줄기에 닿음
쥐기(GR)	• 공을 잡음 • 공을 놓음 • 공을 스스로 쥐어 올림
집기(PI)	• 연필을 집어 올림 • 동전을 집어 올림 • 바늘을 집어 올림
입방체 옮기기(CC)	• 5초 이내에 1～2개 • 5초 이내에 3～4개 • 5초 이내에 5～6개 • 5초 이내에 7～8개
페그보드(PP)	• 30초 이내에 1～2개 • 30초 이내에 4～6개 • 30초 이내에 7～9개 • 30초 이내에 10～12개 • 30초 이내에 13～15개 • 30초 이내에 16개 이상

667 ⑤

시너지를 벗어나고자 하는 중재법이다.

668 ②

브론스트롬 2~3단계의 접근법이다.

669 ③

브론스트롬 2~3단계의 노젓기 활동으로 교차적 시너지의 생산이 목적이 된다.

670 ④

브론스트롬 4~5단계

4단계	• 큰 잡기(gross grasp)가 존재함 • 측면 쥐기(lateral prehension)의 발달이 이루어짐 • 약간의 손가락 폄(extension) 및 엄지(thumb)의 움직임이 가능함
5단계	• 삼점 쥐기(palmar prehension), 구형 쥐기(spherical grasp), 원통형 쥐기(cylindrical grasp), 그리고 놓기(release)가 가능함

671 ②

CIMT 적용 기준

- MMSE : 22점
- Berg balance test : 44점
- Modified Ashworth scale : 0~1
- AROM 기준
  - 어깨관절 굽힘(shoulder flexion) : 45°
  - 어깨관절 벌림(shoulder abduction) : 45°
  - 팔굽관절 굽힘(elbow flexion) : 90°
  - 팔굽관절 폄(elbow extension) : 90°
  - 손목 폄(wrist extension) : 20°
  - MCP 폄(MCP extension) : 10°
  - IP 폄(IP extension) : 10°

672 ⑤

PNF이므로 sensorimotor FOR이다.

673 ①

가 : D1 flexion
나 : D1 extension
다 : D2 flexion
라 : D2 extension

674 ①

- 야구공 던지기 동작 : D2 폄
- 테니스의 포핸드 : D1 굽힘
- 테니스의 백핸드 : D1 폄
- 오른손으로 왼쪽 머리 빗기 : D1 굽힘

675 ④

PNF는 운동 능력 향상을 위해 운동 학습과 고유수용성 감각 입력을 제공한다.

676 ⑤

DDST 2가 사용되었다.

677 ⑤

DDST의 4개 영역

- Personal-Social
- Fine Motor-Adaptive
- Language
- Gross Motor

678 ②

No opportunity의 약어로 기회가 없어 수행할 수 없었음을 의미한다.

679 ②

'body part' 항목에서 신체의 이름을 인형을 이용해 질문한다.

680 ①

란다우반사(landau reflex)

- 검사자세 : 엎드린 자세에서 가슴을 받쳐 들고 들어 올림
- 검사자극 : 능동적 또는 수동적으로 머리를 듦

681 ④

양성반응과 음성반응

- 양성반응은 정상에서는 생후 6개월~2년 반까지 나타남
- 생후 2년 반 이후 양성반응이 보이면 반사성숙이 늦어짐을 의미함
- 음성반응은 출생 시부터 6개월 사이에는 정상임

682 ②

MFT의 총점은 32점이다.

683 ③

추가 항목

집기, 쥐기, 적목 옮기기, 페그보드 넣기

684 ⑤

측정기준

- 1점 : 1~3개
- 2점 : 4~6개
- 3점 : 7~9개
- 4점 : 10~12개
- 5점 : 13~15개
- 6점 : 16개 이상

685 ②

① 시너지가 더 이상 우세하지 않다. : 브론스트롬 5단계
② 측면집기(lateral pinch)가 시작된다. : 브론스트롬 4단계
③ 팔을 앞으로 뻗어 머리위로 들어올릴 수 있다. : 브론스트롬 5단계

④ 시너지로부터 벗어난 움직임의 조합이 쉽게 일어난다. : 브론스트롬 5단계
⑤ 팔꿉 관절의 완전 폄 상태에서 엎침과 뒤침이 가능하다. : 브론스트롬 5단계

686 ⑤

Brunnstrom의 손 회복 중재법이다.

687 ⑤

브론스트롬 치료의 교차적 주먹 쥐기 훈련

- 손가락 폄(extension)의 회복이 어느 정도 완성되었을 때 시작할 수 있음
- 자세 및 순서
  - 환자의 팔은 아래로 내려짐
  - 환자의 팔꿉관절은 굽힘자세를 유지함
  - 환자의 위팔과 손목은 지지됨(supported)
  - 치료사는 주먹쥐기를 지시한 후 멈추라는 지시를 함
  - 손가락의 이완(relax)이 발생하는 순간 손가락 폄을 촉진하는 동작을 수행함
  - 앞의 두 단계(주먹 쥐기와 폄을 촉진하는 동작)를 교대로 수행함

688 ②

손가락 폄이 회복된 환자에게 시작할 수 있는 교차적 주먹 쥐기이다.

689 ①

Allen Cognitive Level Screen-5

- Allen이 개발한 평가도구
- 인지기능 수준을 단계별로 측정하는 도구

690 ③

초기 세팅

- 홈질(Running Stitch) : 3땀
- 감침질(Whipstitch) : 4땀
- 코도반 바느질(Single Cordovan Stitch) : 4땀

691 ④

코도반 바느질(Single Cordovan Stitch)

인지 수준	평가 기준
5.4	• 한 번의 시범 후에 실수를 고칠 수 있음 • 두 번 정도 시도한 후 완성함
5.6	• 시범 없이 세 번의 바느질을 정확히 수행함 • 단서(cue)제시가 필요할 수 있음
5.8	• 시범, 단서(cue)제시 없이 세 번의 바느질을 정확히 수행함

692 ③

감침질(Whipstitch)

인지 수준	평가 기준
3.4	• 적어도 1개 이상의 감침질을 수행함
3.6	• 적어도 2개 이상의 감침질을 수행함(구멍을 건너뛰면 안됨) • 홈질과 감침질의 차이점을 이해함
3.8	• 단서(cue)를 제공해도 실수를 인식 못함 • 감침질 완료 후 반신반의 함
4.0	• 실수를 인식하지만 수정은 못함
4.2	• 실수를 수정할 때 끈을 모두 풀어서 수정함
4.4	• 끈을 풀지 않고 실수를 수정할 수 있음

693 ⑤

주의력결핍 과잉행동장애 : 부주의, 과잉행동, 충동성을 보인다.

694 ①

인지-행동적 개입

자기-지시를 사용하여 자기-통제를 증가시키기 위한 것

695 ③

공존 장애(comorbid disorder)

- 약 50% 품행장애나 반항성 장애
- 약 25% 불안장애
- 약 33% 우울장애
- 약 20~25% 학습장애
- 약 3% 뚜렛 장애

696 ⑤

항중력 자세는 옆으로 누운 자세(side lying)이다.

- 시작 자세
  - 옆으로 누움(side lying)
  - 팔은 몸통의 가쪽을 따라 중심에 위치함
  - 평가자는 팔꿉 아래를 지지해 줌

697 ②

기준 및 등급

등급		기준
0	zero(Z)	• 근수축이 보이지도 만져지지도 않음
1	trace(T)	• 근수축이 일어나지만 움직임은 없음
2−	poor minus (P−)	• 중력을 제거했지만 완전(full) ROM을 수행 못함
2	poor(P)	• 중력을 제거하고 완전 ROM을 수행함
2+	poor plus (P+)	• 중력은 이기지만 ROM이 50% 미만 • 중력은 없지만 약간의 저항을 이기며 완전 ROM을 수행함

사례형 문제

3−	air minus (F−)	• 중력을 이기고 50% 이상의 ROM을 수행함(완전 ROM은 불가능함)
3	fair(F)	• 중력을 이기며 완전 ROM이 가능함
3+	fair plus (F+)	• 중력을 이기며 동시에 약간의 저항을 이기고 완전 ROM이 가능함
4	good(G)	• 중력을 이기며 동시에 중도(moderate)의 저항을 이기고 완전 ROM이 가능함
5	normal(N)	• 중력을 이기며 동시에 최대(maximal)의 저항을 이기고 완전 ROM이 가능함

ROM : Range of Motion

698 ④

굽힘근의 평가 자세는 앉은 자세(중력제거)이다. 엎침근의 평가 자세(중력제거)는 어깨관절의 90도 굽힘이다. 뒤침근의 평가 자세(항중력)는 팔꿉관절의 90도 굽힘이다.

699 ④

긴손바닥근(palmaris longus)은 대표적 굽힘근이다. 중도의 저항을 이기고 손목을 완전히 굽힐 수 있다. MP 굽힘근은 중력을 제거하고 완전한 ROM이 가능하다. MP 및 PIP 굽힘근 모두 옆으로 앉은 자세에서 측정이 가능하다.

700 ⑤

치매 환자에게 사용되는 GDS를 사용했다.

701 ②

GDS

알츠하이머형 치매의 단계를 평가할 수 있는 도구

702 ⑤

GDS 4점과 5점

4=□	중등도의 인지장애	후기 혼동의 시기. 자세한 임상 면담 결과 분명한 인지장애. 다음 영역에서 분명한 장애가 있음 : (1) 자신의 생활의 최근 사건과 최근 시사 문제들을 잘 기억하지 못함; (2) 자신의 중요한 과거사를 잊기도 함; (3) 순차적 빼기(예; 100-7, 93-7…)에서 집중력 장애가 관찰됨; (4) 혼자서 외출하는 것과 금전 관리에 지장이 있음. 그러나 대개 다음 영역에서는 장애가 없음: (1) 시간이나 사람에 대한 지남력; (2) 잘 아는 사람과 낯선 사람을 구분하는 것; (3) 익숙한 길 다니기. 더 이상 복잡한 일을 효율적이고 정확하게 수행할 수 없음. 자신의 문제를 부정하려고 함. 감정이 무디어지고 도전적인 상황을 피하려고 함
5=□	초기 중증의 인지장애	초기 치매. 다른 사람의 도움 없이는 더 이상 지낼 수 없음. 자신의 현재 일상 생활과 관련된 주요한 사항들을 기억하지 못함(예를 들면, 집 주소나 전화 번호, 손자와 같은 가까운 친지의 이름 또는 자신이 졸업한 학교의 이름을 기억하기 어려움). 시간(날짜, 요일, 계절, 등)이나 장소에 대한 지남력이 자주 상실됨. 교육을 받은 사람이 40에서 4씩 또는 20에서 2씩 거꾸로 빼나가는 것을 하지 못하기도 함. 이 단계의 환자들은 대개 자신이나 타인에 관한 주요한 정보는 간직하고 있음. 자신의 이름을 알고 있고 대개 배우자와 자녀의 이름도 알고 있음. 화장실 사용이나 식사에 도움을 필요로 하지는 않으나 적절한 옷을 선택하거나 옷을 입는 데는 문제가 있을 수 있음(예를 들면 신을 좌우 바꾸어 신음)

703 ④

운전보조장치인 'Electroserver hand control'이다.

- 기능적 이동 : ADL
- 화장실 위생 : ADL
- 의사소통 관리 : IADL
- 긴급상황 대처 : IADL

704 ③

Electroserver hand control 사용 기준

- 어깨와 팔꿉 관절의 근력이 MMT 3 이상이어야 함
- 4인치 이상 움직임이 가능해야 함

705 ⑤

손가락 및 어깨의 동작(굽힘과 폄)으로 작동시킴

706 ③

식음장애를 지닌 환자들의 삼킴과정을 평가하는 VFSS이다.

707 ③

바륨 가루 또는 바륨 죽을 이용해 음식물과 함께 섭취한다.

708 ③

비디오 투시 조영검사(video fluoroscopic study, VFSS)이다.

709 ③

A icing 테크닉으로 근 긴장을 촉진하며, 입술 주변에 실시하면 입술 닫힘(퇴거)을 돕는다.

710 ①

A-아이싱(A-icing)

- 적용
  - 반사적 퇴거(withdrawal)를 생산하기 위해 육각 얼음 덩

어리를 3회 빠르게 문지르는(wipe) 방법을 사용함
- 손이나 발의 배측 웹(web) 또는 손바닥이나 발바닥에 적용함
- 매적용 시마다 물방울들이 피부에 맺혀 남아있게 됨
• 적용 사례
- T7~9의 피부분절(dermatome)이 있는 상복부 우측 1/4 부위에 아이싱 적용
  ◦ 호흡근(diaphragm)과 공기흡입(inspiration)을 촉진함
- 입술에 아이싱 적용
  ◦ 구강을 열어줌 : 퇴거 반응(withdrawal response)

711 ②

태핑은 촉진 테크닉이다. 롤링(rolling), 힘줄 압박(tendon pressure), 어프록시메이션(approximation), 장시간의 냉(proloned cooling)은 억제 테크닉이다.

712 ④

중력불안
• 전정감각에 대한 과도한 반응을 보이는 것임
• 중력과 관련된 불안감을 가짐
• 높이에 대한 불안(fear of height)
- 지면으로부터 조금 떨어지기만 해도 두려움이 발생함

713 ②

전정감각 입력을 위해 해먹놀이가 적당하다. 풍선불기는 과감각을 위해, 선 그리기 고유수용성감각 입력을 위해, 공 던지기는 운동감각을 위해, 핑거 페인팅은 과감각을 위해 사용된다.

714 ④

Miller assessment for preschoolers의 평가 내용
• stereognosis
• tactile perception
• vestibular function

715 ②

공황장애

심계항진, 발한, 몸이 떨림, 숨이 가쁨, 질식 느낌, 흉통, 메스꺼움, 어지러움, 춥거나 화끈거림, 감각이상, 비현실감, 두려움, 죽을 것 같은 공포 중 4가지 이상의 증상이 나타남

716 ④

사회학습적 접근

Bandura-모델링(modeling; 대리학습 vicarious learning), 관찰학습 observational learning)을 통해 새로운 행동을 학습한다.

717 ①

강박장애에서 나타나는 강박행동

손 씻기, 정리정돈하기, 확인하기 등

718 ④

방어기제
• 부정 denia l : 죽은 아들이 살아있다고 믿음
• 반동형성 reaction formation : 미운 놈 떡하나 더 준다.
• 취소 undoing : 도둑질한 후 손씻기

719 ④

피해망상과 환각을 보이는 조현병 사례이다.

720 ④

전반적 작업치료평가척도

일반적 행동, 대인관계 행동, 과제행동을 평가한다.

721 ②

의존적 행동을 보임 → 평가
• 0 : 독립적인 기능을 보임
• 1 : 1~2개의 의존적 행동기 있음
• 2 : 절반은 독립적이고 절반은 의존적 행동
• 3 : 단지 1~2개의 독립적 행동을 보임
• 4 : 독립적인 행동이 없음

722 ①

Drawing a Clock, Plain Block Design, Copy Geometric Forms, Reproduction of a Puzzle 등의 항목은 시운동 조직(visuomotor organization)에 해당한다.

723 ⑤

Objects Identification 방법
• 환자에게 여덟 가지 일상의 사물 카드를 보여 줌
- 의자, 주전자, 시계, 열쇠, 신발, 자전거, 가위, 안경
• 환자에게 각각 사물의 명칭을 질문함
• 환자가 표현성 언어장애가 있을 경우와 사물의 명칭을 말하지 못할 경우
- 'Test Booklet'의 처음 두 장을 보고 사물을 지적하므로 답해야 함
• 평가자의 질문
- "의자는 어디에 있습니까?", "시계는 어디에 있습니까?"
- 각각 여덟 가지 사물에 대해 질문함
• 환자가 수용성 언어장애가 있을 경우
- 평가자는 'booklet'의 첫 번째와 두 번째 페이지와 유사한 여덟 장의카드를 보여줌
- 평가자는 하나씩 보여주며 그 그림이 어디에 있는지 질문함
- 환자는 판에 있는 비슷한 사물을 지적함(similar matching)
• 환자가 비슷한 사물을 일치시키지 못할 경우
- 평가자는 다음 'booklet'의 그림을 제시함
- 카드와 동일한 그림을 지적하게 됨
- 평가자는 제시한 카드의 그림을 찾을 것을 환자에게 요구함
  → "이것은 어디에 있습니까?"
- 환자는 정확하게 매치 시킬 수 있어야 함(exact matching)

724 ③

- 1점 : 환자는 전혀 수행할 수 없음
- 2점 : 환자는 카드 몇 개를 사용하지만 전체 순서를 제시하지는 못함
- 3점 : 환자는 줄거리를 모두 말하지만 카드를 정확하게 배열하지는 못함 또는 카드를 배열할 수 있으나 줄거리는 말하지 못함
- 4점 : 잘 수행함

725 ①

쉐이커 운동

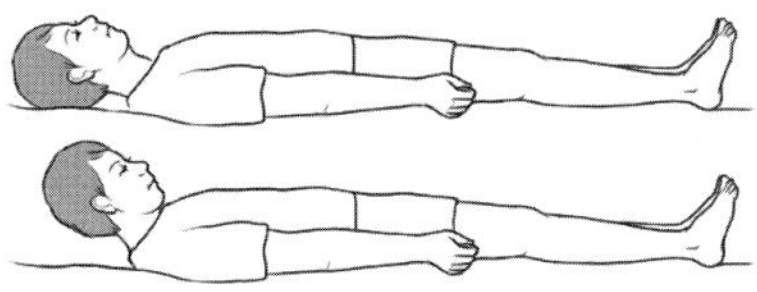

726 ②

쉐이커 운동의 적용

- 상부 식도 조임근이 잘 안 열리거나 후두 상승이 감소되어 흡인이 발생하는 환자에게 효과적임
- 목뿔위 근육의 근력을 강화시키고 상부 식도 조임근의 개방을 증진시킴

727 ①

ACA 증상

- 반대쪽(contralateral) 하지(L/E)의 약화(weakness)가 특징임
- 일반적으로 상지보다 하지의 손상이 더 큰 것이 특징임
- 실행증, 정신적 변화, 원시 반사(primitive reflexes), 요실금 등이 나타남
- 지적 기능의 손상이 나타남
  - 혼동(confusion), 의지 상실(abulia), 느려짐(slowness), 산만함(distractibility), 판단력 손상, 통찰력 손상, 보속증(perseveration), 기억 상실(amnesia), 지남력 상실(disorientation) 등이 나타남
  - 이마엽에 혈액을 공급하기 때문에 지적기능의 손상이 발생함
- 하지의 감각 손실이 나타남
- 요실금이 발생함
- '보행장애'가 나타남 : 'ataxia'가 특징임
- 주 손상 부위는 이마엽 및 마루엽이 됨

728 ⑤

MBI 결과해석

의존 수준(dependency level)	MBI 총점
완전(total)	0~24
심한(severe)	25~49
중간(moderate)	50~74
약간(mild)	75~90
최소(minimal)	91~99

729 ②

3점

- 말리기 및 씻기, 샤워 및 목욕을 위한 이동 시 도움이 필요함(건강 상태, 질병 등의 이유로 완벽한 활동을 할 수 없는 것도 포함)
  - '말리기 및 씻기' 또는 '샤워 및 목욕을 위한 이동'에 도움이 필요함
  - 목욕장갑, 비누, 수건, 목욕천 등의 도움이 필요함
  - 상·하지 목욕에 도움이 필요함
  - 큐, 조언, 감독이 필요할 수 있음

4점

- 이동 또는 물의 온도 조절에 안전을 위한 감독이 필요함
  - 목욕이 정상 시간의 세 배 이상 걸림
  - 목욕도구, 물, 용품 등의 준비에 도움이 필요
  - 이동 시 특정 도움(prompt)과 감독이 필요

730 ④

[표 11] 참조

731 ①

실조형 CP

- 근 긴장이 감소된 상태의 CP
- 소뇌 손상인 원인이 됨
- 협응적 움직임의 손상(poor coordination of movement)과 낮은 균형감(poor balance)이 특징
- 불안정한 움직임 및 흔들리는 움직임(unsteady & shaky movement)이 나타남

732 ③

평가 해석

정상(normal)	• 지연이 없고, 최대 1개의 주의
의심(suspect)	• 1개 이상의 지연과 2개 이상의 주의
측정 불가(untestable)	• 연령선의 왼쪽으로 완전히 떨어진 1개 항목 이상 또는 75~90% 영역의 연령 선에 교차된 1개 항목 이상에서 'refusal'을 획득했을 경우 – 1~2주 후에 다시 평가함

733 ③

점수(item scoring)

- P(pass) : 아동이 성공적으로 그 항목을 수행하거나 보호자가 그 항목을 수행한다고 보고할 경우
- F(fail) : 아동이 성공적으로 그 항목을 수행하지 못하거나 보호자가 그 항목을 수행하지 못한다고 보고할 경우
- N.O(no opportunity) : 보호자로 인해 또는 다른 이유로 인해 아동이 그 항목을 수행할 기회를 가지지 못했을 경우
  - 이 점수는 '보고(R)' 항목에서 사용됨
- R(refusal) : 아동이 그 항목을 시도하려 하지 않음

[표 11] FIM과 MBI의 비교

1. FIM 항목

Self care	Sphinter control	Mobility	Locomotion	Communication	Social cognition
A. 먹기 B. 치장하기 C. 목욕 D. 윗옷 입기 E. 아래옷 입기 F. 화장실 가기	G. 소변 조절 H. 대변 조절	I. 침대, 의자, 휠체어 J. 화장실 K. 목욕탕 / 샤워실	L. 걷기 / 휠체어 M. 계단	N. 이해 O. 표현	P. 사회 상호작용 Q. 문제 해결 R. 기억력

2. MBI 항목

항목(item)	1. 수행 못함	2. 최대 도움	3. 중도 도움	4. 최소 도움	5. 완전 독립
개인위생	0	1	3	4	5
스스로 목욕하기	0	1	3	4	5
식사	0	2	5	8	10
화장실가기	0	2	5	8	10
계단오르기	0	2	5	8	10
옷입기	0	2	5	8	10
대변조절	0	2	5	8	10
소변조절	0	2	5	8	10
보행	0	3	8	12	15
또는 휠체어	0	1	3	4	5
의자 / 침대 이동	0	3	8	12	15

- 거절은 아동에게 요구하기보다는 무엇을 해야 할지를 말해줌으로 최소화할 수 있음
- 보고 항목은 R(refusal)을 받을 수 없음

734 ②

MMSE-K의 총점은 30점이다.

735 ⑤

MMSE-K 해석 및 평가

- 정상 : 점수가 24점 이상인 경우
- 경도의 인지장애 : 20~23점
- 중등도의 인지장애
  - 19점 이하
  - 구체적인 치매 평가검사가 추가적으로 요구됨

736 ⑤

100－7, －7, －7, －7, －7

737 ⑤

Berg balance test는 노인의 균형감 평가를 위해 개발되었다. 14개 항목으로 구성된다.

738 ⑤

Berg balance test의 점수해석

- 넘어짐에 대한 위험도가 낮음 : 41~56점
- 중간 정도의 위험도 : 21~40점
- 높은 위험도 : 0~20점

739 ③

Berg balance test의 점수

- 점수범위 : 0~4점
  - "0"은 가장 낮은 점수이며, "4"는 가장 높은 점수임
- 총점 : 56점

740 ②

중요도가 가장 중요한 작업이며, 만족도 현재 수행의 만족 수준이다. 모두 10점 척도이며, 높은 점수일수록 중요도와 만족도가 높다.

741 ④

수행도와 만족도를 계산해 1차 평가와 비교해 기록해야 한다. 중요도 평가는 재평가 시 실시하지 않아도 된다.

[표 12] 'Semmes-Weinstein monofilament' 스케일 해석

색(color)	해석(interpretation)	범위(marking)
녹색(green)	정상(normal)	1.62~2.83 marking
청색(blue)	감소된 'light touch'	3.22~3.61 marking
보라색(purple)	감소된 'protective sensation'	3.84~4.31 marking
적색(red)	상실된 'protective sensation'	4.56~6.65 marking
붉은줄(red lined)	측정불가	>6.65 marking

742 ①

치료 목표가 NDT의 일반적 목표들이다.

743 ④

- 높이가 낮은 테이블에 물건 놓기 : NDT 2b 단계
- 손상된 팔에 체중을 지지하고 직물짜기 : NDT 1단계
- 잡기 기능 없이 스키틀(skittle) 수행하기 : NDT 2b 단계
- 엎침과 뒤침 동작을 만드는 잡기와 놓기 : NDT 3단계
- 뒤침 동작과 건측 손가락을 이용해 주사위 집기 : NDT 1 단계

744 ④

① 팔에 시너지가 더 이상 우세하지 않다. : 브론스트롬 5단계
② 팔에 경직(spasticity)의 증가가 특징이다. : 브론스트롬 3단계
③ 삼점 쥐기, 구형 쥐기, 원통형 쥐기가 가능하다. : 브론스트롬 5단계
④ 약간의 손가락 폄과 엄지의 움직임이 가능하다. : 브론스트롬 4단계
⑤ 팔을 앞으로 뻗어 머리 위로 들어 올릴 수 있다. : 브론스트롬 5단계

745 ③

알코올 의존

금단증상이 진단기준이며, 신체적 의존이나 심리적 의존을 모두 가질 수 있다. 알코올 소비를 위해 상당한 시간과 에너지를 사용하며, 강박적으로 알코올을 소비한다.

746 ②

충분한 안정과 충분한 영양공급, 'thiamine' 투여 등과 같은 해독이 우선되어야 한다.

747 ⑤

단주가 유일한 치료법이며 단주 동맹을 통해 단주를 강화해야 한다.

748 ④

가벼운 접촉(light touch)의 결과해석

- 점수
  - + : 자극의 위치를 알고 인식함
  - − : 오직 인식만 가능함
  - 0 : 자극의 위치를 알 수도 없고 인식도 할 수 없음

749 ②

[표 12] 참조

750 ③

시험관을 이용한 온도감각 평가

- 방법 1
  - 뜨거운 물과 차가운 물을 채운 2개의 시험관을 이용
  - 각 시험관의 측면을 임의의 피부 표면에 문지름
- 방법 2
  - 뜨거운 물, 미지근한 물, 따뜻한 물, 차가운 물을 채운 4개의 시험관을 이용
  - 시험관 마다 색깔을 부여해 가장 뜨거운 것부터 차가운 것까지 순서대로 배열함

751 ⑤

점수

sharp	dull
• +S : 정확한 반응 • D : 둔했다가 날카로워짐 • −S : 반응 없음	• +D : 정확한 반응 • S : 날카로웠다가 둔해짐 • −D : 반응 없음

752 ④

백조목 변형(swanneckdeformity)

- MP 관절 굽힘
- PIP 관절 과도한 폄
- DIP 관절 굽힘

753 ⑤

[표 13] 참조

754 ③

① 용기의 뚜껑을 열 때는 오른손을 사용한다.
② 손잡이가 보강된 가벼운 손잡이를 사용한다.
④ 버터 칼 등을 이용해 종이 우유팩을 연다.
⑤ 용기의 내용물을 휘저을 때는 왼손으로 시계방향으로 젓는다.

[표 13] 퇴행성 관절염과 류마티스 관절염 일차특징(primary features of osteoarthritis and rheumatoid)

	퇴행성 관절염(osteoarthritis)	류마티스 관절염(rheumatoid arthritis)
관절병발 (joints involvement)	한 개 관절(individual)에 주로 발생됨	다관절(polyarticular) 및 양쪽관절(symmetric)에 발생됨
일반적으로 영향을 받는 관절 (joints commonly affected)	목(neck), 척추(spine), 엉덩이(hips), 무릎(knees), 발허리발가락관절(MTPs), 손가락끝마디관절(DIPs), 손가락첫마디관절(PIPs), 엄지손목손허리관절(thumb CMCs)	목(neck), 턱(jaw), 엉덩이(hips), 무릎(knees), 발목(ankles), 어깨(shoulders), 팔꿈치(elbows), 발허리발가락관절(MTPs), 손목(wrists), 손가락첫마디관절(PIPs), 발허리발가락관절(MTPs), 엄지손가락관절(thumb joints)
조조 강직 (morning stiffness)	30분 이하	최소 1시간, 보통 2시간 이상

755 ⑤

적절한 관절의 자세

- 약간의 손목 폄 : 0~20°
- PIP 및 DIP 관절의 굽힘 : 10~30°
- MP 굽힘 : 20~30°
- 엄지의 MP 및 IP 관절 : 약간의 굽힘
- 엄지 : 폄 및 벌림

756 ②

급성기 운동

- 능동 보조(active assistive) 운동, 중력이 제거된(eliminated) 운동
  - 통증을 견딜 수 있는 범위 내에서 수행함
- 환자의 기능이 증진될 경우
  - 능동운동 및 저항운동으로 진보시켜 나아감
    → 운동은 환자가 유연함(limber)을 느끼는(또는 통증이 적은) 시간에 실시해야 함
    → 통증감소 약물의 섭취 후 또는 따뜻한 샤워 후 실시함
- 수동 및 능동 ROM 운동은 하루 두 번 실시를 원칙으로 함
  - 신장 없이 통증 지점까지만 실시함
  - ROM 손실을 없애기 위해 완전(full) ROM을 적어도 1~2회 수행해야 함
  - 여러 번의 시도를 통해 성취되는 것이 바람직함
- 근력 유지를 위한 운동
  - 저항이 없는 등척성(isometric) 운동이 수행됨
  - 관절의 움직임 없이 하루 1~2회 정도를 수행함
    → 6초간 긴장(tension)을 유지함

757 ②

MBI

- 5점 척도등급
- 최저점수 0점
- 최대점수 100점

758 ③

5등급 척도이며, '수행 못함－최대도움－중간도움－최소도움－완전독립'으로 구성된다.

759 ⑤

MAS(Modified Ashworth Scale) : 0~1+

0	근 긴장도 또는 저항의 증가가 없음
1	관절가동범위의 끝부분에서 약간의 저항을 느낌
1+	전체 관절가동범위 반 이하에서 저항을 느낌

760 ⑤

MAS(Modified Ashworth Scale) : 2~4

2	관절가동범위 대부분에서 저항을 느낌
3	수동적으로 움직이기 힘들 정도로 저항을 느낌
4	전 및 굽힘에서의 강직(rigidity)이 나타남

761 ①

손목의 정상 ROM

손목(wrist)	각도
손목 굽힘(wrist flexion)	80°
손목 폄(wrist exetension)	70°
손목 자쪽 편위(wrist ulnar deviation)	30°
손목 노쪽 편위(wrist radial deviation)	20°

762 ③

SCI 환자의 'key muscle' 평가이다.

763 ③

그림과 자세 및 지시사항을 통해 F(fair)를 평가하는 것을 확인 할 수 있으며 손목의 폄을 담당하는 주동근은 긴·짧은 손목 폄근이다.

764 ④

평가는 SCI C6 환자의 근력 평가이다. 실내에서 휠체어 추진에 필요한 코팅된 핸드림이 필요하다.

765 ①

(가)에 들어갈 항목은 쥐기(GR)이다.
① 0, ② 3, ③ 4, ④ 5, ⑤ 6

766 ④

잡기(grasp)

- 지시
  "공을 쥐고 들어보세요.
  (공을 쥔 상태에서) 공을 놓아보세요."
- 측정
  - 공 쥐기와 놓기를 관찰함
  - 측정기준
    → 1점 : 검사자의 도움으로 공을 쥐며, 쥔 공을 지속해서 쥘 수 있으며, 손바닥을 아래로 향하게 하고 팔꿈치를 들어 올릴 경우 공을 놓을 수 있음
    → 2점 : 공을 쥔 상태로 스스로 놓을 수 있음
    → 3점 : 책상 위에 놓인 공을 스스로 잡고 놓을 수 있음

767 ②

검사도구는 MFT이며, 원점수 총점은 32점이다.

768 ⑤

LOTCA 2의 Shape Identification이다.

769 ②

LOTCA 2의 Shape Identification이다.

770 ①

점수

① 1점－정확한 매치(exact matching)를 통해 몇 개를 찾아냄
  • 4개 미만의 정확한 매치
② 2점－정확한 매치(exact matching)를 통해 5～8개의 모양을 찾아냄
③ 3점－환자는 최소 4개 이상의 명칭을 찾아냄
  • 방법 : 말(naming), 지적하기, 유사 매치(similar match)
④ 4점－환자는 모든 사물을 찾아냄
  • 방법 : 말, 지적하기, 유사 매치(similar match)

771 ④

스쿠터보드를 통해 상동행동을 하고, 치료사와 눈 맞춤이 되지 않는 등은 ASD의 특징 중 하나이다. 비디오테이프나 책을 세워 길을 만드는 행동은 시각 추구가 아닌 자폐 스펙트럼 장애의 진단기준이다.

772 ①

아동은 다양한 일상생활에서 감각 처리 및 등록에 문제가 있는 것으로 파악될 뿐 진단 내용이 없기에 조금 더 구체적으로 감각을 평가할 수 있는 sensory profile을 우선적으로 실시하는 것이 바람직하다.

773 ③

사례의 아동은 ASD로 Asperger's syndrome에 비해 언어능력에서 일정한 음운의 제한적이며 한정적으로 사용하는 특징을 지녔다. 그러나 두 장애 모두 발달장애로 사회적응의 발달이 지연된 것이 특징이다.

774 ③

GDS(Global Deterioration Scale)
[표 14] 참조

775 ⑤

기억 전략 중 '입력단계'에 대한 전략은 심상법, 연상법, 덩어리법, 오차배제 학습법이 있다.

776 ①

주요증상 중 최근 일에 대한 기억장애가 심하고 길을 찾기 어려워하며 시간에 대한 중등도 장애가 나타나므로 1단계가 맞다. 1단계는 일부 사회생활은 지속할 수는 있으나 독립성의 저하가 현저히 나타나며 복잡한 취미활동과 다단계 조작이 필요한 기계사용이 어려워진다. GDS 4단계라는 단서를 통해서도 CDR 1단계를 유추할 수 있다.
[표 15] 참조

777 ④

Jebsen-Taylor Hand Function Test

- 저자 : RH Jebsen, N Taylor
- 목적
  - 일상생활에서 사용되는 손 기능(협응력)을 단계별로 간편하게 평가하기 위함
- 내용
  - 글쓰기(writing) : subtest #1
  - 카드 뒤집기(card turning) : subtest #2
  - 작은 물건 집어 올리기(picking up small object) : subtest #3
  - 모의 식사(simulating feeding) : subtest #4
  - 장기알 쌓기(stacking checkers) : subtest #5
  - 크고 가벼운 물건 들어올리기(lifting large light objets) #6
  - 크고 무거운 물건 들어올리기(lifting large heavy objects) #7

778 ④

작은 물건 집어올리기 수행 방법

- 대상자의 전방 테이블 끝에서 5" 떨어진 곳 1 파운드의 빈

[표 14] GDS(Global Deterioration Scale)

3＝□	경미한 인지장애	분명한 장애를 보이는 가장 초기 단계. 그러나 숙련된 임상가의 자세한 면담에 의해서만 객관적인 기억장애가 드러남. 새로이 소개 받은 사람의 이름을 기억하기 어려울 수 있음. 책을 읽어도 예전에 비하여 기억하는 내용이 적을 수 있음. 단어나 이름이 금방 떠오르지 않는 것을 주위에서 알아차리기도 함. 귀중품을 엉뚱한 곳에 두거나 잃어버린 적이 있을 수 있음. 낯선 곳에서 길을 잃은 적이 있을 수 있음. 임상 검사에서는 집중력의 감퇴가 보일 수 있음. 직업이나 사회생활에서 수행 능력이 감퇴함. 동료가 환자의 일 수행 능력이 떨어짐을 느낌. 환자는 이와 같은 사실을 부인할 수 있음. 경하거나 중등도의 불안증이 동반될 수 있음. 현재 상태로는 더 이상 해결할 수 없는 힘든 사회적 요구에 직면하면 불안증이 증가됨
4＝□	중등도의 인지장애	후기 혼동의 시기. 자세한 임상 면담 결과 분명한 인지장애. 다음 영역에서 분명한 장애가 있음 : (1) 자신의 생활의 최근 사건과 최근 시사 문제들을 잘 기억하지 못함; (2) 자신의 중요한 과거사를 잊기도 함; (3) 순차적 빼기(예, 100-7, 93-7…)에서 집중력 장애가 관찰됨; (4) 혼자서 외출하는 것과 금전 관리에 지장이 있음. 그러나 대개 다음 영역에서는 장애가 없음: (1) 시간이나 사람에 대한 지남력; (2) 잘 아는 사람과 낯선 사람을 구분하는 것; (3) 익숙한 길 다니기. 더 이상 복잡한 일을 효율적이고 정확하게 수행할 수 없음. 자신의 문제를 부정하려고 함. 감정이 무디어지고 도전적인 상황을 피하려고 함
5＝□	초기 중증의 인지장애	초기 치매. 다른 사람의 도움 없이는 더 이상 지낼 수 없음. 자신의 현재 일상생활과 관련된 주요한 사항들을 기억하지 못함(예를 들면, 집 주소나 전화 번호, 손자와 같은 가까운 친지의 이름 또는 자신이 졸업한 학교의 이름을 기억하기 어려움). 시간(날짜, 요일, 계절, 등)이나 장소에 대한 지남력이 자주 상실됨. 교육을 받은 사람이 40에서 4씩 또는 20에서 2씩 거꾸로 빼나가는 것을 하지 못하기도 함. 이 단계의 환자들은 대개 자신이나 타인에 관한 주요한 정보는 간직하고 있음. 자신의 이름을 알고 있고 대개 배우자와 자녀의 이름도 알고 있음. 화장실 사용이나 식사에 도움을 필요로 하지는 않으나 적절한 옷을 선택하거나 옷을 입는 데는 문제가 있을 수 있음(예를 들면 신을 좌우 바꾸어 신음)

[표 15] Clinical Dementia Rating(CDR)

	CDR 0	CDR 0.5	CDR 1	CDR 2	CDR 3
기억력 (Memory)	기억장애가 전혀 없거나 경미한 건망증이 때때로 나타남	경하지만 지속적인 건망증; 사건의 부분적인 회상만 가능; "양성 건망증"	중등도의 기억장애; 최근 것에 대한 기억장애가 더 심함; 일상생활에 지장이 있음	심한 기억장애; 과거에 반복적으로 많이 학습한 것만 기억; 새로운 정보는 금방 잊음	심한 기억장애; 부분적이고 단편적인 사실만 보존됨

커피 캔을 놓음

- 2개의 1" 종이클립(수직으로), 2개의 일반크기 병뚜껑(각 1" 직경이며 뚜껑의 안쪽면이 위를 향하게), 2개의 미국 동전을 비우세손 쪽에 수평적으로 정렬함
  - 캔에서 동전이 가장 가까우며 클립이 가장 멀리 떨어져 있음
- 각각은 대략 2"씩 떨어져 있음
- "시작"이라는 말과 동시에 시간을 측정하며, 마지막 물체가 캔 안에 떨어지는 소리가 들릴 때까지 초를 측정함
- 우세손도 반복함

779 ⑤

수동적으로 발목의 발등쪽 굽힘(dorsiflexion)이 나타날 경우 종아리 근육이 율동적으로 수축하는 현상을 간대성근육경련이라고 하며, 발목과 손목에서 주로 나타난다.

780 ④

유도된 간대성근경련을 감소시키기 위해서는 신장된 근육을 교정하기 위해 자세를 바르게 정렬시킨다. 경련을 빠르게 조절하기 위해 체중지지를 제공할 수 있다.

781 ②

상지를 사용할 수 없으며 자가 호흡이 가능한 최소 수준은 C4이다.

782 ②

상지의 사용이 불가능한 사지마비인 환자의 가장 안전하고 효과적인 이동은 장비를 사용하는 것이다.

783 ⑤

CDR Total score의 환산 기준은 기억력 점수가 0.5이며, 나머지 항목에서 적어도 세 가지가 1 이상을 넘지 않는 경우 0.5로 배점한다. 기억력 이외에 나머지 항목 중 적어도 세 가지가 1을 넘는 경우 1이다.

[표 16]

활동			6~12개월	1~2년	3~5년	6년 이상
in hand manipulation	• 두 손으로 물체 조작하기		○	○	○	○
	• 'finger to palm' 이동		×	○	○	○
	'palm to finger' 이동	• 한 개의 물체	×	2년	○	○
		• 2~3개의 물체	×	2년	○	○
		• 동전	×	×	○	○
	• 용기의 뚜껑 열기		×	2년	○	○
	• 찰흙을 공 모양으로 만들기		×	×	○	○
	• 회전(rotation)을 사용하여 크레용 집어 들기		×	×	4년	○
	• 연필 'shift' 하기		×	×	5년	○
	• 지우개 연필 돌리기(지우기 위해)		×	×	×	○
도구 사용	가위 사용	• 직선	×	×	3년	○
		• 단순 형태	×	×	4년	○
		• 복잡 형태	×	×	×	○
	• 연필로 낙서하기		○			
	• 형태 따라 그리기			○		
	• 글씨쓰기					○

784 ④

CDR-SB는 모든 항목의 합산 점수를 의미한다.

785 ⑤

- CDR 0 : '치매가 아님(none)'
- CDR 0.5 : '치매가 의심스러움(questionable)'
- CDR 1 : '경함(mild)'
- CDR 2 : '중등도(moderate)'
- CDR 3 : '심함(severe)'
- CDR 4 : '매우 심함(profound)'
- CDR 5 : '말기(terminal)' 치매를 의미함

786 ④

COPM의 중요도 Total score는 항목의 합으로 기재된다.

787 ⑤

COPM의 수행도 및 만족도의 Total score는 항목의 평균으로 기재된다.

788 ①

대상자가 가장 중요도가 높은 문제 위주로 치료를 접근 하는 것이 일반적이다.

789 ③

쥐기 발달

- 0~1개월 : 원시적인 쥐기(primitive grasp)
- 3~4개월 : 스크래칭(scratching)
- 4~5개월 : 미성숙한 손바닥 잡기(crude palmar grasp)
- 5~6개월 : 손바닥 잡기(palmar grasp)
- 6~7개월 : 노뼈쪽 손바닥 잡기(radial palmar grasp)

790 ②

연필잡고 낙서하기는 약 12개월 전후의 지표이다.

[표 16] 참조

791 ④

손안의 물체조작(in-hand manipulation) 발달

- 손가락에서 손바닥으로 이동(finger to palm translation) : 12~15개월
- 손바닥에서 손가락으로 이동(palm to finger translation) : 2~2.5세
- 이동(shift) : 3~3.5세
- 단순회전(simple rotation) : 2~2.5세
- 복잡회전(complex rotation) : 3.5~5.5세

792 ①

사고 과정의 장애, 사고 내용의 장애, 사고형태의 장애 등이 나타나는 특성을 지닌다.

DSM-5의 조현병(Schizophreniua)

A. 다음의 증상 중 2개(또는 이상)가 있고, 그 각각이 1개월간의 기간(또는 성공적으로 치료되었을 경우는 그 이하) 중에 의미 있는 기간 동안 존재한다. 최소한 이들 증상 중 하나는 1, 2 또는 3이어야 한다.
 1. 망상
 2. 환각
 3. 와해된 언어(예, 빈번한 일탈이나 지리멸렬)

4. 전반적으로 혼란스러운 혹은 긴장성 행동
5. 음성증상, 즉 감정적 둔마, 무언증 혹은 무의욕증

B. 장애가 발생한 이후로 상당 기간 동안, 일, 대인관계, 자기 돌봄 등과 같은 영역 가운데 하나 또는 그 이상에서의 기능 수준이 발병 이전에 성취한 수준보다 현저히 낮다(아동기나 청소년기에 발병한 경우에는 대인관계, 학업, 직업에서의 기대되는 성취에 실패한다).

C. 질병의 계속적인 징후가 최소 6개월 이상이다. 그 6개월의 기간에는 최소한 1개월간(또는 성공적으로 치료받았을 경우는 그 이하) 진단기준 A(즉, 활성기 증상)에 맞는 증상이 있어야 하는 데, 전구증상 또는 잔류증상들을 포함할 수도 있다. 전구기 혹은 잔류기에는 장애의 증후들이 오로지 음성증상만으로 나타나거나, 혹은 진단기준 A에 열거된 증상 중 2개 이상이 약화된 형태(예, 괴상한 믿음, 특이한 지각 경험)로 나타날 수 있다.

D. 분열정동장애와 정신병적 양상을 가진 기분장애 또는 양극성 장애가 배제되어야 한다.
그 근거는 다음 중 하나이다.
1. 이 병의 활성기에 주요우울증, 조증 삽화가 동시에 나타나지 않는다. 또는
2. 이 병의 활성기에 기분장애의 삽화가 나타난다면, 기분장애의 총기간이 이병의 활성기 및 잔류기의 기간에 비해 짧다.

E. 이 장애가 물질(예, 약물남용, 투약)이나 다른 의학적 상태의 생리적 효과로 인한 것이 아니다.

F. 만일 소아기 발병의 자폐 스펙트럼 장애나 의사소통장애의 병력이 있으면, 현저한 망상이나 환각 포함 조현병의 증상들이 1개월 이상(또는 성공적으로 치료되었을 경우에는 그 이하) 존재할 경우에만 조현병의 추가진단이 가능하다.

793 ③

- 연상의 이완(looseness of association)
  - 사고가 단편적으로 보임
  - 하나의 생각이 다음 생각으로 분명하게 연결되지 못함
- 지연(retardation)
  - 연상속도가 느리거나 때로는 연상이 거의 이루어지지 않아 사고가 원활하지 못함
- 사고의 박탈(deprivation of thinking)
  - 사고의 단절이 매우 심해 아예 처음부터 전혀 생각나지 않는 것
- 우회증(circumstantiality)
  - 의도했던 사고 목표에 도달하지만 여러 가지 불필요한 내용으로 탈선하여 빙빙 돎

794 ③

- 음송증(verbigeration)
  - 언어의 상동증
  - 의미 없는 말을 지속적으로 반복함
- 고도의 추상적 사고(abstract thinking)
  - 수학적 계산이나 과학적 사고와 같은 특정한 어느 분야에 고도의 추상능력이 있는 경우
- 실어증(aphasia)
  - 좌측 뇌반구의 손상으로 오는 언어 장애
- 연상(clang association)
  - 음이 비슷한 것 끼리 계속 반복하는 현상

795 ②

Purdue pegboard test 양손 항목 시간 측정
- 평가자는 "시작"이라고 말과 동시에 시간 측정을 시작함
- 정확히 30초가 되면 "멈추세요."라고 지시함
- 대상자는 본래의 컵에 핀을 되돌려 놓음

796 ⑤

Purdue pegboard test 양손 항목 점수계산 방법
끼워진 핀의 쌍을 개수로 세고(핀의 총 개수가 아님) 점수를 기록함

797 ④

대상자가 8개의 완전한 조립을 만들었을 경우 '8(개) × 4(부분) = 32점'이다.

798 ④

단계(stage)	손(hand)
1	• 손 기능이 없음
2	• 큰 잡기(gross grasp)가 시작됨 : 가능한 최소의 손가락 굽힘을 이용한 잡기
3	• 큰 잡기 및 후크(hook) 잡기가 가능해짐 : 놓기는 불가능함
4	• 큰 잡기가 존재함, 측면 쥐기(lateral prehension)의 발달이 이루어짐, 그리고 약간의 손가락 폄 및 엄지의 움직임이 가능함
5	• 삼점 쥐기(palmar prehension), 구형 쥐기(spherical grasp), 원통형 쥐기(cylindrical grasp), 그리고 놓기(release)가 가능함
6	• 모든 종류의 쥐기가 가능함 • 각각의 손가락 움직임이 가능함 • 수의적 폄시 완전한 ROM이 가능함

799 ⑤

- 전대뇌동맥(ACA : Anterior Cerebral Arteries)의 증상(symptom)
  - 반대쪽(contralateral) 하지(L/E)의 약화(weakness)가 특징임
  - 일반적으로 상지보다 하지의 손상이 더 큰 것이 특징임
  - 실행증, 정신적 변화, 원시 반사(primitive reflexes), 요실

금 등이 나타남
- 지적 기능의 손상
  - 혼동(confusion), 의지 상실(abulia), 느려짐(slowness), 산만함(distractibility), 판단력 손상, 통찰력 손상, 보속증(perseveration), 기억 상실(amnesia), 지남력 상실(disorientation) 등이 나타남
  - 전두엽에 혈액을 공급하기 때문에 지적기능의 손상이 발생함
- 하지의 감각 손상이 나타남
- 요실금이 나타남
- 보행장애가 나타남 → 'ataxia'가 특징임
- 주 손상 부위는 전두엽 및 두정엽이 됨

• 중대뇌동맥(MCA : Middle Cerebral Arteries)
- 얼굴, 팔, 혀를 포함한 보다 광범위한 반대측(contralateral) 편마비가 나타남
- 감각 결손이 나타남
- 좌뇌 손상 시에는 실어증(aphasia)이 나타남
- 우뇌 손상 시에는 이상반복행동, 질병인식불능증(anosognosia) 등이 나타남
- 지각 결손이 나타남
  - 시공간 지각 결여, 편측 무시 등
- 손상된 쪽으로 머리와 목의 편측 편위(deviation)가 두드러짐

800 ③

팔의 회복단계

4단계	• 경직의 감소가 나타나기 시작함 • 시너지로부터 벗어나는 움직임의 조합(combination)이 가능해짐 – 손을 등 뒤로 가져갈 수 있음
4단계	– 팔을 앞으로 90° 들어 어깨 높이(forward horizontal)까지 들 수 있음(flexion) – 팔꿈 관절을 90° 굽힘 시킨 상태로 엎침과 뒤침이 가능함
5단계	• 시너지가 더 이상 우세하지 않음 • 시너지로부터 벗어난 움직임의 조합(combination)이 보다 쉽게 수행됨 – 팔을 옆으로 90° 들어 어깨 높이(side horizontal)까지 들 수 있음(abduction) – 팔을 앞으로 뻗어 머리 위로 들어 올릴 수 있음 – 팔꿈 관절의 완전 폄 상태에서 엎침과 뒤침이 가능함
6단계	• 빠른 움직임을 제외하고는 경직이 사라지게 됨 • 독립된(isolated) 관절의 움직임을 쉽게 수행할 수 있음

801 ③

음식물이 식도로 넘어가지 못하고 후두계곡에 쌓이면서 기도로 들어가는 모습의 사진이다.

802 ①

쉐이커 기법은 위식도 조임근의 개방을 증진시키고 목뿔뼈 위 근육을 강화시키기 위해 사용하며 침상에서의 수행이 가능하다. 또한 멘델슨 기법은 후두를 엄지와 검지로 잡고 위로 올려주는 것으로 음식물이 기도상부와 후두계곡에 쌓이는 것을 방지해준다.

803 ②

연하장애 재활치료사 – 141 / MX141

• 중추신경계질환, 식도 또는 기관의 질환 등으로 인한 연하장애 환자에게 1인의 작업치료사가 1 : 1로 30분 이상 훈련을 실시한 경우에 산정한다.
• 1일 2회 이상 실시한 경우에도 외래는 1일 1회, 입원은 1일 2회만 산정한다.

804 ⑤

고혈압이 있기 때문에 힘을 쓰는 MMT는 주의해야 한다.

805 ③

환자는 독립적인 ADL과 감각에 문제를 호소했으므로 ADL 평가도구와 감각평가를 하는 것이 맞다.

806 ⑤

반측을 가린 안경은 편측무시를 위한 보조도구이며, 슬링은 어깨 아탈구 예방을 위한 도구이다.

807 ⑤

3점 척도로 0점의 경우 구분하지 못할 경우, 1점은 느낌을 정확히 구분할 수 있지만 얼굴에 닿았을 때와 다른 느낌일 경우, 2점은 정확한 감각 구분, 얼굴에 닿았을 때와 동일한 느낌일 경우에 채점한다.

808 ①

Light Touch 점수 기준

• 0점 : 면봉이 닿았는지, 닿지 않았는지를 구분하지 못함
• 1점 : 닿았는지 여부를 정확히 구분할 수는 있지만 얼굴에 닿을 때와는 다르게 느낌
• 2점 : 닿았는지 여부를 일관되게 구분할 수 있으며 얼굴에 닿았을 때와 동일하게 느낌

809 ①

애착장애란 생후 몇 달 혹은 몇 년간 부모나 돌봐주는 사람과의 관계가 없었거나 희박했던 아동들에게 발생하며, 어린 시절 한 사람이 아닌 여러 사람을 거치면서 성장한 아동에게서 흔히 볼 수 있다. 이러한 애착장애는 새로운 관계에 영향을 끼칠 수 있고 행동 장애를 유발할 가능성이 있으며, 가끔 집중력장애나

과다행동장애 등의 진단과 혼동되기도 한다.

810 ⑤

모든 아동의 정신건강에서 가장 중요한 요소는 보살핌으로 가족은 개인적 정체성과 사회적 정체성을 구성하는 첫 번째 근원이다. 또한 아이의 욕구와 상호의사소통에 민감한 부모는 아이의 정신적 안녕의 발달에 도움이 된다. 편부모 가정의 경우 관계의 질 보다는 가난, 열악한 주거환경, 사회적 고립 등이 중요한 위험 요소가 된다. 대가족의 경우 여러 구성원이 아이를 살피므로 양육태도에 대한 문제가 발생할 수 있으며 재혼 가정의 경우 이전 가족으로 인해 아이는 더 큰 가족 관계를 경험하게 되며, 의견충돌을 겪거나 부모와 함께 할 수 있는 시간을 갖지 못할 수도 있다.

811 ⑤

위에 손상 조직에 나타나는 증상은 피부 밑 화상(4도 화상)에 대한 증상이다.
- 오른쪽 다리의 앞·뒷면 : 9%
- 왼쪽 다리의 앞면 : 4.5%
- 오른쪽 팔의 앞·뒷면 : 9%
- 왼쪽 팔의 뒷면 : 4.5%
- 회음부 : 1%

812 ③

- 종류
  - 이종이식 : 주로 돼지의 피부를 사용하여 함
  - 동종이식 : 시신의 피부를 사용하여 함
  - 자가이식 : 화상을 입지 않은 자신의 피부를 이식하여 사용함
- 피부이식 조건
  - 14일 이내에 재생피아가 생기지 않을 경우 실시함

813 ④

위에 진단에서 나타나는 특징은 전측두엽 치매에 대한 설명이다. 전측두엽치매 환자들은 이마엽의 심각한 소실을 입고 지구력, 감정억제, 사고 융통성이 저하되며 우울, 무감정, 인식 결여로 인한 사회성의 문제가 초기에 나타난다.

814 ①

위에 설명된 환자의 기억력, 지남력, 일상생활 활동은 GDS 3단계 경미한 인지장애에 대한 특징이다. 경미한 인지장애의 경우 CDR과의 점수비교에서 CDR 0.5에 포함된다.

815 ②

인지장애 이론의 틀

통상은 정신적 질환을 지닌 사람에게 적용되었으나 최근에는 인지적 제한을 지닌 뇌손상이나 치매 환자들에게도 적용된다. 위에 보기 설명대로 기능적 인지에 대한 평가와 중재가 있으며 기능적 인지 역량 수준을 단계화 하고 각 단계를 기능적 제한의 정도와 필요한 도움의 정도로 표현을 한다. 그리고 남아있는 문제들에 대하여 중점을 두어 환경적 보상을 강조한다.

816 ⑤

Ⅴ단계이며, 산만하며 지남력이 없는 것이 특징이다.

817 ④

GCS(glascow coma scale)

관찰반응	반응	점수
눈뜨기 (eye opening)	자발적으로 눈을 뜬다. (Open eyes spontaneously)	4
	명령에 따라 눈을 뜬다. (Open eyes to command)	3
	통증 자극에 의해서 눈을 뜬다. (Open eyes to pain)	2
	전혀 눈을 뜨지 않는다(No eyes opening).	1
운동신경 반응 (motor response)	명령에 따른다(Obey command).	6
	통증자극에 국지성 반응이 있다(Localize pain).	5
	통증자극에 도피성 반응을 보인다. (Withdraw to pain)	4
	통증자극에 이상굴절 반응을 보인다. (Abnormal flexor response)	3
	통증자극에 이상신전 반응을 보인다. (Abnormal extensor response)	2
	운동 반응이 없다(No response).	1
구두반응 (verbal response)	적절하고 지남력이 있다. (Appropriate and oriented)	5
	지남력이 없고 혼돈된 말을 한다. (Disoriented and confused)	4
구두반응 (verbal response)	부적절하고 혼란된 말을 한다. (Inappropriate words)	3
	이해할 수 없는 소리를 낸다. (Incomprehensive sounds)	2
	소리를 내지 못한다(No sounds).	1

- 최고점 : 15, 최고점 : 3
- 경도 외상 : 13점 이상
- 중등도 외상 : 9~12점
- 중증 외상 : 8점 이하

818 ⑤

Post Traumatic Amnesia(PTA) Scale

PTA Score	Severity of Injury
<10 minutes	Very mild
10 to 60 minutes	Mild
1 to 24 hours	Moderate
1 to 7 days	Severe
>7 day	Very severe

819 ②

색전에 의한 허혈성 뇌졸중이며, 왼쪽 마비이므로 Rt. CVA 이다.

820 ①

② 우세손(왼손)평가 시 빈깡통을 중심으로 왼쪽(클립)에서 오른쪽(동전)으로 수행하라고 지시해야 함
③ 비우세손(오른손)평가 시 오른쪽에 있는 깡통부터 시작하여 왼쪽으로 수행하라고 지시해야 함
④ 비우세손 평가 시 빈깡통을 중심으로 오른쪽(바깥)에서 왼쪽(안쪽)으로 수행하라고 지시해야 함
⑤ 클립보드는 평가 시 펜을 잡고 있는 방향에 두어야 하므로 우세손 평가 시 왼쪽에 두어야 함

821 ④

구음장애(Dysarthria)는 언어의 문제없이 발음에 장애가 생기는 경우이다.

822 ②

WeeFIM 평가에서 18~48개월 아동에게 적용되는 평가 시작 단계이다.

823 ⑤

WeeFIM은 6~8개월에서 시작하며, 위 표는 18~48개월이다. 48개월 이상의 경우 Level 7에서 시작한다.

824 ⑤

전대뇌동맥(ACA : Anterior Cerebral Arteries)

- 증상(symptom)
  - 반대측(contralateral) 하지(L/E)의 약화(weakness)
    - ◦ 상지보다 더 심한 손상
- 실행증, 정신적 변화(mental change), 원시적 반사(primitive reflexes), 요실금 등
- 지적 기능의 손상
  - 혼동(confusion), 의지 상실(abulia), 느려짐(slowness), 산만함(distractibility), 보속증(perseveration), 기억상실(amnesia), 지남력 상실(disorientation) 등
  - 전두엽에 혈액을 공급
- 하지의 감각 손상

825 ③

Modified Ashworth Scale(MAS)

0	근 긴장도 또는 저항의 증가가 없음
1	관절가동범위의 끝부분에서 약간의 저항을 느낌
1+	전체 관절가동범위의 반 이하에서 저항을 느낌
2	관절가동범위 대부분에서 저항을 느낌
3	수동적으로 움직이기 힘들 정도로 저항을 느낌

826 ③

Brunnstrom stage : 4~6단계

4단계	• 경직(spasticity)의 감소가 나타나기 시작함 • 시너지로부터 벗어나는 움직임의 조합(combination)이 가능해짐 – 손을 등 뒤로 가져갈 수 있음 – 팔을 앞으로 90° 들어 어깨 높이(forward horizontal)까지 들 수 있음(flexion) – 팔꿉 관절을 90° 굽힘 시킨 상태로 엎침과 뒤침이 가능함
5단계	• 시너지가 더 이상 우세하지 않음 • 시너지로부터 벗어나는 움직임의 조합(combination)이 가능해짐 – 팔을 옆으로 90° 들어 어깨 높이(side horizontal)까지 들 수 있음(abduction) – 팔을 앞으로 뻗어 머리 위로 들어 올릴 수 있음 – 팔꿉 관절의 완전 폄 상태에서 엎침과 뒤침이 가능함
6단계	• 빠른 움직임을 제외하고는 경직(spasticity)이 사라지게 됨 • 독립된(isolated) 관절의 움직임을 쉽게 수행할 수 있음

827 ③

- 이점분별 결과
  - 정상(normal) : <6mm
  - Fair : 6~10mm
  - Poor : 11~15mm
  - Protective : 한 점으로 인식
  - Anesthetic : 점을 인식하지 못함
- 압박
  - 정상 범위(normal fingertip sensitivity)는 1.65(or 2.44)~2.83 사이

828 ①

감각수준의 수준이 두 가지 감각 모두 2점인 Rt C7, Lt C7 이다.

829 ③

A에 해당하는 수준은 C6이다. key muscle로는 Wrist extensor 이다.

830 ②

C7이므로 최대 기능은 손목 굽힘과 팔꿈치 폄이다.

831 ③

편집형(paranoid)

- 다른 유형들보다 늦게 발병
  - 30대 전후에 발병하는 경우가 많음
- 교육을 많이 받은 층에서 호발함
- 주로 청각적 환각 및 지각장애를 동반하는 편집증형 망상이 지배적임
- 정동, 의지 및 언어 장애와 긴장성 증상은 없거나 비교적 미미함
- 상대방에게 긴장되어 있고 의심이 많고 숨기는 것이 많다는 인상을 줌
- 때로는 상대방에게 적대적이고 공격적일 수도 있음
- 지능
  - 정신병으로 인한 장애를 받지 않음
  - 때로는 그런대로 사회생활을 적절히 영위함
  - 20대 혹은 30대 후반까지 사회생활을 하는 데 큰 문제가 없어 결혼을 하고 직장을 가지는 경우도 많음
  - 다른 아형들보다 퇴행이 덜 일어남
  - 다른 아형들과 비교해 대체로 예후가 좋음

832 ②

조현병 진단에 포함된 증상들(DSM-5 기준)

1. 망상
2. 환각
3. 와해된 언어(예, 빈번한 일탈이나 지리멸렬)
4. 전반적으로 혼란스러운 혹은 긴장성 행동
5. 음성증상, 즉 감정적 둔마, 무언증 혹은 무의욕증

833 ⑤

기도폐쇄는 후두덮개의 기능이다.

834 ②

인두 단계(pharyngeal phase)

1. 관련 뇌신경
   - 5, 9, 10
2. 개요
   - 음식물은 전 협궁(anterior faucial arches)과 혀 중간 부위에서 인두(pharynx)로 들어가게 됨
   - 삼키기 반응이 시작되면(triggered) 멈출 수 없음(no pause)
   - 삼키기 반응은 뇌간의 숨뇌(medulla oblongata)에 의해 조절됨
   - 연수 내 그물체(reticular formation)가 연하작용에 필요한 감각에 반응하게 됨
     - 연하 관련 근육 및 운동 및 신경 조절에 관여하는 부위가 됨

835 ①

성문위 삼킴

<table>
<tr><td colspan="2">개요</td><td>• 자발적으로 성대를 닫는 기술을 사용하여 삼키기 전과 삼키는 동안의 흡인 위험을 감소시킴
• 적용 대상
– 기도 폐쇄 능력이 저하되거나 지연된 환자
– 후두암으로 인해 성문위 후두절제를 한 환자
– 방사선 치료로 기도 폐쇄가 잘 되지 않는 환자</td></tr>
<tr><td rowspan="2">적용</td><td>음식 / 액체 섭취 없이 시행하기</td><td>① 숨을 깊게 들이마시고 아주 단단히 참음(기관절개술을 한 사람인 경우 숨을 참은 상태에서 기관절개관을 가볍게 막음)
② 숨을 참은 상태에서 삼킴
③ 기침을 하며 숨을 내쉼
※ 매번 삼킬 때 ①에서 ③단계를 반복함</td></tr>
<tr><td>음식 / 액체 섭취를 통해 시행하기</td><td>① 숨을 깊게 들이마시고 아주 단단히 참음
② 소량의 음식이나 한 모금의 음료를 입에 넣음
③ 숨을 참은 상태에서 삼키기를 함
④ 기침을 함
⑤ 숨을 들이쉬기 전에 다시 한 번 삼키기를 함
⑥ 숨을 내쉼
※ 매번 삼킬 때 ①에서 ⑥단계를 반복함</td></tr>
</table>

836 ②

LOTCA 2

검사 목적	• 지남력(orientation), 지각(perception), 시각운동 조직(visuomotor organization), 사고 조작(thinking operation) 영역의 능력과 장애를 평가함 • 치료 시작 전 환자의 한계를 알아내 치료의 시작점을 결정함 • 인지영역의 손상 정도를 파악해 치료 시작의 기초선을 결정함 • 치료 목표를 정확하고 단계적으로 세우기 위해 • 치료 효과를 평가하기 위해
대상	• 6세 이상의 아동에서~성인까지 • 뇌 손상 환자(brain damaged patients)가 대상이 됨 • 뇌졸중, 뇌종양, 뇌 손상 등
내용	• 지남력(orientation) : 2개 하위 항목 • 지각(perception) : 6개 하위 항목 • 시운동 조직(visuomotor organization) : 7개 하위 항목

837 ②

장소와 시간에 대한 지남력 최고 점수는 8점이며, 나머지 항목은 4점이다.

838 ④

OC(Object constancy)

방법	① 환자에게 특별한 각도에서 찍은 네 개의 사물(object) 사진을 보여 줌 • 자동차, 망치, 전화기, 포크 • 환자는 각각의 사진을 보고 질문을 받게 됨 → "사진 속에 무엇이 보입니까?" ② 만약 환자가 언어장애를 가졌을 경우(예, aphasia) • 이러한 경우 평가자는 사지선다형 보드를 사용함 • 검사자의 지시 → "큰 사진에서와 같은 물체를 작은 사진에서 가리켜보세요." ③ 오직 하나의 정답이 있음

839 ③

sharp

- +S : 정확한 반응
- D : 둔했다가 날카로워짐
- −S : 반응 없음

840 ①

dull

- +D : 정확한 반응
- S : 날카로웠다가 둔해짐
- −D : 반응 없음

841 ①

안구진탕, 구음장애 및 근긴장도 문제로 미루어보았을 때 Ataxia type이라고 추론할 수 있다.

842 ②

아동은 잡기에서 근긴장도가 떨어지며 눈−손 협응이 부정확하다. 이러한 아동의 행동을 위한 치료활동으로 가장 알맞은 것은 퍼즐 맞추기가 되며 다트 던지기는 안구진탕 및 체간이 불안정한 아동에게는 부적당하며, 루미큐브, 구구단게임, 끝말 잇기 게임은 활동의 목표에 적합하지 않다.

843 ④

아동은 잡기가 가능하지만 자주 떨어뜨리는 모습을 보이기 때문에 이를 위해 손잡이가 달린 퍼즐을 준비하여 실시한다면 떨어뜨리는 횟수를 줄일 수 있다.

844 ②

강점으로는 의사소통이 가능하며, 눈−손협응이 가능하고, 잡기를 할 수 있다는 것이 있다. 문제점으로는 안구진탕이 있으며 치료사의 최대도움이 필요하다는 것이 있다.

845 ②

일기의 내용은 DSM5에서 정해놓은 광장공포증의 내용 일부에 적합한 내용이다.

A. 다음 5가지 상황 중 2가지 이상의 경우에서 극심한 공포와 불안을 느낀다.
  1. 대중교통 이용(자동차, 버스, 기차, 배, 비행기)
  2. 열린 공간에 있는 것(주차장, 시장, 다리)
  3. 밀폐된 공간에 있는 것(상점, 공연장, 영화관)
  4. 줄을 서 있거나 군중 속에 있는 것
  5. 집 밖에 혼자 있는 것

B. 공황 유사 증상이나 무능력하거나 당혹스럽게 만드는 다른 증상이 발생했을 때 도움을 받기 어렵거나 그 상황에서 벗어나기 어려울 것이라는 생각 때문에 그런 상황을 두려워하고 피한다.

C. 광장 공포증은 상황은 거의 대부분 공포와 불안을 야기한다.

D. 광장 공포증 상황을 피하거나 동반자를 필요로 하거나 극심한 공포와 불안 속에서 견딘다.

E. 광장 공포증 상황과 그것의 사회문화적 맥락에서 볼 때 실제 위험에 비해 비정상적으로 공포와 불안이 극심하다.

F. 공포, 불안, 회피는 6개월 이상 지속되어야 한다.

G. 공포, 불안, 회피는 사회적, 직업적, 다른 중요 기능에서 임상적으로 현저한 고통이나 손상을 초래한다.

846 ③

845번 해설 참조

847 ③

C6 환자의 최대 기능은 손목 폄이며, C7 환자의 최대 기능은 손목 굽힘과 팔꿉 폄이다.

848 ①

손목 폄과 MMT 3+ 환자는 RIC 스프린트(tenodesis splint)의 사용이 가능하다.

849 ⑤

Light Touch 점수 기준

- 0점 : 면봉이 닿았는지, 닿지 않았는지를 구분하지 못함
- 1점 : 닿았는지 여부를 정확히 구분할 수는 있지만 얼굴에 닿을 때와는 다르게 느낌
- 2점 : 닿았는지 여부를 일관되게 구분할 수 있으며 얼굴에 닿았을 때와 동일하게 느낌

Pin-Prick 점수 기준

- 0점 : 뾰족한 감각과 뭉툭한 감각을 구분하지 못함
- 1점 : 뾰족한 감각인지 뭉툭한 감각인지를 정확히 구분할 수 있지만 핀의 뾰족한 부분이 얼굴에 닿았을 때와는 다르게 느낌

- 2점 : 뾰족한 감각인지 뭉툭한 감각인지를 정확히 구분할 수 있으며 핀의 뾰족한 부분이 얼굴에 닿았을 때와 동일하게 느낌

850 ②

환자는 놓기가 불가능하며 엄지를 이용한 잡기도 수행이 정확하지 않다. 이어서 Brunnstorm 3단계에서 나타나는 Hook Grasp와 Grasp가 가능하다. 그러므로 Lateral Pinch가 정확하게 나오지 않아 측정이 안 되므로 단계로 인정이 안 되며 Brunnstorm의 기능이 나오는 3단계이다.

851 ④

환자는 지금 ADL 수행 항목에서 관념운동실행증의 모습을 보이고 있다. COPM과 MoCA-K, MVPT-4 경우 ADL을 측정하지 않는 도구이며, FM의 경우는 Brunnstorm의 단계를 측정하여 도구이다. 신경학적 이상증상이 있는 환자의 ADL 측정 도구는 A-ONE이다.

852 ③

진동, 아이싱, 관절압박 등은 촉진 테크닉이다. 가벼운 관절 압박을 제공하는 방법은 근 긴장도 이완의 방법에 해당된다.

853 ②

루이체 치매의 가장 특징적인 것은 기억상실이 주 증상인 알츠하이머와 달리 주의력, 실행 기능 및 시각공간 기능에 문제가 먼저 생긴다. 또한 낙상, 실신, 일시적인 의식 상실을 포함하여 기립성 저혈압에 관한 증상이 있다.

854 ⑤

CDR 1은 GDS 4(중등도 인지장애), GDS 5(초기 치매 인지장애)와 같은 수준이다.

855 ①

루이체 치매의 원인은 루이소체(Lewy body)의 축적으로 볼 수 있는데 이는 파킨슨을 동반할 수 있는 치매이다.

856 ⑤

시계그리기는 LOTCA에서 실시하는 것으로 연필과 원이 그려진 종이를 제시하며 10 : 15를 그리라고 지시하는 평가 내용이다.

857 ④

LOTCA에서는 장소와 시간에 대한 지남력으로 환자의 위치, 도시, 집주소, 병원 전 있었던 곳, 오늘의 날짜, 계절, 시간, 입원한 기간을 질문한다.

858 ①

평가 결과를 통해 환자는 왼쪽에 대한 편측무시가 있는 것이 확인되므로 알버트 검사를 실시한다.

859 ①

행동의 장애

긴장증, 거부증, 반향언어, 반향행동, 상동증, 거부증

860 ①

긴장형

- 정신적 외상 후 급성으로 발병하는 경우가 많으며 과잉행동과 혼미가 발생함
- 극단적 거부증, 함구증, 상동증, 반향언어, 부동증이 특징적임
- 조기에 치료하면 예후가 좋은 편임

861 ①

조현병급성기 환자이므로 정신과적 증상의 안정과 충동조절에 초점을 두어야 한다.

862 ①

Sensory Profile

목적	• 매일의 일상 상황에서 감각정보처리 과정을 평가하기 위함 • 기능적 수행에 있어 감각체계의 영향을 알아보기 위함
대상	• 3～10세
내용	• 다양한 감각에 대한 아동의 반응을 125가지 질문으로 구성된 질문지로 보호자에게 답을 요구함 • 'sensory processing, modulation, behavior & emotional responses'로 구성

863 ⑤

숟가락 사용

- 18개월 : 음식을 입으로 가져올 수 있음
- 24개월 : 음식을 흘림 없이 먹을 수 있음

864 ④

감각방어를 지닌 아동들은 일반적으로 깊은 압박을 더 잘 견디며, 촉각 자극 활동이 많은 찰흙 놀이를 통해 감각자극을 제공한다.

865 ②

독립적인 서기는 불가능하다. 보조도구를 사용해 상/하체 목욕이 독립적으로 가능하다. 운전 보조도구 없이 일반 자동차의 운전이 불가능하다. 수동 휠체어를 사용할 경우 실외에서 약간의 도움이 필요하다.

866 ②

뒤척수증후군

- 진동감각과 위치감각 소실이 특징이고 나머지 감각들은 정상이다.
- 요실금 변비, 발기 불능 등 증상이 나타난다.

867 ④

보기의 평가도구는 중요도, 수행도, 만족도를 평가하는 COPM이다.

868 ①

평가방법으로는 문제를 결정한 후 중요도와 수행도 만족도 순으로 평가를 진행한다.

869 ⑤

폭력이라는 사건을 통해 생긴 정신질환으로 공포로 인해 일상적인 물건인 플래시에 부정적인 반응이 나타나는 것을 통해 외상 후 스트레스성 장애임을 확인할 수 있다.

870 ④

외상 후 스트레스성 장애를 통해 대인관계 및 세상과의 접촉을 끊게 되며 스트레스를 주는 감정을 스스로에게 입력시킨다. 사회생활이 어렵고, 이전에 하던 활동들에 대해 흥미가 없어지며, 무력감, 고독감, 감정표현의 감소가 나타난다.

871 ④

DDST의 생체나이를 계산하기 위해서는 조산 2주 이상, 2세 미만의 경우에만 조산의 기간을 빼줘야 하는데 해당하는 아동은 2세 이상이므로 조산의 경우는 제외한다. 따라서 생체나이는 (평가일)−(생년월일)만 하면 된다.

872 ①

X열성 유전질환으로 남성에게만 나타나며 출생 시부터 질환이 시작되며 18~36개월 사이에 진단을 받는다. 또한 근위부 근육약화와 장딴지 근육의 가성비대가 나타난다. 또한 트렌델렌버그 보행의 특징이 있으며 무릎을 뻗은 상태로 발끝보행을 한다.

873 ②

듀센형 MD

- 가장 심하며, 가장 일반적인 MD
- X염색체의 문제로 인해 발생
- 남아에게만 발생
  - 3,500명 중 1명
- 증상
  - 2~6세 사이에 계단 오르기 및 일어나기 어려워짐
  - 잘 흔들리고 넘어짐
  - 'pseudohypertorphy muscle'이 발생됨
    → 종아리의 근육 : GCM
    → 종아리가 비대해져 있음
    → 근섬유는 적고 주로 지방으로 구성됨
  - 몸쪽(어깨, 골반)에서부터 전체 근육에 영향을 미침
  - 'Gower's sign'이 나타남
  - 트렌델렌버그 보행이 특징
    → 무릎을 뻗은 상태로 발끝보행을 함
  - 일반적으로 9살 정도에 휠체어를 사용하게 됨
    → 다리와 골반 근육의 약화로 아동은 앉은 자세에서 일어날 때 손으로 허벅지를 집으며 일어남
  - 결국 사망하게 됨
    → 기능을 완전히 잃게 됨
    → 일반적으로 20세 전에 사망함

874 ②

후두의 움직임, 삼킴반사, 성대의 움직임에 대한 증상이 나타나기 때문에 인두단계에 대한 문제이다.

875 ①

인두기의 문제로 인해 후두의 움직임과 삼킴반사의 촉진을 위해 고개를 숙이고 삼키는 자세를 사용한다.

876 ⑤

환자는 묽은 액체를 먹는 중 흡인의 증상을 보이기 때문에 안전한 식이를 위해 점도조절제를 첨가하여 먹도록 한다.

877 ③

- very mild : 5분 이내
- mild : 5~60분
- moderate : 1~12시간
- severe : 1~7일
- very severe : 1~4주
- extremely severe : 4주 이상

878 ②

[표 17] 참조

879 ⑤

Ⅶ : 자동적−적절한 반응으로 판단과 문제해결이 결여된 로봇과 같은 반응이 나타난다.

880 ③

자유로운 팔과 손의 움직임을 보이고 Light touch, pin-prick 두 감각이 모두 정상이 마지막 분절인 T6이 환자의 기능 수준이다.

881 ④

신경학전 수준이 T6이므로 자율반사 부전증에 대한 대처교육을 하는 것이 가장 적절하다. 척수손상 레벨이 T4~6 이상(above)일 경우에 자율반사 부전이 나타난다. 호흡 방법에 대한 교육은 호흡근 이상이 없으므로 적절하지 않고, 의자에서의 욕창관리는 위팔세갈래근을 이용한 push-up 형태의 욕창관리, 보행 관력 교육, 성 기능에 대한 교육은 적절하지 않다.

882 ④

O'connor Finger Dexterity Test 평가도구에 대한 설명으로 손의 빠른 조작능력(기민성)을 평가하기 위한 도구이며 대상자로는 손 손상 환자이다.

[표 17]

평가자의 테스트(examiner's test)		환자의 반응(patient's response)	점수
눈 뜨기 (eye opening)	자발력(spontaneous)	스스로 눈 뜨기	4
	말하기(speech)	큰소리로 질문하면 눈 뜨기	3
	통증(pain)	꼬집을 때 눈 뜨기	2
		눈을 뜨지 못함(무반응)	1
운동 반응 (best motor response)	명령(commands)	단순 명령에 따르기	6
	통증(pain)	꼬집을 때 평가자의 손에서 벗어나기(away) 위해 당김	5
		꼬집을 때 벗어나기(away) 위해 특정 신체 부위를 당김	4
		통증에 대해 부적절하게 신체를 굽힘시킴(decerebrate posturing) – 굽힘반응	3
		꼬집을 때 신체는 폄된 자세로 강직(rigid)됨 – 폄반응	2
		꼬집을 때 운동 반응이 없음	1
언어 반응 (verbal response : talking)	말하기(speech)	적절한 대화를 수행하며 자신이 누구인지, 어디에 있는지, 그리고 연도와 달을 정확히 말함	5
		혼동과 지남력 장애는(confused & disoriented) 없는 듯 보임	4
		검사자가 말을 이해할 수는 있지만 그 내용이 상식에서 벗어남	3
		검사자가 이해할 수 없는 소리를 냄	2
		소리를 내지 못함	1

883 ⑤

O'connor Finger Dexterity Test 검사도중 핀이 떨어지면 줍지않고 보드에 있는 핀으로 계속 진행한다.

884 ④

O'connor Finger Dexterity Test 검사의 점수화 하는 방법은 {위쪽 다섯줄 꼽는데 소요된 시간+(아래 다섯줄 꼽는데 소요된 시간 × 1.1)} / 2이다.

885 ⑤

관절염은 작은관절보다는 큰관절을 사용하도록 해야 한다. 그러므로 장바구니나 비닐봉지를 손이 아닌 아래팔이나 어깨에 걸어서 운반하도록 교육해야 한다.

886 ③

환자의 손 모습에서 볼 수 있는 것은 Ulnar drift이므로 Ulnar deviation splint를 사용한다.

887 ④

뒤가쪽 접근법으로 수술한 사람은 안정적인 골반의 위치는 제한된 굽힘, 벌림, 바깥돌림이다.

888 ④

오른쪽 다리에 20%의 체중지지를 하기 때문에 부분적인 체중지지 Partial weight bearing을 한다.

- NWB : 비체중지지(0%)
- TTWB : 발가락으로 체중지지(10%)
- FWB : 전체 체중지지(100%)
- 50%WB : 50% 체중지지

889 ②

- 뒤가쪽 THR환자의 경우 피해야 할 자세로 모음, 안쪽돌림, 제한범위보다 큰 굽힘이다.
- 긴 손잡이 구두주걱을 제외한 모든 도구는 엉덩관절에 제한범위보다 큰 굽힘이 나타나게 한다.

890 ①

망상은 자신의 문화집단과 다른 경험에 의해 가지게 되는 현실에서 벗어난 믿음, 순수망상은 현실의 뒷받침이 없는 믿음이다.

891 ②

망상의 증상으로

- 피해망상 : 자신이 미행당하고 있다고 얘기한다.
- 색정광 : 누군가가 자신을 사랑하고 있다고 말한다.
- 신체망상 : 자신의 몸에 무언가 끔찍한 이상이 있다고 생각한다.
- 과대망상 : 자신이 특별한 힘을 가졌다고 한다.

위 환자가 가진 질환은 망상이므로 그 중 자신이 특별한 힘을 가졌다고 생각하는 과대망상의 증상이 나타날 것으로 예상된다.

892 ③

망상장애 환자들은 의심이 많고 냉담하므로 치료관계를 형성하기 매우 어렵다. 그래서 긴 시간과 인내가 필요하다. 망상에 대해 비판이나 망상내용에 동조하면 안 되고 망상을 전개하는 사람은 말과 인지 기능이 보편적 수준보다 높을 수 있으므로 개인의 지적 수준에 적절하게 사용해서 활동선택을 해야 한다.

893 ⑤
치매는 단기기억과 장기기억의 손상이 특징이고 또 다른 치매 진단기준으로 사고력이나 판단력 손상, 사회적 또는 작업적 손상, 섬망은 나타나지 않는 기질적 원인 등이 있다.

894 ⑤
혈관성 치매는 뇌혈관계 손상으로 생기며 보통 여러 번의 뇌졸중이 원인이다. 혈관성 치매가 보이는 기능저하는 꾸준한 진행을 보이는 알츠하이머 치매보다 더 점진적이거나 무질서하다. 기능을 하루하루 변하고 어느 한 영역에 심각한 문제가 있는 반면에 다른 영역들은 손상되지 않는다.

895 ④
치매의 보상전략은 활동을 단순화 하여 수행하게 하는 것, 주변 환경을 정리하는 것 등이 있으며, 기능이 저하되어 혼자 힘으로는 더 이상 독립적인 생활이 가능하지 않을 때, 가족이나 다른 보호자 또는 간병인에게 교육을 해야 하고 환자를 격리하여 최소한의 도움으로 가능한 독립적인 수행을 할 수 있도록 하는 과정으로 전환한다.

896 ①
보편적인 GB환자들은 말초신경계 질환으로 신체적인 문제가 주증상이다. MMT를 제외한 나머지 평가는 인지, 시지각, 연하 평가이다.

897 ③
GB 환자는 주증상으로 근력약화가 나타나고 그걸 개선하기 위해 근력운동을 많이 하게 된다. 하지만 고혈압이 합병증으로 있는 경우 혈압관리가 중요시 된다.

898 ③
마사코 메뉴버
- 상부수축근 부위의 훈련을 위해 만들어진 방법임
- 혀끝이 밖으로 약 3/4인치 정도 나오도록 하여 고정시킨 후 삼키기를 하는 방법임

899 ①
- 혀를 윗니와 아랫니 사이에 혀의 앞쪽을 살짝 물고 있게 하므로 혀뿌리 근육의 앞쪽 지점을 고정시켜 혀뿌리의 근육을 수축할 수 있도록 함
- 이 방법을 사용할 때 목의 뒤쪽이 강하게 앞쪽으로 당겨지는 느낌을 받아야 함

900 ⑤
ASIA 등급은 감각에 대한 정보가 필요하다. 위의 보기에서는 감각에 대한 언급이 없다.

901 ⑤
SCI 환자들의 평가는 감각과 운동평가가 우선적으로 행해져야 한다.
- MMSE, LOTCA는 인지 평가
- GUSS는 연하평가
- MVPT는 시지각 평가

902 ③
- 팔꿈치 굽힘 : C5
- 손목 폄 : C6
- 팔꿈치 폄 : C7

위 환자는 팔로 매트를 밀며 몸을 이동할 수 있다고 하였다. 위 와 같은 동작은 팔로 몸을 밀어낼 정도의 근력이 필요하기에 일반적으론 C7 환자부터 가능한 동작이다.

903 ⑤
위 내용은 엉덩관절 가쪽 돌림에 대한 내용으로 시작자세는 앉은자세(엉덩관절, 무릎관절 90°)에서 시작이다.

904 ③
위 내용은 엉덩관절 가쪽 돌림에 대한 내용으로 시작자세는 앉은자세(엉덩관절, 무릎관절 90°)에서 시작, 축은 무릎뼈 정중앙으로 하고 고정팔은 지면과 수직, 운동팔은 정강뼈 앞쪽 정중선과 평행하게 둔다.
주의사항으로
- 반대쪽 골반을 들어 올리는 동작을 방지
- 반대쪽으로의 몸통 가쪽굽힘 방지
- 엉덩관절 굽힘, 벌림 방지가 있다.

905 ④
위 검사는 앉은자세(무릎관절, 엉덩관절 90°) 자세에서 시작하는 검사로 어깨뼈 모음 검사는 검사대 모서리에 어깨부위를 대고 엎드려 누운 자세, 무릎관절 굽힘 검사는 엎드린 자세에서 시작하며 어깨관절 가로 모음 검사는 5, 4, 3점의 경우 검사대에 바로 누운 자세에서 시행하며 어깨뼈 내림 및 모음 검사는 검사대에 엎드린 자세 2, 1, 0점은 앉은 자세에서 팔은 90° 벌려 검사대에 지지하고 팔꿈치는 약간 굽힘 자세에서 시작한다.

906 ⑤
손에서 자발적인 쥐기가 조금씩 나타나는 시기로 손가락으로 큰쥐기를 유도할 수 있는 활동을 제공한다.

907 ④
베르니케 실어증은 발화는 잘 하나 이해가 어려운 실어증을 의미한다.

908 ③
음식을 먹을 때 그릇의 왼쪽부분에 있는 음식을 먹지 않은 것은 왼쪽 부분을 무시하는 편측무시 증상이고 병원로비에 있는 편의점을 찾지 못하는 것을 보아 지리적 지남력에 대한 문제로 볼 수 있다.

909 ④

사례에 있는 음식을 먹을 때 그릇의 왼쪽부분에 있는 음식을 먹지 않는 모습을 보아 환자는 편측무시 증상을 보이고 이를 위한 과제조정(보상적 접근 방법)으로는 왼쪽에 무시가 있는 환자이기 때문에 오른쪽에 물건을 두고 독립적으로 생활할 수 있도록 하는 것이다.

910 ④

B의 문제로 알 수 있는 것은 환자는 지리적 지남력에 문제를 보이므로 지리적 지남력을 평가할 수 있는 평가 도구는 MMSE-K이다.

911 ①

치매는 단기기억과 장기기억의 손상이 특징이다. 또 다른 치매 진단기준은 사고력이나 판단력 손상의 증거, 사회적 또는 작업적 손상, 섬망은 나타나지 않는 기질적 원인이다.

912 ⑤

지적, 사회적, 작업적 기능의 진행적이고 심각한 저하를 분명하게 보이며, 상태가 점점 나빠지고 병이 진행됨에 따라 일상생활 기능도 저하된다. 뇌 검사에서 육안으로도 알 수 있는 뇌실의 크기변화와 신경섬유다발의 변화가 분명하고 점진적인 변화가 나타난다.

913 ③

치매검사

- 인지장애에 대한 screening test
  - 초기단계의 치매를 감별해 줌
- 간이정신상태검사(Mini-Mental State Examination; MMSE)
  - 시간지남력(5점), 장소지남력(5점), 언어능력(8점), 시각구성(1점) 등으로 구성
  - 이 점수를 근거로 노인장기요양보험 등급판정 또는 항치매 약물치료를 하게 됨
- 치매의 단계를 평가하는 대표적 도구
  - 임상치매척도(Clinical Dementia Rating; CDR)
  - Global Deterioration Scale(GDS)

914 ②

알코올중독자에 대한 동기강화치료는 회복의 길로 들어설 수 있도록 준비과정을 돕고 회복 동기를 부여하는 치료이다. 동기강화치료의 변화단계모델에서는 자신의 행동을 수정하고 변화하는 과정을 숙고전단계－숙고단계－준비단계－실행단계－유지단계의 5단계로 설명하였다. 숙고단계는 중독자가 변화의 필요성은 느끼지만 현실과 이상 사이에서 선택하지 못하는 양가감정의 갈등을 수반하는 단계이다.

915 ①

A.A 모임은 1935년 알코올의존 환자였던 두 미국인에 의해 결성하여 현재 세계적으로 파급되어 금주와 환자의 자조 및 사회복귀를 도와주고 있다. A.A 모임은 "12단계 프로그램"을 기반으로 하고, 알코올 중독으로부터 회복할 수 있도록 서로 도우며 경험과 힘, 희망을 함께 나누는 모임이다.

916 ⑤

Assessment of Motor and Process Skills(AMPS)는 관찰을 통해 ADL 및 IADL 평가를 진행하고 개인의 ADL 업무수행의 질적 수준을 평가하는 표준화된 유일한 평가도구이다. 작업수행의 질은 운동기술 및 처리기술로 평가하며, 총 16가지 운동기술과 20가지 처리기술 항목이 있다.

917 ③

경도	3급	지능지수와 사회성숙지수가 50 이상 70 이하이며 교육을 통해 사회적·직업적 재활이 가능한 등급
중등도	2급	지능지수와 사회성숙도지수가 35 이상 49 이하이며 초등학교 저학년 정도의 수준으로 일상생활의 단순한 행동을 훈련을 통해 수행하며 성인기에는 특정한 기술이 필요하지 않은 보호작업장에서의 단순한 직업활동 수행이 가능하며 훈련가능급임
고도	1급	지능지수와 사회성숙지수가 20~34정도의 수준으로 기본적인 신변처리 활동에 대해서도 많은 훈련과 지도, 특화된 집중 프로그램이 필요한 단계. 매우 자주 사용하는 한정된 언어 또는 생존에 필요한 몇 가지 단어 정도 습득이 가능한 경우도 있으나 기본적인 판단력이 부족하여 의사결정을 내리기는 어려움. 성인기에도 작업장 등에서 지도 감독과 상당량의 지속적인 도움이 필요함
최고도		지능지수와 사회성숙지수가 20 미만으로 기본적 생존을 위한 신변처리도 보호자의 도움이 필요한 단계

918 ②

간단한 행동은 행동 형성에 의해 학습되지만, 복잡한 행동은 행동 연쇄기법을 사용한다. 행동을 하위단위의 행동으로 과제를 분석하여 단계적으로 학습시키는 방법으로 단계를 일정하게 설정하고 단계별로 보상한다.

919 ④

피해망상(Delusion of Persecution)은 누군가 자신을 해치려 한다는 망상으로 대개 자신의 증오, 공격성이 투사된 결과이다. 음식에 독이 들어있다며 식사를 거부하고 이웃이 자신을 감시한다며 방에 있는 모든 창문과 문을 가린채 외부와의 접촉을 차단한 채 지내는 것을 보아 피해망상의 증상이다.

A·N·S·W·E·R

문제	정답	문제	정답	문제	정답	문제	정답	문제	정답
01	⑤	41	③	81	②	121	①	161	①
02	③	42	①	82	①	122	⑤	162	④
03	③	43	①	83	⑤	123	④	163	①
04	②	44	②	84	③	124	③	164	④
05	④	45	④	85	③	125	④	165	④
06	②	46	①	86	③	126	④	166	⑤
07	③	47	④	87	②	127	④	167	②
08	⑤	48	③	88	②	128	②	168	①
09	③	49	②	89	②	129	⑤	169	④
10	③	50	①	90	②	130	①	170	⑤
11	③	51	②	91	④	131	⑤	171	④
12	①	52	③	92	④	132	④	172	③
13	③	53	③	93	⑤	133	②	173	①
14	②	54	①	94	③	134	②	174	⑤
15	④	55	④	95	②	135	②	175	④
16	②	56	②	96	①	136	②	176	③
17	②	57	③	97	③	137	①	177	②
18	③	58	②	98	⑤	138	⑤	178	④
19	⑤	59	②	99	③	139	⑤	179	④
20	③	60	①	100	①	140	①	180	⑤
21	⑤	61	③	101	②	141	②	181	④
22	①	62	⑤	102	③	142	③	182	②
23	②	63	②	103	⑤	143	④	183	④
24	②	64	⑤	104	②	144	②	184	⑤
25	⑤	65	⑤	105	②	145	②	185	②
26	③	66	⑤	106	③	146	⑤	186	④
27	③	67	③	107	①	147	⑤	187	③
28	④	68	⑤	108	③	148	③	188	⑤
29	⑤	69	⑤	109	③	149	④	189	①
30	⑤	70	②	110	③	150	①	190	①
31	②	71	①	111	①	151	②	191	③
32	③	72	③	112	①	152	⑤	192	⑤
33	①	73	①	113	⑤	153	④	193	⑤
34	①	74	②	114	②	154	③	194	③
35	④	75	④	115	③	155	④	195	②
36	④	76	②	116	④	156	③	196	②
37	⑤	77	②	117	④	157	③	197	①
38	④	78	②	118	①	158	④	198	④
39	③	79	①	119	②	159	③	199	②
40	③	80	④	120	④	160	③	200	④

OCCUPATIONAL THERAPY

A·N·S·W·E·R

문제	정답	문제	정답	문제	정답	문제	정답	문제	정답
201	③	241	③	281	②	321	①	361	①
202	⑤	242	②	282	④	322	③	362	③
203	③	243	②	283	⑤	323	③	363	④
204	④	244	⑤	284	①	324	③	364	⑤
205	⑤	245	⑤	285	④	325	④	365	④
206	⑤	246	①	286	②	326	②	366	①
207	①	247	⑤	287	④	327	①	367	⑤
208	③	248	③	288	③	328	④	368	③
209	②	249	③	289	③	329	④	369	④
210	④	250	①	290	⑤	330	②	370	①
211	①	251	②	291	③	331	②	371	①
212	③	252	②	292	④	332	②	372	①
213	⑤	253	④	293	②	333	③	373	③
214	④	254	③	294	②	334	④	374	③
215	③	255	②	295	④	335	②	375	②
216	①	256	③	296	①	336	③	376	④
217	④	257	④	297	③	337	①	377	④
218	④	258	④	298	⑤	338	③	378	③
219	③	259	③	299	③	339	⑤	379	①
220	②	260	⑤	300	⑤	340	③	380	⑤
221	⑤	261	③	301	④	341	②	381	②
222	②	262	③	302	③	342	①	382	①
223	④	263	②	303	③	343	④	383	⑤
224	④	264	⑤	304	②	344	④	384	①
225	⑤	265	③	305	②	345	②	385	⑤
226	②	266	③	306	①	346	②	386	⑤
227	④	267	③	307	①	347	④	387	④
228	②	268	③	308	②	348	④	388	④
229	③	269	①	309	①	349	④	389	③
230	①	270	④	310	④	350	③	390	⑤
231	⑤	271	②	311	②	351	①	391	③
232	①	272	③	312	①	352	④	392	①
233	③	273	④	313	②	353	⑤	393	②
234	②	274	④	314	③	354	④	394	⑤
235	⑤	275	②	315	②	355	①	395	⑤
236	①	276	③	316	⑤	356	①	396	②
237	④	277	③	317	⑤	357	①	397	①
238	③	278	②	318	①	358	③	398	②
239	③	279	②	319	⑤	359	①	399	②
240	③	280	⑤	320	③	360	③	400	②

OCCUPATIONAL THERAPY

A·N·S·W·E·R

문제	정답	문제	정답	문제	정답	문제	정답	문제	정답
401	①	441	①	481	⑤	521	③	561	①
402	③	442	③	482	③	522	⑤	562	②
403	⑤	443	③	483	⑤	523	②	563	④
404	⑤	444	④	484	④	524	⑤	564	⑤
405	④	445	②	485	⑤	525	④	565	⑤
406	③	446	②	486	③	526	③	566	⑤
407	②	447	④	487	⑤	527	④	567	⑤
408	④	448	⑤	488	③	528	⑤	568	③
409	③	449	①	489	①	529	④	569	②
410	①	450	⑤	490	②	530	①	570	③
411	③	451	①	491	⑤	531	④	571	⑤
412	④	452	①	492	④	532	③	572	④
413	⑤	453	④	493	③	533	④	573	⑤
414	④	454	③	494	③	534	③	574	⑤
415	⑤	455	④	495	④	535	④	575	④
416	②	456	①	496	②	536	③	576	⑤
417	②	457	②	497	⑤	537	①	577	⑤
418	①	458	③	498	④	538	②	578	②
419	①	459	②	499	②	539	①	579	③
420	⑤	460	④	500	④	540	⑤	580	②
421	②	461	④	501	②	541	②	581	①
422	④	462	②	502	③	542	④	582	⑤
423	③	463	②	503	②	543	③	583	①
424	⑤	464	②	504	③	544	①	584	④
425	③	465	②	505	②	545	③	585	②
426	④	466	⑤	506	③	546	①	586	③
427	①	467	④	507	①	547	④	587	②
428	②	468	⑤	508	③	548	①	588	④
429	⑤	469	③	509	④	549	⑤	589	③
430	②	470	②	510	⑤	550	③	590	⑤
431	④	471	③	511	④	551	①	591	⑤
432	④	472	③	512	⑤	552	③	592	④
433	③	473	⑤	513	②	553	④	593	①
434	③	474	④	514	①	554	②	594	④
435	②	475	②	515	⑤	555	④	595	②
436	②	476	①	516	⑤	556	④	596	⑤
437	④	477	③	517	④	557	③	597	③
438	⑤	478	④	518	③	558	①	598	⑤
439	⑤	479	④	519	⑤	559	⑤	599	③
440	①	480	③	520	①	560	②	600	④

OCCUPATIONAL THERAPY

A·N·S·W·E·R

문제	정답	문제	정답	문제	정답	문제	정답	문제	정답
601	①	641	④	681	④	721	②	761	①
602	⑤	642	⑤	682	②	722	①	762	③
603	③	643	①	683	③	723	⑤	763	③
604	③	644	③	684	⑤	724	③	764	④
605	③	645	②	685	②	725	①	765	①
606	④	646	⑤	686	⑤	726	②	766	④
607	③	647	②	687	⑤	727	①	767	②
608	⑤	648	①	688	②	728	⑤	768	⑤
609	⑤	649	④	689	①	729	②	769	②
610	②	650	③	690	③	730	④	770	①
611	④	651	⑤	691	④	731	①	771	④
612	①	652	⑤	692	③	732	③	772	①
613	④	653	⑤	693	⑤	733	③	773	③
614	②	654	③	694	①	734	②	774	③
615	①	655	⑤	695	③	735	⑤	775	⑤
616	③	656	②	696	⑤	736	⑤	776	①
617	②	657	⑤	697	②	737	⑤	777	④
618	⑤	658	④	698	④	738	⑤	778	④
619	④	659	④	699	④	739	③	779	⑤
620	④	660	②	700	⑤	740	②	780	④
621	③	661	②	701	②	741	④	781	②
622	③	662	②	702	⑤	742	①	782	②
623	①	663	①	703	④	743	④	783	⑤
624	④	664	①	704	③	744	④	784	④
625	④	665	⑤	705	⑤	745	③	785	⑤
626	③	666	④	706	③	746	②	786	④
627	⑤	667	⑤	707	③	747	⑤	787	⑤
628	②	668	②	708	③	748	④	788	①
629	①	669	③	709	③	749	②	789	③
630	①	670	④	710	①	750	③	790	②
631	②	671	②	711	②	751	⑤	791	④
632	④	672	⑤	712	④	752	④	792	①
633	①	673	①	713	②	753	⑤	793	③
634	④	674	①	714	④	754	③	794	③
635	④	675	④	715	②	755	⑤	795	②
636	③	676	⑤	716	④	756	②	796	⑤
637	②	677	⑤	717	①	757	②	797	④
638	③	678	②	718	④	758	③	798	④
639	②	679	②	719	④	759	⑤	799	⑤
640	⑤	680	①	720	④	760	⑤	800	③

OCCUPATIONAL THERAPY

A·N·S·W·E·R

문제	정답	문제	정답	문제	정답	문제	정답	문제	정답
801	③	841	①	881	④				
802	①	842	②	882	④				
803	②	843	④	883	⑤				
804	⑤	844	②	884	④				
805	③	845	②	885	⑤				
806	⑤	846	③	886	③				
807	⑤	847	③	887	④				
808	①	848	①	888	④				
809	①	849	⑤	889	②				
810	⑤	850	②	890	①				
811	⑤	851	④	891	②				
812	③	852	③	892	③				
813	④	853	②	893	⑤				
814	①	854	⑤	894	⑤				
815	②	855	①	895	④				
816	⑤	856	⑤	896	①				
817	④	857	④	897	③				
818	⑤	858	①	898	③				
819	②	859	①	899	①				
820	①	860	①	900	⑤				
821	④	861	①	901	⑤				
822	②	862	①	902	③				
823	⑤	863	⑤	903	⑤				
824	⑤	864	④	904	③				
825	③	865	②	905	④				
826	③	866	②	906	⑤				
827	③	867	④	907	④				
828	①	868	①	908	③				
829	③	869	⑤	909	④				
830	②	870	④	910	④				
831	③	871	④	911	①				
832	②	872	①	912	⑤				
833	⑤	873	②	913	③				
834	②	874	②	914	②				
835	①	875	①	915	①				
836	②	876	⑤	916	⑤				
837	②	877	③	917	③				
838	④	878	②	918	②				
839	③	879	⑤	919	④				
840	①	880	③						

OCCUPATIONAL THERAPY

국시원 공개 예시 문항

문제	정답
01	①
02	⑤
03	③
04	⑤
05	①
06	①
07	④
08	④
09	③
10	⑤
11	⑤
12	②
13	③
14	②
15	④
16	①
17	②
18	⑤
19	②
20	②
21	①
22	③
23	⑤
24	③
25	③
26	③
27	⑤
28	①
29	②
30	④
31	⑤
32	③
33	①
34	②
35	③
36	②
37	③
38	①
39	①
40	①
41	③
42	⑤
43	④

10

V·O·L·U·M·E

2024

합격 선배들의 맥 one pick!

퍼시픽 작업치료사 국시대비 문제집

OCCUPATIONAL THERAPY

사례형 문제

발 행 2024년 4월 30일

편저자 작업치료 국시연구회
발행인 이 웅 현
발행처 **퍼시픽북스**
서울시 중구 충무로 29 아시아미디어타워 501호
TEL. 02-2272-7766(代) / FAX. 02-2272-7166
E-mail : papu77@daum.net

ISBN 979-11-6375-466-4

정가 Volume 10 **18,000원**